100 Clavicula-Pseudarthrosen

Rainer-Peter Meyer
Fabrizio Moro
Hans-Kaspar Schwyzer
Fritz Hefti

100 Clavicula-Pseudarthrosen

Fehleranalysen und Behandlungsvorschläge

Mit über 1000 Abbildungen
Mit einem Geleitwort von André Gächter

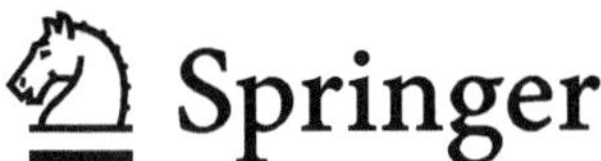
Springer

Rainer-Peter Meyer
Schulter- und Ellbogenchirurgie
Schulthess Klinik
Zürich, Schweiz

Hans-Kaspar Schwyzer
Schulter- und Ellbogenchirurgie
Schulthess Klinik
Zürich, Schweiz

Fabrizio Moro
Schulter- und Ellbogenchirurgie
Schulthess Klinik
Zürich, Schweiz

Fritz Hefti
Kinderorthopädie
Universitäts-Kinderspital beider Basel
Basel, Schweiz

ISBN 978-3-662-55344-2 ISBN 978-3-662-55345-9 (eBook)
https://doi.org/10.1007/978-3-662-55345-9

Die Deutsche Nationalbibliothek verzeichnet diese Publikation in der Deutschen Nationalbibliografie; detaillierte bibliografische Daten sind im Internet über http://dnb.d-nb.de abrufbar.

Umschlaggestaltung: deblik Berlin
Abbildungen: Andreas Lütscher

Gedruckt auf säurefreiem und chlorfrei gebleichtem Papier

Springer ist Teil von Springer Nature
Die eingetragene Gesellschaft ist Springer-Verlag GmbH Deutschland
Die Anschrift der Gesellschaft ist: Heidelberger Platz 3, 14197 Berlin, Germany

Widmung
Für André Gächter …
… dem schnörkellos Sach- und Patientenorientierten,
kantigen Orthopäden und Traumatologen
in Freundschaft.

Geleitwort

> Das Tragische an jeder Erfahrung ist, dass man sie erst macht, nachdem man sie gebraucht hätte (F.W. Nietzsche).

Erworbene und kongenitale Clavicula-Pseudarthrosen

Ein ganzes Buch nur über früher oft vernachlässigte Claviculafrakturen ist ein starkes Stück!

Aber einen ganzen Band über Clavicula-Pseudarthrosen zu publizieren, ist doch gänzlich jenseits. Aber vielleicht macht es doch Sinn. Weshalb? Die Clavicula ist ein ganz spezieller Knochen. Er unterscheidet sich schon embryologisch vom übrigen Skelett, das vom Orthopäden angegangen wird. Wie Schädeldach und Gesichtsschädel macht die Clavicula eine desmale Ossifikation durch, sodass man annehmen kann, dass hier andere Gesetzmäßigkeiten gelten müssen als z. B. am Femur. Dies dürfte auch die vergleichsweise hohe Pseudarthroserate erklären. Zudem ist die Form des „Schlüsselchens" exklusiv: geschwungen, leicht torquiert und S-förmig und damit schwierig zu rekonstruieren.

Früher gab es in den Lehrbüchern nur eine Devise: Rucksackverband. Manchmal recht beschwerlich und der Schultergürtel vielleicht verkürzt. Der Durchbruch zur heute recht häufigen operativen Therapie ist wohl dem modernen Sport zu verdanken, wie Mountain-Bike sowie diversen Kontaktsportarten. Kurios, dass offenbar Claviculafrakturen beim Sturz auch durch den Helmrand ausgelöst werden können.

Der Sportler verlangt in der Regel eine Restitutio ad integrum und dies am liebsten innerhalb von wenigen Tagen. Es wurde in der Vergangenheit ein ganzes Arsenal von Implantaten versucht; von Spickdrähten über Marknägel bis hin zu diversen Spezialplatten und winkelstabilen Schrauben. Schon vor Jahrzehnten verlangten wir von der Industrie vorgefertigte Platten in S-Form. Aber erst in den letzten Jahren wurde dieser Markt wegen steigender Operationsfrequenz entdeckt. Erschwerend kommt hinzu, dass es ganz laterale oder gar Luxationsfrakturen im Acromioclaviculargelenk geben kann, die schwierig zu versorgen sind.

Bei Pseudarthrosen mag es auch überschiessende Knochenproduktionen geben, die ihrerseits mit den sehr nahe liegenden Gefäß-Nerven-Strängen interferieren und die Rekonstruktion riskant machen können.

Aber sind die operativen Methoden wirklich überlegen?

Die vielen interessanten und auch spannenden Fälle, die in diesem Buch zusammengetragen worden sind, werden uns helfen, von der großen Erfahrung anderer zu profitieren. Es stellen sich viele Fragen: Operationsindikation, Wahl des Implantates und Implantat-Lage. Am einfachsten wäre wohl die kraniale Plattenapplikation, doch wird dann das Rucksacktragen etc. beschwerlich. Auch mögliche Komplikationen bei Clavicula-Pseudarthrosen und deren Lösung werden kompetent behandelt.

Antworten zu allen Fragen finden wir in diesem Band: Somit der Schlüssel zum „Schlüsselchen".

André Gächter

Vorwort

92 erworbene Clavicula-Pseudarthrosen, 8 kongenitale Clavicula-Pseudarthrosen – eine Buchpublikation dieses Inhaltes muss ja unweigerlich monoton werden. Wird es auch – nicht aber bei tieferem Eintauchen in die Materie.

Es lohnt sich für den Extremitäten-Chirurgen, ob spezialisiert oder auch weniger, einen Blick in diese Art von Publikation zu werfen. Durch das chronologische Aneinanderreihen der einzelnen Beispiele von 1989 bis 2016 wird auf stringente Art ein Überblick über die Entwicklung dieser Art von Clavicula-Chirurgie möglich.

Bei der Vorstellung der einzelnen Beispiele werden auch die primär frischen Claviculafrakturen in Bild und Text tangiert. Das Hauptgewicht liegt jedoch auf den erworbenen Clavicula-Pseudarthrosen.

Operationsindikation, operationstechnische Ausführung, Implantatwahl, Spongiosaanlagerung, Spaninterposition und Verlauf mit eventuellen Re-Interventionen werden diskutiert. Eine ausführliche Bebilderung mit kurzem, erklärendem Text sollte die Materie flüssig und eingängig machen.

In einem separaten Beitrag stellt Fritz Hefti 8 kongenitale Clavicula-Pseudarthrosen vor. Auch wenn diese Zahl auf den ersten Blick gering erscheint, sind diese 8 Fälle in Anbetracht der Seltenheit der kongenitalen Clavicula-Pseudarthrosen ein speziell wertvolles Kollektiv. Fritz Hefti, sicher einer der besten Kenner dieser angeborenen Fehlbildung, weiß uns in seinen Analysen diese rare Materie präzise und plausibel darzulegen.

Im Untertitel der 92 vorgestellten Fälle werden jeweils die Autoren des Beitrages genannt. Die Hauptleistung der Arbeit wird jedoch von den einzelnen Operateuren getragen. Über die nahezu 30 Jahre des Analysenbogens sind dies mehr als ein Dutzend Chirurgen. In den letzten 10 Jahren wurde das Gros der Clavicula-Pseudarthrosen von Fabrizio Moro und Hans-Kaspar Schwyzer chirurgisch saniert.

Das vorliegende Buch stellt bloß einen Versuch dar, diese spezialisierte Chirurgie in ihrem technischen Vorgehen zu erläutern und dadurch für den interessierten Extremitäten-Chirurgen zu vereinfachen. Es erlaubt ihm so, die früher auch von uns begangenen Fehler zu vermeiden.

Wir sind überzeugt, dass in der Knochenchirurgie in Zukunft vermehrt solche Monographien notwendig sein werden. Die Problemstellungen sind zu komplex, als dass diese sich noch mit „Standardmethoden“ erledigen ließen.

Genießen Sie unsere schonungslose Darstellung auch der eigenen Misserfolge. Vielleicht können Sie dabei einzelne Pitfalls erkennen und für sich selbst und die Patienten gewinnbringend vermeiden.

R.-P. Meyer
F. Moro
H.-K. Schwyzer
F. Hefti
Im Frühjahr 2017

Dank

Das Zusammentragen von 100 Clavicula-Pseudarthrosen – erworbene und kongenitale – kann nicht durch eine einzelne Person erfolgen. Dazu braucht es engagierte und uns mit ihrer Arbeit unterstützende Helfer – Röntgenärzte und Fachfrauen für Radiologie, Fachpersonen in den Archivräumen, mit deren Hilfe verloren geglaubte Fälle wieder auftauchen, die Kodiererin, Frau Cornejo, die mit ihrem famosen Namensgedächtnis aussichtslose Dossiers noch ausfindig machen kann. All diesen „guten Geistern" im Hintergrund danken wir herzlich.

Danken möchten wir vor allem auch den über einem Dutzend Operateuren, die in den nahezu 30 Jahren der Sichtung dieser Clavicula-Pseudarthrosen mit viel Enthusiasmus und chirurgischem Können die Sanierung erreicht haben.

Frau Priti Inderbitzin hat einmal mehr perfekte Sekretariatsarbeit und Textbearbeitung geleistet. Solche Publikationen sind ohne diese Spitzenkräfte im Sekretariat schlicht nicht möglich.

Ein Hauptverdienst bei diesem Buch gebührt Andreas Lütscher, dem Leiter der Bilddokumentation unserer Klinik. In minutiöser Kleinarbeit hat er nahezu 1000 Abbildungen verlagskonform in den Text eingearbeitet. Mit Recht steht er auch als Mitherausgeber dieses Buches auf dem Titelblatt.

Es ist nun bald das 20. Buch, das wir bei Springer veröffentlichen dürfen. Das ist nicht bloß eine Leistung der Autoren. Solche Publikationen sind ohne ein hochprofessionell arbeitendes Verlagsteam undenkbar. Ein ganz großes „Dankeschön" geht an Herrn Dr. Fritz Kraemer, Frau Antje Lenzen, Frau Barbara Knüchel, Frau Barbara Karg und Frau Michaela Mallwitz, die auch dieses Buch von der Idee über die Entstehung bis zur Drucklegung begleitet haben.

Herzlichen Dank an alle.

R.-P. Meyer
F. Moro
H.-K. Schwyzer
F. Hefti

Inhaltsverzeichnis

Mitarbeiterverzeichnis

Fritz Hefti
Kinderorthopädie
Universitäts-Kinderspital beider Basel
Basel, Schweiz

Andreas Krieg
Kinderorthopädie
Universitäts-Kinderspital beider Basel
Basel, Schweiz

Rainer-Peter Meyer
Schulter- und Ellbogenchirurgie
Schulthess Klinik
Zürich, Schweiz

Fabrizio Moro
Schulter- und Ellbogenchirurgie
Schulthess Klinik
Zürich, Schweiz

Hans-Kaspar Schwyzer
Schulter- und Ellbogenchirurgie
Schulthess Klinik
Zürich, Schweiz

Einleitung

Rainer-Peter Meyer, Fabrizio Moro, Hans-Kaspar Schwyzer, Fritz Hefti

R.-P. Meyer et al., *100 Clavicula-Pseudarthrosen*, https://doi.org/10.1007/978-3-662-55345-9_1

Die Inzidenz der Claviculafrakturen liegt bei 2,6–4 % aller Frakturen.

Früher wurden Claviculafrakturen meist konservativ behandelt. Es wurde jeweils über ein gutes Outcome berichtet. Mit 0,1–0,8 % wurden niedrige Inzidenzraten von Pseudarthrosen angegeben. In der jüngsten Vergangenheit konnten aber diese niedrigen Pseudarthrose-Raten nach konservativer Therapie nicht mehr bestätigt werden. Nach gängiger Durchsicht der Literatur werden heute über Non-Union-Rates von bis zu 15 % für Claviculafrakturen im mittleren Schaftdrittel berichtet. Für laterale Frakturen, welche konservativ behandelt werden, sind bis zu 30 % Pseudarthrose-Raten dokumentiert.

Die Wahrscheinlichkeit, dass sich eine symptomatische Clavicula-Pseudarthrose nach konservativer Therapie entwickelt, ist somit deutlich höher als in der Vergangenheit berichtet. Somit ist die Clavicula-Pseudarthrose eine nicht so seltene Komplikation, welcher zunehmend Beachtung geschenkt werden sollte.

Die daraus resultierenden Fehlstellungen wie Verkürzung, hypertrophe Kallusbildung, Depression des lateralen Fragmentes können zu einem Symptomenkomplex führen, so beispielsweise zu

- Schmerzen,
- Bewegungseinschränkung,
- Kraftverlust über die Horizontale,
- Taubheitsgefühl bis hin zur Irritation des Gefäß-Nerven-Bündels bei überschiessender Kallusbildung – sogenanntes Thoracic-outlet-Syndrom.

Durch die resultierende Fehlstellung bei ausbleibender Heilung kann das laterale Fragment fehlpositioniert werden und zwar sowohl nach medial wie auch nach inferior, was zu einer sichtbaren Ptose der Schulter führt. Dies führt auch indirekt zu einer inferomedial prominenten Scapula, woraus dann eine gestörte Kinematik des Schulterblattes resultiert. Dies ergibt eine Veränderung der Position und Bewegung der Scapula im Raum. Bedingt durch den Schultertiefstand, „ptotic shoulder", beklagen dann insbesondere Frauen das Herabgleiten von Trägern oder Haltern bei Kleidungsstücken. Dies ist ein nicht zu unterschätzender, kosmetisch störender Befund. All diese Faktoren können dann zu einer chirurgischen Intervention führen.

Wenn wir über 25 Jahre in unser Klinikarchiv zurücksteigen und über 100 Clavicula-Pseudarthrosen sauber dokumentiert finden, möchten wir heute mit dieser Publikation die konzeptionellen Änderungen in deren Behandlung im Verlaufe dieser Zeitspanne aufzeigen. Die Pseudarthrose selbst stellt definitionsgemäß lediglich eine ausbleibende knöcherne Heilung dar. Die Einteilung in symptomatische oder asymptomatische Pseudarthrosen, atrophe oder hypertrophe Pseudarthrosen ist entscheidend für die operative Therapie.

Die oft als inaktiv betrachtete Pseudarthrose besitzt durchaus eine biologische Potenz zur knöchernen Heilung. Meistens ist nur die mechanische Voraussetzung hierfür nicht gegeben. Eine reine Pseudarthrosenanfrischung, sprich Resektion des narbigen Bindegewebes mit Anfrischen der Knochenenden und anschließend stabile Fixation mit einer Platte, genügt somit in vielen Fällen.

Oft nimmt man eine Verkürzung der Clavicula in Kauf, was sich unter Umständen negativ auswirken kann. Zwar bleibt die klinische Bedeutung einer Verkürzung unklar, jedoch kann die daraus resultierende Deformität auch zu einem kosmetisch störenden Resultat führen. Wir sind heute der Meinung, dass nach Möglichkeit die korrekte Länge wiederhergestellt werden sollte. Dies bedingt zum Teil auch die Interposition eines autologen, trikortikalen Beckenspans mit Spongiosaanlagerung. Trotz Ausweitung des Eingriffes und mögliche Donor-side-Morbidität nach Beckenspanentnahme vom ipsilateralen Beckenkamm bestärken uns die funktionell erreichten Resultate der letzten Jahre in diesem Vorgehen.

Auch die neu anatomisch vorgeformten taillierten Claviculaplatten, die sogenannten Low-profile-Platten, tragen zu einem konzeptionellen Fortschritt bei.

Die genaue Analyse einer ausbleibenden Konsolidation von Claviculafrakturen ist eine absolute Voraussetzung für die weitere Therapie. Denn auch nach chirurgisch erfolgter Stabilisierung kann die Heilung – bedingt durch eine ungenügende Osteosynthese oder einen Infekt – ausbleiben.

Hier folgen nun stichwortartig einige Überlegungen, die sich für uns aus der Analyse dieser doch beachtlichen Zahl von 100 Clavicula-Pseudarthrosen ableiten lassen.

Primär-Osteosynthese bei frischen Claviculafrakturen

Betrachtet man die 100 Clavicula-Pseudarthrosen, deren prä- und postoperativen Verlauf sowie ihre chirurgische Sanierung etwas genauer, so wandelt sich für uns auch die Einstellung zur primären osteosynthetischen Versorgung einer frischen Claviculafraktur. Ohne Anspruch auf Vollständigkeit plädieren wir bei folgenden Frakturgegebenheiten für die osteosynthetische Primärversorgung einer frischen Claviculafraktur:

- die um Schaftbreite dislozierte Claviculafraktur,
- mehrfragmentäre Claviculafrakturen,
- verkürzte Claviculafrakturen,
- Verletzungen vom Typ Neer IIb, das heißt laterale Claviculafrakturen mit Zerreißung des coracoclaviculären Bandapparates,
- Frakturen im medialen Drittel,
- offene Claviculafrakturen.

Das sich im Zeitraum von 25 Jahren wandelnde Konzept der chirurgischen Sanierung einer Clavicula-Pseudarthrose

- Vor 25 Jahren führten wir die Resektion und Anfrischung der Clavicula-Pseudarthrose sowie die Platten-Osteosynthese mit recht kurzen, zum Teil schwachen Platten, beispielsweise Halbrohrplatten, durch.
- In der Folge wird die Spongiosaplastik konsequenter angewendet mit stärkeren Platten vom Typ Rekonstruktionsplatten.
- Heute tendieren wir eher zum Längenausgleich mit unter Umständen trikortikaler Beckenspan-Interposition.
- Hakenplatten, früher bei lateralen Clavicula-Pseudarthrosen implantiert, haben diesen Anwendungsbereich bei zu vielen Fehlschlägen aus unserer Sicht verloren.
- Der elastische Titan-Nagel weist einen nur sehr schmalen Anwendungsbereich auf, nämlich bei nicht dislozierten Clavicula-Pseudarthrosen mit lateralem und medialem Fragment gleicher Länge. Dadurch kann diese Operationstechnik bei strenger Indikationsstellung nur in wenigen Fällen angewandt werden.
- Reine Kirschner-Draht-Fixationen gehören heute der Vergangenheit an.

Asymptomatische/symptomatische Clavicula-Pseudarthrosen

Jahre, gar Jahrzehnte kann eine Clavicula-Pseudarthrose symptomlos/symptomarm sein, bis sie Beschwerden bereitet. Ursachen zur Schmerzentwicklung sind unter anderem:

- Re-Traumatisierungen,
- berufliche/sportliche Überlastungen und ähnliches mehr.

Prophylaktische Sanierung einer asymptomatischen Clavicula-Pseudarthrose?

Dies ist eine ausgesprochen individuelle Entscheidung sowohl vom Patienten, aber auch von chirurgischer Seite.

Die Kombination Clavicula-Pseudarthrose und Rotatorenmanschetten-Läsion

Aus unserer Sicht sind es zwei verschiedene Entitäten, die ausgesprochen selten aufeinandertreffen.

- Die Alterskategorie: Clavicula-Pseudarthrosen finden sich gehäuft bei aktiven Personen jüngeren Alters. Rotatorenmanschetten-Läsionen zeigen sich bei einem älteren Patientenkollektiv.
- Bei unseren hier analysierten 100 Clavicula-Pseudarthrosen finden sich ganze 3 Patienten mit zusätzlichem Rotatorenmanschetten-Schaden.

In Verkürzung konsolidierte Claviculafrakturen

Nicht so selten beobachten wir aber auch Patienten mit dorsalen Schulter-/Nackenschmerzen nach in Verkürzung konsolidierten Claviculafrakturen/-Pseudarthrosen.

Diese Beschwerden sind bedingt durch muskuläre Fehlbelastungen infolge eines veränderten thoracoscapulären Rhythmus (▪ Abb. 1, ▪ Abb. 2).

100 Clavicula-Pseudarthrosen zusammenzutragen ist im Letzten eine Fleißarbeit. Liegt ein so exzellent geführtes Patientenarchiv wie an der Schulthess Klinik vor, erleichtert dies die Arbeit enorm.

Analysiert man die verschiedenen Operationstechniken in ihrer Entwicklung über die letzten 25 Jahre, so zeigen sich große Fortschritte mit nahezu 100%iger postoperativer Konsolidationschance. Konsequentes Anlagern von Eigenspongiosa, vermehrtes Einbringen eines Beckenspans, Montage von starken Osteosyntheseplatten und je nach Pseudarthrose-Lokalisation und Typ der Pseudarthrose auch Fixation mit Spezialplatten sind Elemente, die zum Erfolg führen.

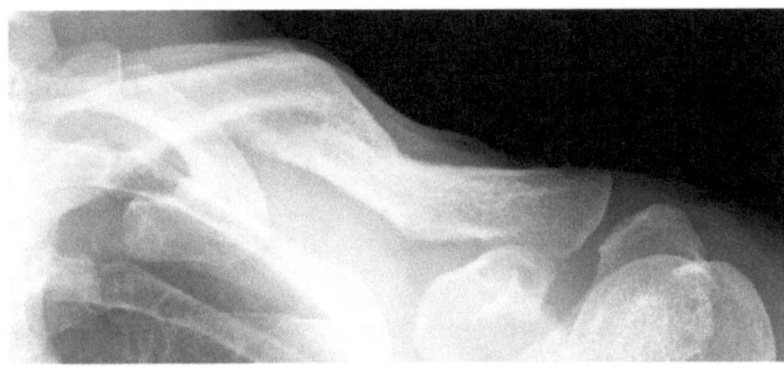

▪ **Abb. 1** In Verkürzung und Fehlposition konsolidierte Claviculafraktur mit diffusen Beschwerden

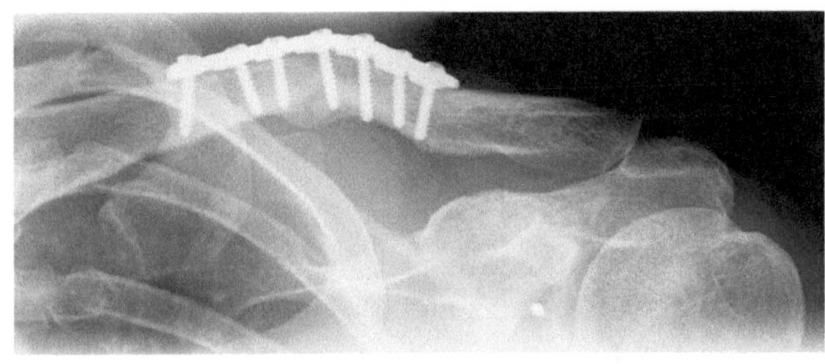

▪ **Abb. 2** 1½ Jahre nach Korrekturosteotomie und Platten-Osteosynthese beschwerdefrei

Fall 1: 49 Jahre alte, symptomatisch werdende hypertrophe Clavicula-Pseudarthrose, fraglich kongenitale Clavicula-Pseudarthrose?

Rainer-Peter Meyer, Fabrizio Moro, Hans-Kaspar Schwyzer

R.-P. Meyer et al., *100 Clavicula-Pseudarthrosen*, https://doi.org/10.1007/978-3-662-55345-9_2

Anamnese

- Schwierige Geburtsanamnese mit innerer Wendung und Vakuumextraktion bei Steißlage, dabei möglicherweise (?) traumatische Claviculafraktur rechts.
- Mit 3 Jahren erstmals Diagnose einer Clavicula-Pseudarthrose rechts und chirurgische Revision mit unklarer Technik (Prof. E. Morscher, Basel).
- In der Folge problemlose Situation bis ca. zum 40. Altersjahr, dann in etwa jährlichen Abständen stechende Schmerzen im rechten Claviculabereich mit deutlicher Progredienz und Intensität.
- Vorstellung der 49½-jährigen Frau an unserer Klinik am 27.09.2010: Dauerschmerzen im rechten Claviculabereich, Schlafen in Rechtsseitenlage nicht möglich. Radiologisch hypertrophe Clavicula-Pseudarthrose im mittleren Drittel rechts (◘ Abb. 1a,b).

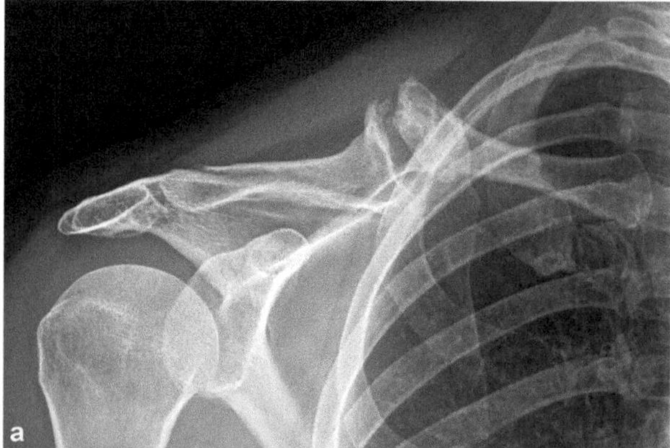

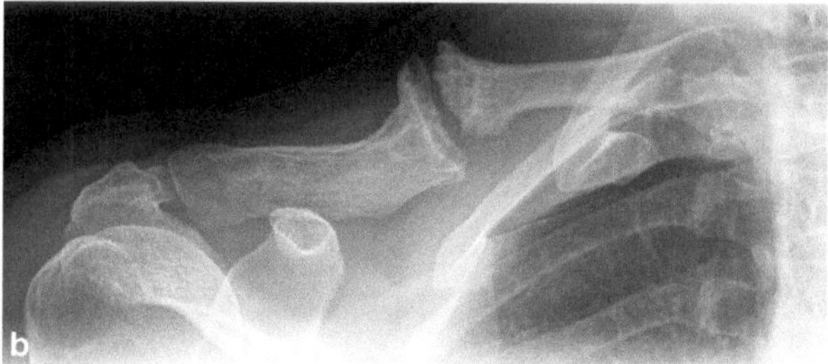

◘ **Abb. 1**a,b

- In der MRI-Untersuchung vom 02.10.2010 Minderdurchblutung des lateralen Fragmentes als möglicher Hinweis auf das Vorliegen einer kongenitalen Clavicula-Pseudarthrose (?) (■ Abb. 2a,b).
- Indikation zur chirurgischen Revision gestellt.

Problemstellung

- Deutliche Progredienz der Beschwerden bei physischer Belastung.
- Schmerzhafte Druckdolenz mit störender Krepitation über der Pseudarthrose.

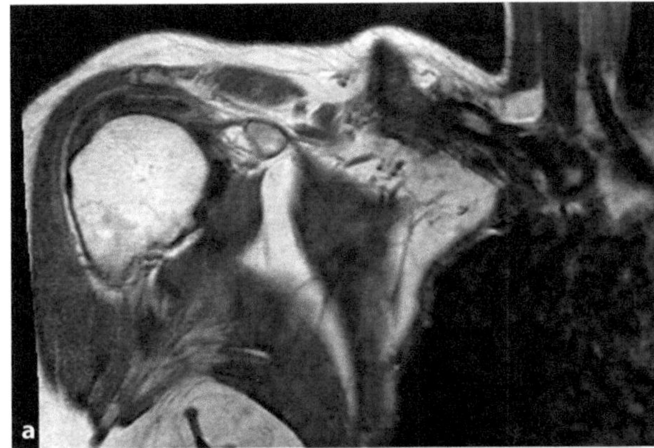

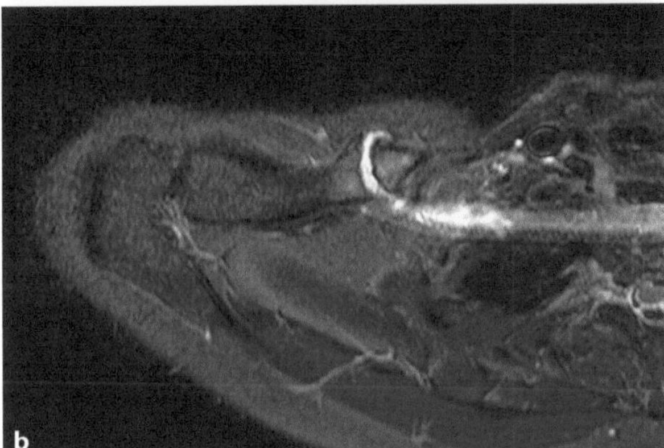

■ **Abb.** 2a,b

Operative Revision

- Am 15.12.2010 chirurgische Revision mit Teilresektion der Pseudarthrose-Endigungen, Anfrischen der Resektionsflächen, Interposition eines trikortikalen Beckenspans, Spongiosaanlagerung und Osteosynthese mit anatomisch vorgeformter superior-anteriorer 8-Loch-Claviculaplatte, Beckenspansicherung mit zusätzlicher Osteosuture (■ Abb. 3).
- Postoperativ Ortho-Gilet für 2 Wochen, Pendelübungen, begleitende Physiotherapie in den ersten 6 Wochen nicht über die Horizontale.

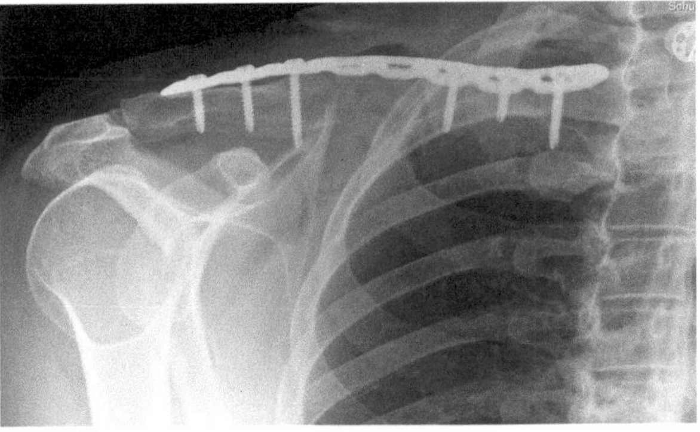

■ **Abb. 3**

Verlauf

- 6 Wochen postoperativ freie glenohumerale Beweglichkeit rechts. Radiologisch fester Plattensitz bei korrekt platziertem Span (◘ Abb. 4a,b).

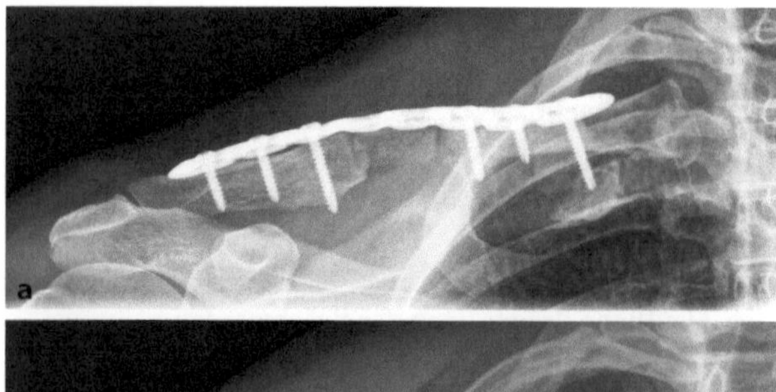
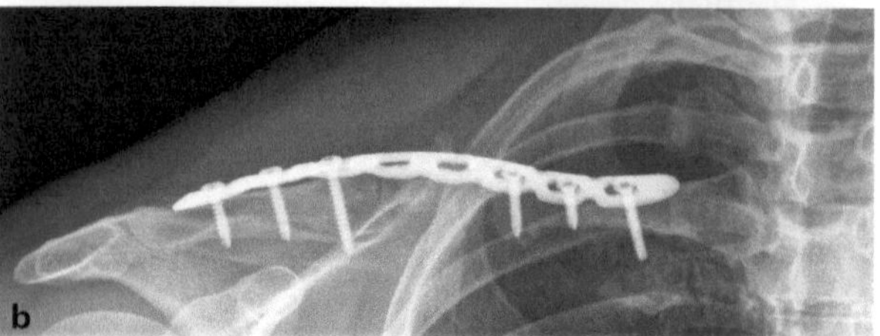

◘ **Abb.** 4a,b

- 3 Monate nach dem Eingriff noch Schmerzen bei Hängenlassen des rechten Armes, aktiv Anheben bis zur Horizontalen möglich. Radiologisch Beckenspan noch gut abgrenzbar bei korrektem Plattensitz (◘ Abb. 5a,b).

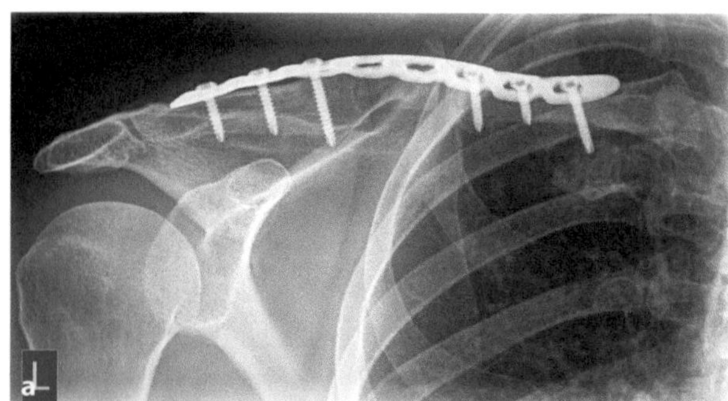
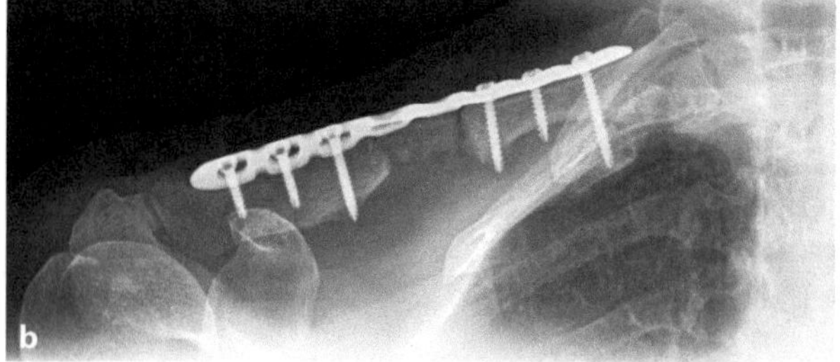

◘ **Abb.** 5a,b

- 1 Jahr nach Intervention Restbeschwerden bei endgradig eingeschränkter Schulterbeweglichkeit rechts. Radiologisch Beckenspan lateral vollständig durchgebaut bei medial fraglichem Durchbau (◻ Abb. 6a,b).

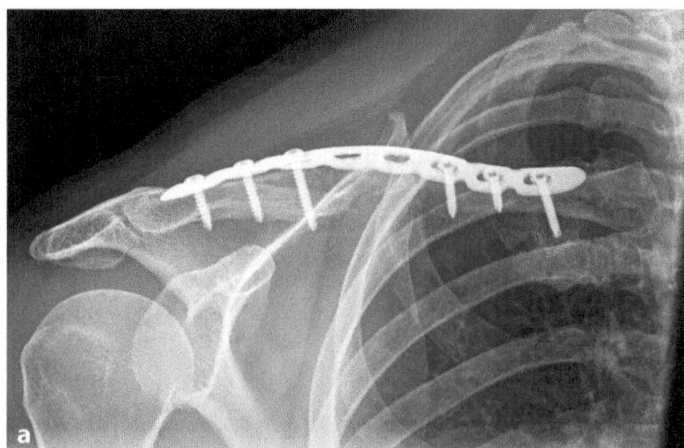

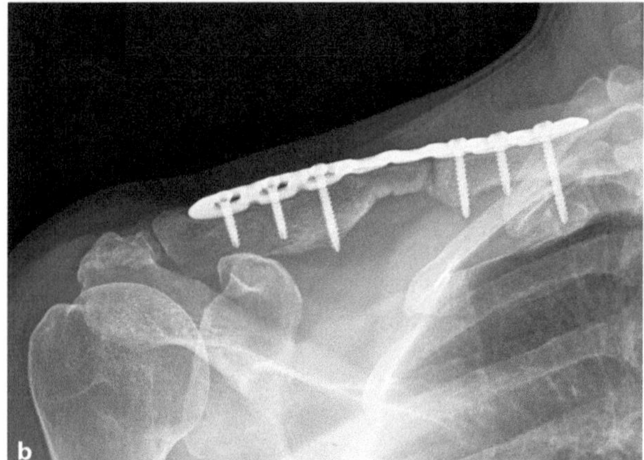

◻ **Abb. 6**a,b

- 1 ¾ Jahre postoperativ Restbeschwerden im rechten Claviculabereich bei radiologisch fraglichem Andocken des Beckenspans ans mediale Fragment, fester Plattensitz (◻ Abb. 7a,b).

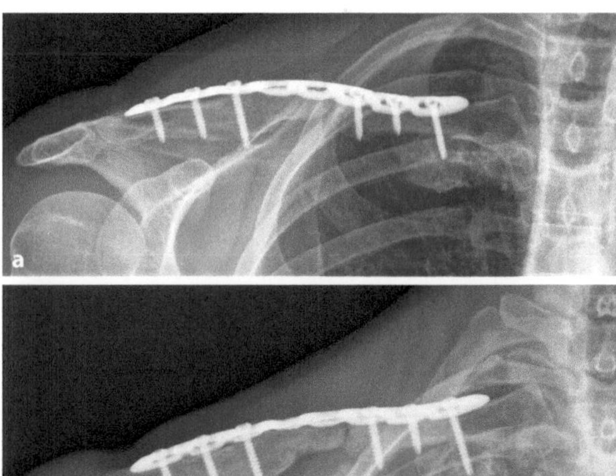

◻ **Abb. 7**a,b

- Knapp 3 Jahre postoperativ Restbeschwerden im medialen Claviculabereich bei freier Schulterbeweglichkeit. Im konventionellen Röntgenbild Span fraglich integriert, Pseudarthrosespalt medial noch gut sichtbar (■ Abb. 8a,b). In der Computertomographie keine sichere Spanintegration am medialen Fragment (■ Abb. 9 a, b).

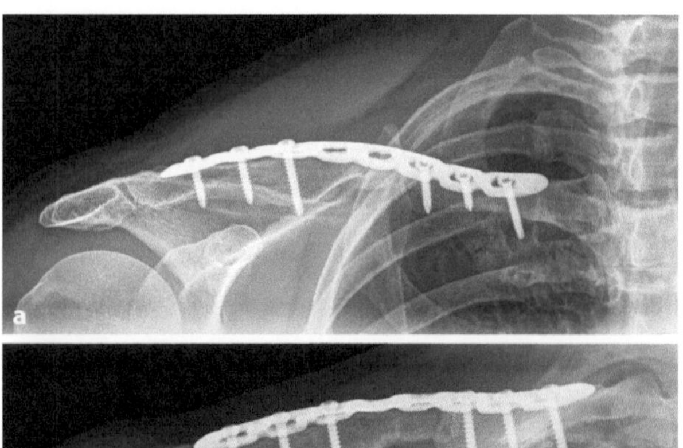

■ Abb. 8a,b

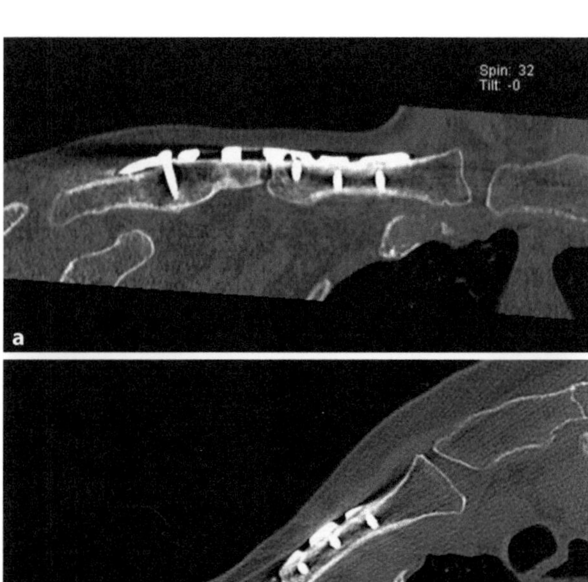

■ Abb. 9a,b

- Gute 3½ Jahre nach Erstintervention myofasziale Restbeschwerden bei freier Schulterbeweglichkeit. Radiologisch unveränderte Situation, Span scheinbar integriert, Pseudarthrosespalt im Übergang zum medialen Fragment allerdings noch sichtbar (◘ Abb. 10a,b).

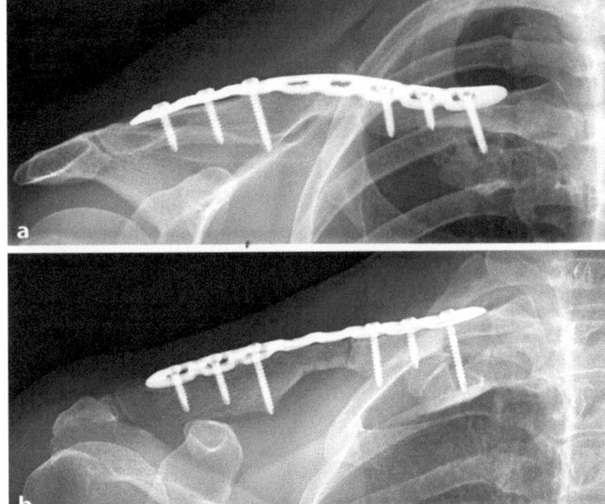

◘ **Abb. 10**a,b

- Am 20.05.2014, das heißt 4 Jahre postoperativ, Metallentfernung wegen störender Platte und überlanger medialster Schraube.
- Am 05.06.2014, 2 Wochen nach Metallentfernung, Fraktur der rechten Clavicula am Übergang zum medialen Hauptfragment (◘ Abb. 11a,b). Re-Osteosynthese notwendig.
- Reintervention

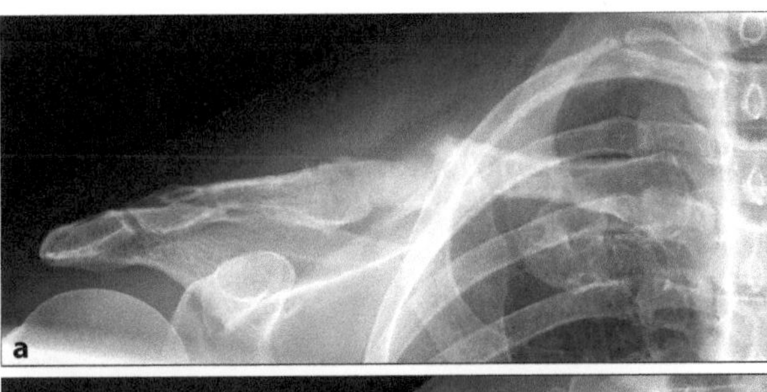

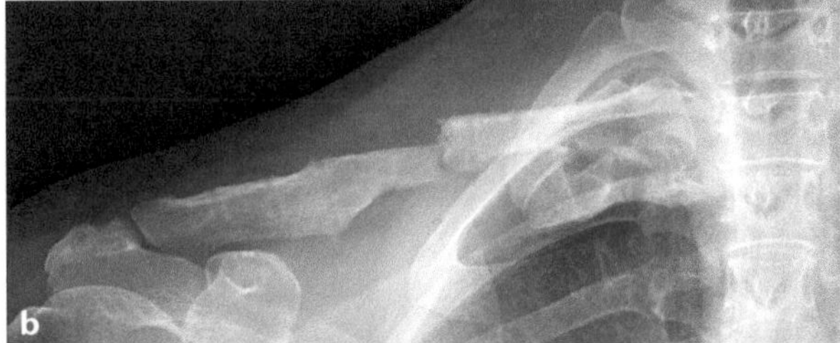

◘ **Abb. 11**a,b

- Am 13.06.2014 Revision der Clavicula rechts, Re-Osteosynthese mit anatomisch vorgeformter 12-Loch-Claviculaplatte-VA mit Spongiosaplastik und Interposition eines kleinen bikortikalen Beckenspans auf Höhe der ehemaligen angefrischten Pseudarthrose medialseits (◘ Abb. 12a,b).
- Postoperativ aktiv-assistierte Bewegungstherapie in den ersten Wochen nicht über die Horizontale.

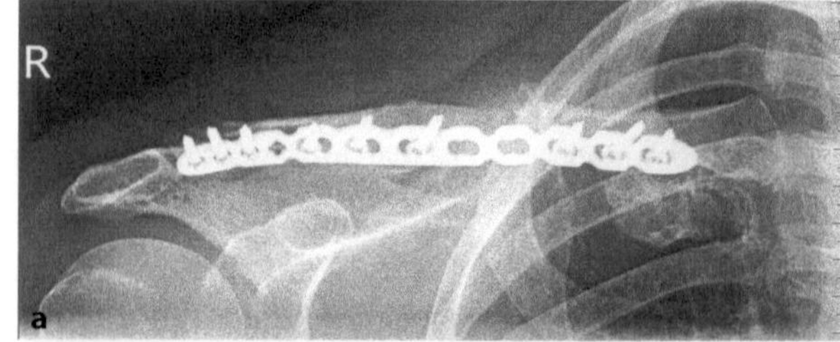

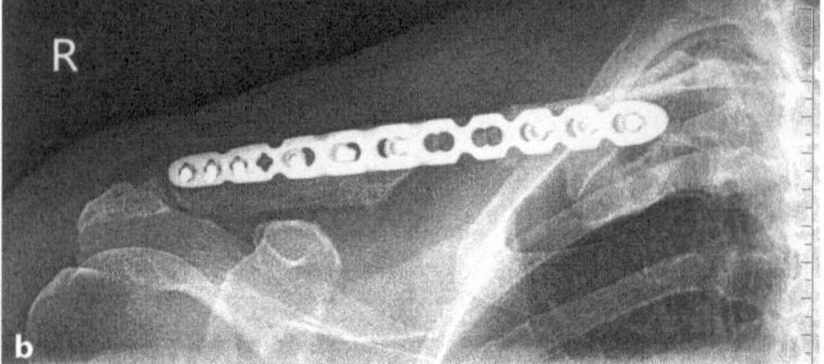

◘ **Abb. 12a,b**

Verlauf

- 7 Wochen postoperativ freie, symmetrische Schulterbeweglichkeit. Radiologisch beginnender Durchbau, wegen Platten-Superposition bedingt beurteilbar (◘ Abb. 13a,b).

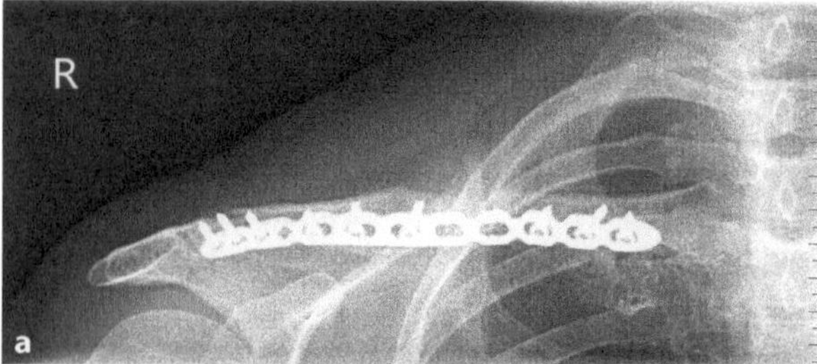

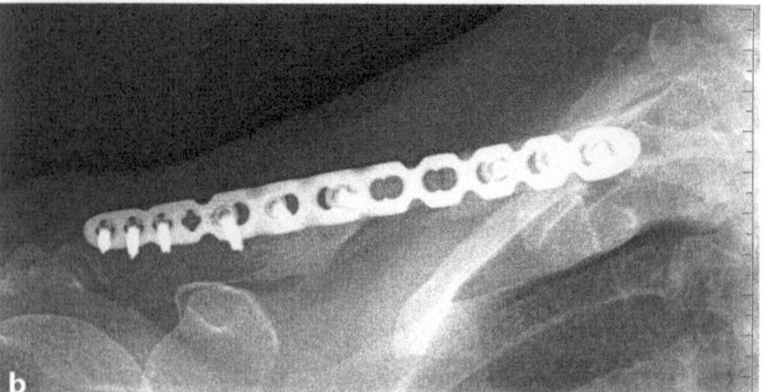

◘ **Abb. 13a,b**

- 6 Monate nach dem Eingriff Patientin beschwerdefrei. Radiologisch Pseudarthrosespalt noch flau einsehbar, Osteosynthesematerial stabil (◘ Abb. 14a,b).

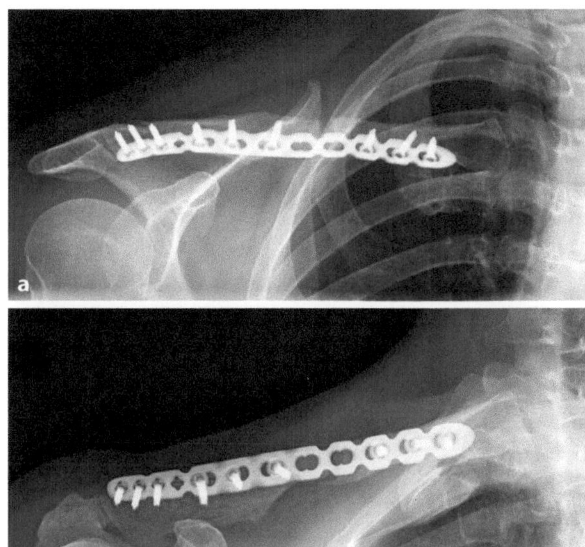

◘ **Abb. 14a,b**

- 1 Jahr nach Reintervention keine Beschwerden im rechten Claviculabereich bei radiologisch weitgehend abgeheiltem medialem Pseudarthrosespalt (◘ Abb. 15a,b).
- Eine Kontrolle 2 Jahre nach Reintervention vorgesehen, Plattenentfernung nicht geplant.

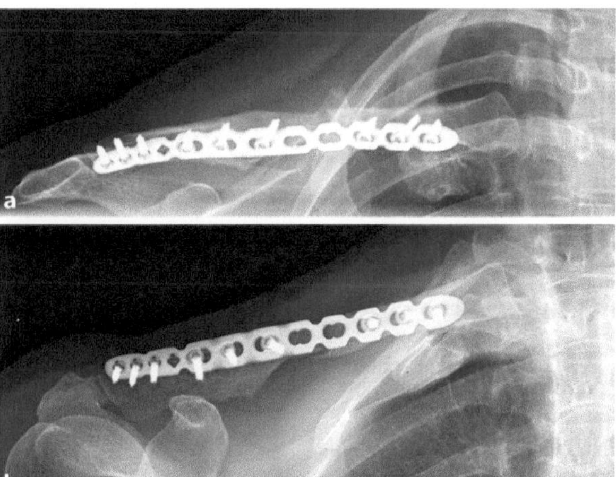

◘ **Abb. 15a,b**

▪ Diskussion

Kritisch betrachtet stellt sich hier in Kenntnis der Vorgeschichte die Frage, ob nicht eine kongenitale Pseudarthrose vorgelegen hat. Hätte die Revision vermieden werden können, wenn primär ein vaskulär gestieltes Interponat eingesetzt worden wäre?

Fall 2: Symptomatische Clavicula-Pseudarthrose nach lateraler intraartikulärer Claviculafraktur

Rainer-Peter Meyer, Fabrizio Moro, Hans-Kaspar Schwyzer

R.-P. Meyer et al., *100 Clavicula-Pseudarthrosen*, https://doi.org/10.1007/978-3-662-55345-9_3

Anamnese

- Sturz mit 22 Jahren des damals professionellen Fußballspielers: Lateralste, intraartikuläre Claviculafraktur rechts, keine ärztliche Konsultation, in der Folge beschwerdefrei.
- Mit 46 Jahren zunehmende Impingementbeschwerden rechts, Behinderung bei Überkopfaktivitäten und beim Sport. Abklärung durch den Hausarzt inklusive MRI-Untersuchung. Überweisung an uns zur Beurteilung und Therapie.

- Am 15.06.2010 Konsultation des 49-jährigen Mannes an unserer Klinik: Prominentes Acromioclaviculargelenk rechts mit Druckdolenz, Schulterbeweglichkeit symmetrisch, rechts endständig mit Schmerzauslösung. Radiologisch hypertrophe AC-Gelenks-Arthrose mit leichtem Hochstand der lateralen Clavicula und altem intraartikulärem pseudarthrotischem Fragment (◘ Abb. 1a–c). Rotatorenmanschette im MRI intakt. Indikation zur arthroskopischen AC-Gelenksresektion gestellt.

■ Problemstellung

- 27 Jahre nach lateralster intraartikulärer Claviculafraktur zunehmend schmerzhafte posttraumatische AC-Gelenksarthrose.
- Überkopfaktivitäten schmerzhaft.

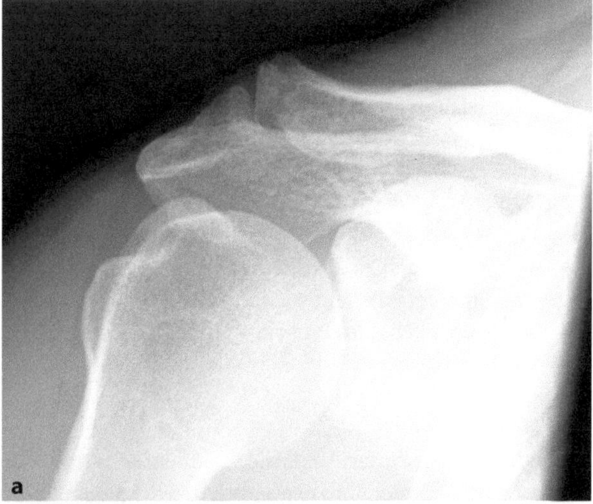

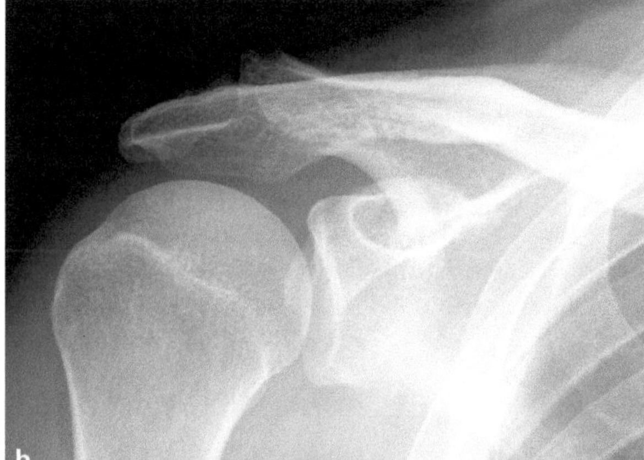

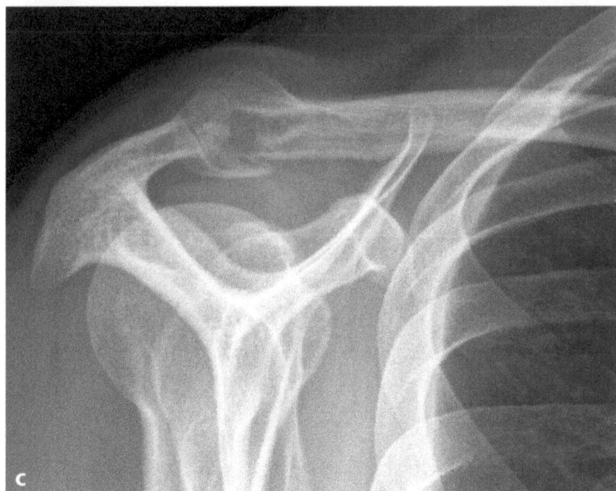

◘ **Abb. 1a–c**

Chirurgische Intervention

- Am 17.06.2010 Schulterarthroskopie rechts mit intraartikulärem Débridement, Acromioplastik und AC-Gelenksresektion (◘ Abb. 2a,b).
- Postoperativ freie Schultermobilisation nach Maßgabe der Beschwerden.

Verlauf

- 4 Wochen nach Arthroskopie freie Schulterbeweglichkeit rechts, Patient wiederum voll arbeitsfähig.
- 3 Monate nach dem Eingriff Restitutio, keine weiteren Kontrollen.

Diskussion

Selbst kleinste pseudarthrotische Fragmente – wie hier demonstriert – können ihre negativen Auswirkungen haben.

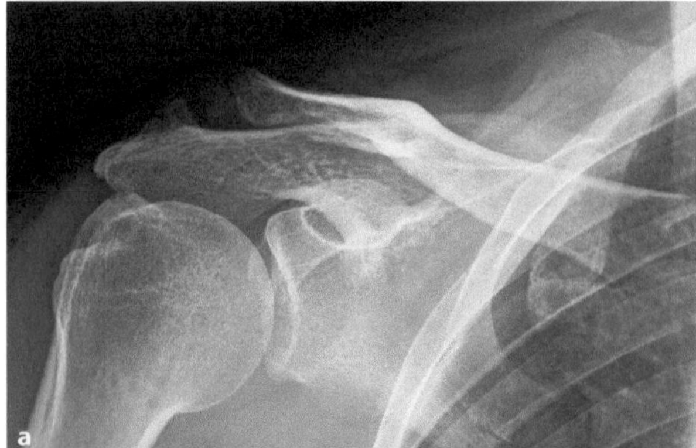

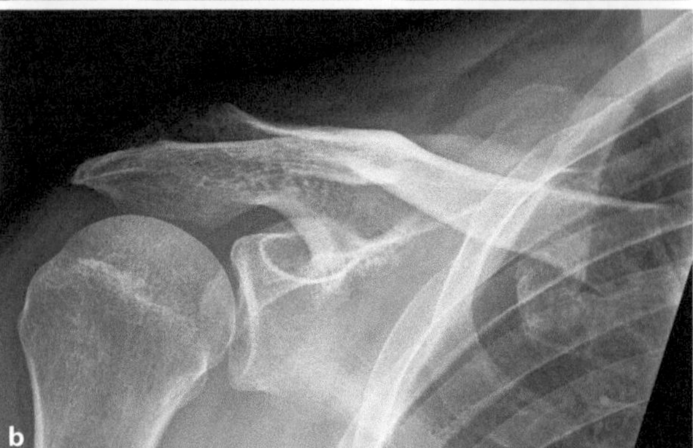

◘ **Abb. 2a,b**

Ihre Notizen

Fall 3: Symptomatisch werdende Clavicula-Pseudarthrose mittleres-laterales Drittel – 7 Jahre nach Fraktur

Rainer-Peter Meyer, Fabrizio Moro, Hans-Kaspar Schwyzer

R.-P. Meyer et al., *100 Clavicula-Pseudarthrosen*, https://doi.org/10.1007/978-3-662-55345-9_4

Anamnese

- Verkehrsunfall der damals 26-jährigen Kenianerin im Mai 1989. Multiple Verletzungen und unter anderem auch Claviculafraktur rechts mittleres-laterales Drittel. Konservative Therapie. Wohnortswechsel in die Schweiz, seit gut einem Jahr nun zunehmende belastungs- und bewegungsabhängige Schmerzen im Clavicula-/Schulterbereich rechts. Überweisung durch den Hausarzt an unsere Klinik zur Abklärung und allfälligen Therapie.
- Am 13.07.1994, gute 5 Jahre nach Fraktur, Einschätzung durch uns: Palpatorisch Stufenbildung im mittleren Drittel rechte Clavicula, Druckdolenz und Verschiebeschmerz. Radiologisch Clavicula-Pseudarthrose Übergang mittleres-laterales Drittel mit Dehiszenz (◘ Abb. 1a,b). Operative Revision vorgeschlagen, Patientin indezid.
- Am 25.03.1996 erneut Konsultation an unserer Klinik auf Wunsch der Patientin. Klinisch und radiologisch unveränderte Situation (◘ Abb. 2), Beschwerden eher progredient. Operatives Vorgehen von der Patientin akzeptiert.

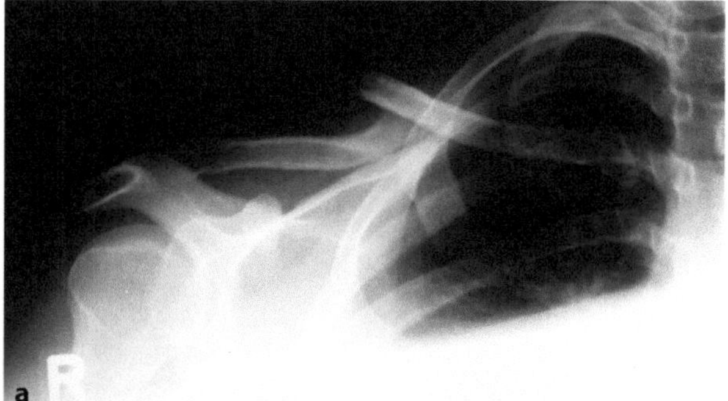

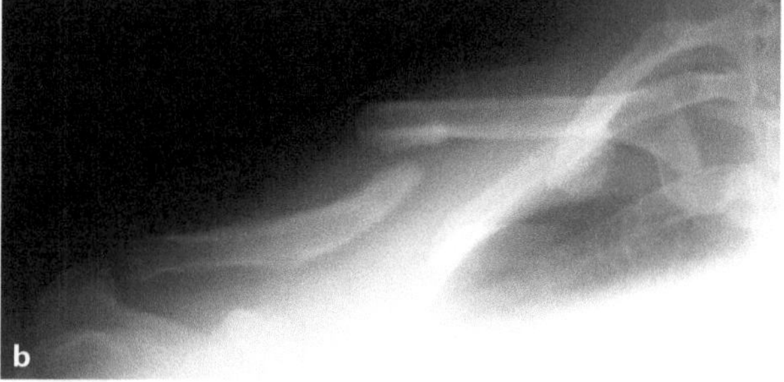

◘ **Abb. 1a,b**

Problemstellung

- Zunehmend belastungsabhängige Beschwerden in der Clavicula-Pseudarthrose rechts.
- Auch Nachtschmerzen je nach Positionierung des rechten Armes.

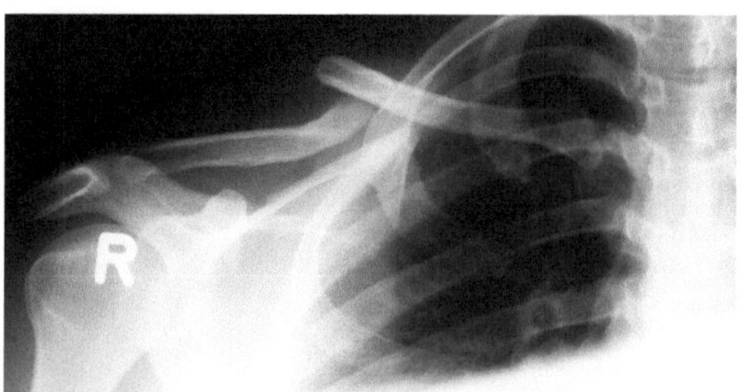

◘ **Abb. 2**

Chirurgische Intervention

- Am 25.06.1996, gute 7 Jahre nach Fraktur, Pseudarthrose-Resektion / Anfrischung, Rotationskorrektur und Osteosynthese mit 3.5 mm-6-Loch-Rekonstruktionsplatte rechte Clavicula (◘ Abb. 3).
- Postoperativ Ortho-Gilet für 6 Wochen mit begleitender Physiotherapie, nicht über die Horizontale.

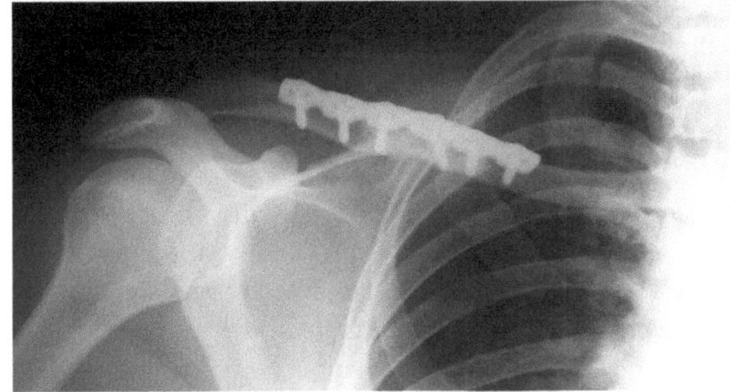

◘ Abb. 3

Verlauf

- 6 Wochen postoperativ nahezu freie, symmetrische Schulterbeweglichkeit, etwas vermehrte Beweglichkeit im Acromioclaviculargelenk. Radiologisch beginnender Durchbau der Pseudarthrose, Osteosynthesematerial stabil (◘ Abb. 4a,b).

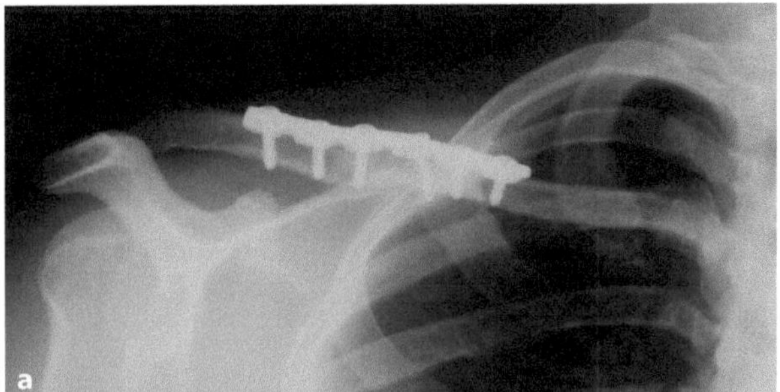

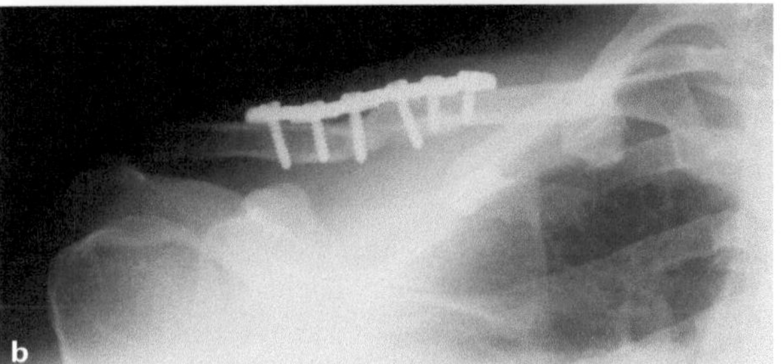

◘ Abb. 4a,b

- 3 Monate nach Intervention weitgehende Beschwerdefreiheit im rechten Schultergürtel. Clavicula palpatorisch fest, Acromioclaviculargelenk klinisch stabil. Radiologisch Pseudarthrose durchgebaut, Platte stabil in situ (◘ Abb. 5a,b).
- 6 Monate nach dem Eingriff Patientin beschwerdefrei, Schulterbeweglichkeit rechts normalisiert, keine Druckdolenz über der ehemaligen Pseudarthrose. Radiologisch: Keine Röntgenkontrolle wegen Frühschwangerschaft. Plattenentfernung frühestens 1 Jahr nach Osteosynthese empfohlen.

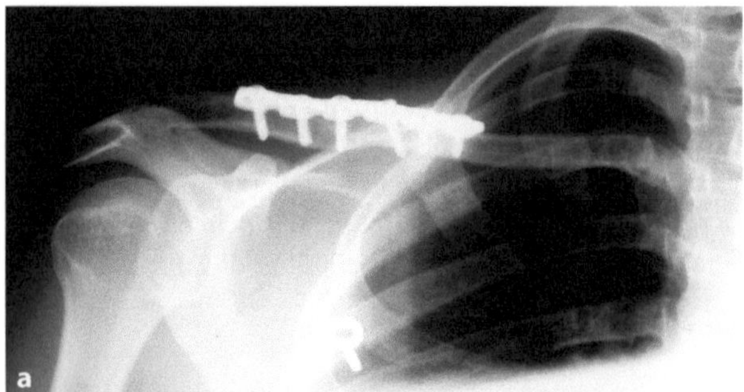

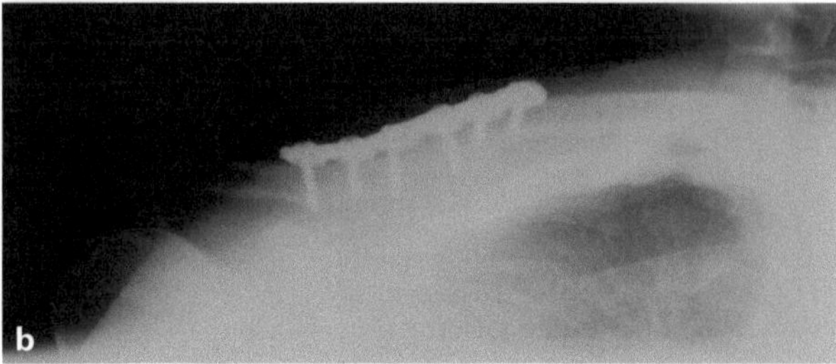

◘ Abb. 5a,b

▪ **Diskussion**

Nicht selten sind die Pseudarthrosen an der Clavicula asymptomatisch. Weshalb Jahre nach einer dokumentierten Pseudarthrose die Patienten symptomatisch werden, können auch wir nicht konklusiv beurteilen. Alter, Typ der Pseudarthrose, Lokalisation, berufliche und sportliche Aktivität, Re-Traumatisierung und ähnliches mehr mögen Zusatzfaktoren zum Symptomatisch-Werden von Clavicula-Pseudarthrosen sein.

Ihre Notizen

Fall 4: Symptomatische Clavicula-Pseudarthrose Übergang mittleres-laterales Drittel

Rainer-Peter Meyer, Fabrizio Moro, Hans-Kaspar Schwyzer

R.-P. Meyer et al., *100 Clavicula-Pseudarthrosen*, https://doi.org/10.1007/978-3-662-55345-9_5

▪ Anamnese

- Motorradunfall im Oktober 1991 des damals 52-jährigen Mannes mit Claviculafraktur links Übergang mittleres-laterales Drittel, konservative Therapie bei zusätzlichen Rippenfrakturen links.
- Im Sommer 1992 wegen persistierender Beschwerden im linken Schultergürtel Zuweisung des Patienten durch den Hausarzt an uns mit der Verdachtsdiagnose einer Clavicula-Pseudarthrose links.
- Am 30.07.1992 Abklärung an unserer Klinik: 10 Monate nach Primärverletzung schmerzhafte Schulterbeweglichkeit links, palpatorisch Stufenbildung linke Clavicula mittleres Drittel mit falscher, schmerzhafter Beweglichkeit. Radiologisch Clavicula-Pseudarthrose im Übergang mittleres-laterales Drittel (◘ Abb. 1a,b). Chirurgische Pseudarthrose-Sanierung vorgeschlagen. Vom Patienten bei voller beruflicher Aktivität als technischer Beamter jedoch abgelehnt.
- Am 20.08.1996, knapp 5 Jahre nach Claviculafraktur links, erneute Konsultation auf Wunsch des Patienten durch uns. Klinische Situation unverändert, schmerzhafte Pseudarthrose linke Clavicula, Schmerzauslösung durch Extrembewegungen. Seit 3 Jahren langsam progredienter Morbus Parkinson bekannt mit negativer Auswirkung auf den linken Arm. Radiologisch unveränderte Situation mit Pseudarthrose und erheblicher Diastase (◘ Abb. 2). Chirurgische Revision erneut vorgeschlagen, vom Patienten akzeptiert.

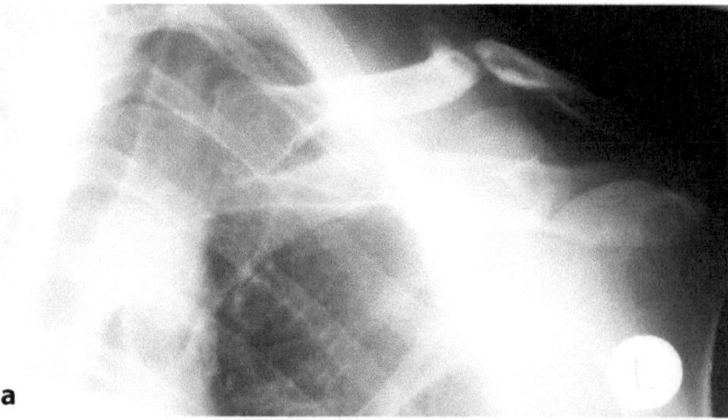

a

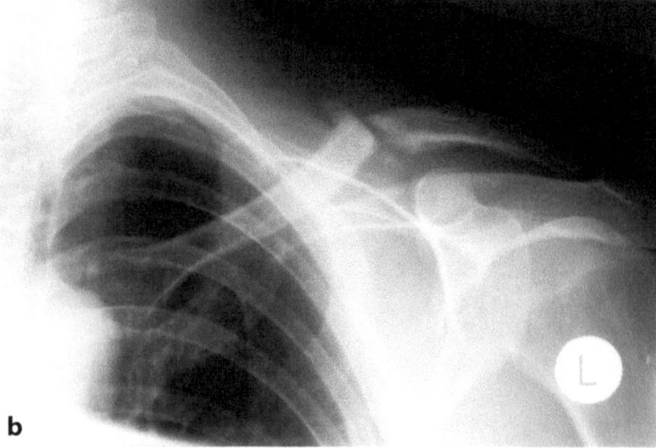

b

◘ **Abb. 1a,b**

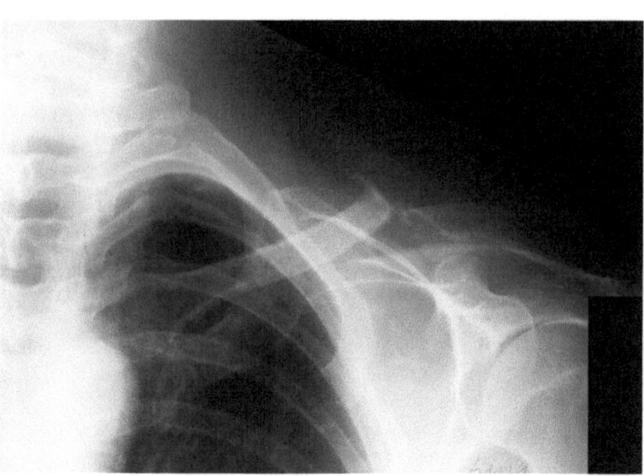

◘ **Abb. 2**

Problemstellung

- Über 5 Jahre schmerzhafte Schulterbeweglichkeit, berufliche Tätigkeit im Bürojob kaum tangiert.
- Seit 3 Jahren langsam progredienter Morbus Parkinson, möglicherweise durch die Clavicula-Pseudarthrose zusätzlich getriggert (?).

Chirurgische Intervention

- Am 19.12.1996, 5 Jahre nach Fraktur, Pseudarthrose-Resektion / Anfrischung linke Clavicula und Osteosynthese mit 3.5 mm-7-Loch-Rekonstruktionsplatte (◘ Abb. 3).
- Postoperativ Ortho-Gilet für 6 Wochen, begleitende Physiotherapie bis zur Horizontalen.

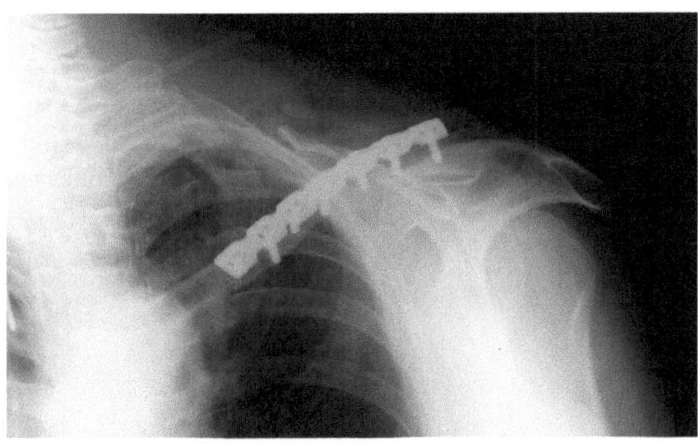

◘ Abb. 3

Verlauf

- 6 Wochen postoperativ Platte lateral leichtgradig vorstehend bei festem Sitz, glenohumerale Beweglichkeit links frei, deutlicher Tremor des gesamten linken Armes. Radiologisch Pseudarthrose noch knapp sichtbar, eventuell Lockerung der lateralen Schraube (?) (◘ Abb. 4a,b). Weiterhin Ortho-Gilet für 6 Wochen.

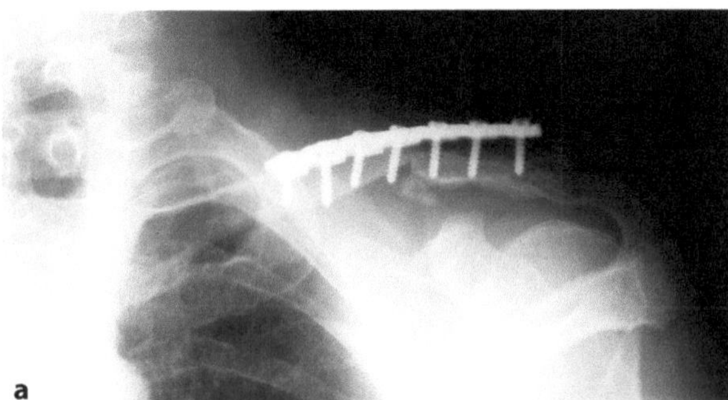

a

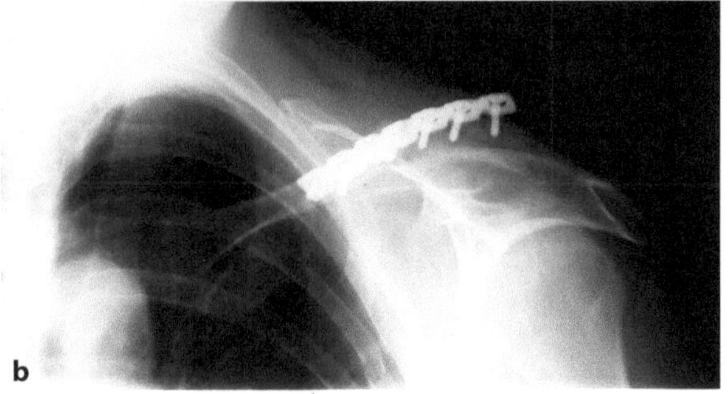

b

◘ Abb. 4a,b

- ¾ Jahre nach dem Eingriff Patient beschwerdefrei, Tremor eher progredient, linke Clavicula fest, ohne Druckdolenz, Schulterbeweglichkeit frei und symmetrisch. Radiologisch weitgehender Durchbau der Pseudarthrose, Plattenlage unverändert (◻ Abb. 5a,b).

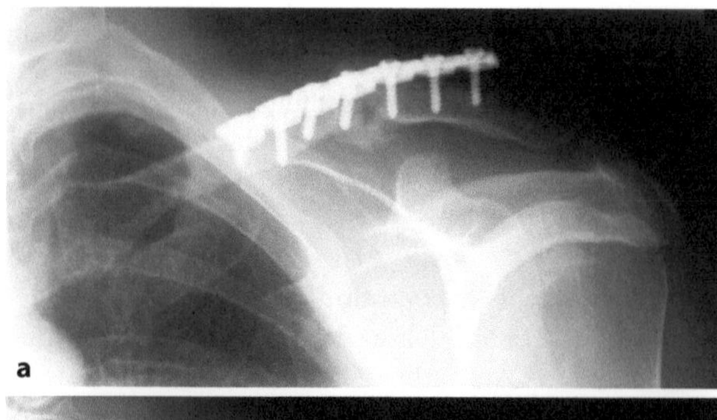

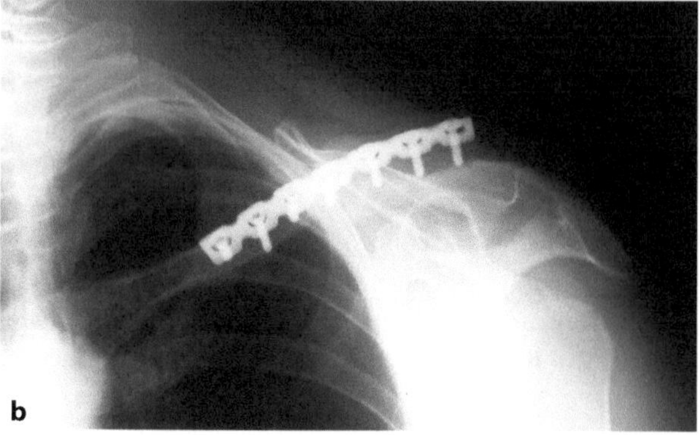

◻ **Abb. 5a,b**

- 1 Jahr nach Osteosynthese Patient bezüglich linke Schulter schmerzfrei, linke Clavicula palpatorisch fest, laterale Schraube palpabel. Radiologisch Pseudarthrose durchgebaut, Platte lateral etwas abgehoben bei vermutlich festem Schraubensitz (◻ Abb. 6a,b). Plattenentfernung frühestens 1½ Jahre nach Osteosynthese. Morbus Parkinson im Vordergrund.

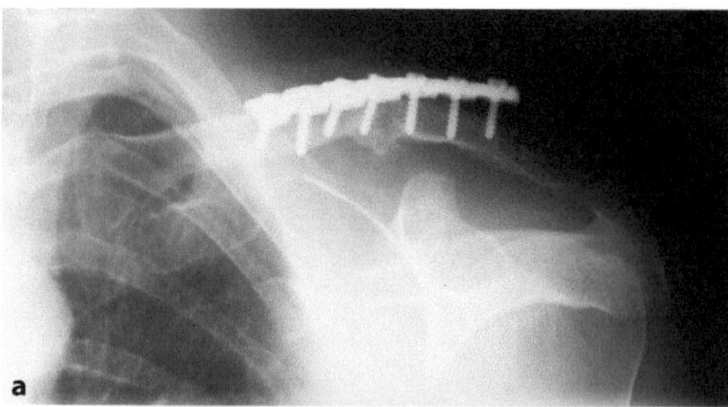

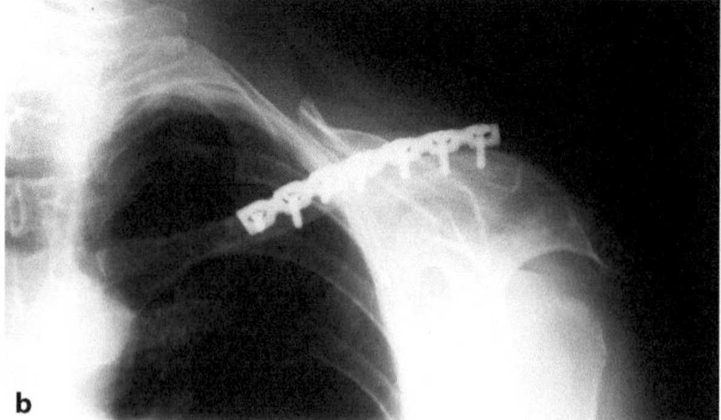

◻ **Abb. 6a,b**

▪ Diskussion

Dieser Fall zeigt einen glücklichen Ausgang. In den jeweiligen radiologischen Bildgebungen ist ein lateraler Plattenausriss angedeutet erkennbar mit initialem Unruhekallus. Letztendlich ist die Pseudarthrose konsolidiert.

Es stellt sich jedoch zu Recht die Frage, ob hier nicht primär eine Spongiosaplastik hätte in Erwägung gezogen werden müssen.

Mitte Februar 2015 erfolgte die Metallentfernung. Postoperative Röntgenbilder existieren nicht.

Ihre Notizen

Fall 5: Symptomatische oligotrophe Clavicula-Pseudarthrose Übergang mittleres-laterales Drittel – seit 10 Jahren diagnostiziert

Rainer-Peter Meyer, Fabrizio Moro, Hans-Kaspar Schwyzer

R.-P. Meyer et al., *100 Clavicula-Pseudarthrosen*, https://doi.org/10.1007/978-3-662-55345-9_6

Anamnese

- Die 62-jährige Frau stürzt 1998, das heißt vor 10 Jahren und zieht sich dabei eine Claviculafraktur Übergang mittleres-laterales Drittel rechts zu. Konservative Therapie.
- Am 28.02.2008 Vorstellung der Patientin an unserer Klinik wegen beidseitiger Schulterschmerzen, rechts dominant.

- Eine schmerzhafte Clavicula-Pseudarthrose rechts wird konventionell radiologisch dokumentiert und mit Computertomographie bestätigt (◘ Abb. 1a,b, ◘ Abb. 2).
- Überdies bestehen an beiden Schultern Rotatorenmanschetten-Läsionen – sonographisch beidseits bestätigt, rechts zusätzlich mit Arthro-MRI dokumentiert.
- Ein zweizeitiges Vorgehen wird der Patientin vorgeschlagen:
- 1. Chirurgische Sanierung der Clavicula-Pseudarthrose rechts.
- 2. Je nach Verlauf in einer zweiten Sitzung arthroskopische Rotatorenmanschetten-Rekonstruktion oder Débridement – gemäß der dann vorliegenden Situation.

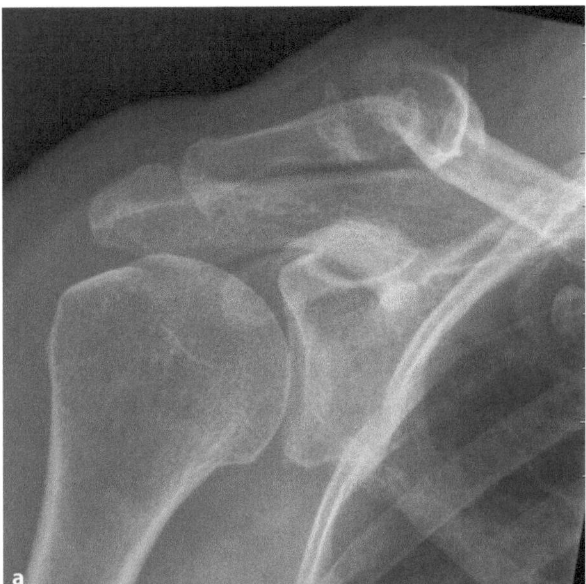

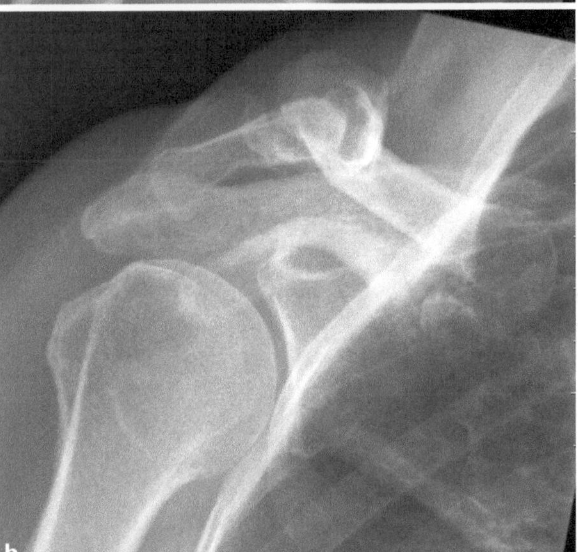

◘ **Abb. 1a,b**

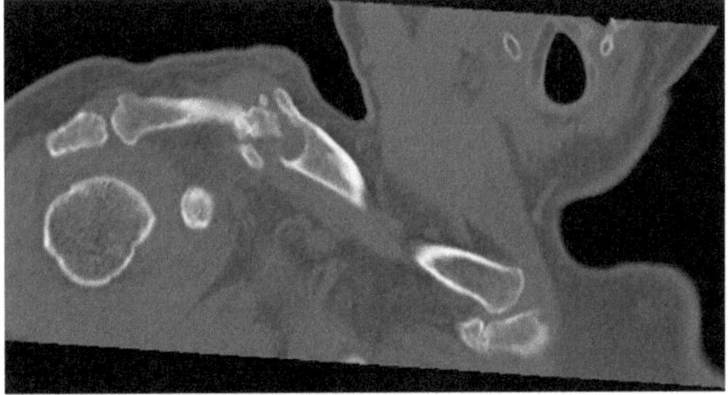

◘ **Abb. 2**

Problemstellung

- Die Beschwerden von Seiten der Clavicula-Pseudarthrose rechts sind eindeutig.
- Zusätzlich bestehen Schulterschmerzen bei Cuff-Läsionen beidseits.
- Neurologisch abgeklärte Zervikobrachialgien rechtsbetont liegen vor.

Operative Intervention

- Am 25.06.2008 Pseudarthrose-Anfrischung/-Resektion mit Beckenspaninterposition und Spongiosaplastik, Platten-Osteosynthese mit 3.5 mm-8-Loch-LCP-Rekonstruktionsplatte an der rechten Clavicula (◘ Abb. 3a,b).
- Postoperativ Ortho-Gilet für 6 Wochen mit begleitender aktiv-assistierter Mobilisation der rechten Schulter, in den ersten 6 Wochen nicht über die Horizontale.

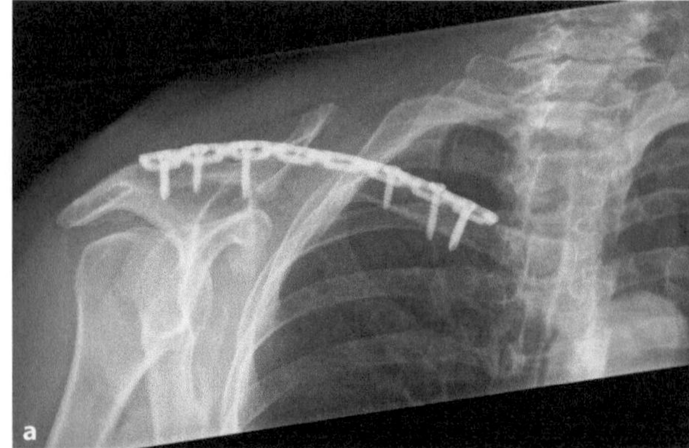

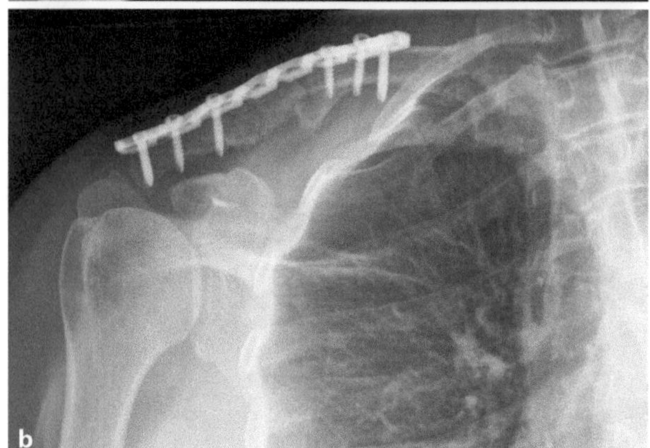

◘ **Abb. 3a,b**

Verlauf

- 6 Wochen nach Intervention noch deutlich eingeschränkte Schulterbeweglichkeit rechts, nicht zuletzt wegen der durch die Cuff-Läsion bedingten Impingementbeschwerden.
- 3 Monate postoperativ weitgehende restituierte Schulterfunktion rechts. Keine Druckdolenz über dem Kallus.
- 6 Monate nach Intervention beschwerdefreie rechte Schulter bei vollumfänglicher Schulterfunktion.

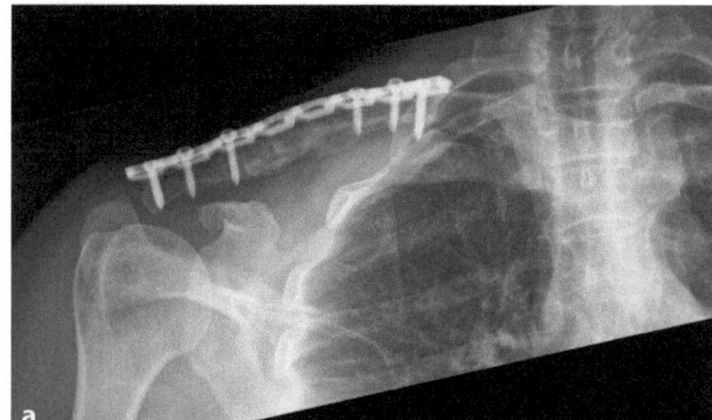

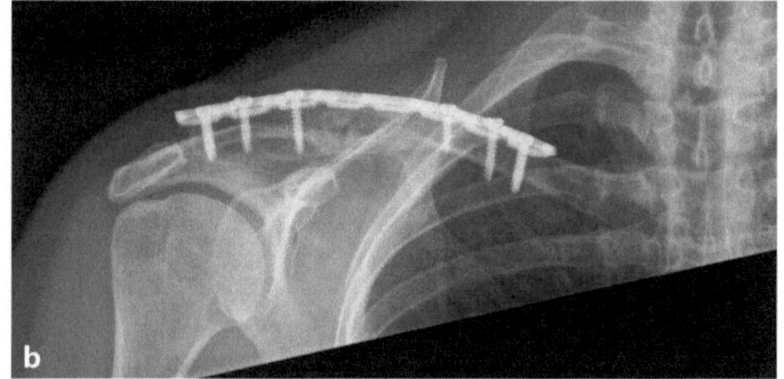

◘ **Abb. 4a,b**

Radiologisch weitgehend inkorporierter Beckenspan bei durchgebauter Pseudarthrose (◘ Abb. 4 a,b).
- Am 15.11.2010, das heißt 2½ Jahre nach der Pseudarthrose-Sanierung, erfolgt die Metallentfernung an der rechten Clavicula wegen subjektiven Missempfindens am Plattenlager. Radiologisch schönes Remodelling, komplett inkorporierter Beckenspan (◘ Abb. 5a,b).
- Bezüglich der Rotatorenmanschetten-Läsion rechts ist die Patientin bis heute weitgehend asymptomatisch.

Diskussion

- Die Schultergürtelproblematik auf der rechten Seite war nach unserer klinischen und auch nach der bildgebenden Einschätzung primär durch die Pseudarthrose geprägt.
- Der Verlauf hat uns letztendlich auch Recht gegeben, denn von Seiten der dokumentierten Rotatorenmanschetten-Läsion besteht kein Handlungsbedarf.

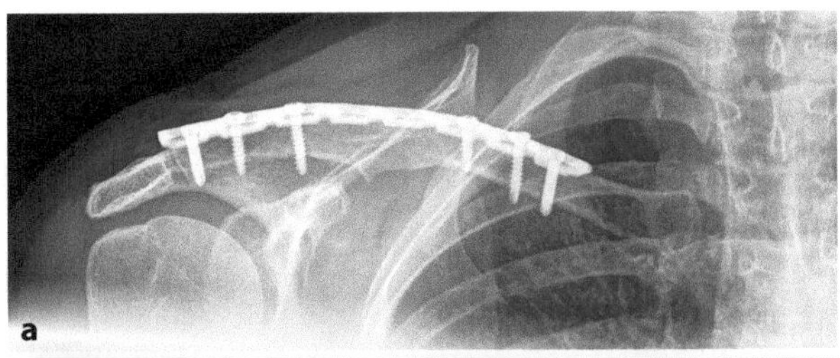

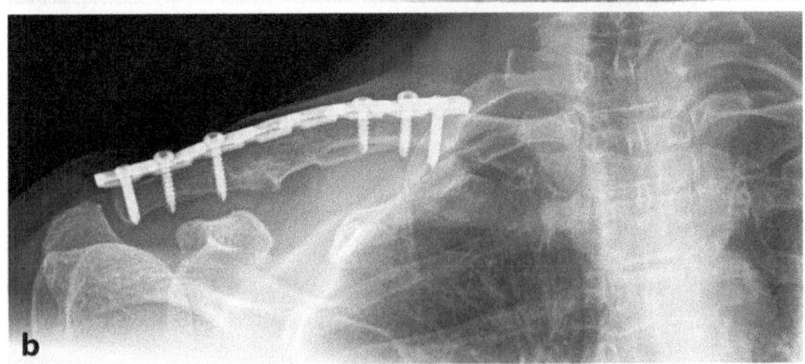

◘ Abb. 5a,b

Fall 6: Symptomatische lateralste Clavicula -Pseudarthrose mit konsekutiver Acromioclaviculargelenksarthrose

Rainer-Peter Meyer, Fabrizio Moro, Hans-Kaspar Schwyzer

R.-P. Meyer et al., *100 Clavicula-Pseudarthrosen*, https://doi.org/10.1007/978-3-662-55345-9_7

Anamnese

- Sturz der damals 41-jährigen Frau mit Traumatisierung der rechten Schulter, keine genauere Abklärung, persistierende Beschwerden über Jahre im Acromioclaviculargelenksbereich rechts. Zuweisung durch den Hausarzt an uns.
- Am 13.02.2002, 10 Jahre nach dem Unfallereignis, Abklärung an unserer Klinik: Schulterbeweglichkeit rechts über die Horizontale schmerzhaft, Acromioclaviculargelenk aufgetrieben und druckdolent. Radiologisch kolbig deformierte laterale Claviculaendigung, Acromioclaviculargelenk-Arthrose (◘ Abb. 1). In der Computertomographie sowohl in der frontalen wie axialen Inzidenz kolbig aufgetriebenes ganz lateral

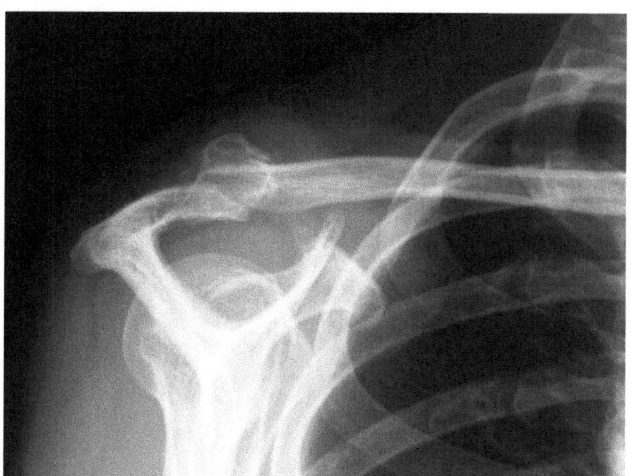

◘ **Abb. 1**

gelegenes pseudarthrotisches Claviculafragment (◘ Abb. 2a,b). Chirurgische Revision empfohlen, Patientin indezid.

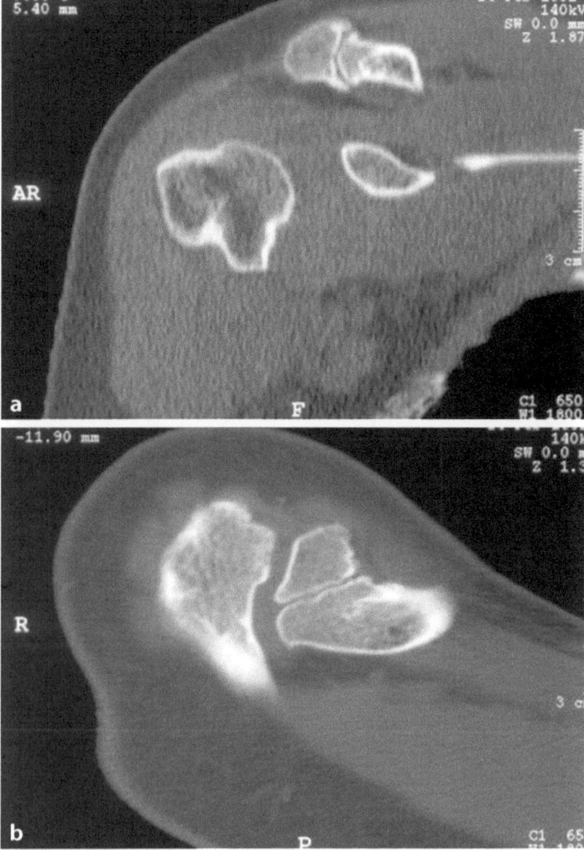

◘ Abb. 2a,b

- Am 28.10.2002 neuerliche Kontrolle auf Wunsch der Patientin. Beschwerden konstant, klinischer und radiologischer Befund unverändert (◘ Abb. 3a,b). Erneut chirurgisches Vorgehen empfohlen.

▪ Problemstellung

- Zunehmend schmerzhafte lateralste Clavicula-Pseudarthrose rechts.
- Konsekutiv sich entwickelnde Acromioclaviculargelenksarthrose rechts.

▪ Chirurgische Intervention

- Am 29.10.2002, über 10 Jahre nach dem Trauma, offene Exzision des pseudarthrotischen Fragmentes an der lateralen Claviculaendigung rechts bei gleichzeitiger arthroskopischer Acromioplastik der rechten Schulter.
- Postoperativ funktionelle Nachbehandlung mit belastungsfreier Mobilisation in den ersten 4 Wochen.

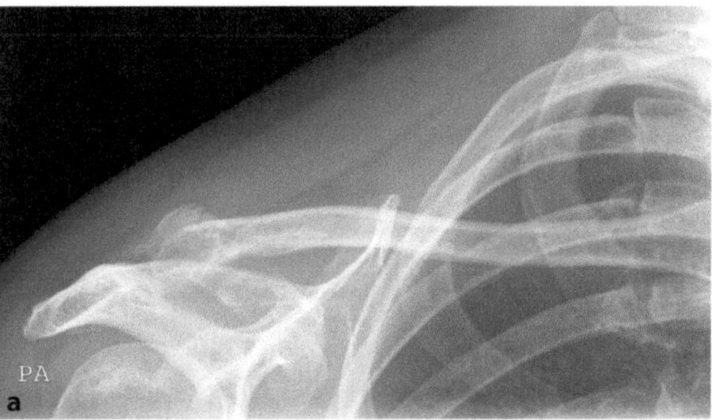

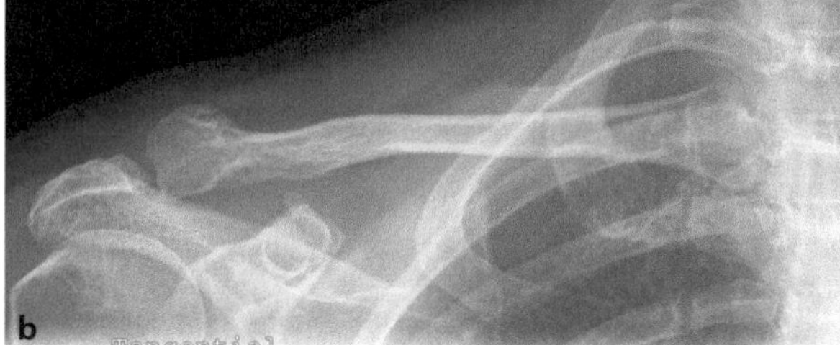

◘ Abb. 3a,b

Verlauf

- 1 Monat postoperativ noch Restbeschwerden im Resektionsbereich bei weitgehend normalisierter Schulterbeweglichkeit rechts.
- 7 Monate nach dem Eingriff nur noch minimale Dolenz über dem resezierten AC-Gelenk, keine weiteren Kontrollen mehr vorgesehen.

Diskussion

- Die lateralsten Claviculafrakturen – wie auch in diesem Fall dokumentiert – lassen sich, wenn sie pseudarthrotisch verheilen – durch eine einfache Resektion behandeln.

Ihre Notizen

Fall 7: Symptomatische Clavicula-Pseudarthrose laterales Drittel

Rainer-Peter Meyer, Fabrizio Moro, Hans-Kaspar Schwyzer

R.-P. Meyer et al., *100 Clavicula-Pseudarthrosen*, https://doi.org/10.1007/978-3-662-55345-9_8

Anamnese

- Am 16.07.1992 massive Kontusionierung der rechten Schulter des damals 54-jährigen Mannes bei einem Sturz. Keine ärztliche Konsultation, persistierende Bewegungsschmerzen – teils auch in Ruhe – am rechten Schultergürtel. Sportliche Aktivität eingeschränkt. Zuweisung zur Einschätzung und Therapie an uns durch den Versicherungsarzt.
- Beurteilung an unserer Klinik am 23.09.1993, gut 1 Jahr nach dem Unfall. Patient mit rezidivierenden Schmerzen im rechten Acromioclaviculargelenk und der lateralen Clavicula. Druckdolenz in diesem Bereich, falsche Beweglichkeit der lateralen Claviculaendigung. Radiologisch laterale Clavicula-Pseudarthrose rechts, Acromioclaviculargelenksarthrose (◘ Abb. 1a,b). Chirurgische Revision vorgeschlagen. Wegen eines Myokardinfarktes 3 Monate zuvor Operation frühestens 1 Jahr nach Infarkt festgelegt.
- Neuerliche Einschätzung durch uns am 06.01.1994 bei zunehmenden Beschwerden im rechten Schultergürtel. Eine Arthro-MRI-Untersuchung der rechten Schulter zeigt intakte Rotatorenmanschette. Chirurgische Sanierung der rechtsseitigen Clavicula-Pseudarthrose mit gleichzeitiger AC-Gelenksresektion bei schmerzhafter Acromioclaviculararthrose geplant.

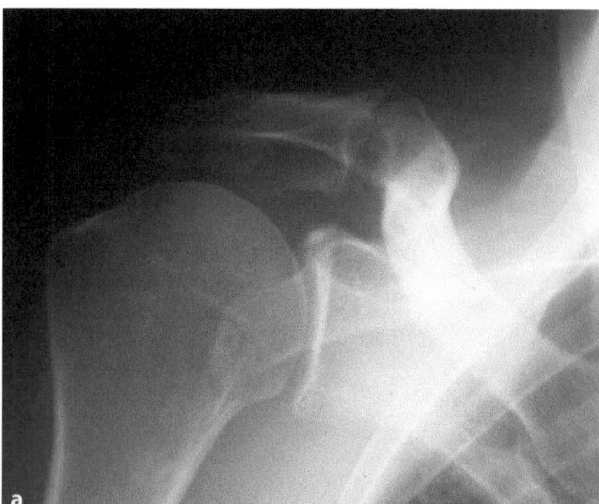

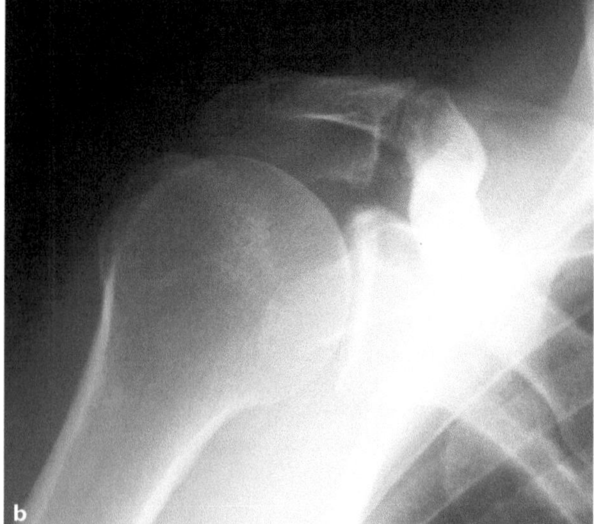

◘ **Abb. 1a,b**

Problemstellung

- Über 1½ Jahre Bewegungsschmerzen im rechten Schultergürtel, zurzeit auch nächtliche Schmerzen.
- Sportliche Aktivität gestoppt.

Operative Intervention

- Am 15.03.1994, 1 Jahr und 8 Monate nach Fraktur Pseudarthrose-Resektion / Anfrischung und Schraubenfixation mit zwei 3.5 mm-Schrauben. Resektion des Acromioclaviculargelenkes (◘ Abb. 2a,b).
- Postoperativ Ortho-Gilet für 6 Wochen mit begleitender Physiotherapie ohne Belastung, nicht über die Horizontale.

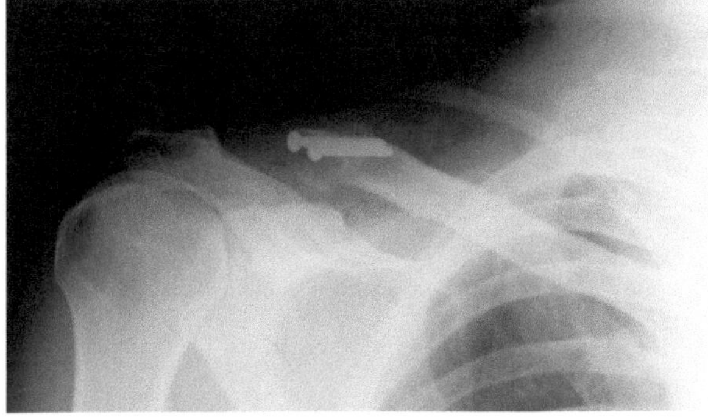

◘ Abb. 2

Verlauf

- 6 Wochen nach dem Eingriff Patient praktisch beschwerdefrei, insbesondere keine Nachtschmerzen mehr. Nackengriff und Schürzengriff sicher durchführbar. Radiologisch beginnender Durchbau (◘ Abb. 3a,b). Schulterbeweglichkeit rechts freigegeben, berufliche Aktivität nach Maßgabe der Beschwerden.
- 4 Monate postoperativ Patient beschwerdefrei, beruflich und sportlich integriert, keine radiologische Kontrolle vorliegend.

Diskussion

Hier liegt eine ungewöhnliche osteosynthetische Versorgung einer lateralen Clavicula-Pseudarthrose vor. Die vom Operateur gemachten Überlegungen – dem Operationsbericht entnommen – sind demnach nachvollziehbar.

Das Acromioclaviculargelenk wurde reseziert wegen einer symptomatischen Acromioclaviculararthrose. Das Zwischenfragment wurde dann angefrischt und zur medialen Clavicula durch zwei Schrauben unter Anlagerung von Spongiosa fixiert. Beim Betrachten der Röntgenbilder liegt die Clavicula-Pseudarthrose unmittelbar auf Höhe der coracoclaviculären Bänder. Durch die durchgeführte Osteosynthese wurde unter Einbezug der coracoclaviculären Bänder eine stabile Konstruktion erreicht.

Dies ist konzeptionell ein nachvollziehbares Vorgehen, das zur Konsolidation und Beschwerdefreiheit geführt hat. Das Resultat gibt dem Operateur Recht.

Wir hätten dies heute anders gelöst. Wir verweisen dazu auf verschiedene Beispiele von lateralsten Clavicula-Pseudarthrosen in der hier vorliegenden Buchpublikation.

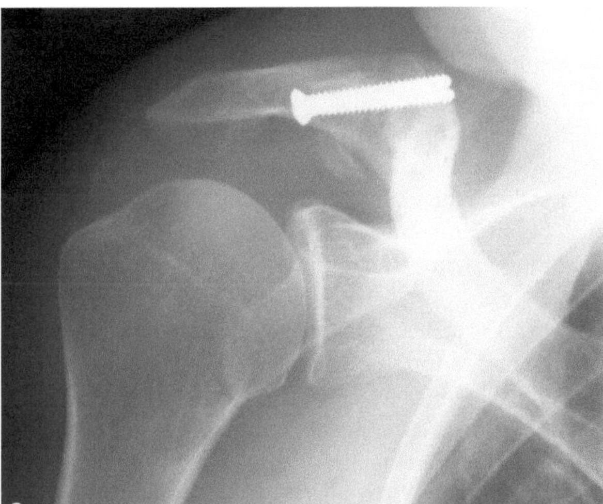

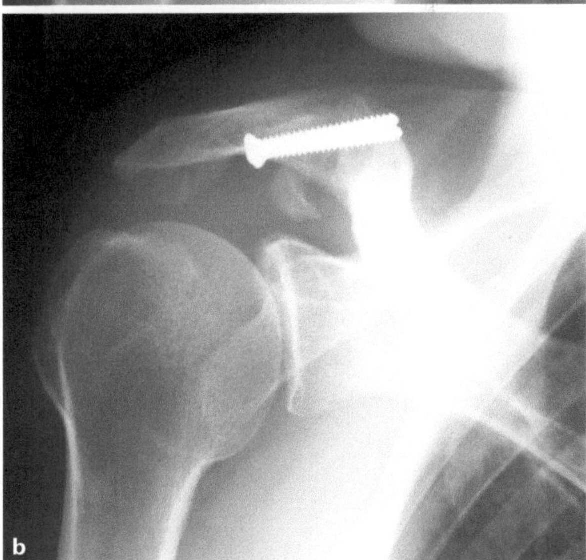

◘ Abb. 3a,b

Fall 8: Symptomatische Clavicula-Pseudarthrose mittleres Drittel bei Status nach Osteosynthese der Claviculafraktur wegen Non-Union

Rainer-Peter Meyer, Fabrizio Moro, Hans-Kaspar Schwyzer

R.-P. Meyer et al., *100 Clavicula-Pseudarthrosen*, https://doi.org/10.1007/978-3-662-55345-9_9

▪ Anamnese

- Sturz am 17.09.1992 des damals 57-jährigen Handwerkers bei der Arbeit, Claviculafraktur mittleres Drittel rechts bei Rechtshändigkeit, konservative Therapie, Wiederaufnahme der physisch anspruchsvollen Arbeit 10 Wochen nach Fraktur, persistierende Beschwerden über Jahre. Auf Wunsch des Patienten Einschätzung durch uns 8 Jahre nach dem Unfallereignis.
- Am 14.08.2000, knapp 8 Jahre nach Fraktur, Beurteilung an unserer Klinik: Exazerbierende Schmerzen im rechten Schultergürtel, Überkopfarbeiten als Maurer kaum mehr möglich, rechte Clavicula verkürzt mit druckdolentem Höcker im mittleren Drittel. Radiologisch Clavicula-Pseudarthrose mit abgerundeten Frakturenden und Dehiszenz von ca. 1.5 cm (◘ Abb. 1a,b). Chirurgische Sanierung vorgeschlagen, aus beruflichen Gründen für Februar 2001 festgelegt.

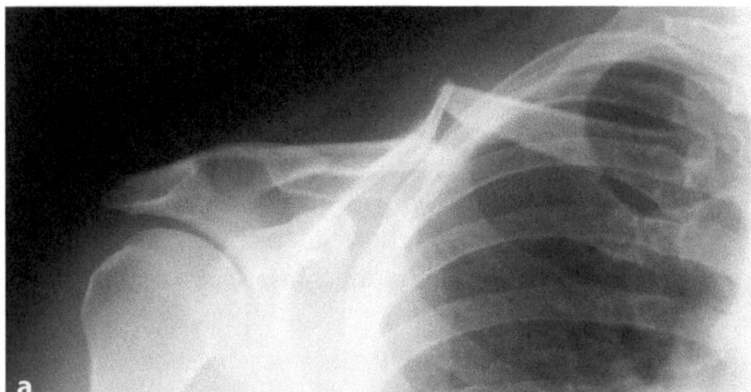

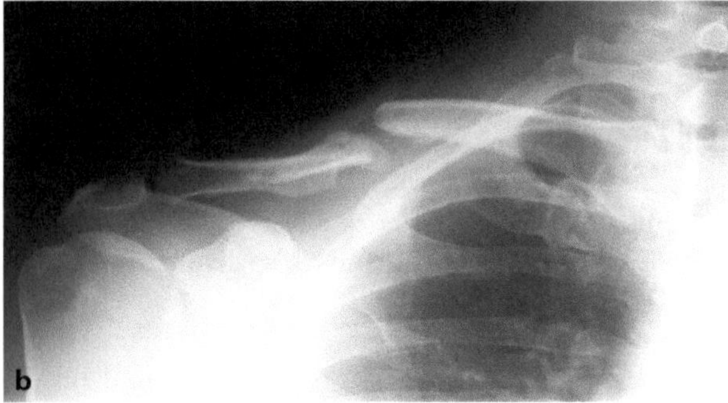

◘ **Abb. 1a,b**

Problemstellung

- Zunehmend kompromittierte Arbeitsfähigkeit bei selbständig arbeitendem Maurer.
- Beginnende Nachtschmerzen je nach Positionierung des rechten Armes.

Erste chirurgische Intervention

- Am 19.02.2001, 8½ Jahre nach Fraktur, Pseudarthrose-Resektion / Anfrischung und Osteosynthese mit 3.5 mm-7-Loch-Rekonstruktionsplatte, keine Spaninterposition, keine Spongiosaanlagerung an der rechten Clavicula (◘ Abb. 2a,b).
- Postoperativ Ortho-Gilet für 6 Wochen mit begleitender Physiotherapie bis zur Horizontalen.

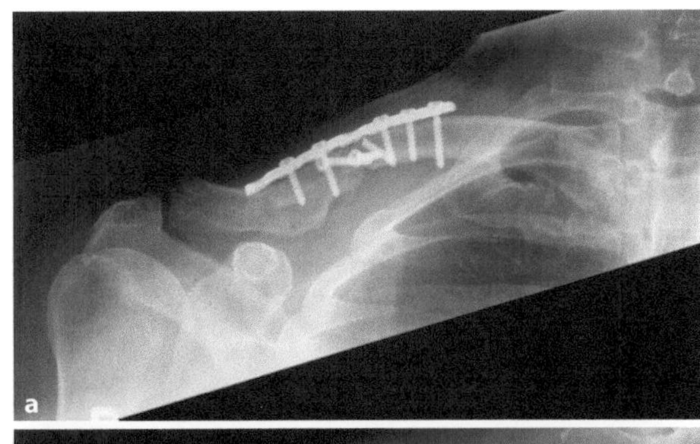

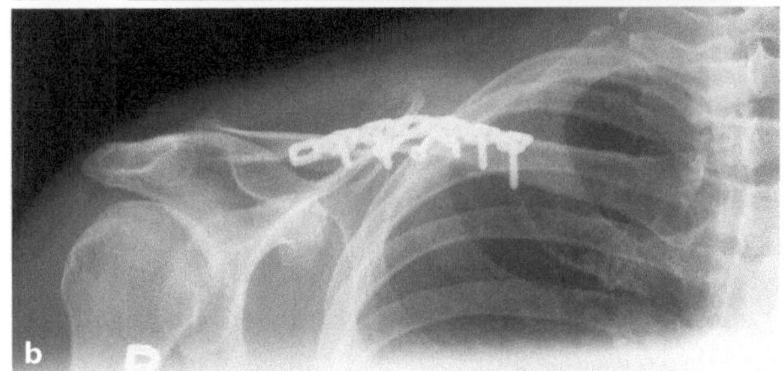

◘ Abb. 2a,b

Verlauf

- 6 Wochen postoperativ weitgehend normalisierte Schulterbeweglichkeit rechts. Radiologisch möglicher Beginn einer ossären Überbrückung der Pseudarthrose, Osteosynthesematerial stabil (◘ Abb. 3a,b).

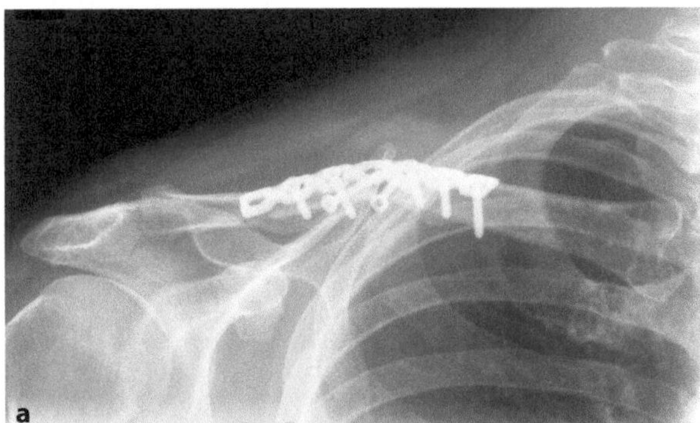

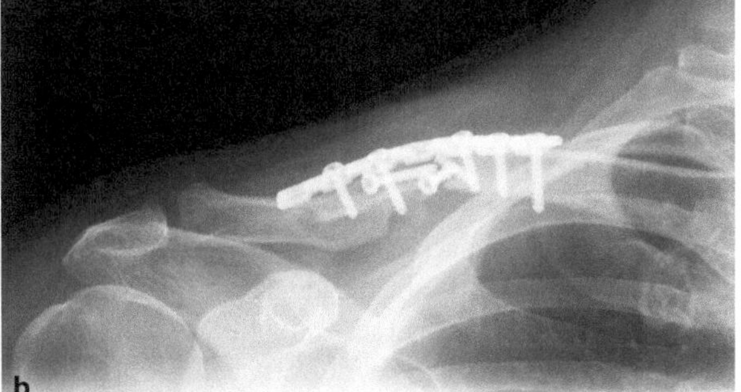

◘ Abb. 3a,b

- 9½ Monate nach Intervention Patient beschwerdearm, Schulterbeweglichkeit symmetrisch. Radiologisch Pseudarthrosespalt noch weit offen bei geringer reaktiver Kallusbildung, Lockerung der Platte im lateralen Claviculafragment (◘ Abb. 4a,b).

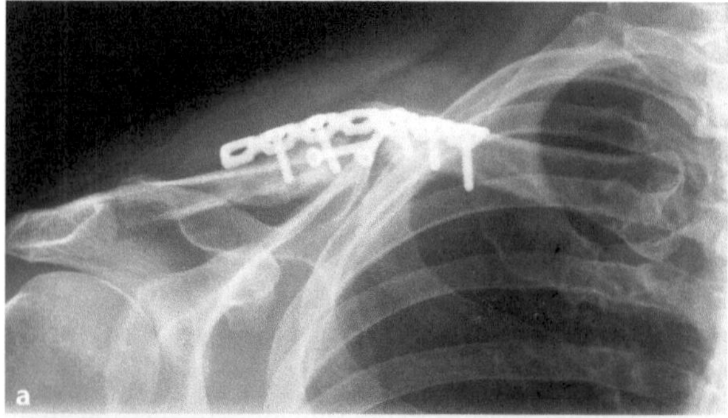

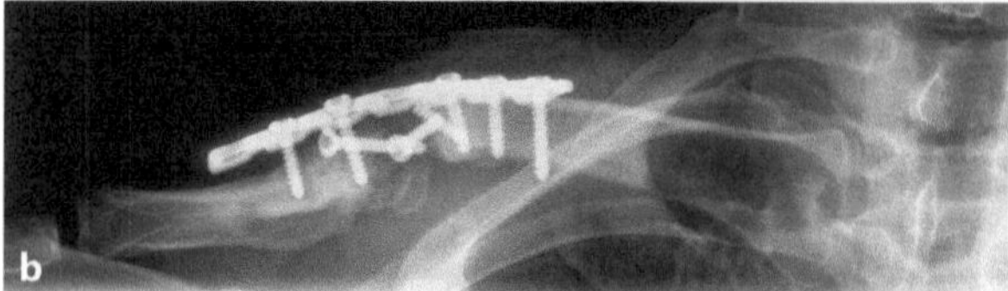

◘ Abb. 4a,b

- 14 Monate postoperativ zunehmende Schmerzen in der rechten Clavicula mit Beeinträchtigung der Schulterbeweglichkeit rechts. Radiologisch ausgedehnte Osteolyse in der Pseudarthrose, Platte lateralseits gelockert (◘ Abb. 5a,b). Re-Osteosynthese vorgeschlagen.

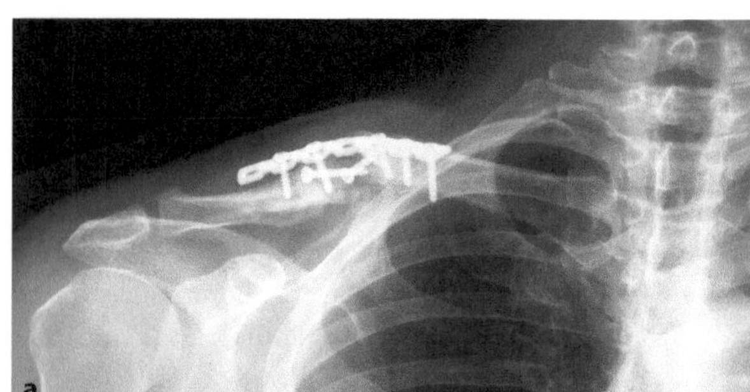

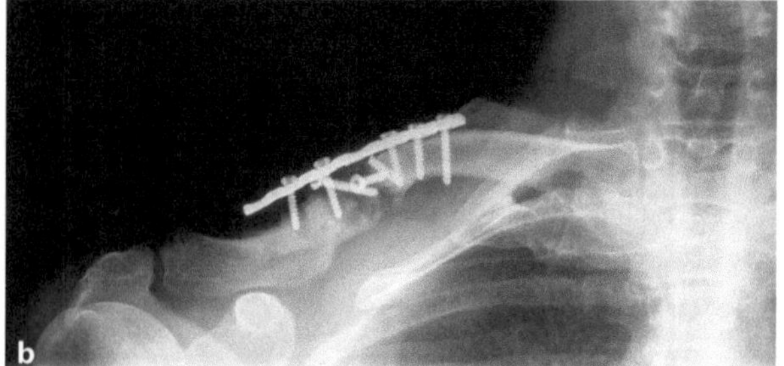

◘ Abb. 5a,b

Zweite chirurgische Intervention

- Am 23.07.2002, 1 Jahr und 5 Monate nach dem Ersteingriff, Re-Osteosynthese mit Metallentfernung, Pseudarthrose-Resektion / Anfrischung, Interposition eines trikortikalen Beckenspanes und Osteosynthese mit 3.5 mm-8-Loch-Rekonstruktionsplatte (◘ Abb. 6).
- Postoperativ Ortho-Gilet für 6 Wochen, begleitende Physiotherapie ohne Gewichtsbelastung für 6 Monate.

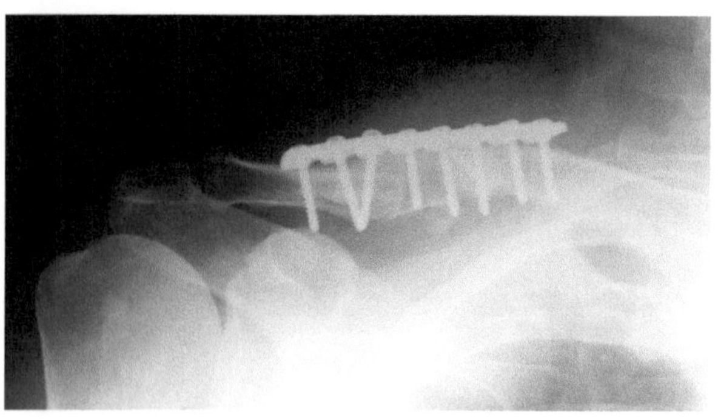

◘ Abb. 6

Verlauf

- 6 Wochen nach Re-Osteosynthese befriedigender Verlauf, Beschwerden regredient, radiologisch zunehmender Einbau des Beckenspanes vor allem medialseits bei stabilem Osteosynthesematerial (◘ Abb. 7a,b).

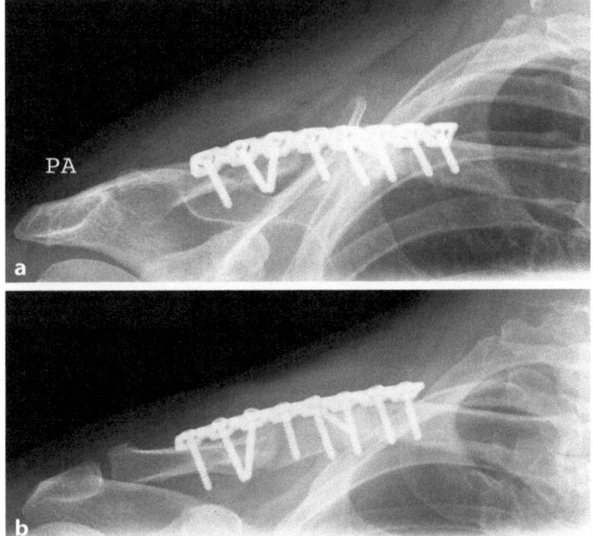

◘ Abb. 7a,b

- Gut 6 Monate nach Zweitintervention noch diskrete Schmerzen im Osteosynthesebereich lateral, Schulterbeweglichkeit rechts praktisch normalisiert. Radiologisch Pseudarthrose weitgehend konsolidiert bei inkorporiertem Beckenspan und stabilem Osteosynthesematerial (◘ Abb. 8a,b).
- Am 23.02.2004, 3 Jahre nach der Primärintervention, wegen störenden Osteosynthesematerials Metallentfernung bei Restitutio.

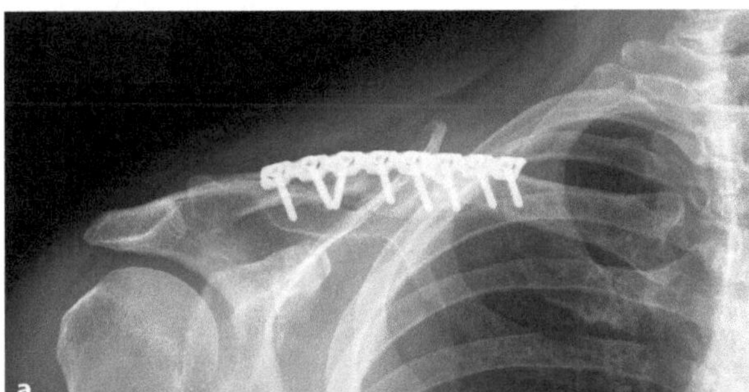

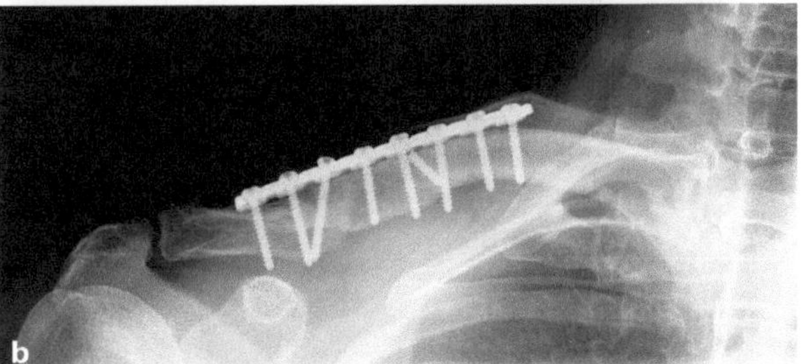

◘ Abb. 8a,b

Diskussion

- Bei Vorliegen einer atrophen Clavicula-Pseudarthrose und bei klar ersichtlicher Defektsituation kann die erste Osteosynthese als insuffizient bezeichnet werden. Es hätte schon primär ein trikortikaler Beckenspan interponiert werden sollen, allein schon, um eine Claviculaverkürzung zu vermeiden. Zum Zweiten ist die durchgeführte Osteosynthese nicht ausgewogen. Weshalb das lateralste Plattenloch nicht mit einer Schraube besetzt wurde, ist nicht verständlich. Dass eine Heilung ausbleibt und es sekundär zu einem Plattenausriss kommt, erstaunt überhaupt nicht.

Fall 9: Clavicula-Pseudarthrose im mittleren Drittel nach perinataler traumatischer Claviculafraktur

Rainer-Peter Meyer, Fabrizio Moro, Hans-Kaspar Schwyzer

R.-P. Meyer et al., *100 Clavicula-Pseudarthrosen*, https://doi.org/10.1007/978-3-662-55345-9_10

Anamnese

- Am 29.12.1993 bei erschwertem Geburtsverlauf vermutlich traumatische Claviculafraktur rechts, vorerst unbemerkt.
- Am 08.07.1994, ein gutes halbes Jahr postnatal, als Zufallsbefund in einem Thorax-Röntgenbild teleskopierte fraglich konsolidierte Claviculafraktur im mittleren Drittel rechts festgehalten (▣ Abb. 1). Bei Symptomfreiheit auf aktives Vorgehen verzichtet, Neueinschätzung nach Wachstumsabschluss oder Auftreten von Symptomen empfohlen.
- Mit 12 Jahren zunehmende Schmerzen im rechten Schultergürtelbereich, insbesondere bei sportlicher Aktivität - Kunstturnen.
- Vorstellung an unserer Klinik am 10.01.2006, das heißt gute 12 Jahre nach Trauma: Schmerzen im rechten Schultergürtel nun auch bei alltäglicher Tätigkeit, besonders jedoch beim Sport. Rechte Clavicula klinisch in deutlicher Fehlstellung, hochgradige Vorwölbung unter der Haut, seitengleiche Schulterbeweglichkeit. Radiologisch Clavicula-Pseudarthrose im mittleren Drittel mit massiver Fehlstellung (▣ Abb. 2a,b). Indikation zur operativen Sanierung gestellt.

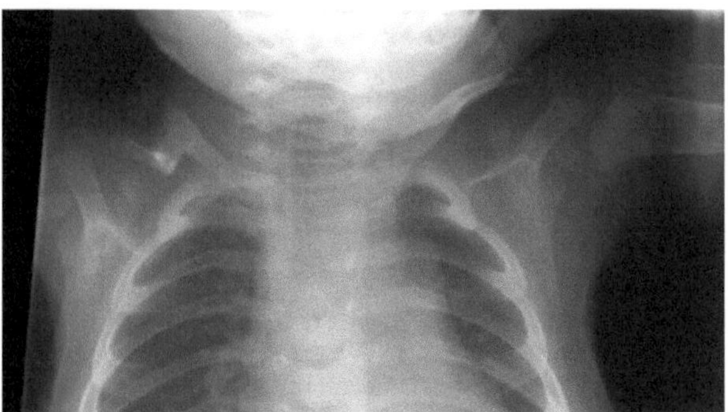

▣ Abb. 1

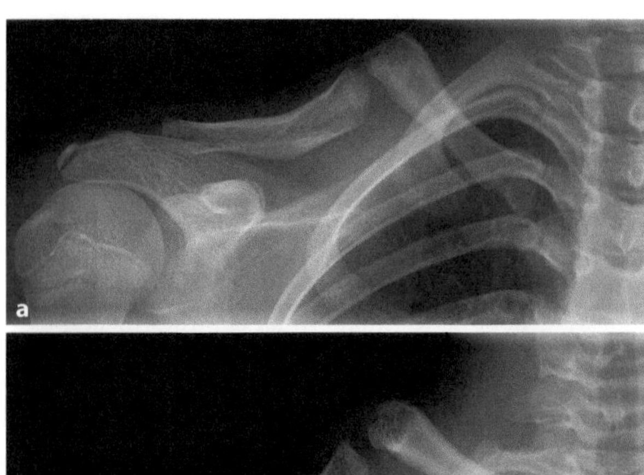

▣ Abb. 2a,b

Problemstellung

- Nach 12 Jahren Symptomlosigkeit bei Clavicula-Pseudarthrose rechts zunehmende Beschwerden im Alltag und bei physischer Belastung.
- Ästhetisch störende Fehlstellung bei diesem 12-jährigen Mädchen.

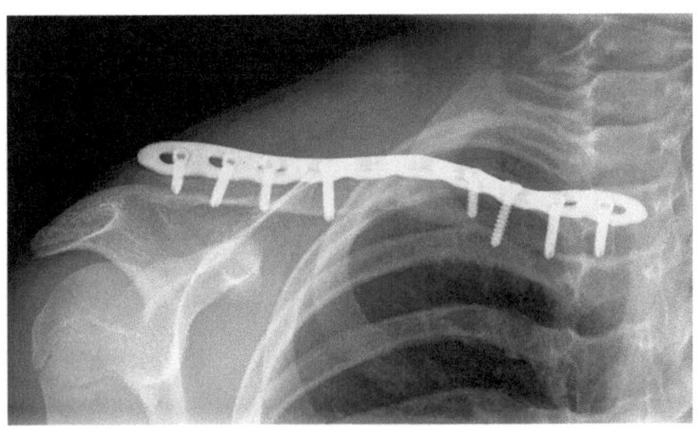

■ Abb. 3

Operative Intervention

- Am 29.04.2006 Resektion der Clavicula-Pseudarthrose rechts, Reposition und Platten-Osteosynthese mit 10-Loch-LCP-Platte (■ Abb. 3).
- Postoperativ aktiv-assistierte Bewegungsübungen unter physiotherapeutischer Aufsicht.

Verlauf

- 7 Wochen postoperativ Patientin beschwerdefrei, symmetrische Schulterbeweglichkeit. Radiologisch zunehmende Konsolidierung der Pseudarthrose, Platte stabil (■ Abb. 4a,b), vorerst noch Sportverbot.

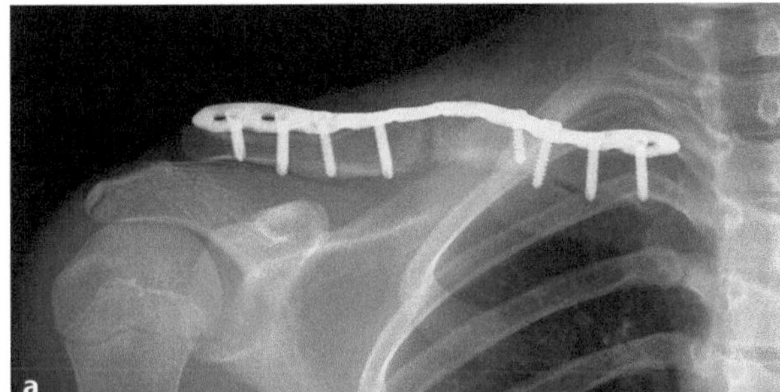

a

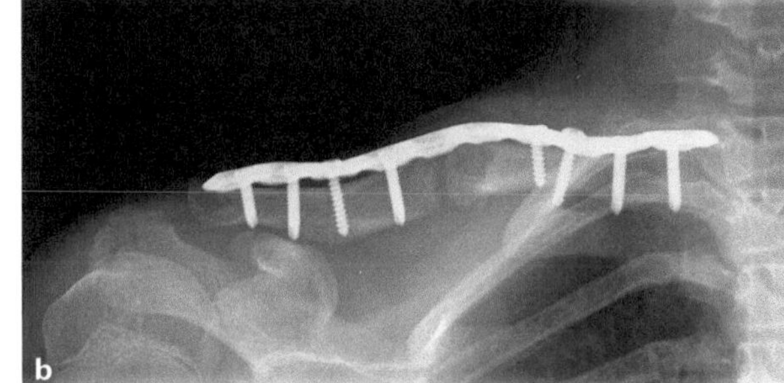

b

■ Abb. 4a,b

- 3 Monate nach dem Eingriff subjektiv und objektiv ideale Situation. Radiologisch konsolidierte Pseudarthrose (◘ Abb. 5a,b). Volle sportliche Aktivität gestattet.

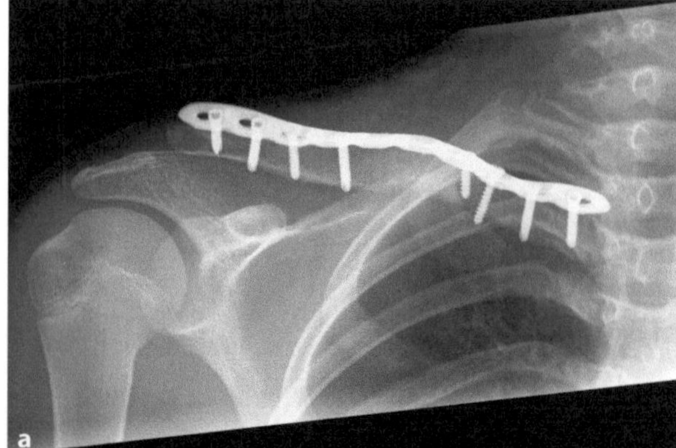
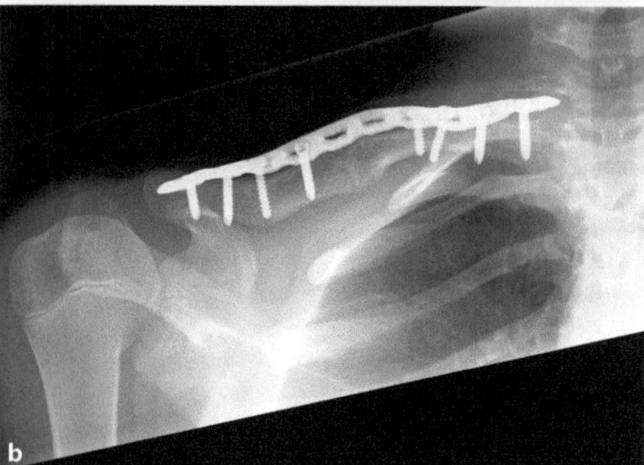

◘ Abb. 5a,b

- 20 Monate nach Intervention Restitutio mit radiologisch knöchern überbrückter Pseudarthrose bei unverändertem Plattensitz (◘ Abb. 6a,b).
- Metallentfernung am 17.01.2008.

■ Diskussion

Handelt es sich bei dieser Claviculafraktur um ein perinatales Geburtstrauma oder liegt doch eine kongenitale Clavicula-Pseudarthrose vor? Für die traumatische Genese spricht die Anamnese. Außergewöhnlich ist jedoch in der Folge die Entwicklung einer Pseudarthrose, was möglicherweise für das Vorliegen einer kongenitalen Pseudarthrose spricht.

Am operativen Vorgehen ändert die unklare Ätiologie jedoch nichts.

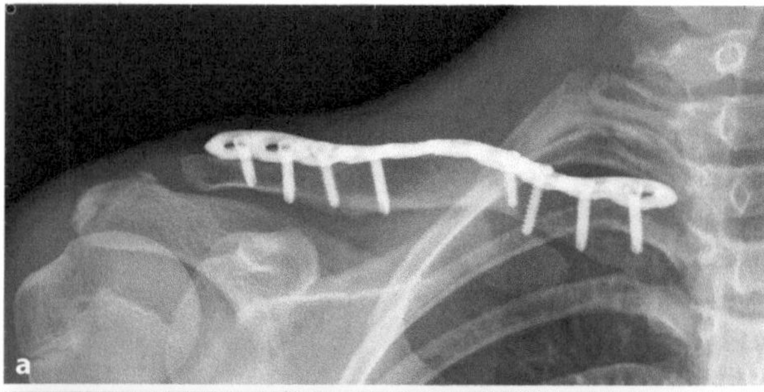
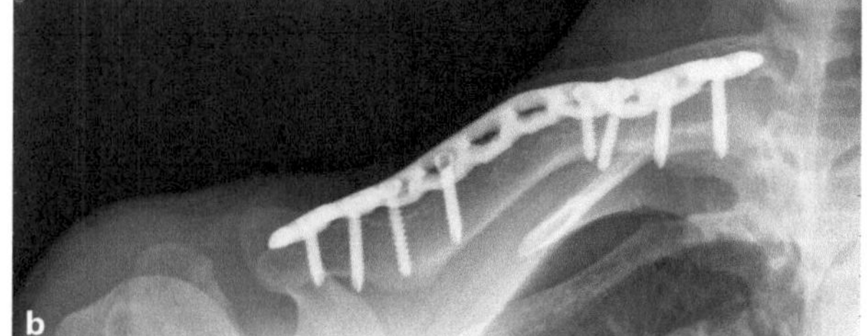

◘ Abb. 6a,b

Ihre Notizen

Fall 10: Clavicula-Pseudarthrose mittleres Drittel nach Platten-Osteosynthese mit Plattenausriss

Rainer-Peter Meyer, Fabrizio Moro, Hans-Kaspar Schwyzer

R.-P. Meyer et al., *100 Clavicula-Pseudarthrosen*, https://doi.org/10.1007/978-3-662-55345-9_11

Anamnese

- Sturz mit dem Motorrad des damals 55-jährigen Mannes im Mai 1995, Claviculafraktur mittleres-laterales Drittel links mit Zwischenfragment. Konservative Therapie, protrahierter Verlauf. Radiologisch 2 Monate nach Fraktur kaum Kallusbildung (■ Abb. 1). 4 Monate nach Fraktur persistierende Schmerzen bei Delayed Union (■ Abb. 2).

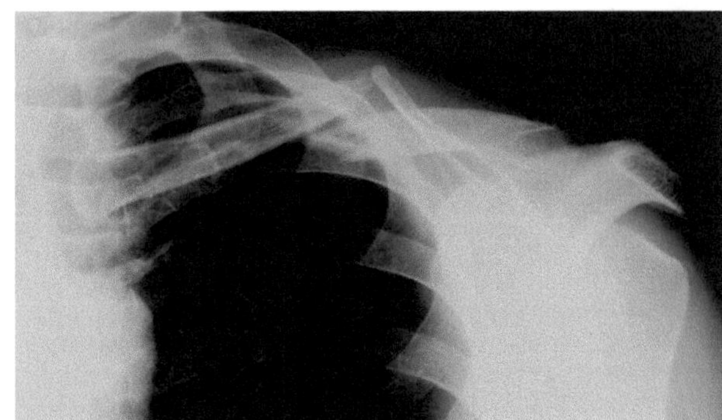

■ Abb. 1

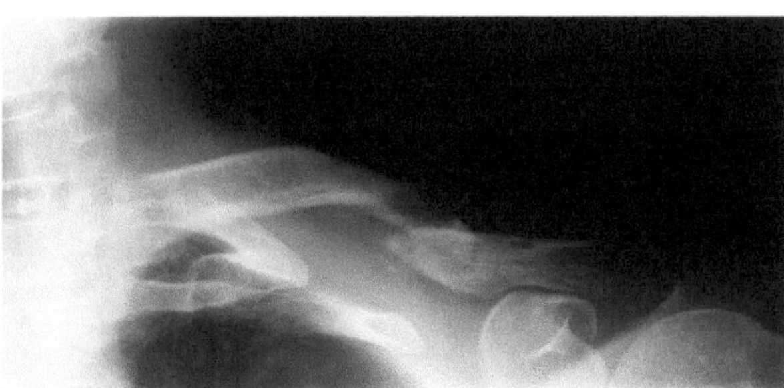

■ Abb. 2

- Am 05.09.1995, 4 Monate nach dem Unfall, Non-Union und Platten-Osteosynthese mit zusätzlicher Knochenzementstabilisierung in einem Schwerpunktkrankenhaus (▣ Abb. 3a,b).

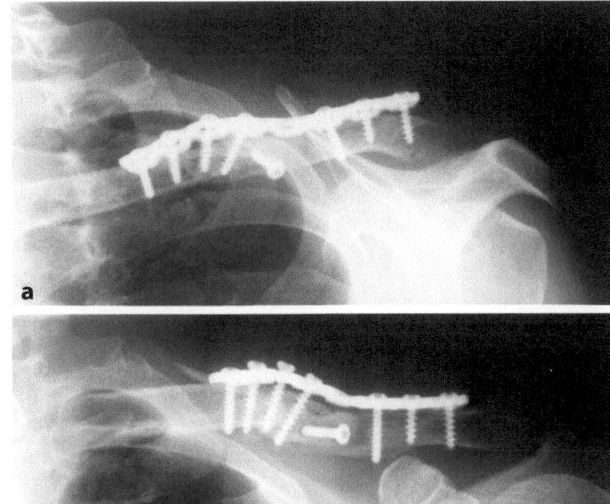

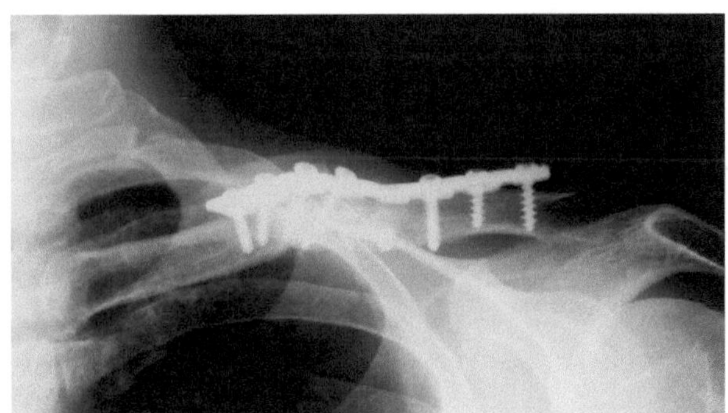

▣ **Abb. 3a,b**

- Am 05.02.1996 Vorstellung des Patienten an unserer Klinik wegen anhaltender Beschwerden im Osteosynthesebereich der linken Clavicula. Schmerzhafte Vorwölbung der gut palpierbaren Plattenendigungen sowohl medial wie lateral. Radiologisch Schraubenlockerung (▣ Abb. 4). Re-Intervention empfohlen.

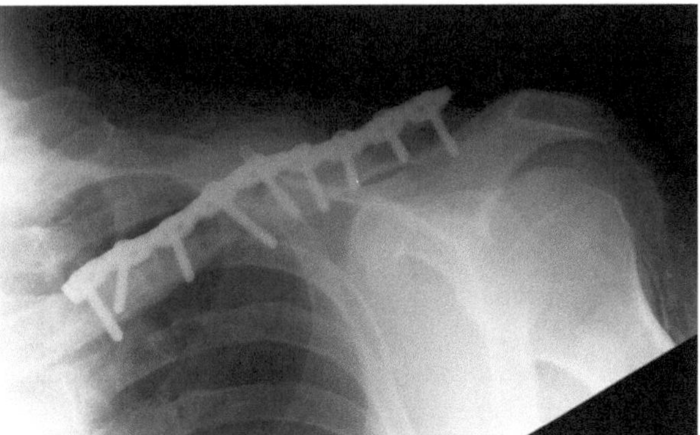

▣ **Abb. 4**

Problemstellung

- 8 Monate nach Claviculafraktur links und knapp 6 Monate nach Platten-Osteosynthese persistierende Schmerzen bei Lockerung des Osteosynthesematerials.
- Pseudarthrose-Entwicklung linke Clavicula.

Chirurgische Intervention

- Am 08.03.1996, knapp 1 Jahr nach Claviculafraktur, Re-Osteosynthese mit Plattenentfernung, Entfernung des Knochenzementes aus der Pseudarthrose, Pseudarthrose-Resektion/Anfrischung, Interposition eines trikortikalen Beckenspans und Re-Osteosynthese mit 3.5 mm-9-Loch-Rekonstruktionsplatte (▣ Abb. 5).
- Postoperativ Ortho-Gilet bei Äthylabusus konsequent für 10 Wochen, begleitende Physiotherapie nicht über die Horizontale.

▣ **Abb. 5**

Verlauf

- 6 Wochen postoperativ Patient beschwerdefrei, Schulterbeweglichkeit links problemlos bis zur Horizontalen. Radiologisch Pseudarthrosespalt noch sichtbar, Osteosynthesematerial stabil (◘ Abb. 6a,b).

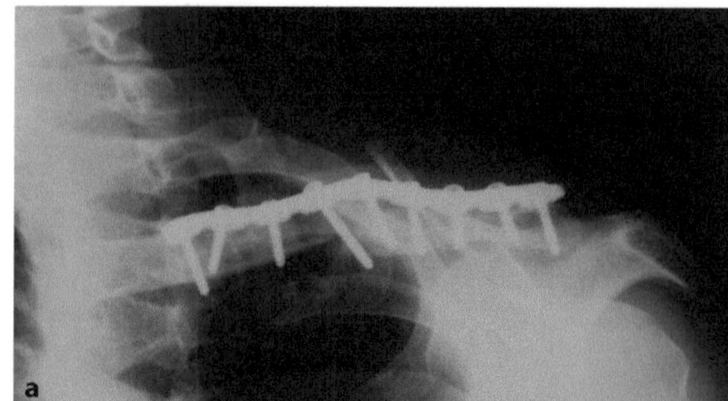

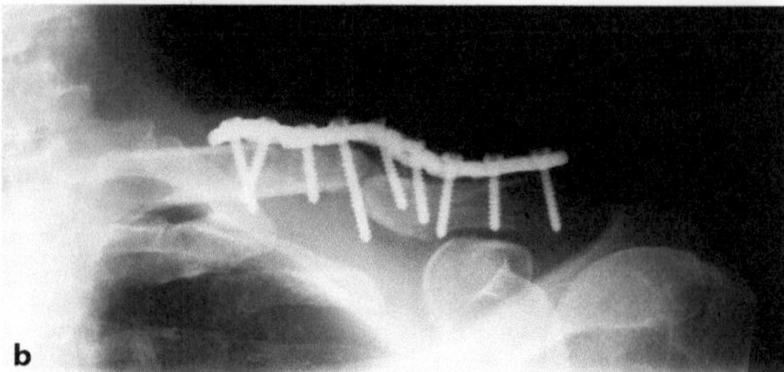

◘ Abb. 6a,b

- 7 Monate nach Re-Osteosynthese symmetrische, freie Schulterbeweglichkeit, keine Druckdolenz über der Platte, Acromioclavicular- und Sternoclaviculargelenk links klinisch unauffällig. Radiologisch Beckenspan eingeheilt, Platte stabil (◘ Abb. 7).

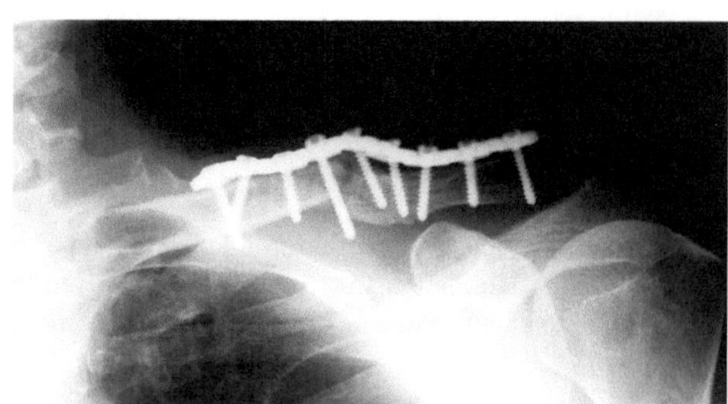

◘ Abb. 7

- 2 Jahre nach Re-Intervention Restitutio subjektiv und objektiv, Pseudarthrose durchgebaut (◘ Abb. 8). Entfernung des Osteosynthesematerials vorgeschlagen.

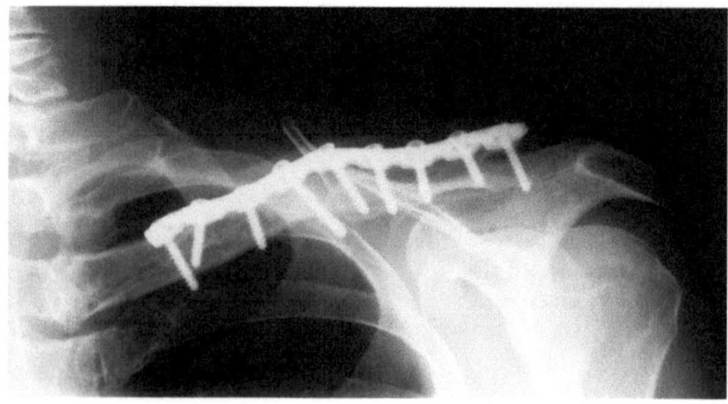

◘ Abb. 8

Diskussion

- Wahrscheinlich hat der bekannte Äthylabusus die primär behandelnden Ärzte betreffend eines chirurgischen Vorgehens zurückgehalten. Die Claviculafraktur hätte hier primär operativ versorgt werden sollen. Die ausbleibende Heilung im Sinne einer verzögerten Heilung erstaunt insofern nicht. Die operative Ausführung mit Einlagerung von Zement in die Pseudarthrose ist der Knochenheilung nicht förderlich. Die Re-Osteosynthese hat sich aufgedrängt. Richtigerweise wurde dann ein trikortikaler Beckenspan interponiert.

Ihre Notizen

Fall 11: Schmerzhafte Clavicula-Pseudarthrose Übergang mittleres-laterales Drittel

Rainer-Peter Meyer, Fabrizio Moro, Hans-Kaspar Schwyzer

R.-P. Meyer et al., *100 Clavicula-Pseudarthrosen*, https://doi.org/10.1007/978-3-662-55345-9_12

▪ Anamnese

- Am 08.10.1995 Sturz vom Pferd des damals 38-jährigen Mannes, Claviculafraktur Übergang mittleres-laterales Drittel links (◘ Abb. 1a,b), konservative Therapie, persistierende Beschwerden mit Armschwäche links. 8 Monate nach Fraktur Überweisung an unsere Klinik.

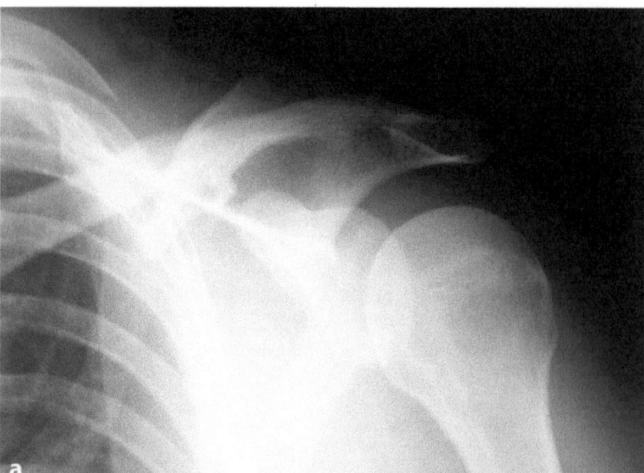

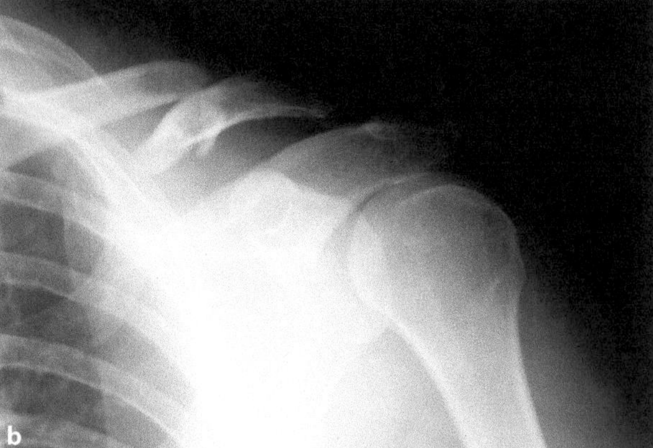

◘ **Abb. 1a,b**

- Am 21.05.1996 Beurteilung durch uns: Schmerzen gering, deutliche Schwäche beim Heben des linken Armes, Außenrotationsdefizit. Radiologisch Clavicula-Pseudarthrose im Übergang mittleres-laterales Drittel links (◘ Abb. 2a,b). Indikation zur operativen Sanierung gestellt.

Problemstellung

- Zunehmende Armschwäche links mit Außenrotationseinschränkung.
- Reiten für den passionierten Reiter nicht mehr möglich.

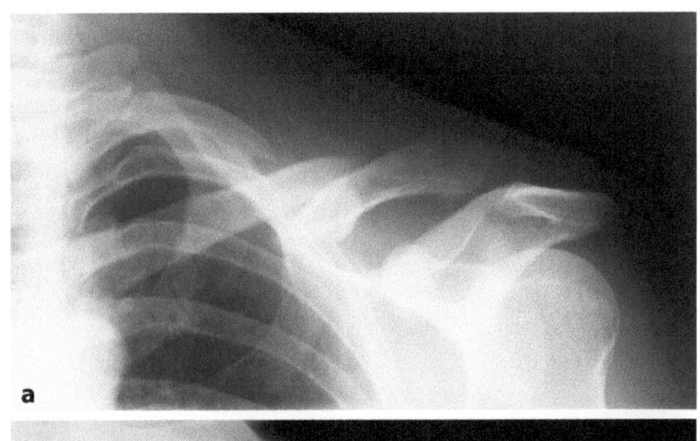

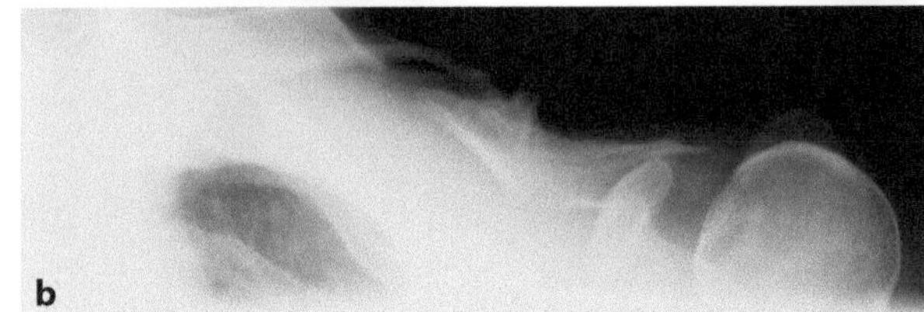

◘ Abb. 2a,b

Operative Intervention

- Am 22.05.1996, 8 Monate nach Fraktur, Pseudarthrose-Resektion/Anfrischung, Spongiosaanlagerung dem hypertrophen Frakturkallus entnommen, Osteosynthese mit 3.5 mm 7-Loch-Rekonstruktionsplatte (◘ Abb. 3).
- Postoperativ Ortho-Gilet für 2 Wochen, anschließend Mitella bei begleitender Physiotherapie nicht über die Horizontale und ohne Belastung.

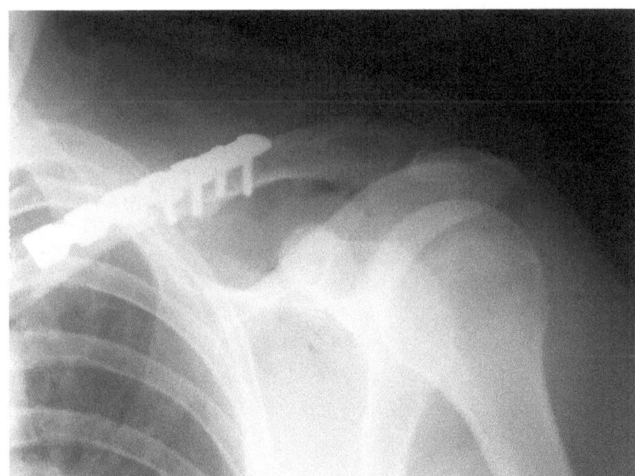

◘ Abb. 3

Verlauf

- 6 Wochen postoperativ diskrete Restschmerzen im Pseudarthrosebereich, Schulterbeweglichkeit links Abduktion/Elevation bis ca. 120°. Radiologisch flaue Pseudarthrosezone bei beginnender Konsolidierung, Osteosynthesematerial stabil (◘ Abb. 4a,b).

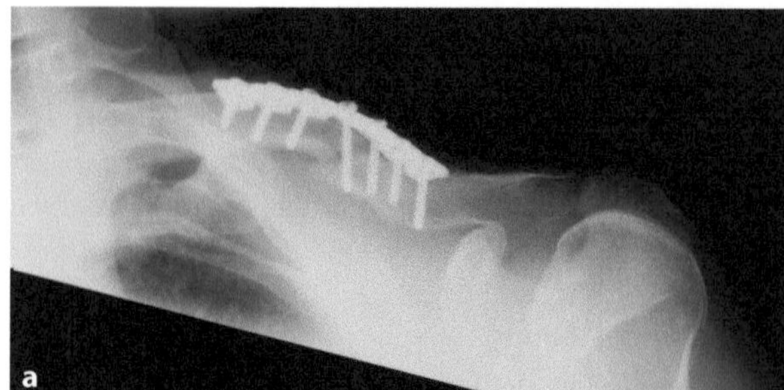

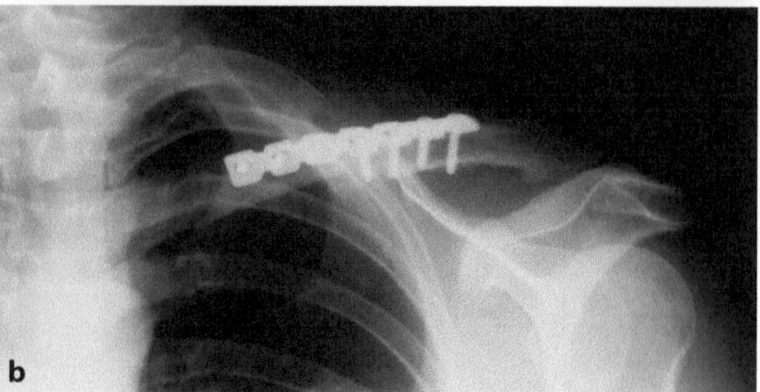

◘ **Abb. 4a,b**

- 6 Monate nach Intervention Patient beschwerdefrei, Kraftverbesserung. Radiologisch Pseudarthrose konsolidiert, Platte stabil (◘ Abb. 5a,b). Freigabe der linken Schulter. Bei Wunsch Metallentfernung frühestens 1 Jahr nach Osteosynthese.

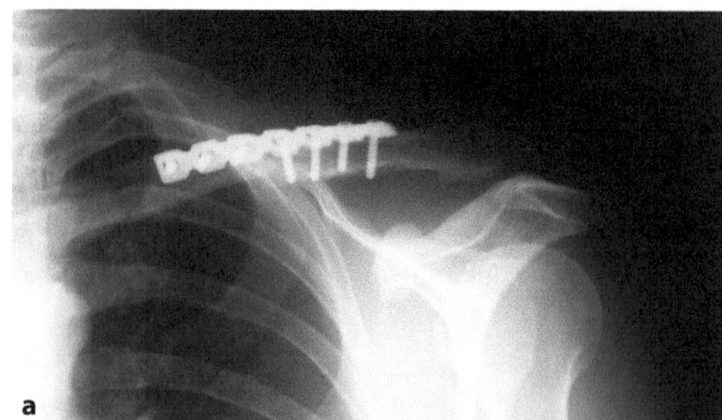

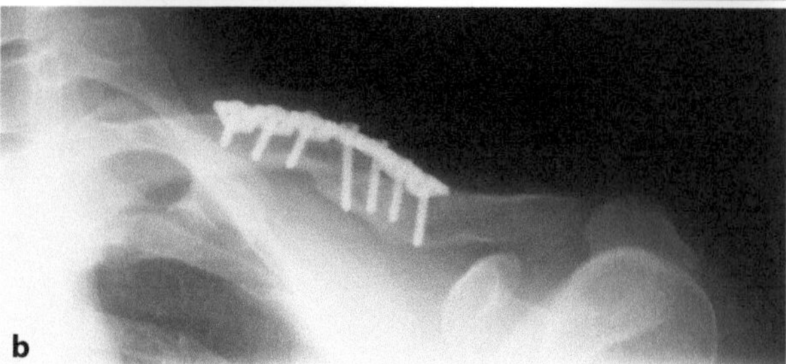

◘ **Abb. 5a,b**

- 9 Jahre nach Claviculafraktur links Zufallskontrolle klinisch und radiologisch wegen traumatischer retraktiler Capsulitis. Pseudarthrose durchgebaut, Metall reizlos in situ (■ Abb. 6).

■ Diskussion

- Hier liegt eine ähnliche Frakturmorphologie vor, wie bereits früher diskutiert. Die Lokalisation der Fraktur mittleres-laterales Drittel bekräftigt uns zunehmend in unserer Ansicht, hier primär operativ vorzugehen.

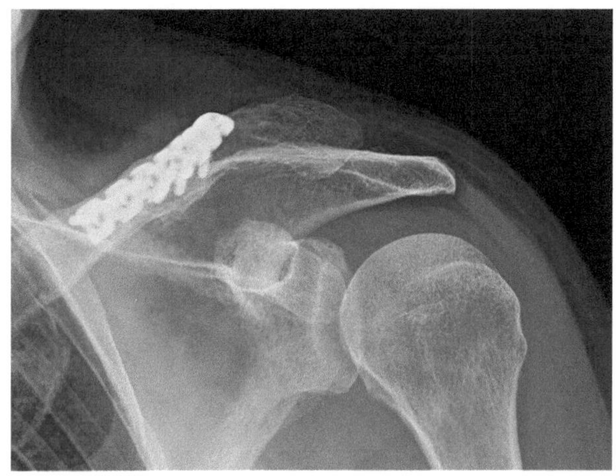

■ Abb. 6

Fall 12: Nach 10 Jahren zunehmend symptomatisch werdende Clavicula-Pseudarthrose mittleres Drittel

Rainer-Peter Meyer, Fabrizio Moro, Hans-Kaspar Schwyzer

R.-P. Meyer et al., *100 Clavicula-Pseudarthrosen*, https://doi.org/10.1007/978-3-662-55345-9_13

Anamnese

- Sturz des damals 52-jährigen Mannes mit dem Fahrrad im Sommer 1996, Claviculafraktur mittleres Drittel rechts mit Zwischenfragment, konservative Therapie, in der Folge kaum Schmerzen.
- Nach Verhebetrauma vor knapp einem Jahr deutlich vermehrte Schmerzen im alten Frakturbereich Clavicula rechts. Nach ausführlicher Abklärung mit der Diagnose einer Clavicula-Pseudarthrose rechts Überweisung an uns zur Therapie.
- Am 03.07.2006, 10 Jahre nach Fraktur, Einschätzung an unserer Klinik: Freie Schulterbeweglichkeit rechts, deutliches kraniales Vorstehen des medialen Claviculaendes, schmerzhafte, falsche Beweglichkeit im alten Frakturbereich, erhebliche Kraftverminderung Abduktion rechts 7 kg, links 14 kg. Radiologisch Clavicula-Pseudarthrose im mittleren Schaftdrittel mit Hochstand des medialen Fragmentes um zwei Schaftbreiten (◘ Abb. 1a,b). Indikation zur chirurgischen Pseudarthrose-Sanierung rechte Clavicula gegeben.

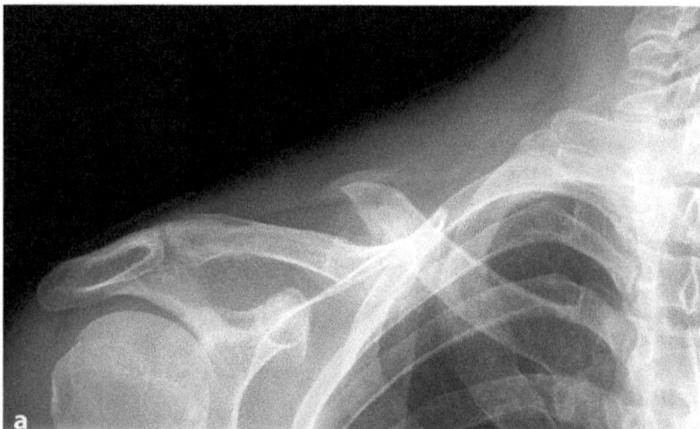

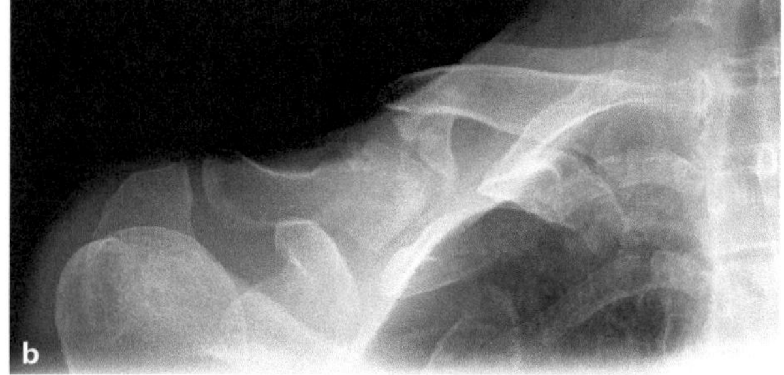

◘ **Abb. 1a,b**

Problemstellung

- 10 Jahre nach Claviculafraktur rechts zunehmende, im Alltag störende Schulter-Arm-Schmerzen rechts.
- Cello spielen für den passionierten Musiker nicht mehr möglich.

Chirurgische Intervention

- Am 24.10.2006, 10 Jahre nach dem Unfall, offene Reposition mit Resektion/Anfrischen der Pseudarthrose, Spongiosaplastik und Osteosynthese mit 3.5 mm 10-Loch-LCP-Platte rechte Clavicula (◘ Abb. 2).
- Postoperativ Ortho-Gilet für 6 Wochen mit physiotherapeutisch geführter Mobilisation der rechten Schulter nicht über die Horizontale.

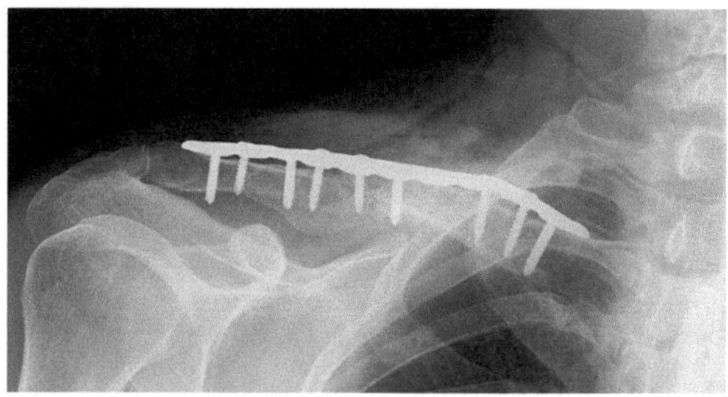

◘ **Abb. 2**

Verlauf

- 6 Wochen postoperativ Patient beschwerdearm, Schulterbeweglichkeit rechts Flexion/Elevation 120°. Radiologisch fester Platten-Schrauben-Sitz, Pseudarthrose kaum mehr sichtbar (◘ Abb. 3a,b). Freigabe der rechten Schulter mit aufbauendem Krafttraining.

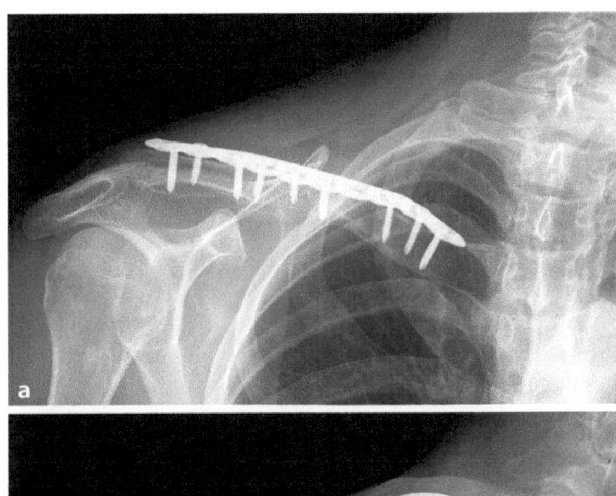

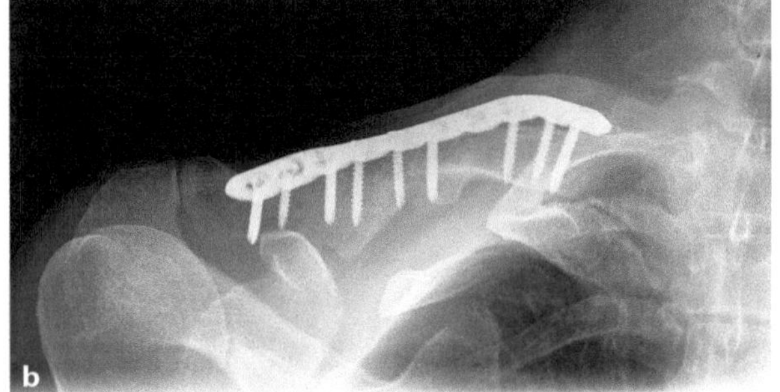

◘ Abb. 3a,b

- 4 Monate nach Intervention noch bewegungsabhängig leichtgradige Restbeschwerden, Schulterbeweglichkeit symmetrisch. Radiologisch Pseudarthrose durchgebaut, Osteosynthesematerial stabil (◘ Abb. 4a,b).

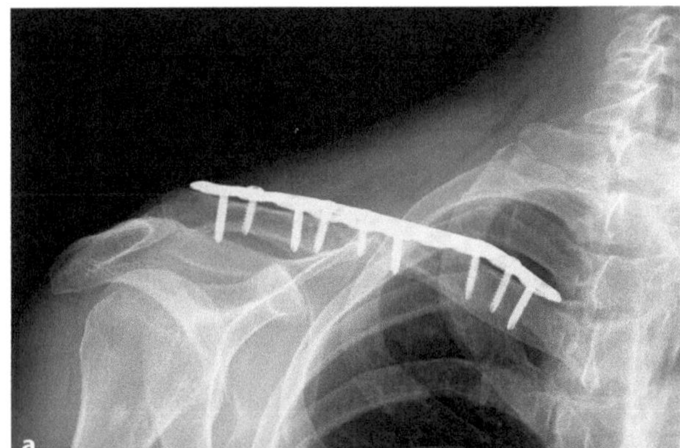

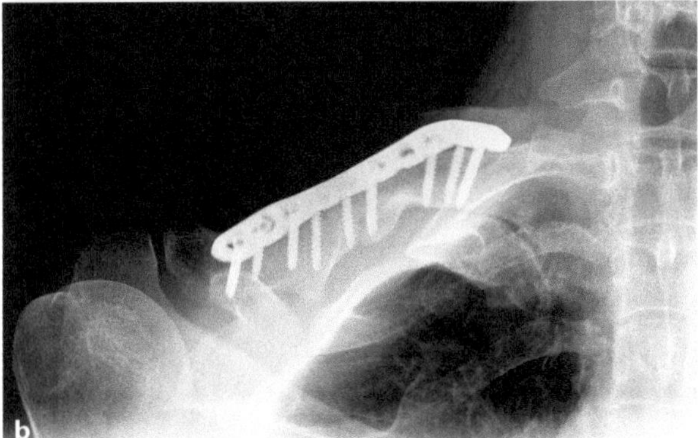

◘ Abb. 4a,b

- 1 Jahr postoperativ klinische und radiologische Restitutio, Cello-Suiten von J.S. Bach wieder im Programm. Radiologisch Pseudarthrosezone konsolidiert (◘ Abb. 5a,b). Metallentfernung möglich.
- Entfernung des Osteosynthesematerials am 06.11.2007, ein gutes Jahr nach Pseudarthrosesanierung.

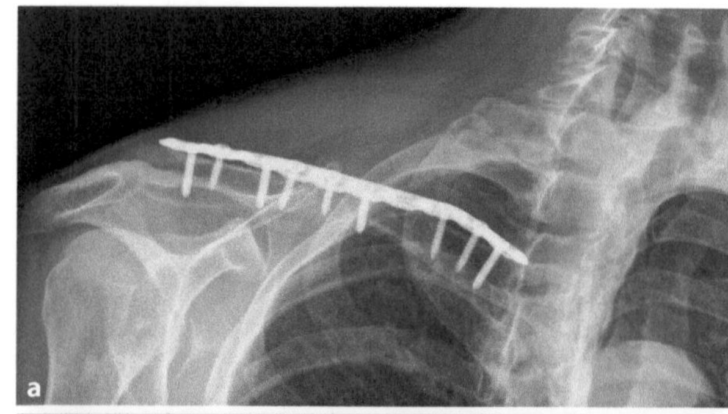

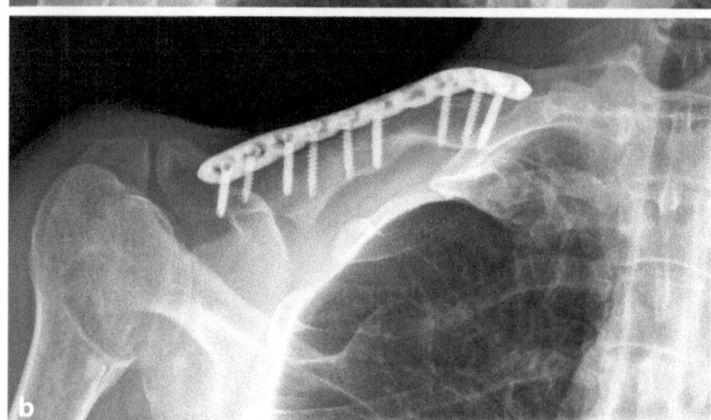

◘ **Abb. 5a,b**

▪ Diskussion

Wann wird eine Clavicula-Pseudarthrose symptomatisch? Wir wissen es auch heute im Letzten noch nicht. Die Fehlstellung, wie sie sich in ◘ Abb. 1a präsentiert, ist doch eindrücklich. Man fragt sich, wie eine solche Situation über Jahre asymptomatisch bleiben kann.

Ihre Notizen

Fall 13: Nach 25 Interventionen schmerzhaft persistierende irreparable Clavicula-Infekt-Pseudarthrose mittleres Drittel

Rainer-Peter Meyer, Fabrizio Moro, Hans-Kaspar Schwyzer

R.-P. Meyer et al., *100 Clavicula-Pseudarthrosen*, https://doi.org/10.1007/978-3-662-55345-9_14

■ Anamnese

- Sturz mit dem Motorrad im Juni 1997 des damals 61-jährigen Mannes. Clavicula-Schrägfraktur im mittleren Drittel links. Primär-chirurgische Versorgung mit Platten-Osteosynthese auswärts, Frühinfekt, Plattenentfernung, offene Wundbehandlung. In der Folge 22 Interventionen an der linken Clavicula. Persistierender Infekt, persistierende schmerzhafte Pseudarthrose.
- Am 15.01.2007, knapp 10 Jahre nach dem Unfall, Vorstellung an unserer Klinik: Schmerzhafte Pseudarthrose der linken Clavicula mit eingeschränkter Schulterbeweglichkeit links (◘ Abb. 1a,b). In der Computertomographie scharfrandig begrenzte Pseudarthrose mit multiplen Schraubenlöchern und Acromioclaviculargelenksarthrose (◘ Abb. 2a–c). Im Ultraschall-gesteuert entnommenen Punktat kein Wachstum von Mikroorganismen.
- Unser Vorschlag: Zweizeitiges operatives Vorgehen mit - 1. Pseudarthrose-Resektion linke Clavicula und

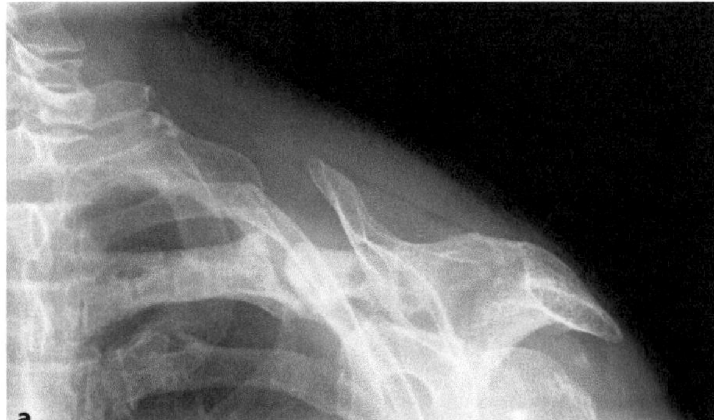

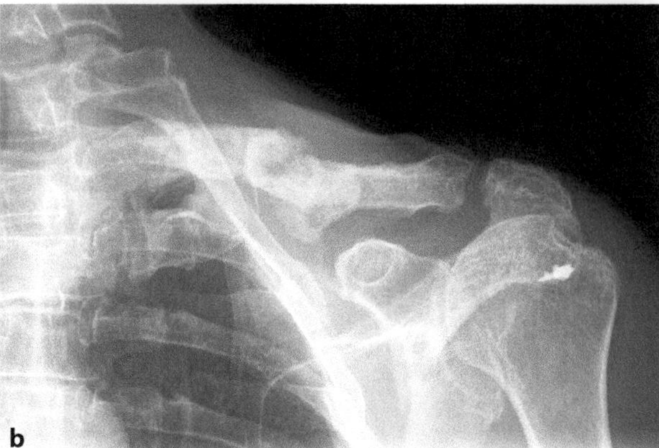

◘ Abb. 1a,b

Abszess-Débridement, - 2. Pseudarthrose-Sanierung mit Beckenspaninterponat und Platten-Osteosynthese.

Problemstellung

- Seit 10 Jahren schmerzhafte Clavicula-Pseudarthrose links mit Verdacht auf chronisch abszedierende Osteitis.
- Deutlich eingeschränkte Lebensqualität des inzwischen 71-jährigen Mannes, Linkshänder.

Erste chirurgische Intervention an unserer Klinik

- Am 28.03.2007 Pseudarthrose-Resektion linke Clavicula mit Abszess-Débridement subclaviculär und multiplen Gewebsproben.
- Postoperativ funktionelle Nachbehandlung. Abwarten der Bakteriologie – beziehungsweise der Histologie-Resultate.

Verlauf

- Am 12.04.2007 Propionibacterium acnes und Staphylococcus epidermidis dokumentiert. Histologisch chronische Osteitis bestätigt. Anpassung der Antibiotikatherapie durch den Infektiologen, enge Blutwertkontrollen.

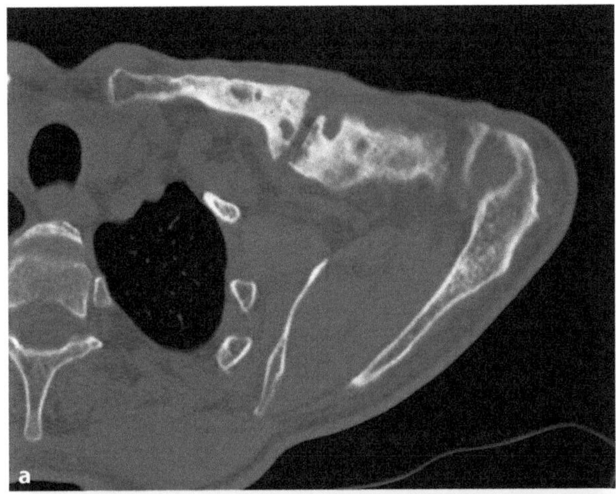

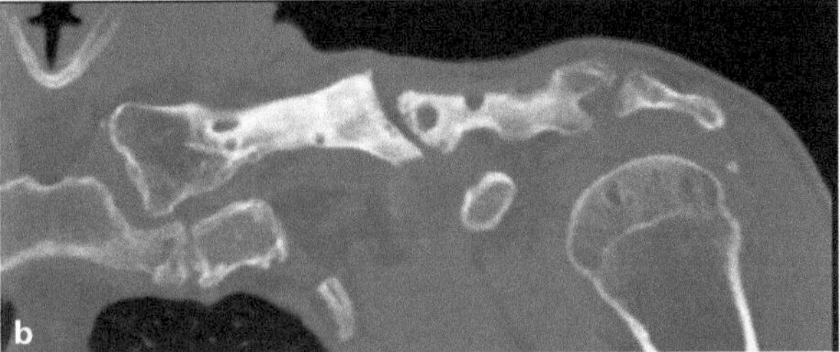

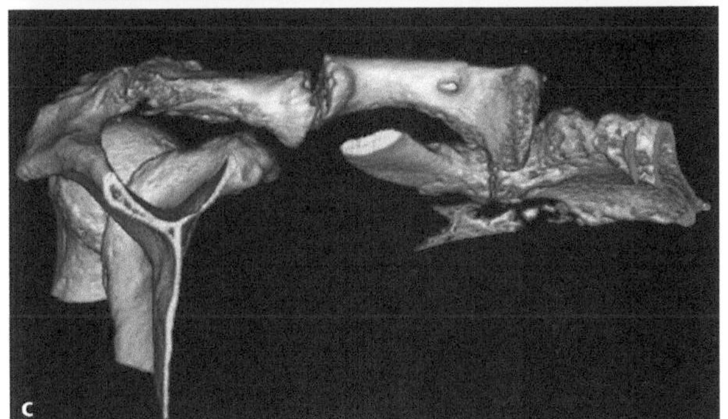

■ Abb. 2a–c

- Am 27.08.2007 Ultraschall-gesteuerte Punktion der Pseudarthroseregion, kein Wachstum. Radiologisch Status quo ante (■ Abb. 3). Operative Pseudarthrose-Sanierung aus Sicht des Infektiologen möglich.

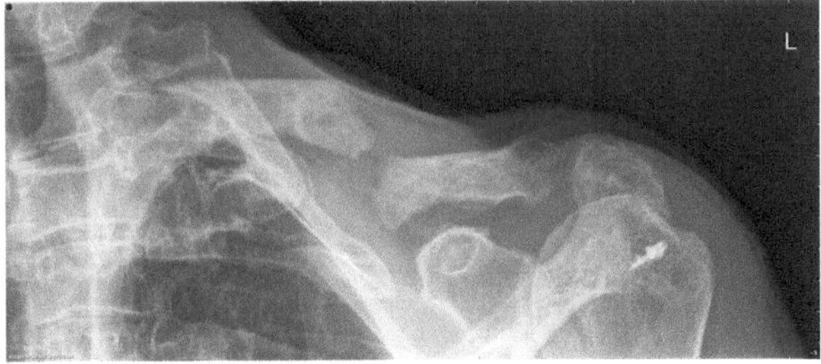

■ Abb. 3

- **Zweite chirurgische Intervention an unserer Klinik**
  - Am 10.09.2007 Pseudarthrose-Nachresektion, Interposition eines trikortikalen Beckenspans, Spongiosaplastik und Osteosynthese mit 3.5 mm Rekonstruktionsplatte linke Clavicula, multiple Gewebsproben (◘ Abb. 4).
  - Postoperativ aktiv-assistive Physiotherapie mit Flexion/Abduktion bis 60°. Abwarten der bakteriologischen Befunde.

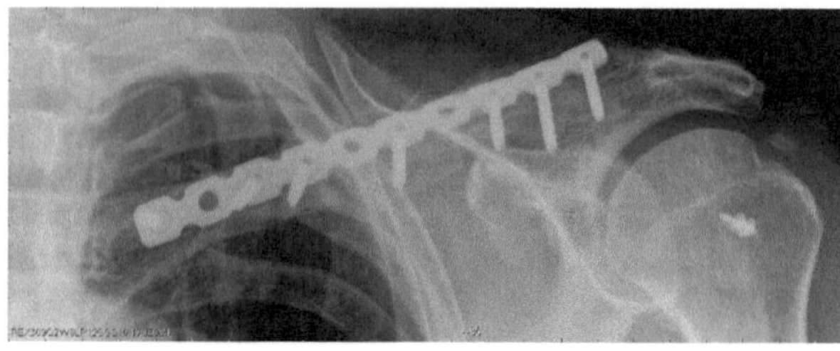

◘ Abb. 4

- **Verlauf**
  - Gemäß mikrobiologischem Bericht vom 10.09.2007: In allen vier Gewebsproben und im Abstrich nach längerer Bebrütung Propionibacterium acnes. Entsprechende Adaptation der Antibiotikatherapie.
  - 6 Wochen postoperativ noch nächtliche Schmerzen im linken Schultergürtel. Radiologisch stabiles Osteosynthesematerial, Beckenspan noch gut abgrenzbar (◘ Abb. 5a,b).

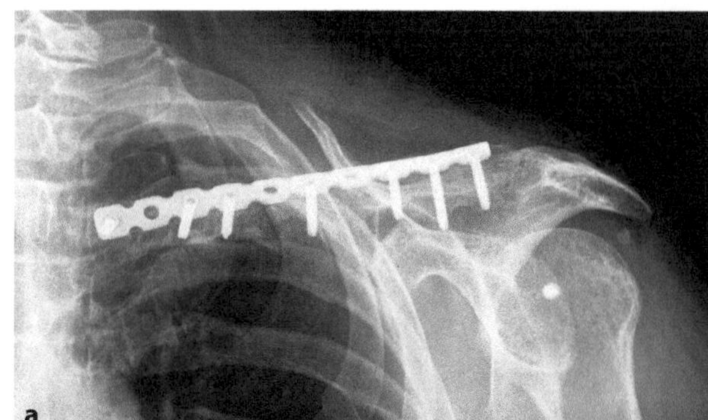

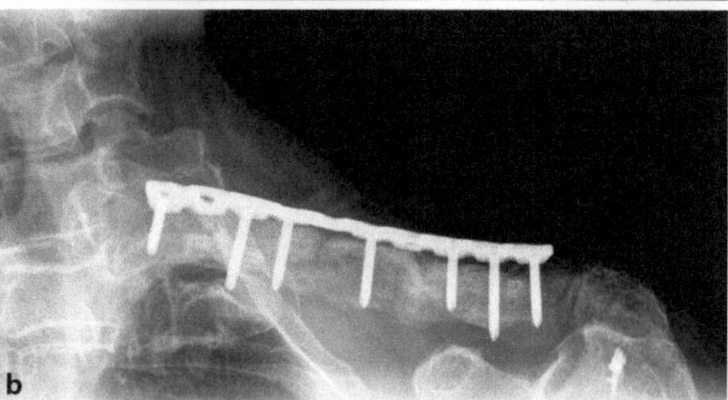

◘ Abb. 5a,b

  - 4½ Monate nach Intervention deutliche stechende Restbeschwerden claviculär. Radiologisch Osteosynthesematerial stabil, laterale Kontaktzone des Beckeninterponates ossär durchgebaut, medialer Pseudarthrosespalt noch sichtbar (◘ Abb. 6a,b). Antibiotikatherapie nach Ansicht des Infektiologen nun sistierbar.

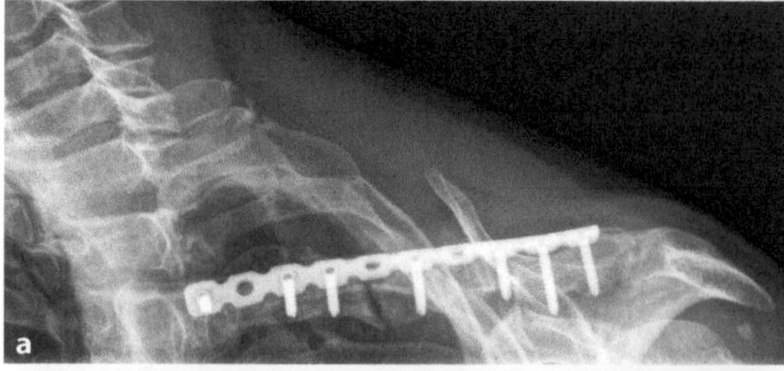

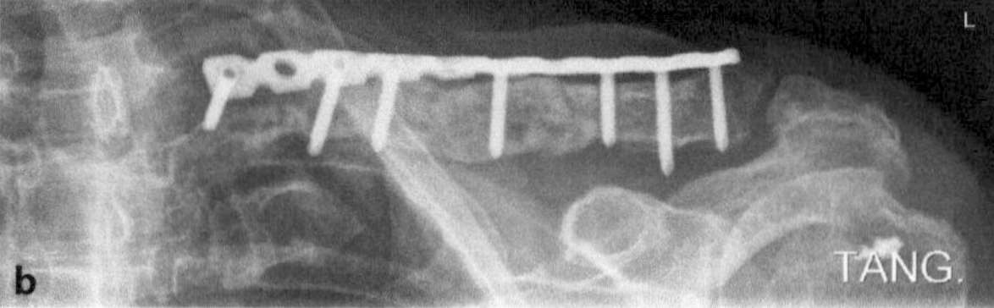

◘ Abb. 6a,b

- 6 Monate postoperativ Zunahme der Beschwerden im Claviculabereich links. Radiologisch: Im Bereich der lateralen Überbrückungszone vom Beckenspan zum lateralen Hauptfragment Plattenbruch mit geringem Teleskopieren und leichter Achsenknickung. Neu inferior wolkige Verkalkung in diesem Bereich (◘ Abb. 7a,b). Abwartende Haltung empfohlen, Versuch mit Stoßwellen Therapie.

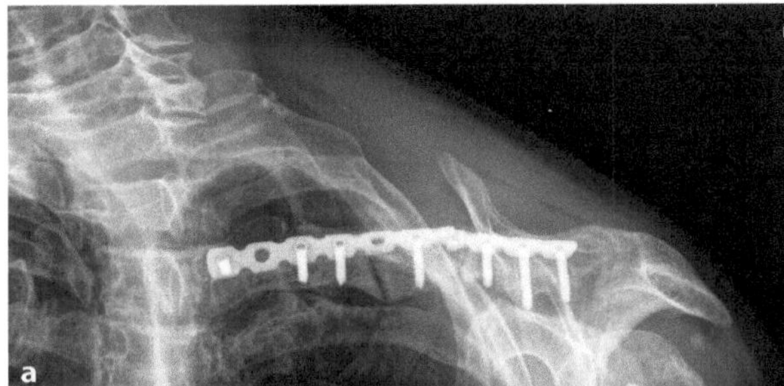

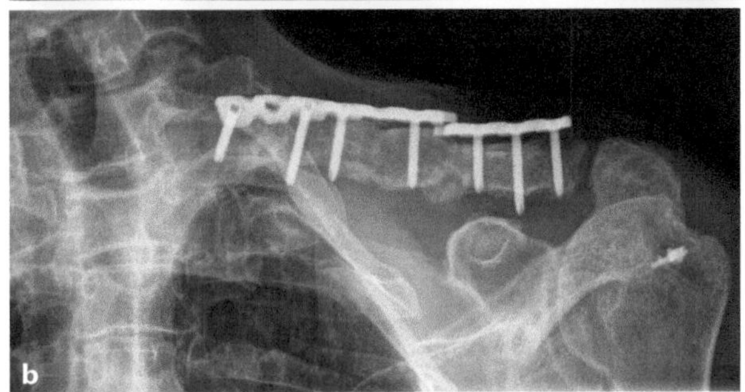

◘ **Abb. 7a,b**

- 1 Jahr nach der Pseudarthrose-Revision mit Osteosynthese und 6 Monate nach Plattenbruch merkliche Restbeschwerden im linken Claviculabereich bei konventionell-radiologisch klar persistierender Pseudarthrose (◘ Abb. 8a,b). Osteosynthesematerial-Entfernung bei gleichzeitigen Biopsien vorgeschlagen zum sicheren Ausschluss einer erneuten Infekt-Pseudarthrose.

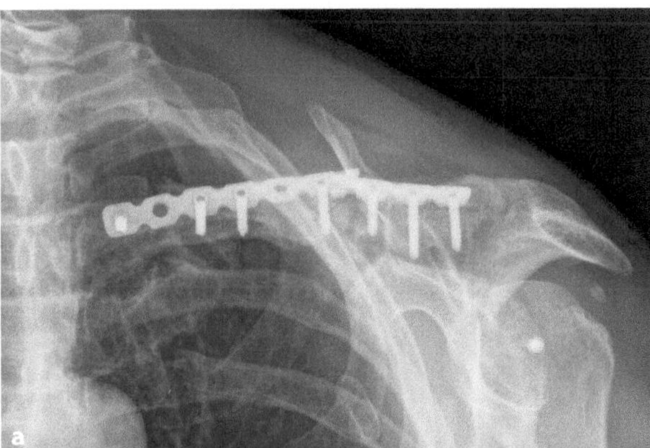

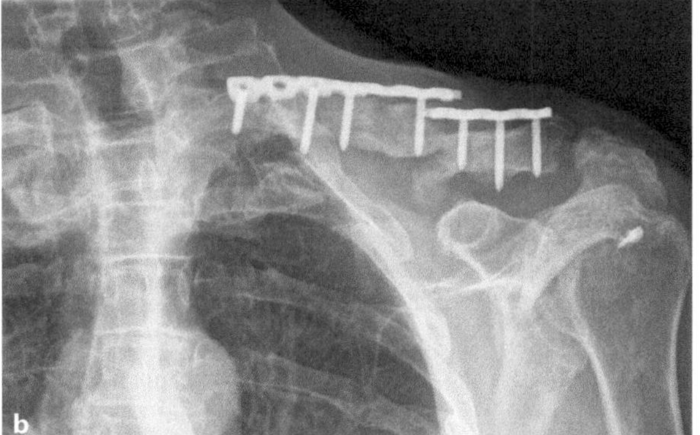

◘ **Abb. 8a,b**

- Am 02.03.2009 leichte subjektive Verbesserung der Situation an der linken Clavicula. Radiologisch manifeste Pseudarthrose im ehemaligen Spanbereich lateral mit Plattenbruch (◘ Abb. 9). Operative Revision vorgeschlagen mit gleichzeitig arthroskopischem Débridement der linken Schulter bei bekannter alter Rotatorenmanschetten-Läsion und Metallentfernung an der linken Clavicula mit Probebiopsien aus Knochen- und Weichteilen.

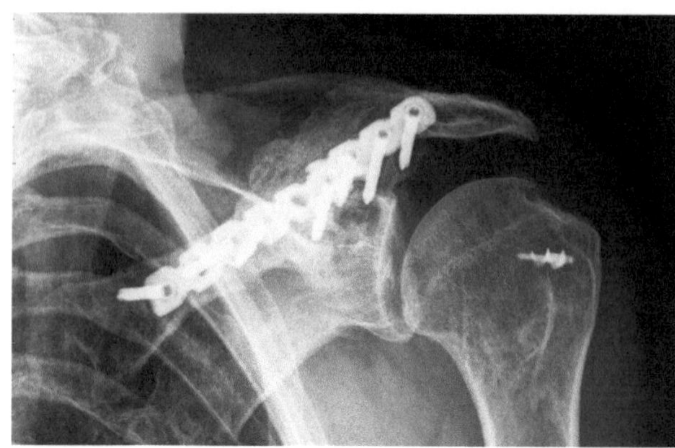

◘ **Abb. 9**

- **Dritte chirurgische Intervention an unserer Klinik**
  - Am 08.04.2009 Schulterarthroskopie links mit ausgedehntem intra- und extraartikulärem Débridement und Acromioplastik. Plattenentfernung an der linken Clavicula mit bakteriologischen und histologischen Probebiopsien.
  - Postoperativ funktionelle Nachbehandlung mit Mobilisation der linken Schulter unter physiotherapeutischer Anleitung bis zur Schmerzgrenze.

- **Verlauf**
  - Bereits ein Tag nach Spitalentlassung eitrige Sekretion aus der klavikulären Wunde. Wundrevision auswärts mit erneuter Antibiotikatherapie.
  - In den von uns entnommenen Gewebsproben in vier Proben Wachstum von Staphylococcus aureus, in einer Probe Staphylococcus epidermidis und in der Sonikation der Platte Propionibacterium acnes. Antibiotikatherapie durch unseren Infektiologen angepasst, in der Folge per secundam-Abheilung der Wunde.
  - Am 02.02.2012 Kontrolle durch uns wegen persistierender Restbeschwerden im Claviculabereich links. Trockene eingezogene Narbe klavikulär, Schulterfunktion in Flexion/Abduktion knapp bis zur Horizontalen. Radiologisch Cuff Tear-Arthropathie links, Clavicula-Pseudarthrose mit deutlicher Verkürzung. Implantation einer inversen Schulter-Totalprothese links bei persistierendem Infekt im Claviculabereich links kontraindiziert. Optimierung der Schmerztherapie.
  - Letzte Kontrolle am 23.12.2013: Schmerzen im linken Schultergürtel progredient, verzogene, jedoch trockene Narbenverhältnisse claviculär. Schulterfunktion links deutlich eingeschränkt und schmerzhaft mit Abduktion von ca. 50° und Krepitation in der instabilen Clavicula-Pseudarthrose. Radiologisch Zeichen der Cuff Tear-Arthropathie bei persistierender Clavicula-Pseudarthrose.

Fazit

- Chronische, chirurgisch irreparable Osteitis bei Infekt-Pseudarthrose der linken Clavicula.
- Therapie durch spezialisierte Schmerzklinik empfohlen.

Diskussion

Hier liegt ein außerordentlicher, ungewöhnlicher Verlauf vor. Nach einer einfachen Claviculafraktur entsteht für den Patienten eine medizinische Odyssee. Retrospektiv hätte bei chronischer Osteitis und nicht beherrschbarem Infekt eine Claviculektomie links diskutiert werden können, wenn es sich dabei auch um einen mutilierenden Eingriff handelt.

Erwähnenswert ist, dass ein einziger Chirurg 22 Interventionen an dieser Clavicula durchführt. Ein Austausch mit anderen Kollegen wäre in dieser Situation opportun gewesen, insbesondere wegen der manifesten, nicht beherrschbaren Osteitis.

Fall 14: Schmerzhafte Clavicula-Pseudarthrose Übergang mittleres-laterales Drittel

Rainer-Peter Meyer, Fabrizio Moro, Hans-Kaspar Schwyzer

R.-P. Meyer et al., *100 Clavicula-Pseudarthrosen,* https://doi.org/10.1007/978-3-662-55345-9_15

Anamnese

- Am 08.05.1999 Stolpersturz der damals 67½ -jährigen Frau, Claviculafraktur Übergang mittleres-laterales Drittel links mit kleinem Zwischenfragment und deutlicher Diastase (◘ Abb. 1a–c). Konservative Therapie mit Rucksackverband für 12 Wochen. Persistierende Beschwerden, radiologisch ungenügende Kallusbildung bei bekannter Diastase (◘ Abb. 2a,b). Überweisung an unsere Klinik zur allfälligen chirurgischen Therapie.

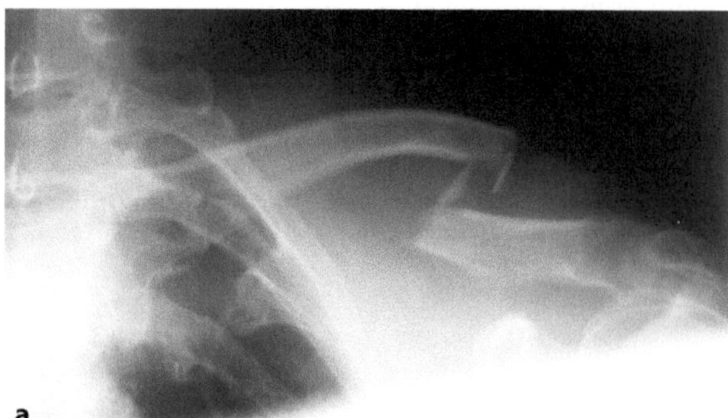

a

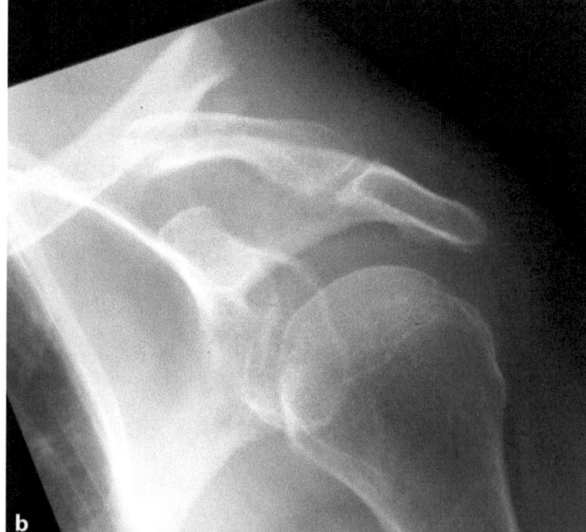

b

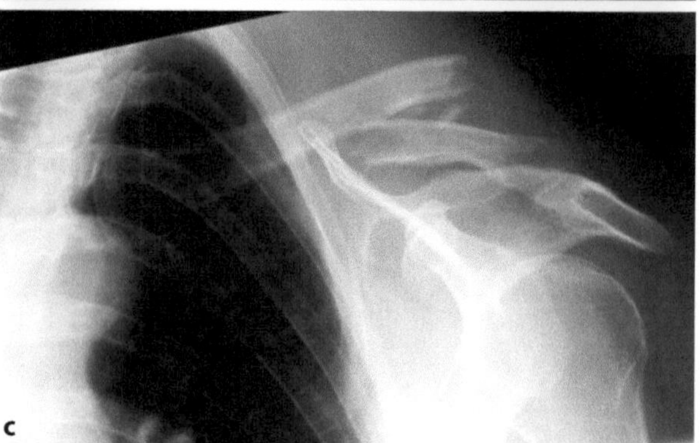

c

◘ **Abb. 1a–c**

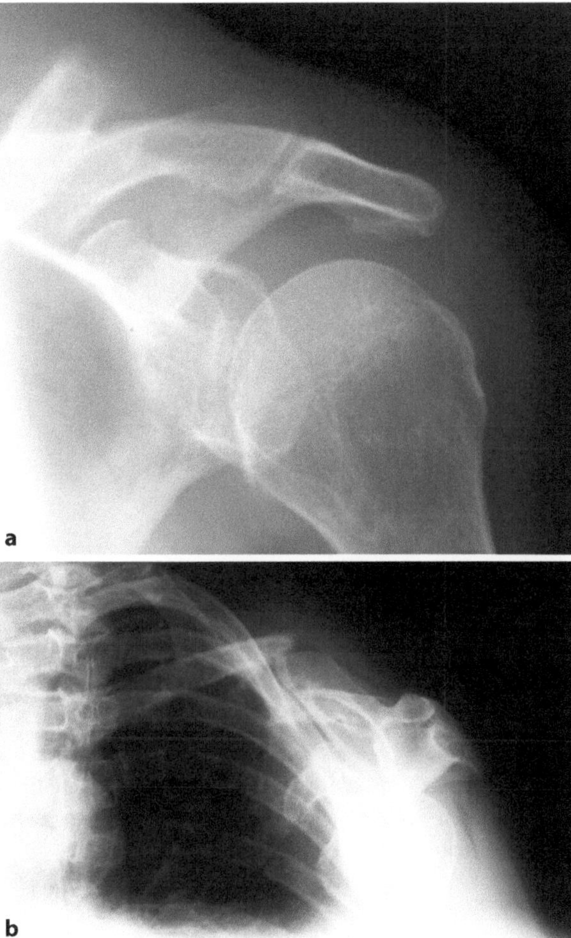

■ Abb. 2a,b

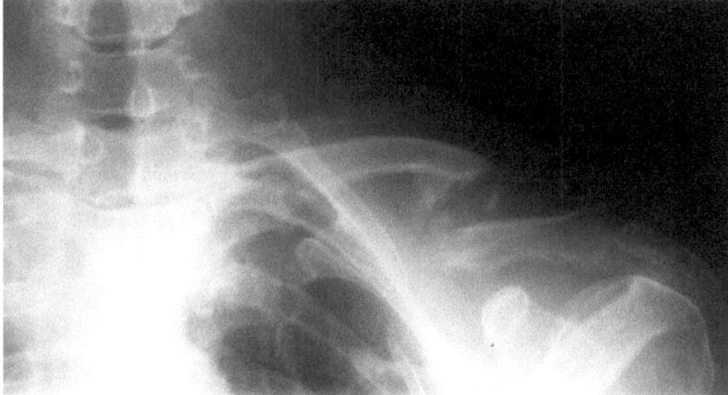

■ Abb. 3

- Am 04.11.1999, 6 Monate nach Fraktur, Einschätzung durch uns. Schmerzbedingte Einschränkung der Schulterbeweglichkeit links, falsche Beweglichkeit der Claviculafrakturenden. Radiologisch nicht konsolidierte Claviculafraktur rechts mit Unruhe-Kallus, weiterhin erhebliche Diastase und Verkürzung (■ Abb. 3). Indikation zur chirurgischen Sanierung gestellt.

Problemstellung

- Über 6 Monate Schmerzen im Frakturbereich an der linken Clavicula, Arbeiten über Kopf nicht mehr möglich.
- Zunehmende Schlafstörungen.

Chirurgische Intervention

- Am 05.11.1999, 6 Monate nach Fraktur Pseudarthrose-Resektion/Anfrischung, Spongiosaanlagerung aus dem hypertrophen Kallus und Osteosynthese mit 3.5 mm 6-Loch-Rekonstruktionsplatte linke Clavicula.

- Postoperativ Ortho-Gilet für 6 Wochen mit begleitender Physiotherapie nicht über die Horizontale.

Verlauf

- 6 Wochen nach dem Eingriff regrediente Schmerzsymptomatik, Schulterbeweglichkeit links passiv nahezu frei. Radiologisch Unschärfe im Pseudarthrosebereich bei beginnender Konsolidation, Osteosynthesematerial stabil (Abb. 4a,b).
- 6 Monate postoperativ Patientin beschwerdefrei, Schulterbeweglichkeit weitgehend normalisiert.

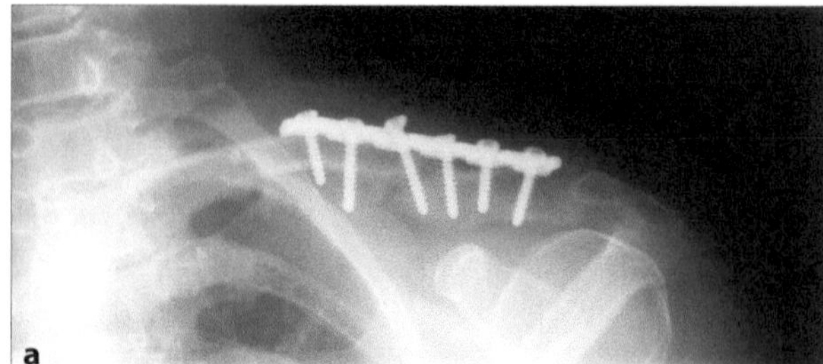

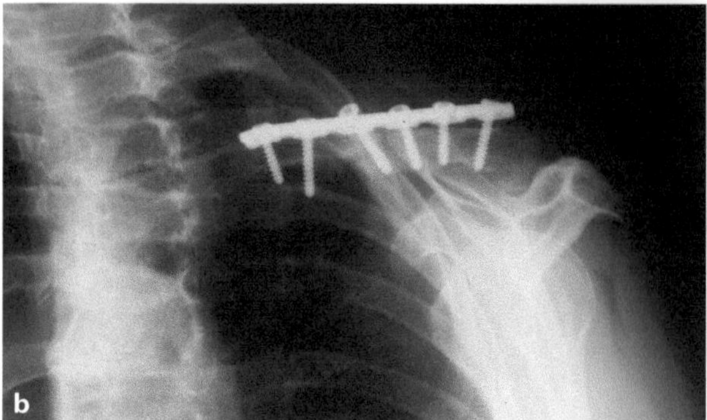

Abb. 4a,b

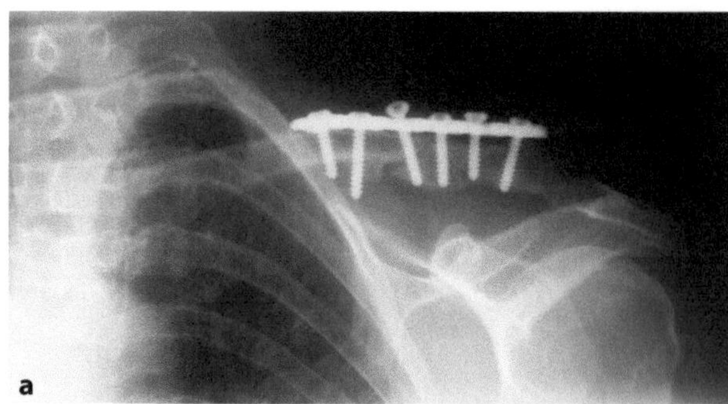

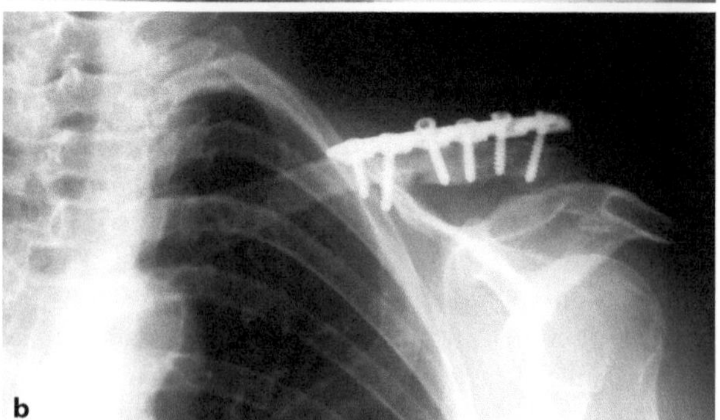

Abb. 5a,b

Radiologisch Pseudarthrosespalt noch erkennbar bei eindeutigen Konsolidationszeichen. Platte in situ (◘ Abb. 5a,b).

- 4 Jahre nach der Intervention Patientin schmerzfrei, Schulterbeweglichkeit symmetrisch. Radiologisch Pseudarthrose saniert (◘ Abb. 6a,b). Bei subjektiv nicht störender Platte – in Anbetracht des Alters der Patientin – Belassen des Osteosynthesematerials.

▪ Diskussion

Wir weisen bei diesem Fall nochmals daraufhin, dass beim heutigen Wissensstand diese Frakturtypen primär operativ angegangen werden sollten. Bei Durchsicht der hier in unserer Buchpublikation vorgestellten Fälle lässt sich klar erkennen, dass wir mit der Einschätzung der Primär-Osteosyntheseversorgung richtig liegen.

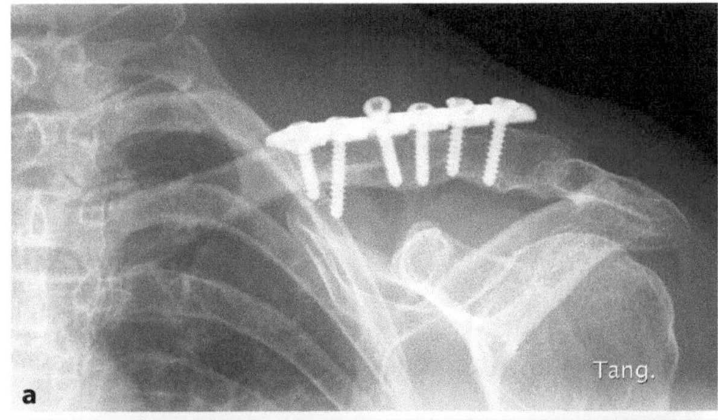

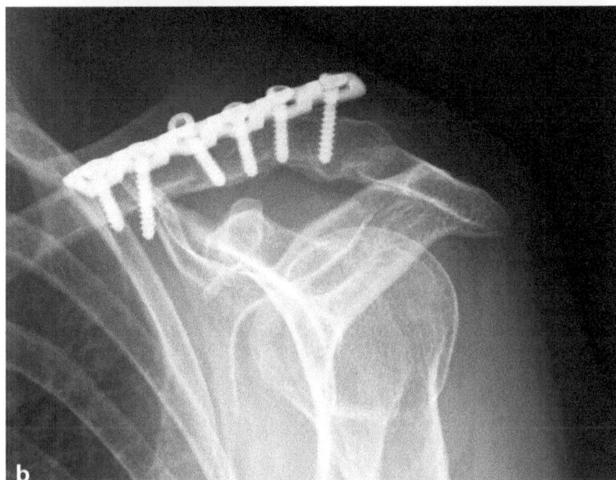

◘ Abb. 6a,b

Fall 15: Symptomatisch werdende Clavicula-Pseudarthrose mittleres Drittel 7 Jahre nach Fraktur

Rainer-Peter Meyer, Fabrizio Moro, Hans-Kaspar Schwyzer

R.-P. Meyer et al., *100 Clavicula-Pseudarthrosen*, https://doi.org/10.1007/978-3-662-55345-9_16

■ Anamnese

- Im Juni 1999 Sturz des damals 50-jährigen Mechanikers bei der Arbeit, mehrfragmentäre Claviculafraktur links, konservative Therapie, in der Folge persistierende Fehlstellung linke Clavicula, kaum schmerzhaft. Endgradig minimal eingeschränkte Schulterbeweglichkeit links, voll arbeitsfähig als Mechaniker.
- Am 07.02.2006 Sturz auf Glatteis mit Re-Traumatisierung des linken Schultergürtels. Zuweisung an uns mit Verdacht auf Rotatorenmanschetten-Läsion und traumatisierte Clavicula-Pseudarthrose links.
- Am 16.05.2006, 7 Jahre nach Claviculafraktur, Konsultation an unserer Klinik: Erhebliche Schulterasymmetrie mit Verkürzung links, Clavicula mit Stufenbildung im mittleren Drittel bei kranialisiertem medialem Fragment, daselbst Druckdolenz und Krepitation. Rotatorenmanschette klinisch erschwert beurteilbar. Radiologisch Clavicula-Pseudarthrose mit deutlicher Verkürzung von ca. 2 cm, hochstehendes mediales Fragment, kleiner Tendinitis calcarea-Herd an der Supraspinatusinsertion (◘ Abb. 1a,b).
- Computertomographisch Bestätigung der Clavicula-Pseudarthrose links (◘ Abb. 2), in der Arthro-MRI-Untersuchung intakte Rotatorenmanschette. Indikation zur Sanierung der Clavicula-Pseudarthrose gestellt.

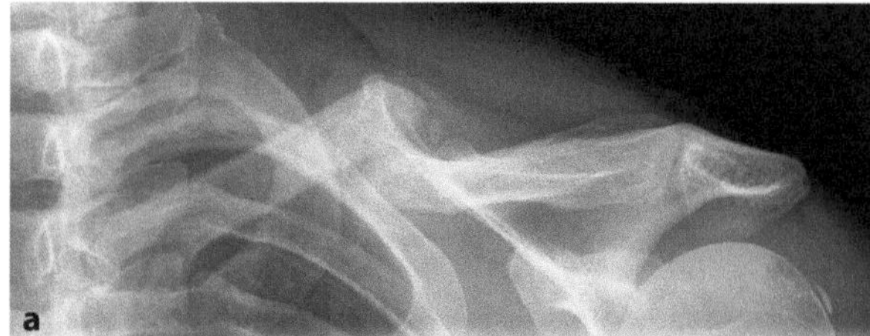

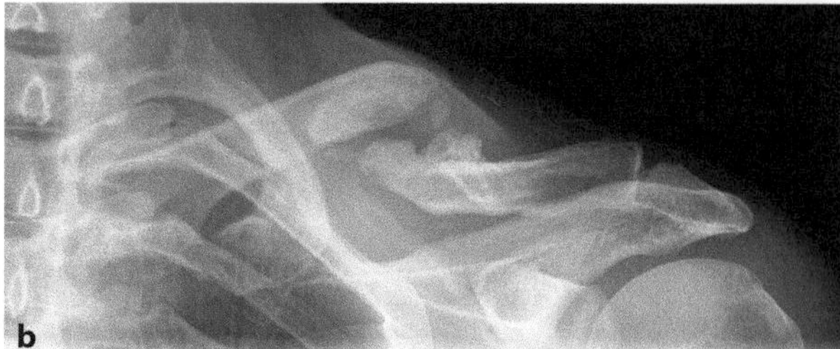

◘ Abb. 1a,b

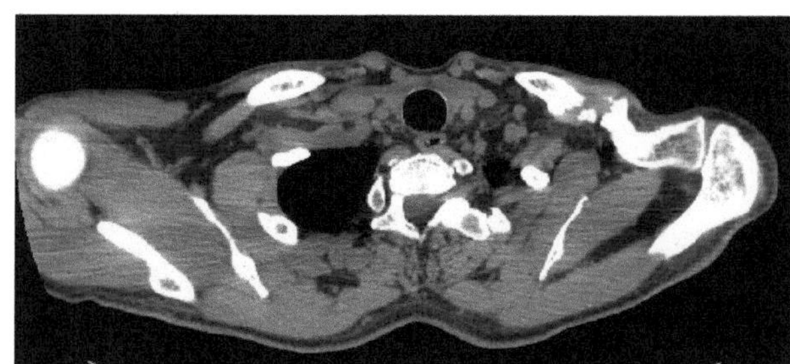

◘ Abb. 2

- **Problemstellung**
  - Zunehmende schmerzbedingte berufliche Behinderung als selbständiger Mechaniker.
  - Sportliche Aktivität sistiert.

- **Chirurgische Intervention**
  - Am 04.09.2006, 7 Jahre und 3 Monate nach Primärverletzung, Pseudarthrose-Resektion/-Anfrischung, Anlagern von Knochenchips der Pseudarthrosemasse entnommen und Osteosynthese mit 3.5 mm 10-Loch-LCP-Platte linke Clavicula (◘ Abb. 3).
  - Postoperativ Ortho-Gilet als Komforttherapie für 6 Wochen bei begleitender Physiotherapie, nicht über die Horizontale.

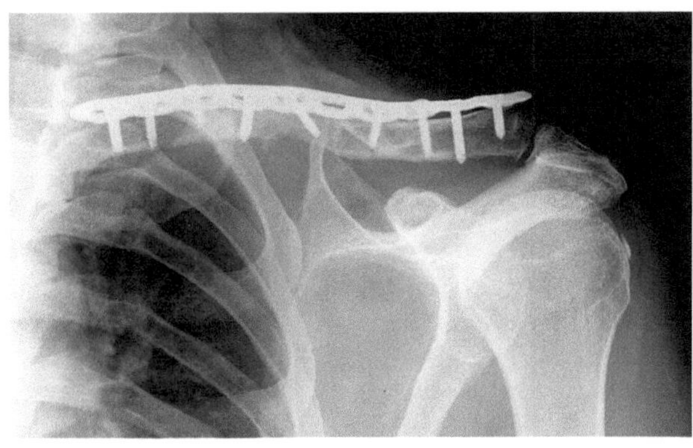

◘ Abb. 3

- **Verlauf**
  - 6 Wochen postoperativ schmerzfreie Schulterbeweglichkeit links. Radiologisch korrekt liegendes Osteosynthesematerial, keine Lockerungszeichen, sich abzeichnende reparative Vorgänge im Pseudarthrosebereich (◘ Abb. 4a,b). Beginn einer belastenden Aktivität nicht über 10 kg gestattet, im angestammten Beruf als Mechaniker weiterhin 100 % arbeitsunfähig.

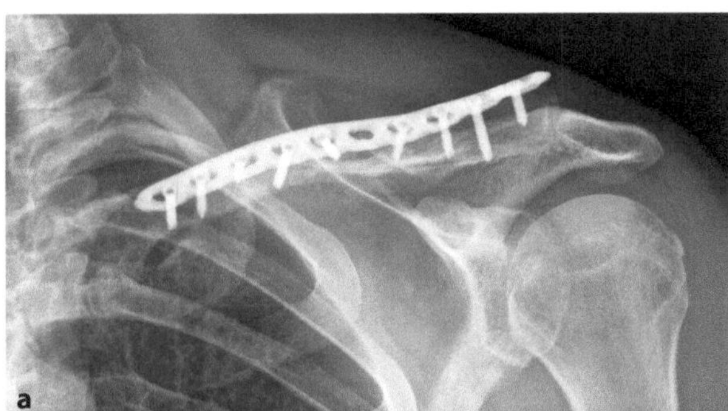

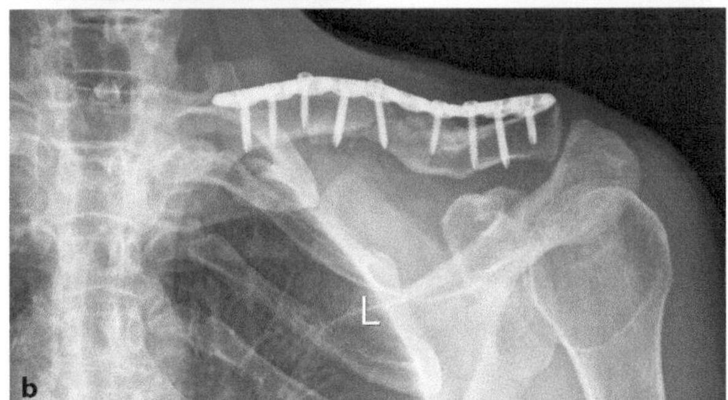

◘ Abb. 4a,b

- 6 Monate nach dem Eingriff Patient weitgehend beschwerdefrei. Schulterbeweglichkeit frei und symmetrisch, Impingement-Zeichen negativ, radiologisch Osteosynthesematerial stabil, Pseudarthrose konsolidiert (◘ Abb. 5a,b). Patient voll arbeitsfähig.

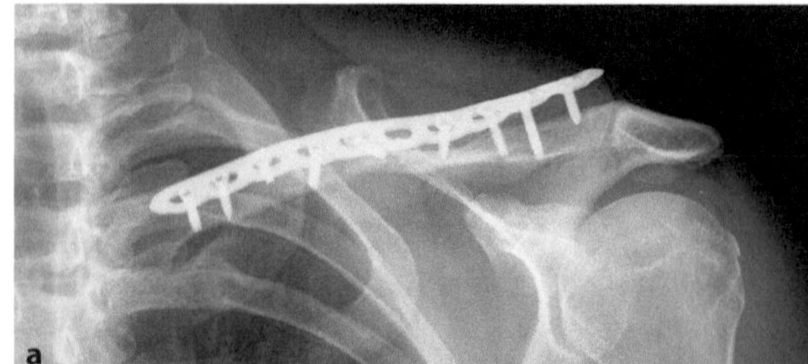

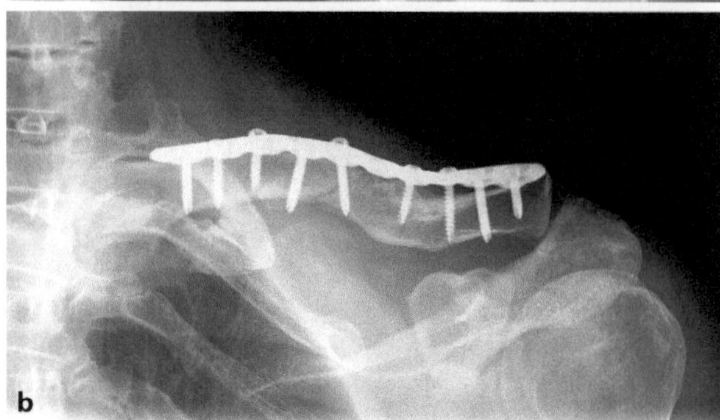

◘ **Abb. 5a,b**

- 1 Jahr nach Osteosynthese subjektiv und objektiv Restitutio. Auch vonseiten der linken Schulter keine Impingementbeschwerden, Osteosynthesematerial störend. Radiologisch Pseudarthrose geheilt, Osteosynthesematerial stabil (◘ Abb. 6a,b). Metallentfernung empfohlen.
- Am 17.12.2007, gut 15 Monate nach Intervention, Metallentfernung an der linken Clavicula.

Diskussion

- Die hypertrophe Kallusbildung impliziert vitales Gewebe, welches zur Anlagerung an die Pseudarthrose verwendet werden kann. Dadurch erspart man dem Patienten eine Spongiosaentnahme am Beckenkamm.
- Zu erwähnen ist, dass die Frakturenden schräg angefrischt wurden. Dies ermöglicht einen guten knöchernen Kontakt der Pseudarthrosefragmente.
- Zusätzlich wurde eine Zugschraube durch ein Plattenloch eingebracht.

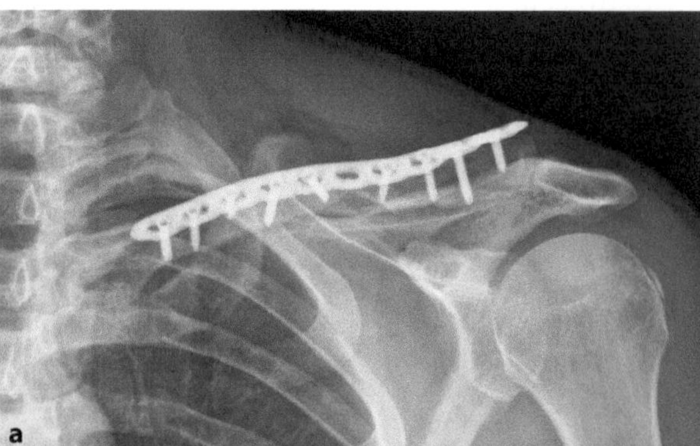

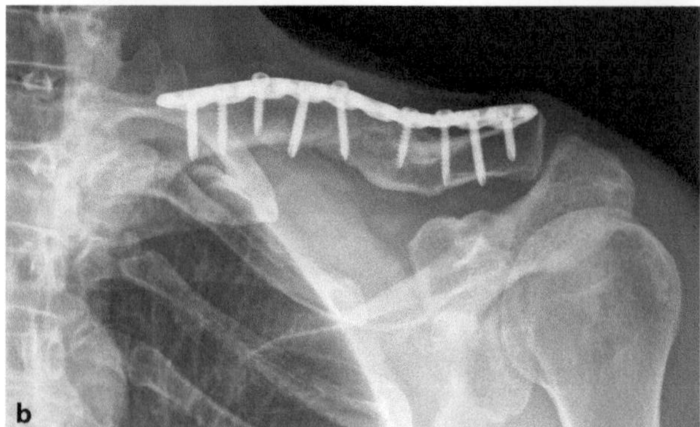

◘ **Abb. 6a,b**

Ihre Notizen

Fall 16: Symptomatische Clavicula-Pseudarthrose mittleres Drittel

Rainer-Peter Meyer, Fabrizio Moro, Hans-Kaspar Schwyzer

R.-P. Meyer et al., *100 Clavicula-Pseudarthrosen*, https://doi.org/10.1007/978-3-662-55345-9_17

Anamnese

- Am 15.09.1999 Sturz des damals 42-jährigen Mannes mit dem Fahrrad, Claviculafraktur mittleres Drittel links, konservative Therapie. Persistierende Schmerzen im Frakturbereich, langwierige rheumatologische Behandlung mit Fokussierung auf linksbetonte Brachialgien mit entsprechender Therapie.
- Zuweisung durch den Versicherungsarzt zur Beurteilung und Therapie.
- Am 12.03.2001, 6 Monate nach Fraktur, Einschätzung an unserer Klinik: Schmerzhafte Schulterbeweglichkeit links bei Überkopfbewegungen, hypertropher, druckdolenter Kallus linke Clavicula mittleres Drittel. Radiologisch hypertrophe Pseudarthrose im mittleren Claviculadrittel links (◘ Abb. 1a,b), zusätzlich computertomographisch dokumentiert. Chirurgische Sanierung empfohlen.

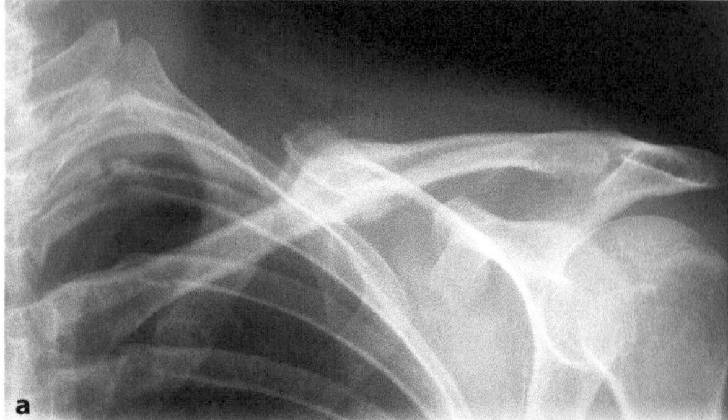

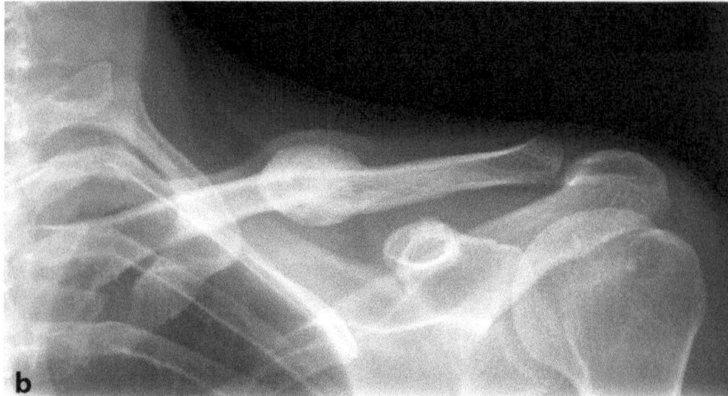

◘ **Abb. 1a,b**

Problemstellung

- Zunehmend schmerzhafte Pseudarthrose linke Clavicula mit Beeinträchtigung im Alltag und im Beruf.
- Als im Betonfräsbereich spezialisierter Bauarbeiter nicht mehr einsetzbar.

Chirurgische Intervention

- Am 26.04.2001, über 1½ Jahre nach Fraktur, Pseudarthrose-Resektion/Anfrischung und Platten-Osteosynthese mit 3.5 mm 7-Loch-Rekonstruktionsplatte (◘ Abb. 2).
- Postoperativ Ortho-Gilet für 6 Wochen mit begleitender Physiotherapie, Bewegungsamplitude nicht über Horizontale.

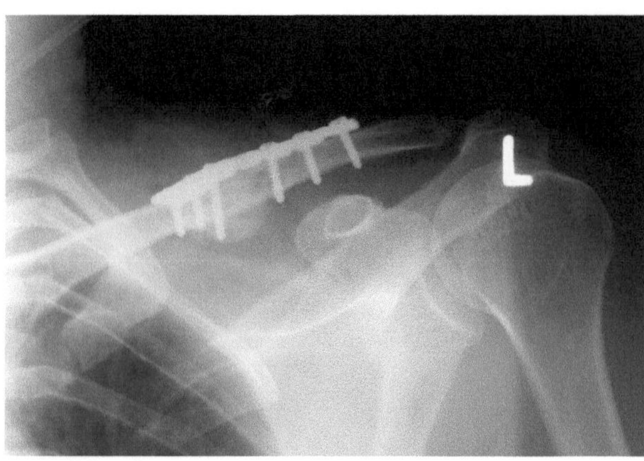

◘ **Abb. 2**

Verlauf

- 6 Wochen postoperativ Restbeschwerden im linken Schultergürtel/Nackenbereich bei guter Schulterbeweglichkeit. Radiologisch vermehrte Knochendichte in der ehemaligen Pseudarthrose-Zone ohne Lysezeichen (◘ Abb. 3a,b).

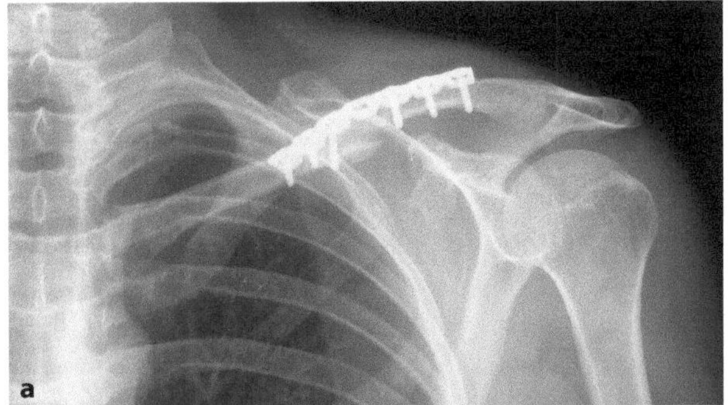

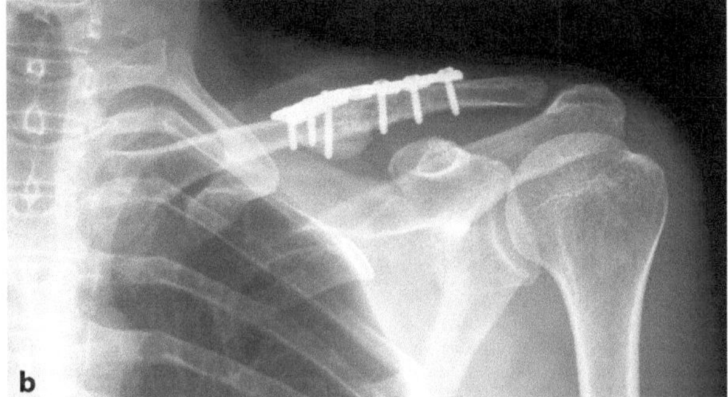

◘ Abb. 3a,b

- 5 Monate nach Osteosynthese weitgehend beschwerdefreier Patient, Schulterbeweglichkeit nahezu symmetrisch. Radiologisch weit fortgeschrittener Durchbau der Pseudarthrose (◘ Abb. 4a,b). 50 %ige Arbeitsfähigkeit attestiert.

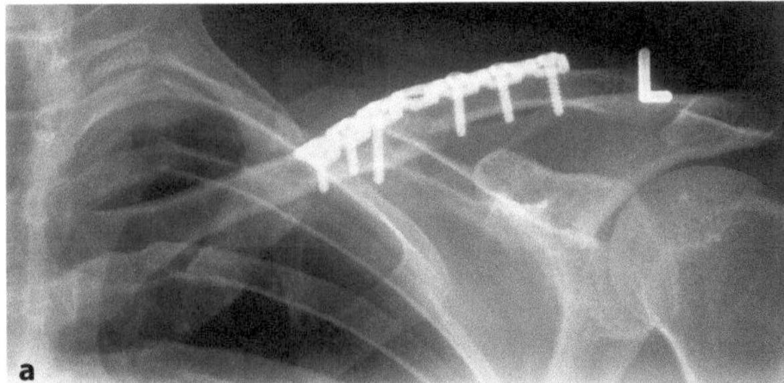

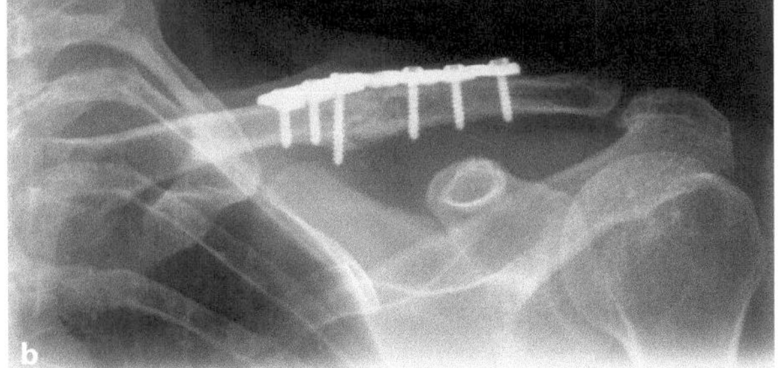

◘ Abb. 4a,b

- 1 Jahr nach dem Eingriff Patient schmerzfrei und voll arbeitsfähig. Osteosynthesematerial störend. Radiologisch Pseudarthrose durchgebaut bei stabiler Platte (■ Abb. 5a,b). Entfernung des Osteosynthesemateriales empfohlen.
- Am 03.05.2002, ein gutes Jahr nach Platten-Osteosynthese, Osteosynthesematerial entfernt.

Diskussion

- Auch in diesem Fall würden wir heute längere Platten wählen.
- Ohne akademisch wirken zu wollen, gilt das Motto: „Bei der Sanierung einer Clavicula-Pseudarthrose kann die Platte nie zu lang sein!".

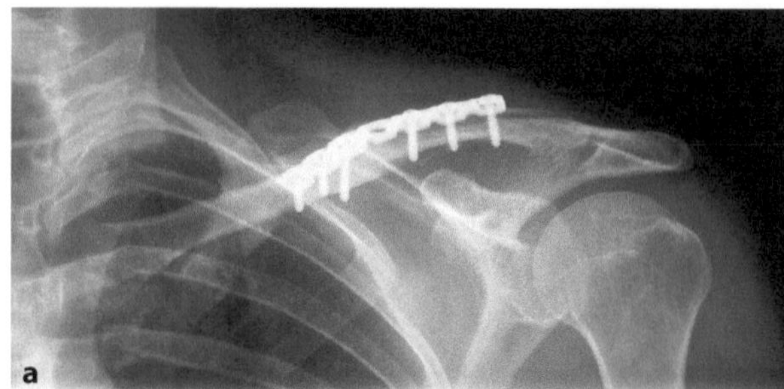

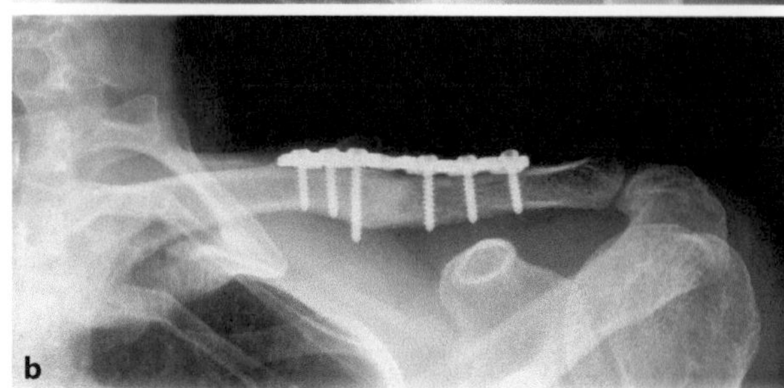

■ Abb. 5a,b

Ihre Notizen

Fall 17: Schmerzhafte Clavicula-Pseudarthrose mittleres Drittel

Rainer-Peter Meyer, Fabrizio Moro, Hans-Kaspar Schwyzer

R.-P. Meyer et al., *100 Clavicula-Pseudarthrosen*, https://doi.org/10.1007/978-3-662-55345-9_18

■ Anamnese

- Am 09.11.1999 Sturz des damals 43-jährigen Mannes bei der Arbeit als Gipser, Claviculafraktur mittleres Drittel rechts mit intermediärem Fragment und erheblicher Verkürzung (◘ Abb. 1), konservative Therapie. Persistierende Schmerzen über Monate.
- Einholung einer Zweitmeinung 5 Monate nach Fraktur bei einem Facharzt für Extremitätenchirurgie. Zuwarten für 1 Jahr empfohlen.
- Bei persistierenden Schmerzen und einer Arbeitsunfähigkeit von 50 % Zuweisung an uns durch den Versicherungsarzt.
- Am 10.04.2000, 5 Monate nach dem Unfall, Einschätzung an unserer Klinik: Schulterbeweglichkeit rechts schmerzhaft, Druckdolenz und Reiben über der rechten Clavicula mittleres Drittel. Radiologisch Claviculafraktur mittleres Drittel mit Verkürzung und unvollständigem Durchbau (◘ Abb. 2a,b), in der Computertomographie Pseudarthrose zusätzlich dokumentiert. Indikation zur chirurgischen Revision gestellt.

■ Problemstellung

- 8 Monate nach Fraktur zunehmend schmerzhafte Clavicula-Pseudarthrose rechts.
- Als Gipser nur noch bedingt arbeitsfähig.

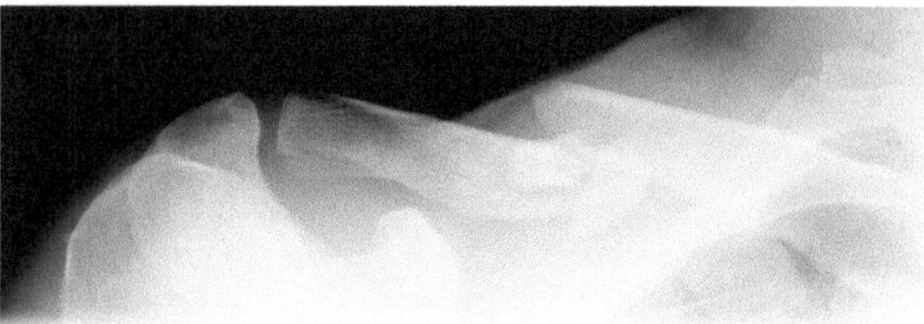

◘ **Abb. 1**

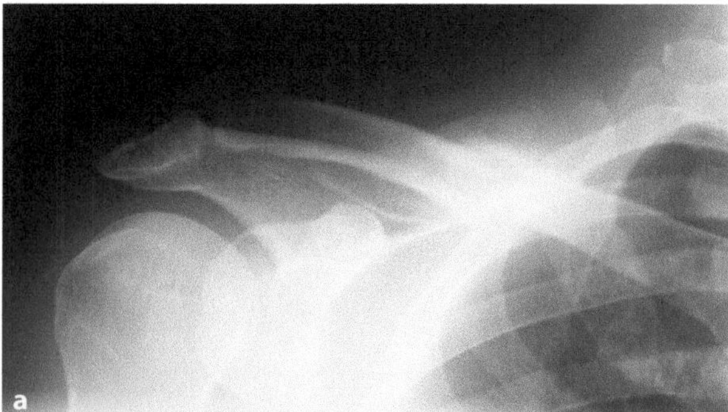

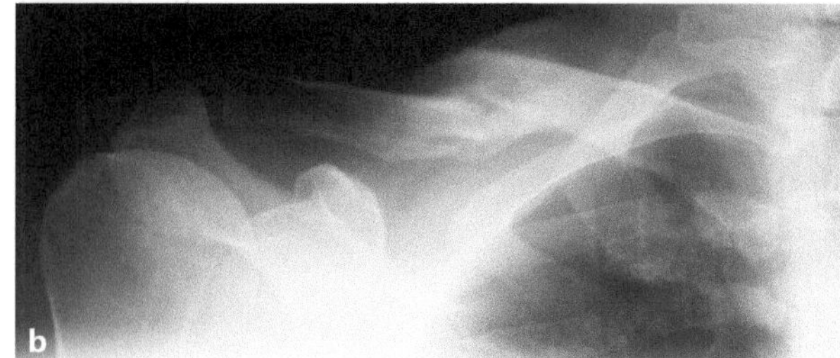

◘ **Abb. 2a,b**

Chirurgische Intervention

- Am 29.06.2000, 8 Monate nach dem Unfall, Pseudarthrose-Resektion/Anfrischung und Osteosynthese mit 3.5 mm 9-Loch-Rekonstruktionsplatte und freier Zugschraube (■ Abb. 3).
- Postoperativ Ortho-Gilet für 6 Wochen mit begleitender Physiotherapie.

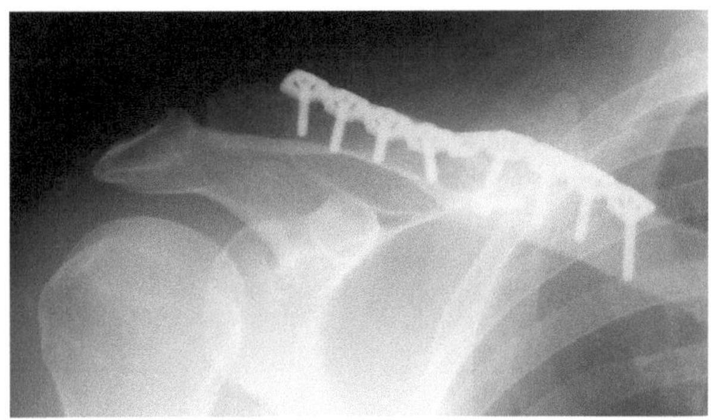

■ **Abb. 3**

Verlauf

- 6 Wochen postoperativ Patient beschwerdearm, Schulterbeweglichkeit rechts in Flexion und Abduktion noch eingeschränkt. Radiologisch zunehmender Durchbau der Fraktur bei stabilem Osteosynthesematerial (■ Abb. 4a,b).

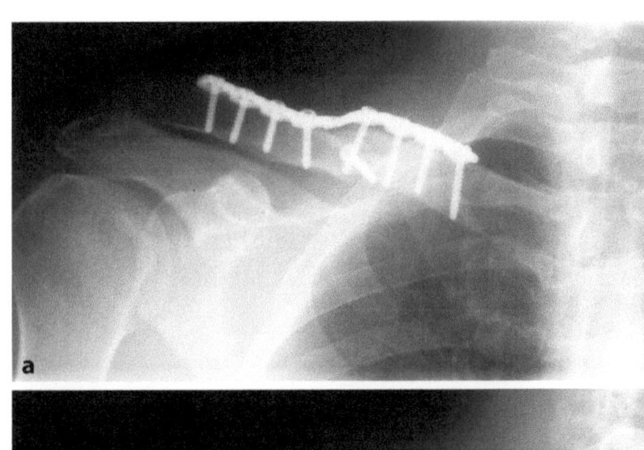

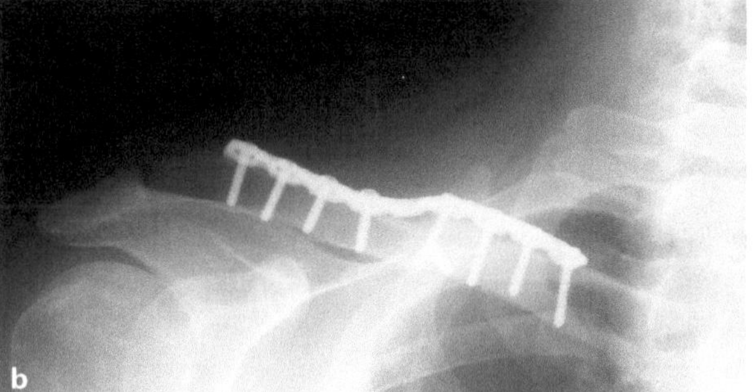

■ **Abb. 4a,b**

- 5 Monate nach Osteosynthese Patient vonseiten der Clavicula-Pseudarthrose beschwerdefrei, Schulterbeweglichkeit nahezu frei und symmetrisch. Radiologisch Pseudarthrose durchgebaut. Osteosynthesematerial stabil (◘ Abb. 5a,b).

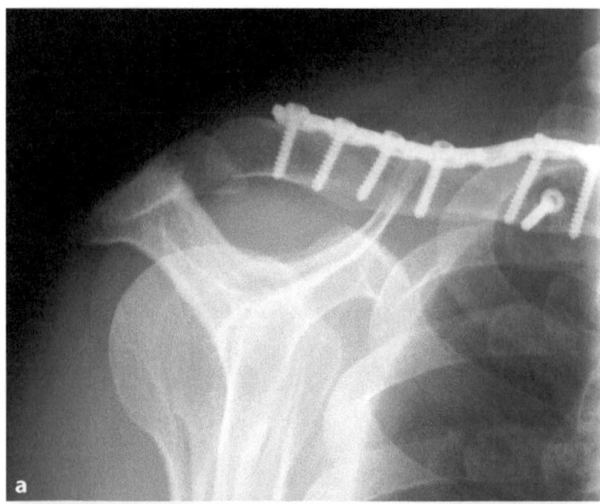

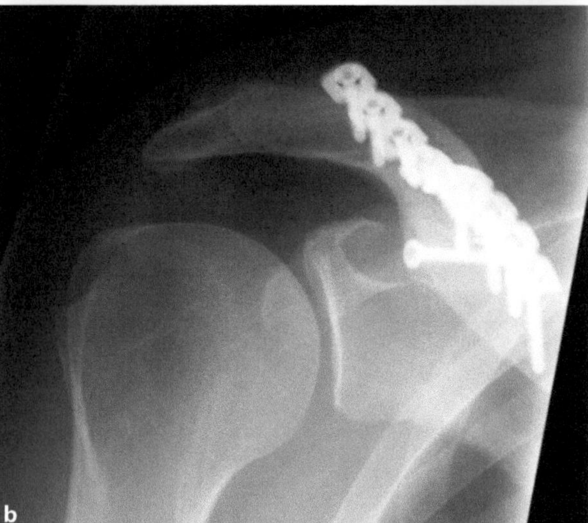

◘ **Abb. 5a,b**

- Metallentfernung am 13.11.2001, knapp 1½ Jahre nach dem Eingriff (◘ Abb. 6a,b).

Diskussion

- Hier wurde eine genügend lange Rekonstruktionsplatte für eine ausgewogene Pseudarthrosesanierung gewählt.
- Wir weisen erneut auf die bekannte Überlegung hin: „Die Platte kann nie zu lang sein". Dies ist für die Sanierung der Clavicula-Pseudarthrosen entscheidend.

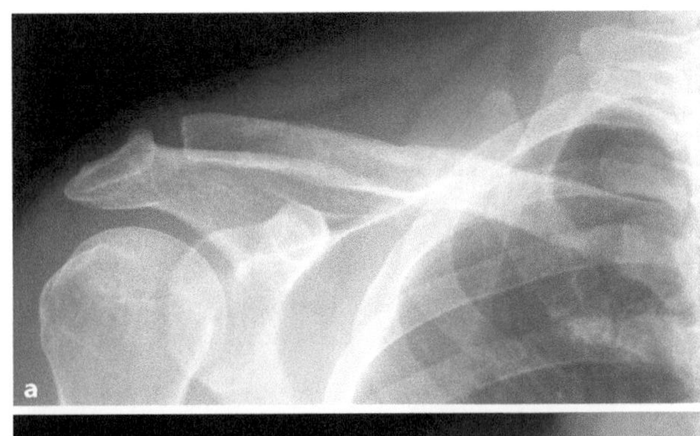

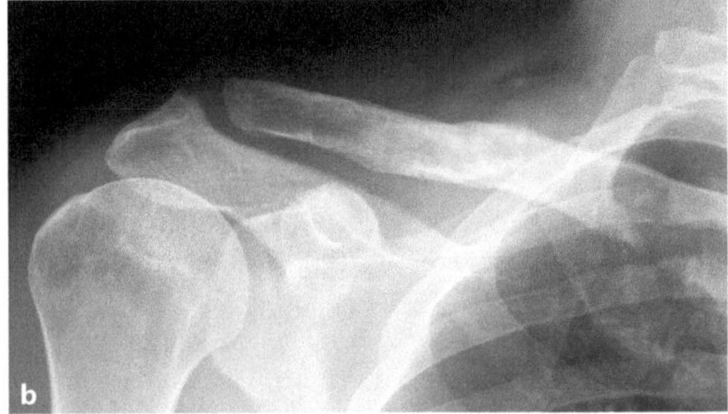

◘ **Abb. 6a,b**

Fall 18: Symptomatische Clavicula-Pseudarthrose mittleres Drittel

Rainer-Peter Meyer, Fabrizio Moro, Hans-Kaspar Schwyzer

R.-P. Meyer et al., *100 Clavicula-Pseudarthrosen*, https://doi.org/10.1007/978-3-662-55345-9_19

Anamnese

- Sturz am 21.11.1999 der damals 66-jährigen Frau auf glitschiger Unterlage, Claviculafraktur links mittleres Drittel, konservative Therapie. Anfänglich guter Verlauf, volle Schulterbeweglichkeit, allerdings persistierende Beschwerden im Frakturbereich mit deutlicher Zunahme nach einer 7-stündigen Wanderung mit Rucksack. Zuweisung durch den Hausarzt an uns mit Verdacht auf Clavicula-Pseudarthrose links.
- Am 15.05.2000, 6 Monate nach Fraktur, Beurteilung an unserer Klinik: Schmerzhaft eingeschränkte Schulterbeweglichkeit links, gut palpierbare Stufenbildung im mittleren Drittel der linken Clavicula mit Druckdolenz. Radiologisch Pseudarthrose der Clavicula links mittleres Drittel ohne nennenswerte Kallusbildung (◘ Abb. 1a,b). Pseudarthrose in der Computertomographie bestätigt (◘ Abb. 2). Chirurgische Revision empfohlen, Patientin wünscht Bedenkzeit.

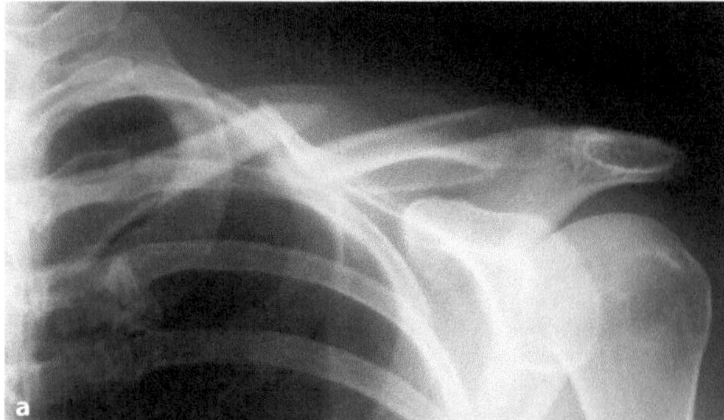

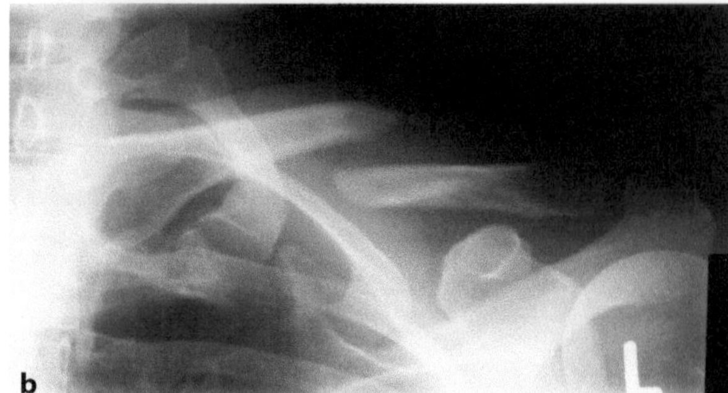

◘ Abb. 1a,b

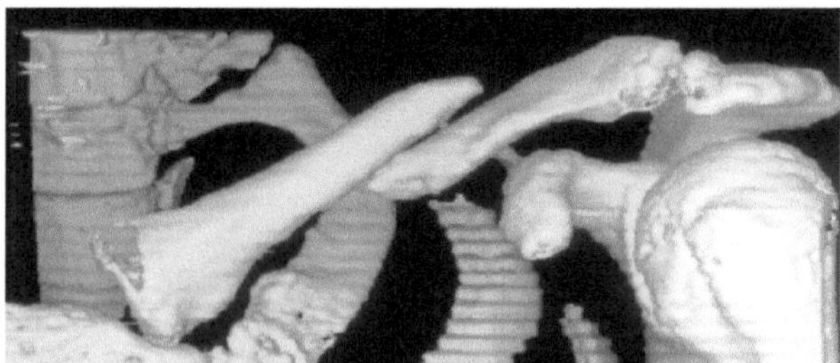

◘ Abb. 2

- Am 08.11.2000, 1 Jahr nach Fraktur, Wunsch der Patientin nach Sanierung der Clavicula-Pseudarthrose bei progredienten Beschwerden. Radiologisch unveränderte Situation (■ Abb. 3a,b).

Problemstellung

- 67-jährige Frau mit zunehmenden Schulterschmerzen links und eingeschränkter Beweglichkeit.
- Verstärkte Schmerzen auch nachts mit Schlafstörungen.

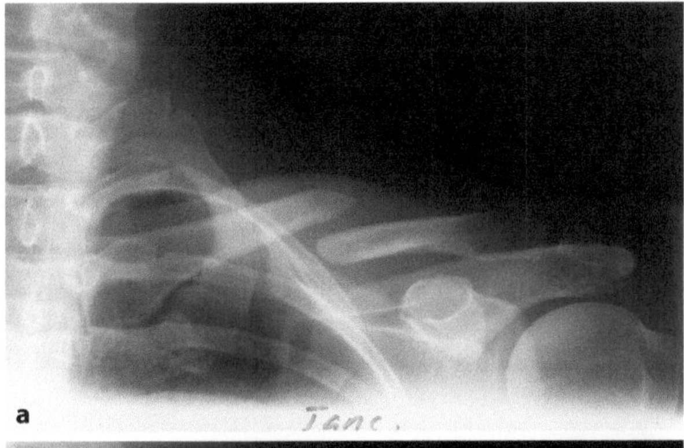

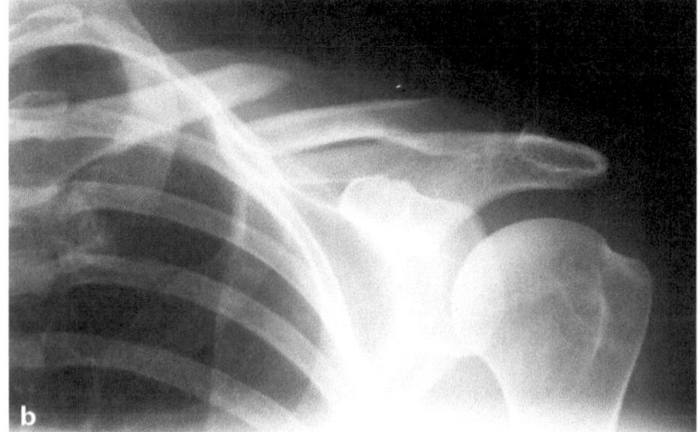

■ Abb. 3a,b

Chirurgische Intervention

- Am 09.11.2000, 1 Jahr nach Fraktur, Pseudarthrose-Resektion/Anfrischung linke Clavicula, Interposition eines bikortikalen Beckenspans, Spongiosaanlagerung und Osteosynthese mit 3.5 mm-7-Loch-Rekonstruktionsplatte (■ Abb. 4).
- Postoperativ Ortho-Gilet für 6 Wochen mit begleitender Physiotherapie.

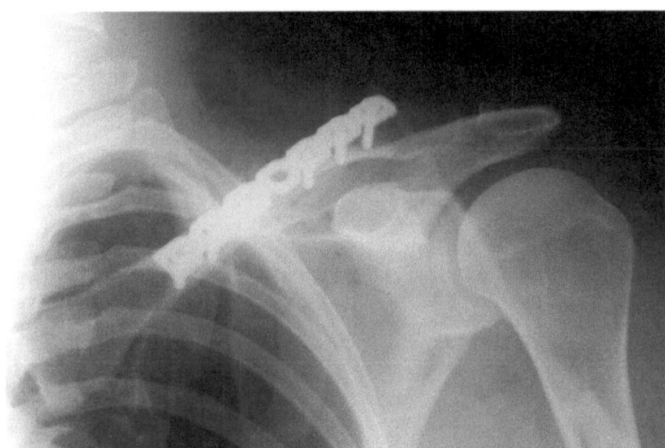

■ Abb. 4

Verlauf

- 6 Wochen postoperativ Patientin zufrieden, Schulterbeweglichkeit mit Elevation bis ca. 150°, radiologisch beginnender Durchbau der Pseudarthrose bei stabilem Osteosynthesematerial (◘ Abb. 5a,b).

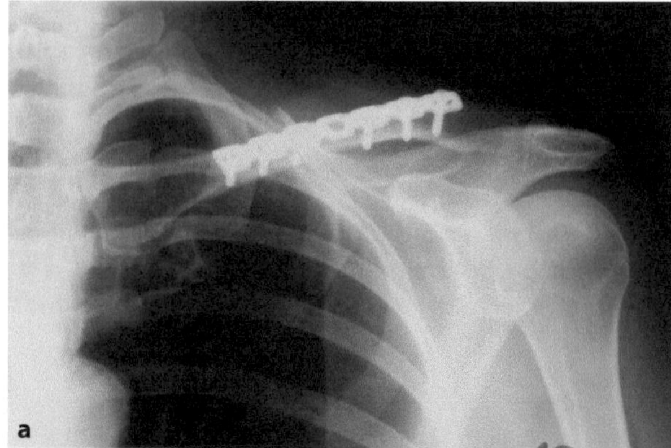

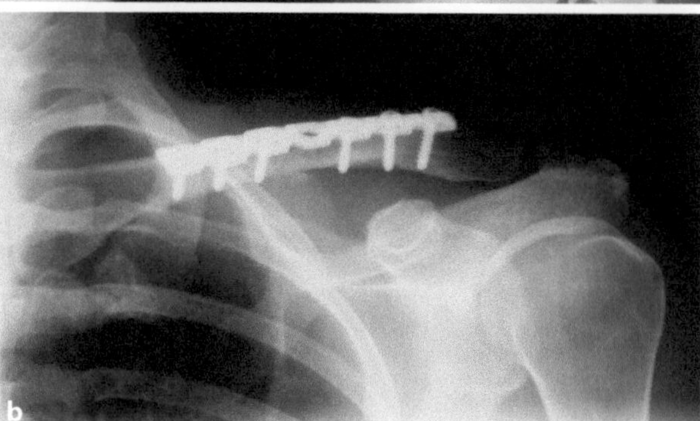

◘ Abb. 5a,b

- 6 Monate nach dem Eingriff Restitutio subjektiv und objektiv. Schulterbeweglichkeit frei und symmetrisch. Radiologisch Pseudarthrose weitgehend konsolidiert (◘ Abb. 6).

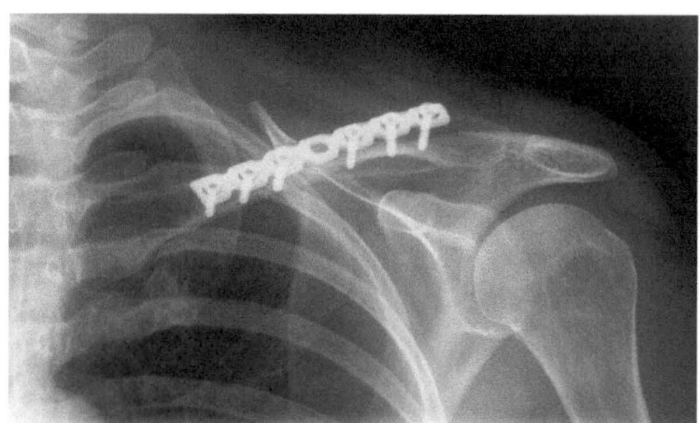

◘ Abb. 6

- 1 Jahr nach Osteosynthese freie Schulterbeweglichkeit, Platte subjektiv störend. Radiologisch Pseudarthrose durchgebaut, Osteosynthesematerial stabil (◘ Abb. 7a,b). Metallentfernung empfohlen.
- Plattenentfernung am 18.01.2002, 14 Monate nach Osteosynthese.

▪ Diskussion

Retrospektiv – selbst wenn uns die initialen Röntgenbilder fehlen – wäre die primäre Osteosynthese sicher die Therapie der Wahl gewesen. Auch hier prädisponieren die ad latus-Fehlstellung und Verkürzung zur Pseudarthrosebildung.

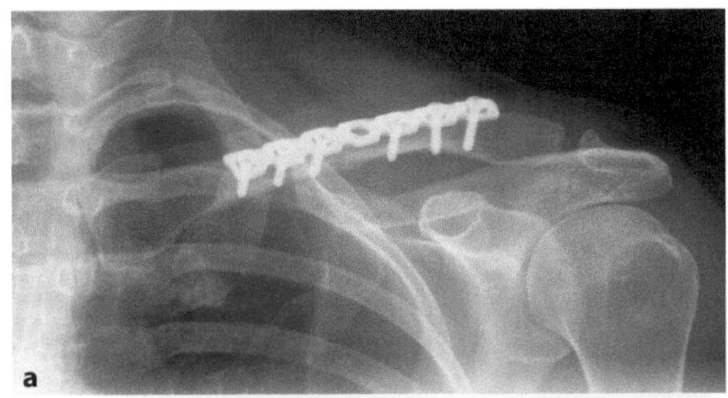

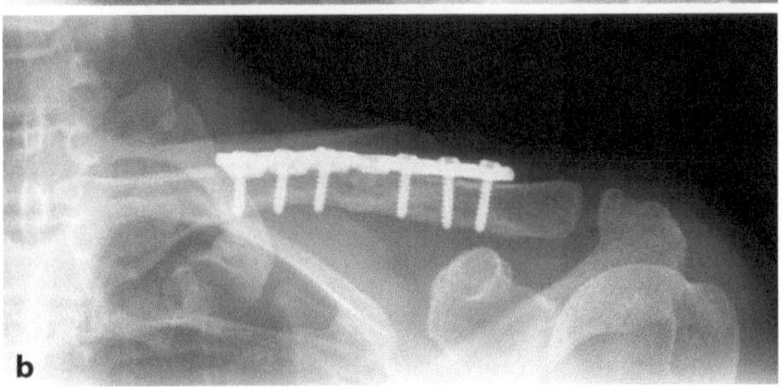

◘ Abb. 7a,b

Fall 19: Symptomatische Clavicula-Pseudarthrose mittleres Drittel

Rainer-Peter Meyer, Fabrizio Moro, Hans-Kaspar Schwyzer

R.-P. Meyer et al., *100 Clavicula-Pseudarthrosen*, https://doi.org/10.1007/978-3-662-55345-9_20

Anamnese

- Sturz am 07.02.2000 der damals 43-jährigen Frau beim Skilaufen, Claviculafraktur mittleres Drittel rechts mit Dislokation und Verkürzung (Abb. 1). Konservative Therapie, Entwicklung einer posttraumatischen retraktilen Capsulitis an der rechten Schulter.

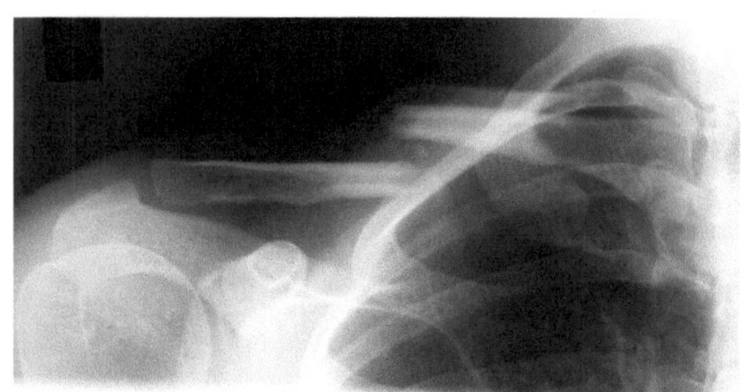

Abb. 1

- Am 22.03.2000 Beurteilung an unserer Klinik wegen Restbeschwerden, Schulterbeweglichkeit etwas verbessert, Clavicula rechts verkürzt. Radiologisch merkliche Fehlstellung und Verkürzung der rechten Clavicula im mittleren Drittel, beginnende Kallusbildung (Abb. 2a,b). Zusätzlich Arthro-MRI- und Computertomographie-Untersuchung der rechten Schulter-/Clavicularegion vorgeschlagen. Im Arthro-MRI Zeichen der retraktilen Capsulitis, in der Computertomographie keine Anhaltspunkte einer Frakturkonsolidation bei bekannter Fehlstellung (Abb. 3). Chirurgische Revision nach Abklingen der Frozen shoulder vorgeschlagen.

Problemstellung

- Persistierende Schmerzen bei dislozierter Claviculafraktur rechts.
- Konsekutive Manifestation einer posttraumatischen retraktilen Capsulitis rechte Schulter.

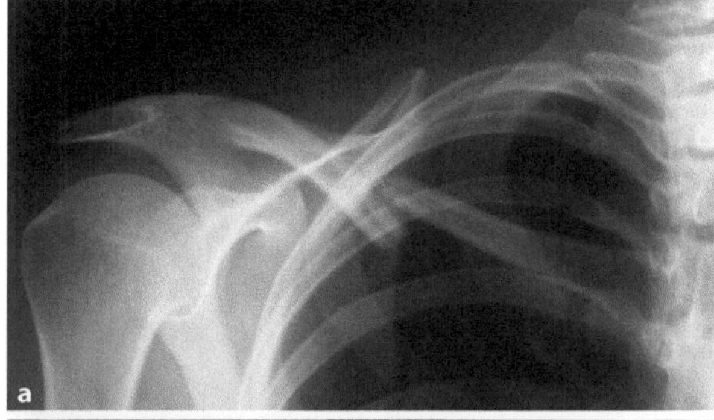

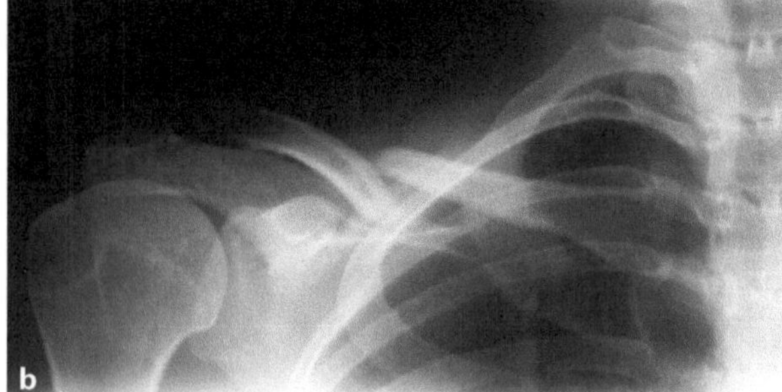

Abb. 2a,b

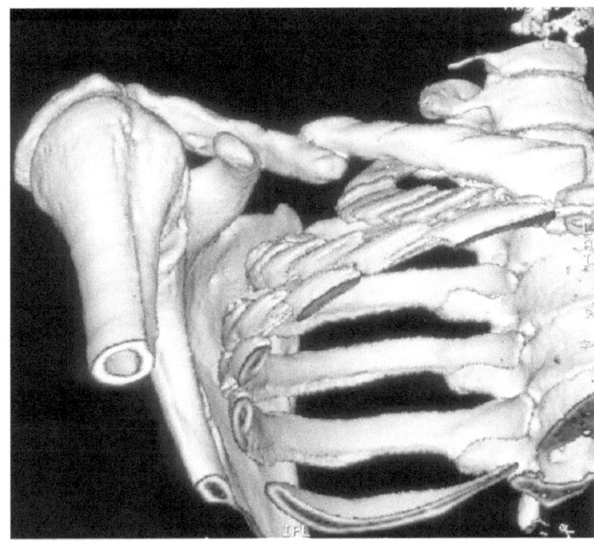

Abb. 3

Chirurgische Intervention

- Am 14.07.2000, 5 Monate nach Fraktur, Pseudarthrose-Resektion/Anfrischung und Osteosynthese mit 3.5 mm 6-Loch-Rekonstruktionsplatte rechte Clavicula (Abb. 4).
- Postoperativ Ortho-Gilet im Wechsel mit Mitella für 6 Wochen, Schultermobilisation bis zur Horizontalen.

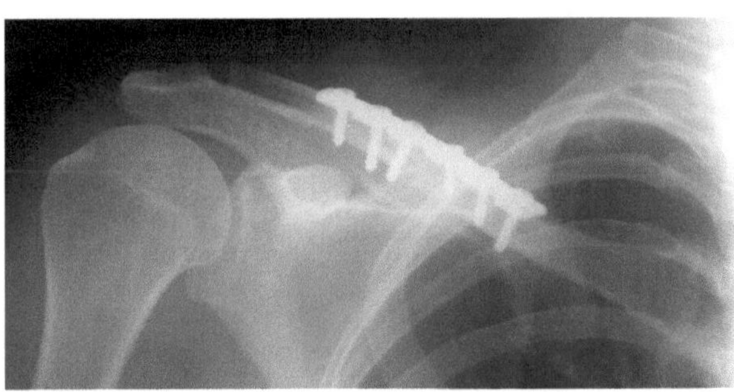

Abb. 4

Verlauf

- 6 Wochen postoperativ Patientin weitgehend beschwerdefrei, Schulterbeweglichkeit rechts Flexion/Elevation 130°, Nacken- und Schürzengriff möglich. Radiologisch Fraktur noch knapp sichtbar, fester Platten-/Schraubensitz (Abb. 5a,b).

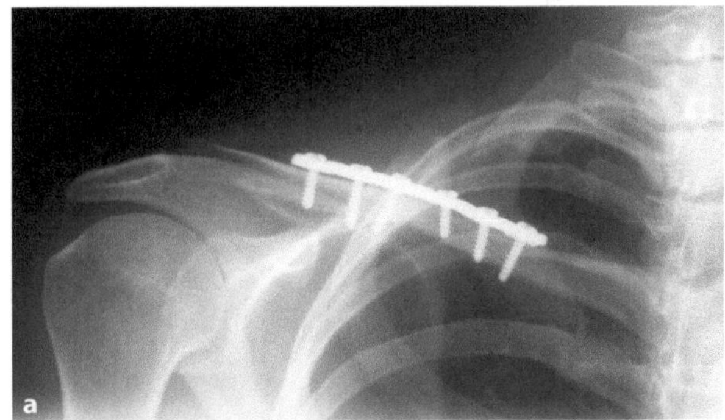

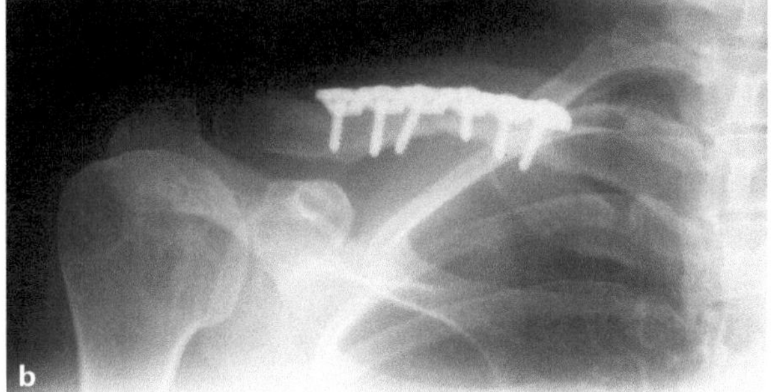

Abb. 5a,b

- 3 Monate nach Osteosynthese Schulterbeweglichkeit frei und nahezu symmetrisch. Radiologisch Pseudarthrose nicht mehr sichtbar (◘ Abb. 6a,b).

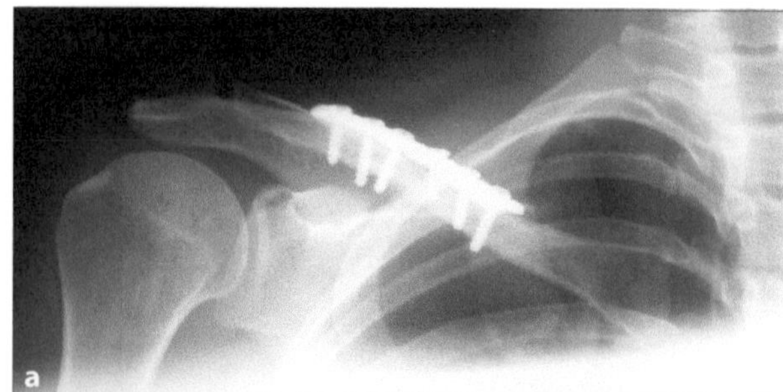

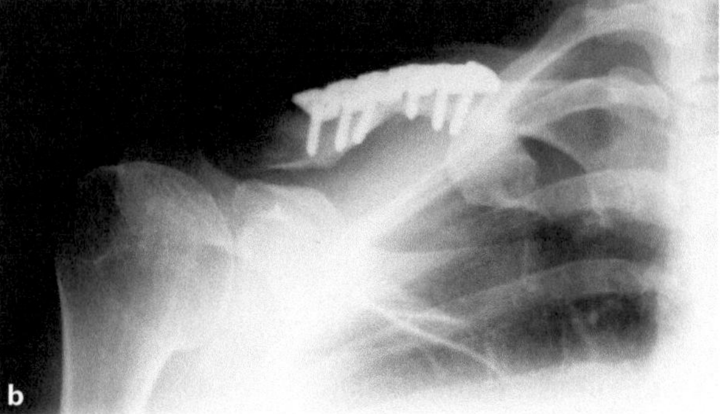

◘ Abb. 6a,b

- 1 Jahr und 4 Monate nach Intervention subjektive und objektive Restitutio. Platte störend. Radiologisch Pseudarthrose konsolidiert mit Rekortikalisierung (◘ Abb. 7a,b).

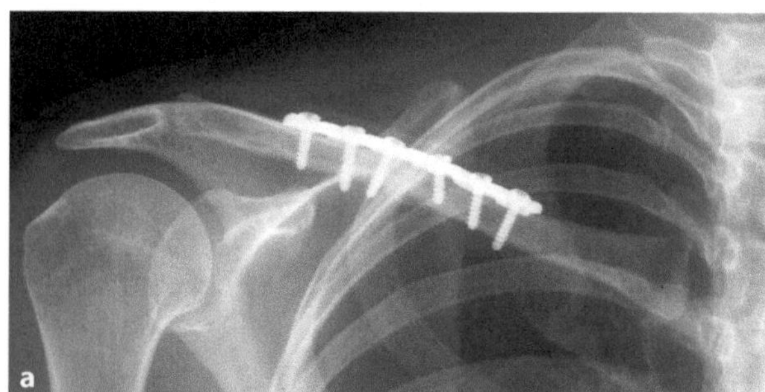

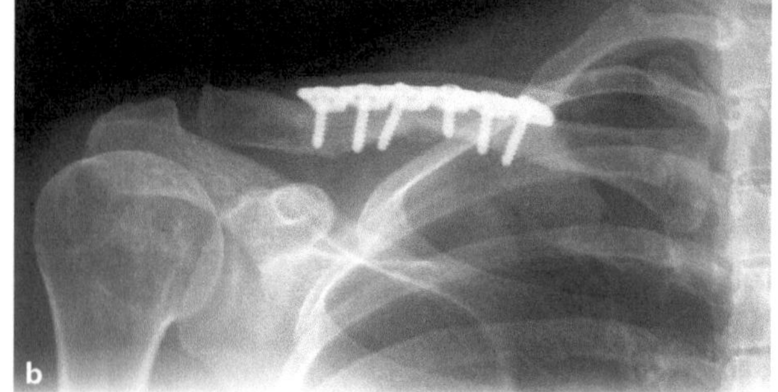

◘ Abb. 7a,b

- Am 08.11.2001, 1 Jahr und 4 Monate nach Osteosynthese, Metallentfernung (◘ Abb. 8a,b).

▪ Diskussion

Aus unserer Sicht hätte die Fraktur primär stabilisiert werden sollen. Schon die ad latus-Fehlstellung lässt erahnen, dass in dieser Position eine Claviculafraktur kaum konsolidieren wird. Erschwerend kam noch der Tatbestand hinzu, dass die Patientin reflektorisch eine retraktile Capsulitis aufbaute, welche die Behandlung der Pseudarthrose dann verzögerte.

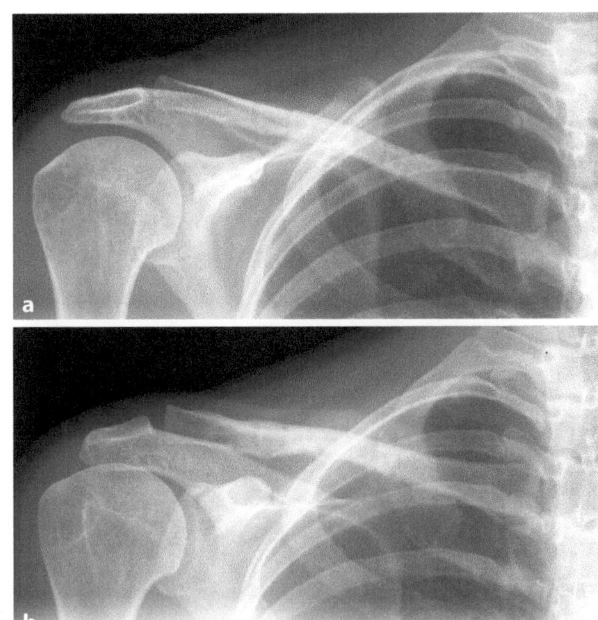

◘ **Abb. 8a,b**

Fall 20: Symptomatische Clavicula-Pseudarthrose mittleres Drittel

Rainer-Peter Meyer, Fabrizio Moro, Hans-Kaspar Schwyzer

R.-P. Meyer et al., *100 Clavicula-Pseudarthrosen*, https://doi.org/10.1007/978-3-662-55345-9_21

Anamnese

- Am 25.02.2000 Sturz des 37-jährigen Mannes bei der Probefahrt seines Motorrades, Claviculafraktur rechts mittleres Drittel mit erheblicher Dislokation und Verkürzung (Abb. 1a–c). Konservative Therapie bei zusätzlichen Rippenfrakturen rechts.
- Persistierende Schmerzen über Monate, schmerzbedingt eingeschränkte Schulterbeweglichkeit rechts, Einschätzung durch uns erwünscht.

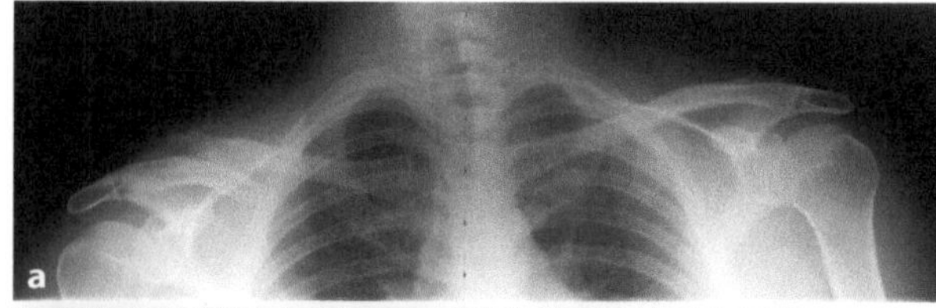

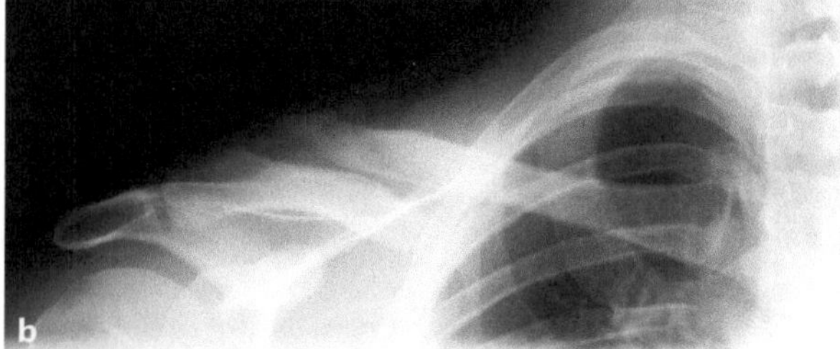

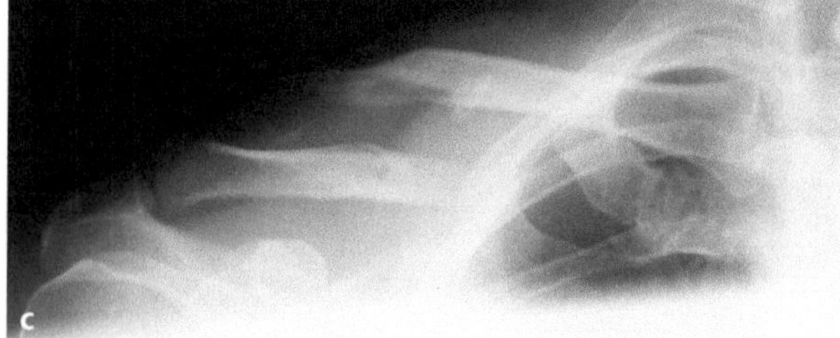

Abb. 1a–c

- Am 23.10.2000, 8 Monate nach Fraktur, Beurteilung an unserer Klinik: Schmerzhafte Schulterbeweglichkeit rechts vor allem über der Horizontalen. Druckdolenz und falsche Verschieblichkeit über der alten Claviculafraktur. Radiologisch Clavicula-Pseudarthrose mittleres Drittel, fehlende Kallusbildung (◘ Abb. 2a,b). Chirurgische Pseudarthrose-Sanierung vorgeschlagen.

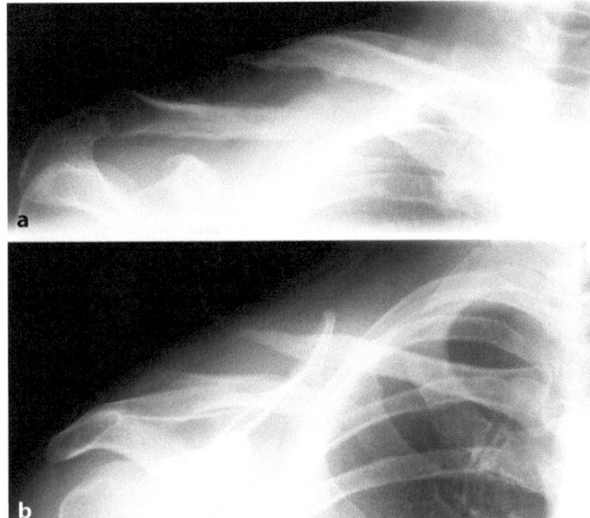

◘ Abb. 2a,b

Problemstellung

- Seit 8 Monaten persistierende-progrediente Schmerzen im Schultergürtel rechts.
- Zunehmendes Handicap im Beruf als Verkaufsberater.

Chirurgische Intervention

- Am 13.12.2000, knapp 10 Monate nach Fraktur, Pseudarthrose-Resektion/Anfrischung, Anlagerung von dem Pseudarthrosekallus entnommener Spongiosa, Osteosynthese mit 3.5 mm-7-Loch-Rekonstruktionsplatte rechte Clavicula (◘ Abb. 3).
- Postoperativ Ortho-Gilet für 6 Wochen, begleitende Physiotherapie nicht über die Horizontale.

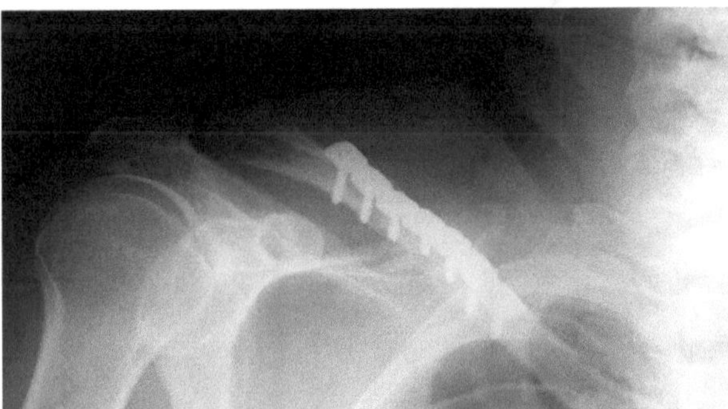

◘ Abb. 3

Verlauf

- 6 Wochen postoperativ rechte Schulter mit freier Flexion/Elevation bis zur Horizontalen. Radiologisch noch schwach sichtbarer Pseudarthrosespalt bei stabilem Osteosynthesematerial (◼ Abb. 4a,b). Freigabe der rechten Schulter.
- 6 Monate nach dem Eingriff weitgehende Restitutio subjektiv und objektiv. Patient voll arbeits- und sportfähig. Radiologisch Röntgenbilder vom 26.06.2001 nicht mehr greifbar.

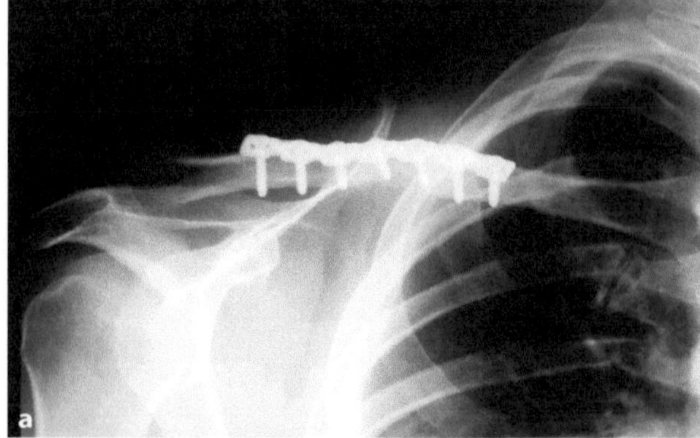
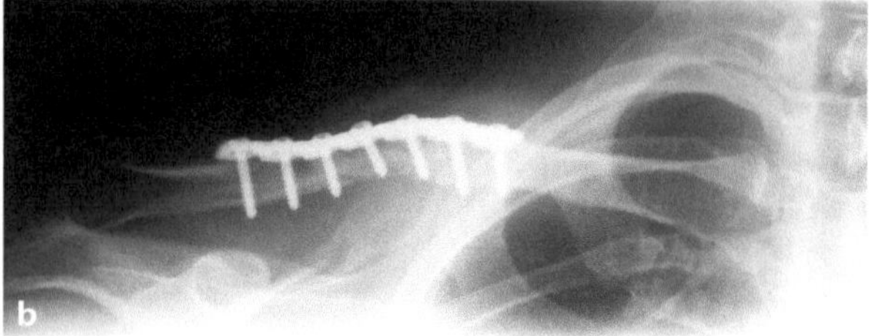

◼ Abb. 4a,b

- Am 27.09.2001 Metallentfernung rechte Clavicula 10 Monate nach Osteosynthese (◼ Abb. 5a,b).

Diskussion

Die Fraktur hätte aus unserer Sicht primär osteosynthetisch versorgt werden sollen. Die ad latus-Fehlstellung und die Verkürzung sind Faktoren, die eine operative Versorgung implementieren.

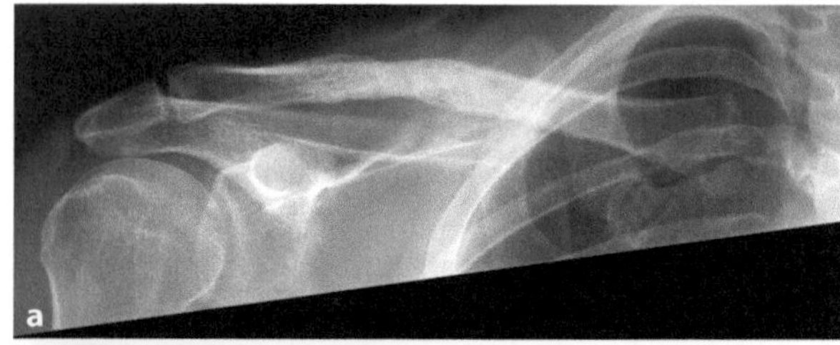
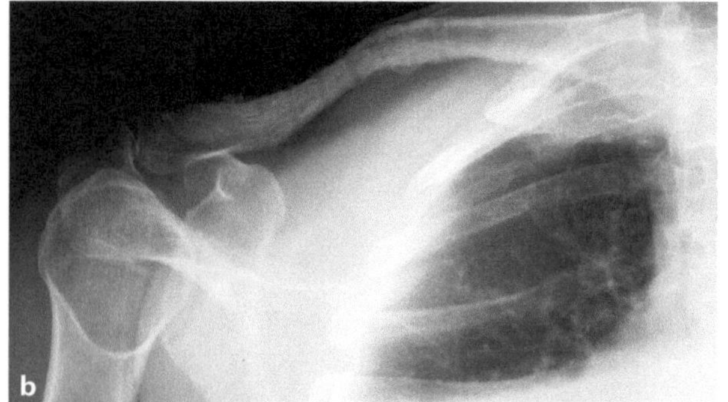

◼ Abb. 5a,b

Ihre Notizen

Fall 21: 5 Jahre nach Fraktur zunehmend symptomatische laterale Clavicula-Pseudarthrose

Rainer-Peter Meyer, Fabrizio Moro, Hans-Kaspar Schwyzer

R.-P. Meyer et al., *100 Clavicula-Pseudarthrosen*, https://doi.org/10.1007/978-3-662-55345-9_22

Anamnese

- Sturz des damals 50-jährigen Mannes mit dem Fahrrad in Griechenland, laterale Claviculafraktur rechts, konservative Therapie.
- In der Folge diskrete verbleibende Restbeschwerden im rechten Schultergürtel, seit ca. einem Jahr progredient. Volle Arbeitsfähigkeit als Hauswart teils mit Schreibtischtätigkeit.
- Bei deutlicher Schmerzzunahme Überweisung an unsere Klinik am 22.03.2005, das heißt 4½ Jahre nach dem Trauma. Klinisch druckdolenter lateraler Clavicula-Acromioclaviculargelenks-Bereich rechts. Schulterbeweglichkeit seitengleich. Radiologisch laterale Clavicula-Pseudarthrose mit kleinem, lateralem Fragment (Abb. 1a,b). Indikation zur chirurgischen Revision gestellt.

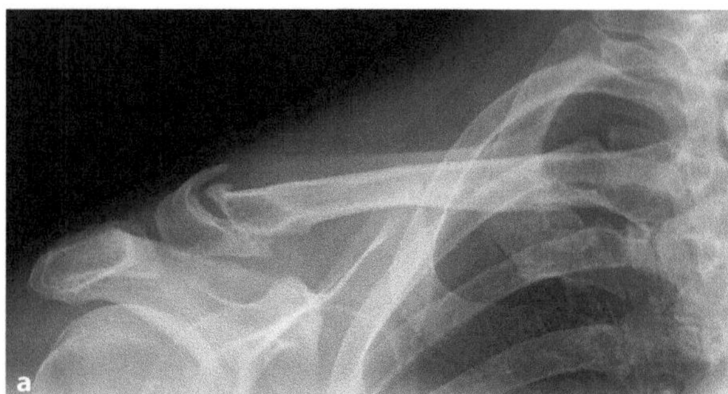

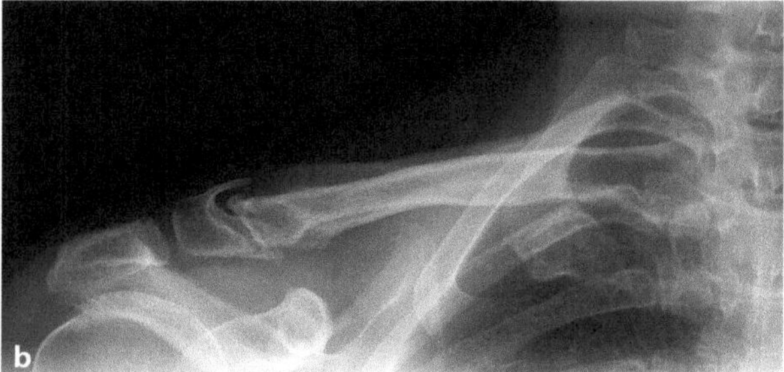

Abb. 1a,b

Problemstellung

- 4 Jahre nach Frakturierung zunehmend symptomatisch werdende laterale Clavicula-Pseudarthrose rechts.
- Drohende Arbeitsfähigkeit-Einbuße als Hauswart.

Chirurgische Intervention

- Am 29.06.2005, knapp 5 Jahre nach dem Unfallereignis, Revision der lateralen Clavicula-Pseudarthrose rechts mit Pseudarthrose-Resektion-Anfrischung, korrigierender Osteotomie des dorsolateral abstehenden lateralen Fragmentes sowie Setzen einer 3.5 mm Corticalis-Zugschraube und Anpassung einer 3.5 mm 5-Loch-Rekonstruktionsplatte (◘ Abb. 2).
- Postoperativ Ortho-Gilet im Wechsel mit Mitella für 6 Wochen, nicht belastete Remobilisation nicht über die Horizontale.

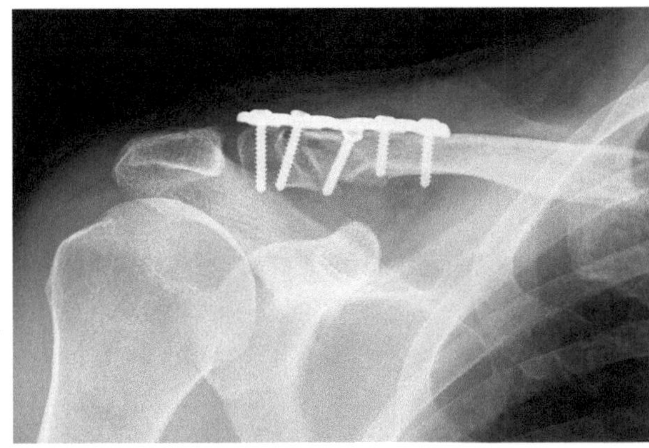

◘ **Abb. 2**

Verlauf

- Wundheilungsstörung bei Fadengranulom 2 Wochen nach dem Eingriff. Nachweis von Propionibacterium acnes, durch adaptierte Antibiotikatherapie abgeheilt.
- 8 Wochen postoperativ reizlose Narbe, freie Schulterbeweglichkeit rechts. Radiologisch korrekte Lage des Implantates, beginnender Durchbau der Pseudarthrose (◘ Abb. 3a,b). Wiederaufnahme der Arbeit zu 50 %.

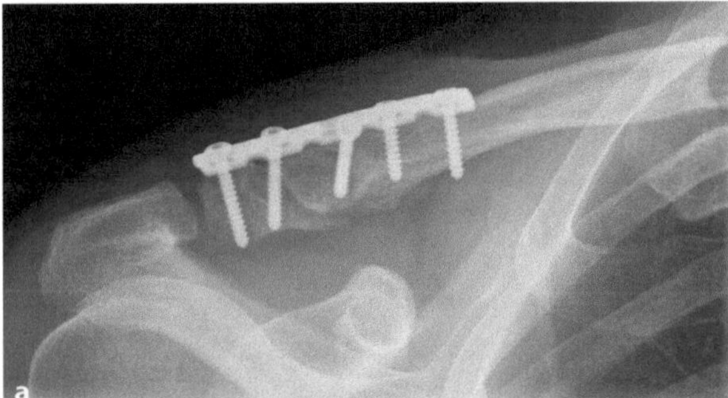

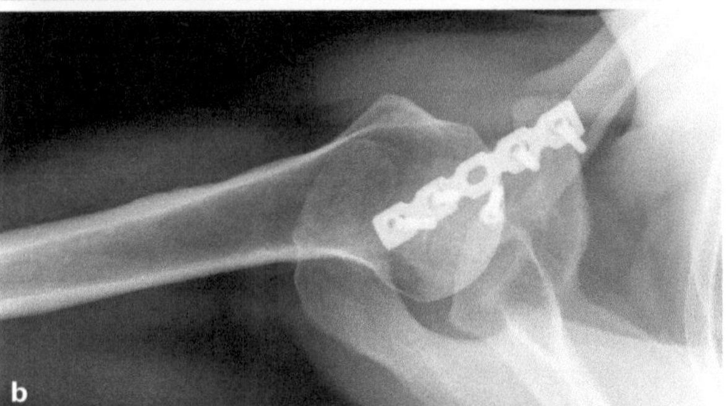

◘ **Abb. 3a,b**

- 6 Monate nach dem Eingriff reizlose Narbe, symmetrische Schulterbeweglichkeit, Patient schmerzfrei und sportlich aktiv, voll arbeitsfähig. Radiologisch weitgehend durchgebaute Pseudarthrose (■ Abb. 4a,b). Platte subjektiv störend.

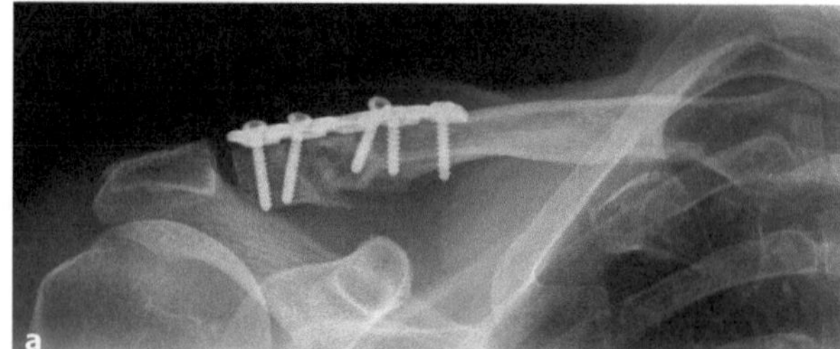

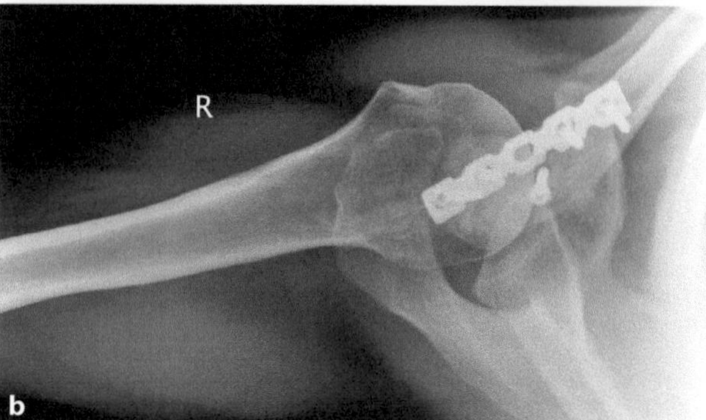

■ Abb. 4a,b

- Metallentfernung am 15.02.2006 bei subjektiver und objektiver Restitutio. Radiologisch Pseudarthrose noch sichtbar bei verbleibender asymptomatischer straffer Pseudarthrose (■ Abb. 5).

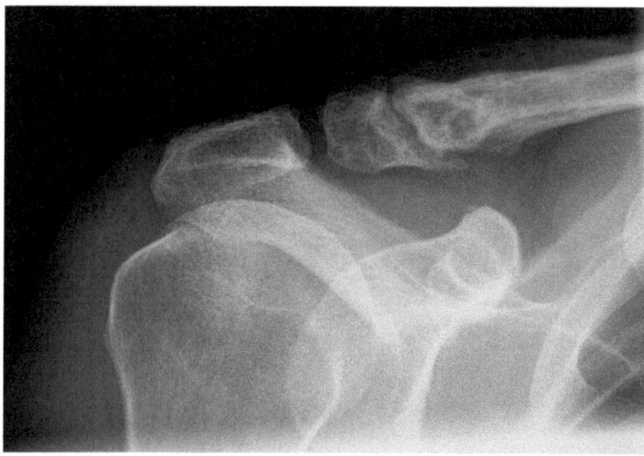

■ Abb. 5

Diskussion

- Vom zeitlichen Verlauf her hat der Patient klinisch zweifellos profitieren können. Radiologisch ist trotz des durchgeführten Eingriffes die Pseudarthrose jedoch nicht abgeheilt. In Anbetracht dessen, dass der Patient beschwerdefrei ist, konnte die Osteosynthesematerialentfernung bei störendem Plattenlager 6 Monate nach dem Eingriff erfolgen. Somit gehen wir hier von einer verbleibenden, beschwerdefreien, straffen Pseudarthrose aus.
- Die Behandlung wurde abgeschlossen. Vonseiten des Patienten haben wir bis dato nichts Negatives vernommen.

Ihre Notizen

Fall 22: Persistierende schmerzhafte Clavicula-Pseudarthrose mittleres Drittel nach zweimaliger Intervention bei Pseudarthrose

Rainer-Peter Meyer, Fabrizio Moro, Hans-Kaspar Schwyzer

R.-P. Meyer et al., *100 Clavicula-Pseudarthrosen*, https://doi.org/10.1007/978-3-662-55345-9_23

Anamnese

- Am 01.08.2000 Autounfall der damals 28-jährigen Frau mit unter anderem Claviculafraktur rechts mittleres Drittel. Konservative Therapie, persistierende Beschwerden, 100 %ige Arbeitsunfähigkeit als Serviceangestellte. Überweisung an uns zur Einschätzung und Therapie.
- Am 14.11.2000 Beurteilung an unserer Klinik 3½ Monate nach dem Unfallereignis. Restbeschwerden im Claviculabereich rechts, Buckelbildung auf Höhe der Fraktur mit Druckdolenz. Radiologisch Fehlstellung und Verkürzung bei Delayed-union (Röntgenbilder nicht mehr vorhanden). Indikation zur chirurgischen Revision gestellt.

Problemstellung

- Zunehmend symptomatische Non-union der Claviculafraktur rechts.
- 100 %ige Arbeitsunfähigkeit als Serviceangestellte seit 4 Monaten.

Erste chirurgische Intervention

- Am 23.02.2001, knapp 7 Monate nach Fraktur, blutige Reposition der Clavicula-Pseudarthrose durch uns mit Pseudarthroseanfrischung, Teilreduktion des Frakturkallus und Osteosynthese mit 6-Loch-Rekonstruktionsplatte rechte Clavicula (postoperative Röntgenbilder nicht mehr greifbar).
- Postoperativ Ortho-Gilet für 6 Wochen mit begleitender Physiotherapie nicht über die Horizontale.

Verlauf

- 8 Wochen postoperativ bei reichlicher Inkooperation – 6-wöchiger Südafrikaaufenthalt unmittelbar nach dem Eingriff – Restbeschwerden mit Schnappen im alten Pseudarthrosebereich. Radiologisch Schraubenlockerung (Röntgenbilder nicht mehr vorhanden). Neuerliche Revision diskutiert, von der Patientin jedoch negiert.
- Über Monate unregelmäßige, durch Schwangerschaft reduzierte klinische Kontrollen bei zunehmenden Beschwerden an der rechten Clavicula. Bei Lockerung des Osteosynthesematerials und persistierenden Beschwerden Reintervention erneut vorgeschlagen.

Problemstellung

- Persistierende Schmerzen bei nicht konsolidierter Pseudarthrose nach Plattenosteosynthese.
- Keine volle Arbeitsfähigkeit möglich.

- **Zweite chirurgische Intervention**
  - Am 30.07.2002, 2 Jahre nach dem Unfall, Metallentfernung, Pseudarthroseanfrischung und Einbringen von autologer Spongiosa aus der Kallusmasse entnommen rechte Clavicula (◘ Abb. 1a,b).
  - Postoperativ Remobilisation nach Maßgabe der Beschwerden.

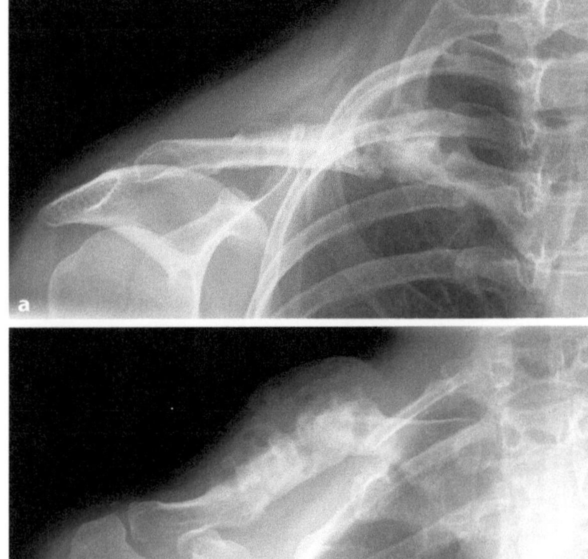

◘ **Abb. 1a,b**

- **Verlauf**
  - 7 Wochen nach Intervention Restbeschwerden mit Krepitation im Pseudarthrosebereich. Zuwarten auf Wunsch der Patientin.
  - Am 04.03.2003, 7 Monate nach Metallentfernung, Restbeschwerden in der Pseudarthrose. Radiologisch persistierende hypertrophe Clavicula-Pseudarthrose (◘ Abb. 2a,b). Revision empfohlen.

- **Problemstellung**
  - Zunehmend unbefriedigende Situation subjektiv und objektiv bei persistierender Clavicula-Pseudarthrose.
  - Patientin nur noch bedingt arbeitsfähig.

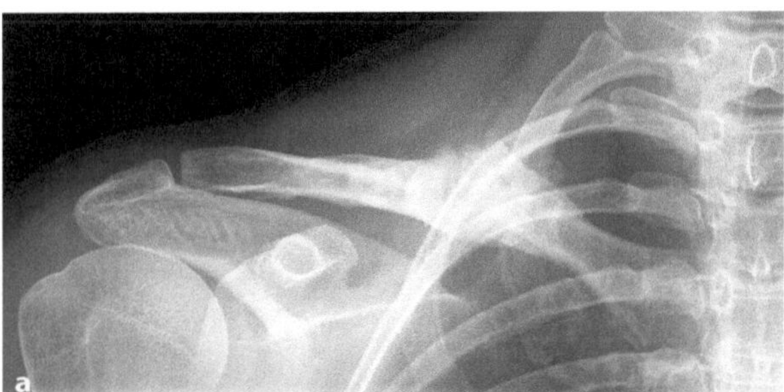

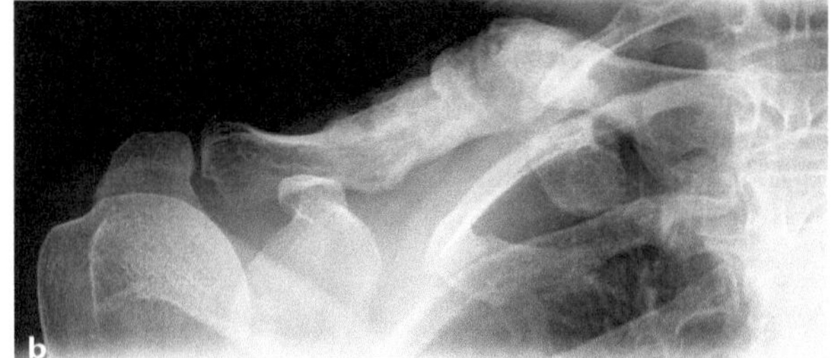

◘ **Abb. 2a,b**

Dritte chirurgische Intervention

- Am 14.08.2003, 3 Jahre nach Claviculafraktur rechts, Pseudarthrose-Resektion/- Anfrischung, Dekortikation, Spongiosaanlagerung mit dem Kallusgewebe entnommener Spongiosa und Osteosynthese mit 3.5 mm 7-Loch-LCD-Platte (◘ Abb. 3).
- Postoperativ Ortho-Gilet, begleitende Physiotherapie, keine Abduktion/Elevation über die Horizontale.

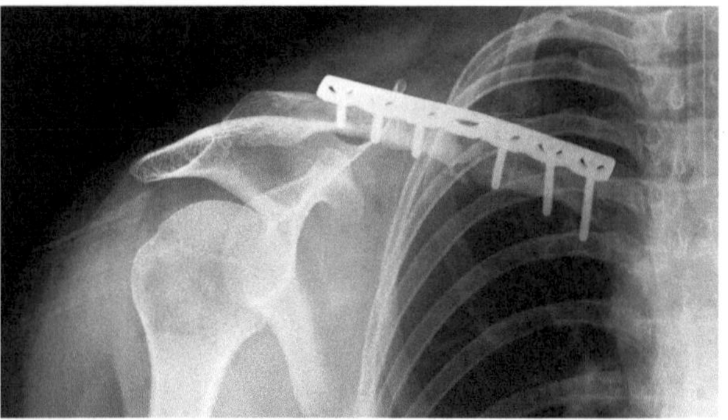

◘ Abb. 3

Verlauf

- 8 Wochen postoperativ Patientin beschwerdeärmer, Schulterbeweglichkeit rechts bis zur Horizontalen schmerzfrei. Radiologisch korrektes Alignement, Osteosynthesematerial stabil, Pseudarthrosespalt flauer (◘ Abb. 4a,b).

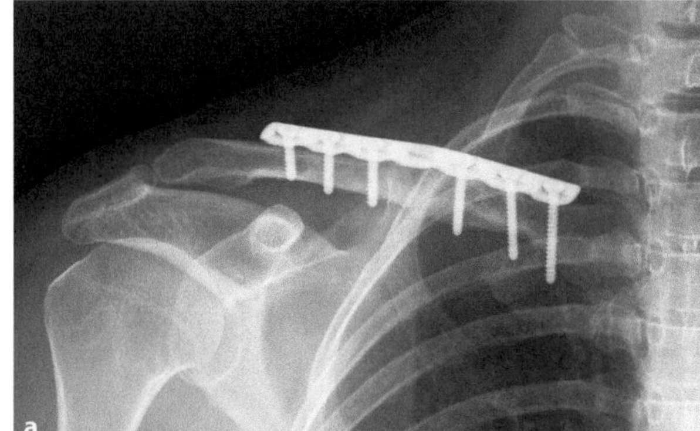

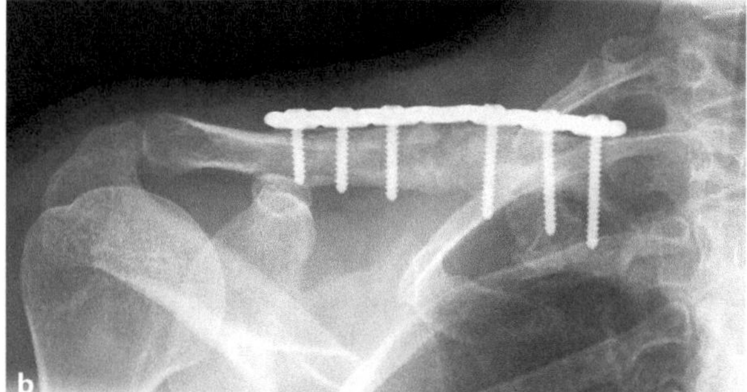

◘ Abb. 4a,b

- 3 Monate nach Osteosynthese diskrete Restbeschwerden, Schultergelenk frei beweglich. Radiologisch zunehmende Konsolidierung der Pseudarthrose, keine Metalllockerung (◘ Abb. 5a,b).

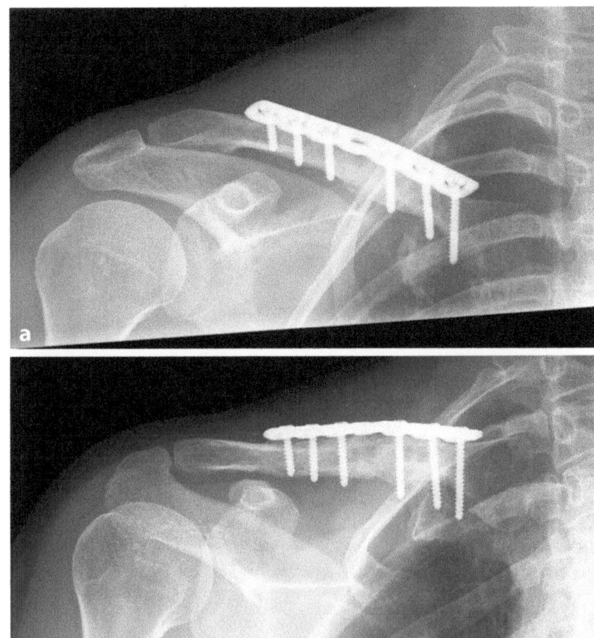

◘ **Abb. 5a,b**

- 8 Monate postoperative myofasziale Restbeschwerden bei radiologisch konsolidierter Pseudarthrose (◘ Abb. 6a,b).

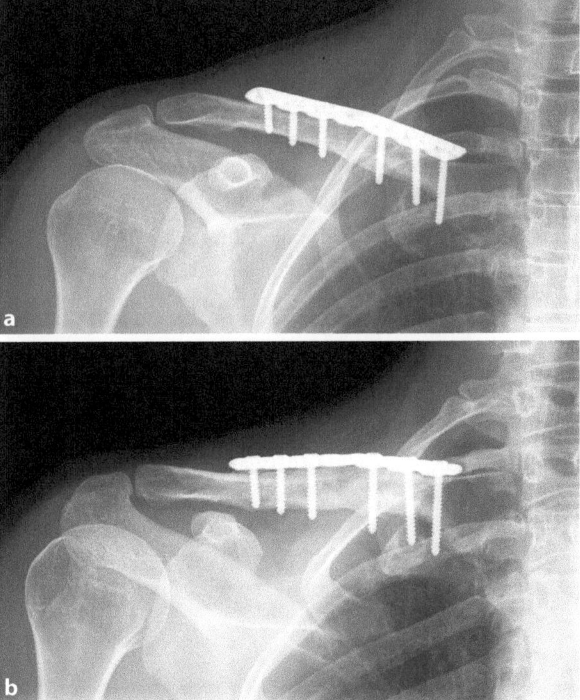

◘ **Abb. 6a,b**

- 2 Jahre nach der Drittintervention subjektive und objektive Restitutio. Radiologisch gutes Remodelling bei abgeheilter Pseudarthrose (◘ Abb. 7a,b).

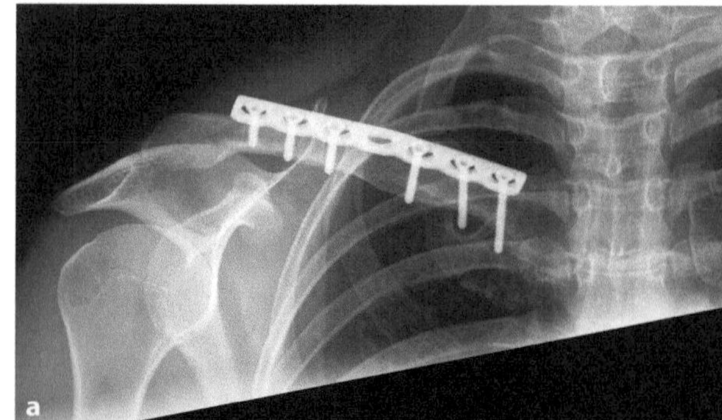

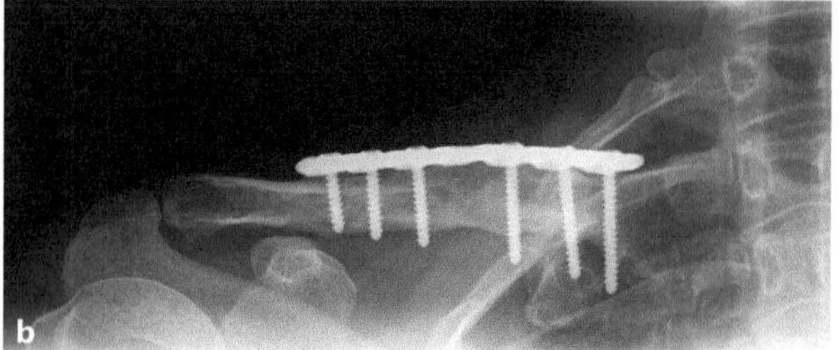

◘ Abb. 7a,b

- Am 31.03.2006, 2½ Jahre nach Re-Osteosynthese Metallentfernung (◘ Abb. 8a,b).

Diskussion

- Drei chirurgische Interventionen, um eine initiale Claviculafraktur zu stabilisieren, sind deren zwei zuviel! Trotz teilweise nicht mehr vorhandener Bildgebung sind die Überlegungen bei fehlender Knochenheilung die Folgenden:
- Entweder liegt ein biomechanisches oder ein biologisches Problem vor beispielsweise Low-grade-Infekt oder ungenügende Überbrückung der Fraktur bei der Primärosteosynthese.
- Die Tatsache, dass nach der dritten chirurgischen Intervention – ohne aus den Akten ersichtliche Probeentnahmen bei Verdacht auf Low-grade-Infekt – die Clavicula-Pseudarthrose fristgerecht konsolidiert, spricht für eine biomechanische Problematik.
- Die hypertrophe Clavicula-Pseudarthrose bedarf streng betrachtet nicht einer Spongiosaplastik. Es genügt auch eine stabile Platten-Osteosynthese.

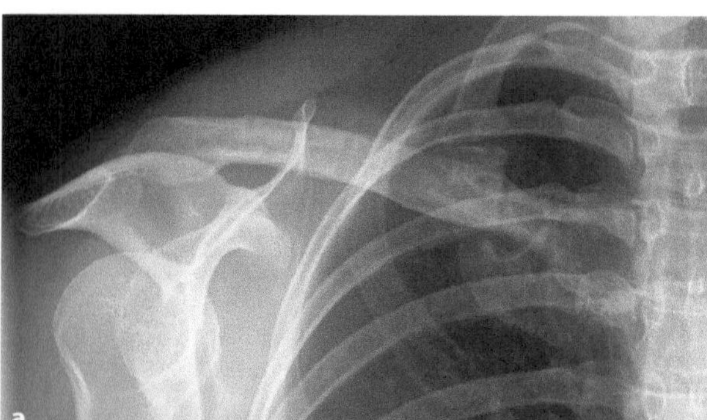

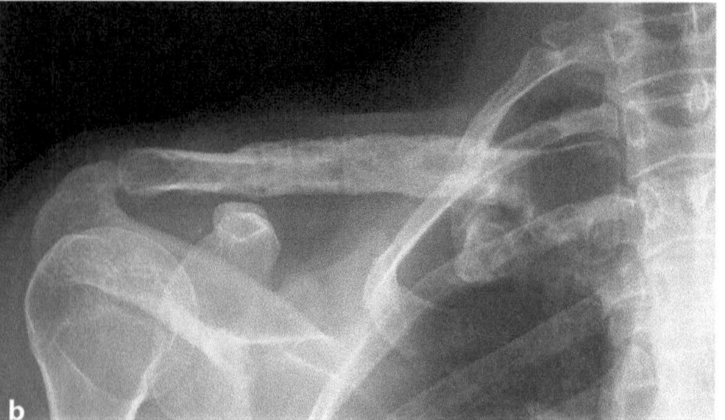

◘ Abb. 8a,b

Ihre Notizen

Fall 23: Symptomatische Clavicula-Pseudarthrose Übergang mittleres-laterales Drittel

Rainer-Peter Meyer, Fabrizio Moro, Hans-Kaspar Schwyzer

R.-P. Meyer et al., *100 Clavicula-Pseudarthrosen*, https://doi.org/10.1007/978-3-662-55345-9_24

Anamnese

- Am 13.01.2001 unverschuldete Kollision der damals 55½-jährigen Frau beim Skilaufen mit einem anderen Skifahrer: Offene mehrfragmentäre Claviculafraktur rechts mittleres-laterales Drittel, Wundversorgung und konservative Therapie in peripherem Krankenhaus.
- Persistierende Beschwerden im rechten Schultergürtel über Monate mit eindeutiger Progredienz. Zuweisung an unsere Klinik zur Einschätzung und Therapie.
- Am 30.01.2002, ein gutes Jahr nach der Primärverletzung, Beurteilung durch uns: Schmerzhaft eingeschränkte Schulterbeweglichkeit rechts, deutliches Knacken im alten Frakturbereich mit Druckdolenz über der rechten Clavicula. Radiologisch Clavicula-Pseudarthrose rechts mit leichter Verkürzung und kaum Kallusbildung (◘ Abb. 1a,b). Indikation zur chirurgischen Sanierung gestellt.

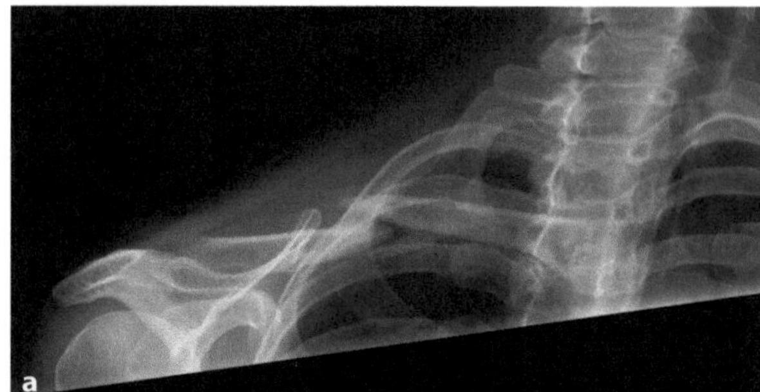

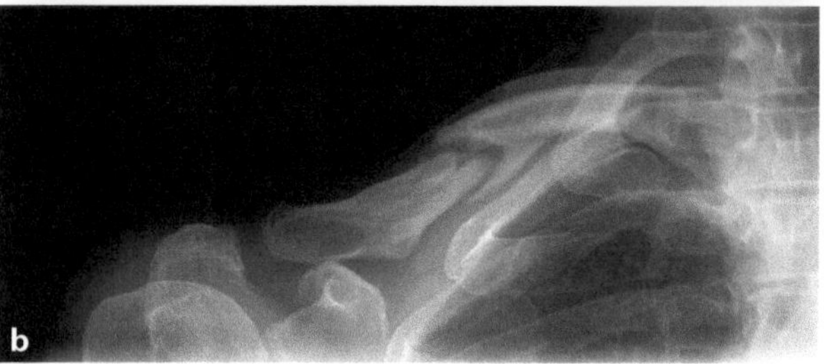

◘ **Abb. 1a,b**

Problemstellung

- Seit über einem Jahr Ruhe- und Nachtschmerzen in der Frakturzone der rechten Clavicula.
- Zunehmende Behinderung bei der Arbeit als Hausfrau, sportliche Aktivität ausgeschlossen.

Chirurgische Intervention

- Am 05.02.2002, über 1 Jahr nach Fraktur, Pseudarthrose-Resektion/Anfrischung und Osteosynthese mit 3.5 mm-7-Loch-Rekonstruktionsplatte der rechten Clavicula (◘ Abb. 2a,b).
- Postoperativ Ortho-Gilet für 6 Wochen mit begleitender Physiotherapie bis zur Horizontalen.

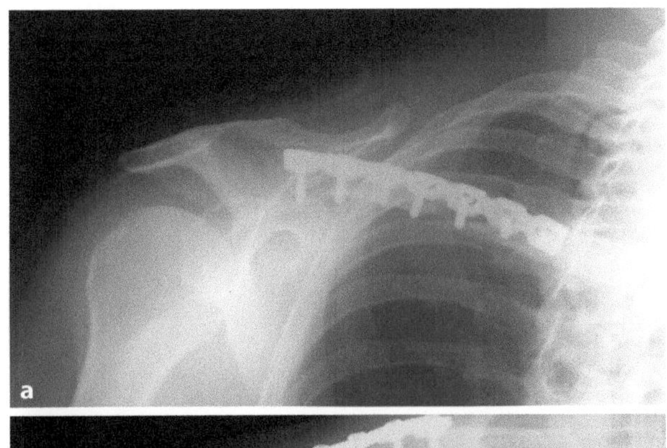

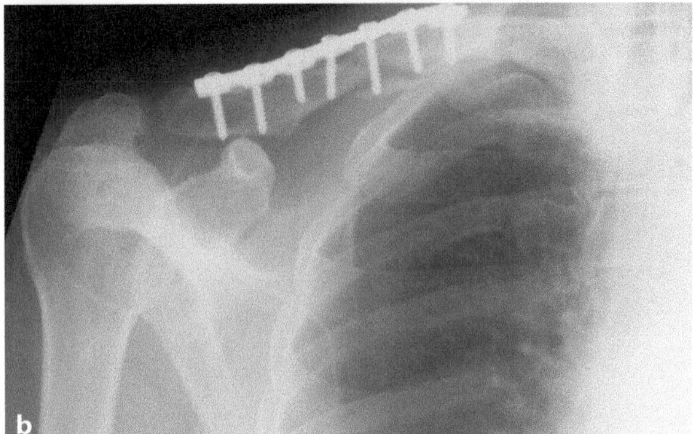

◘ **Abb. 2a,b**

Verlauf

- 6 Wochen nach Intervention schmerzfreier Frakturbereich, rechte Schulter mit Flexion/Elevation bis zur Horizontalen. Radiologisch Pseudarthrosezone noch gut einsehbar bei stabilem Osteosynthesematerial (◘ Abb. 3a,b).

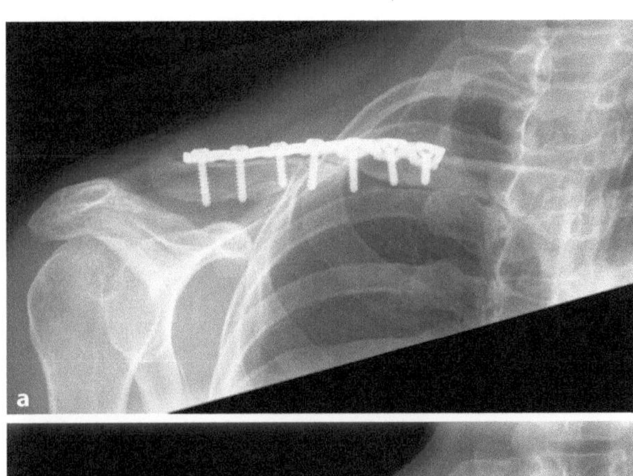

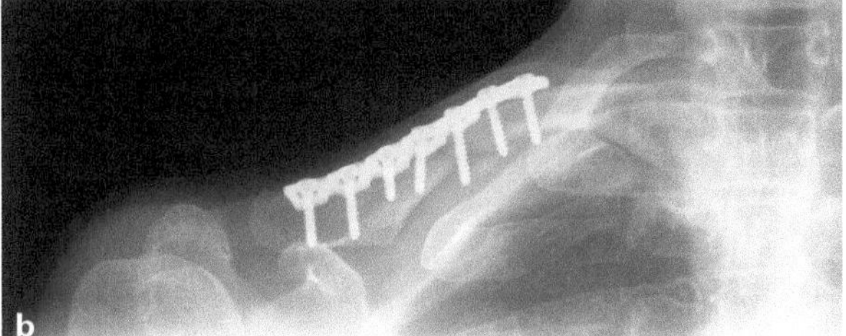

◘ **Abb. 3a,b**

- 6 Monate postoperativ Schulterfunktion rechts weitgehend restituiert und frei. Radiologisch Pseudarthrose praktisch durchgebaut bei unverändertem Plattensitz (◘ Abb. 4a,b). Freigabe der rechten Schulter beruflich und sportlich.

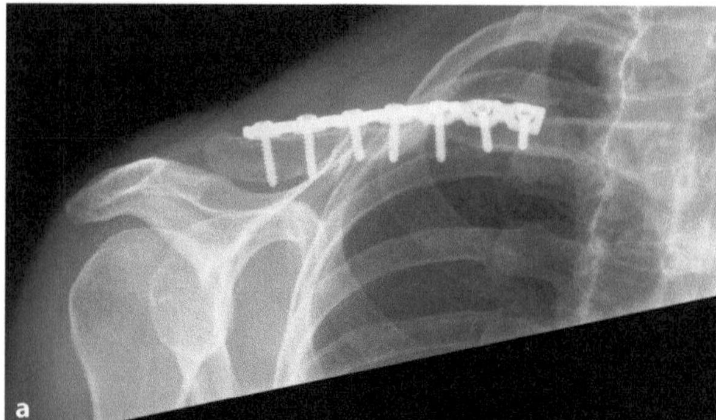

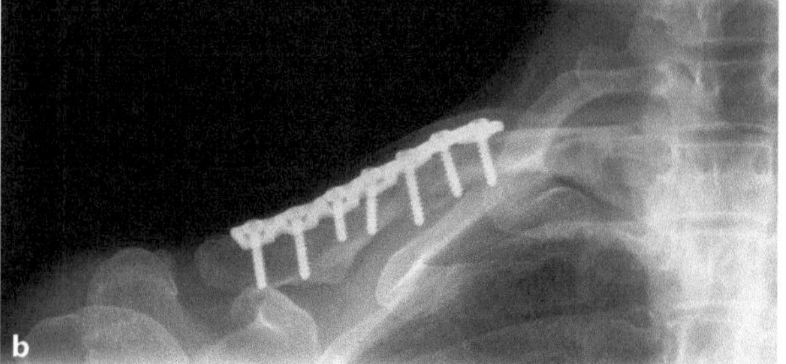

◘ **Abb. 4a,b**

- 1 Jahr nach dem Eingriff subjektive und objektive Restitutio mit freier, symmetrischer Schulterbeweglichkeit. Radiologisch Pseudarthrosespalt als feine Linie noch knapp zu erkennen. Platte in situ (◘ Abb. 5a,b).

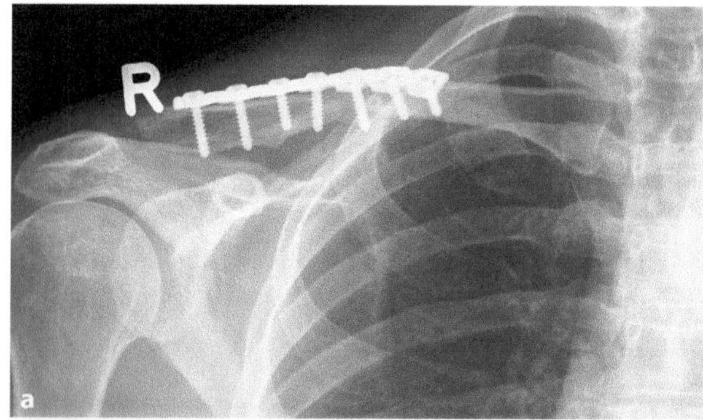

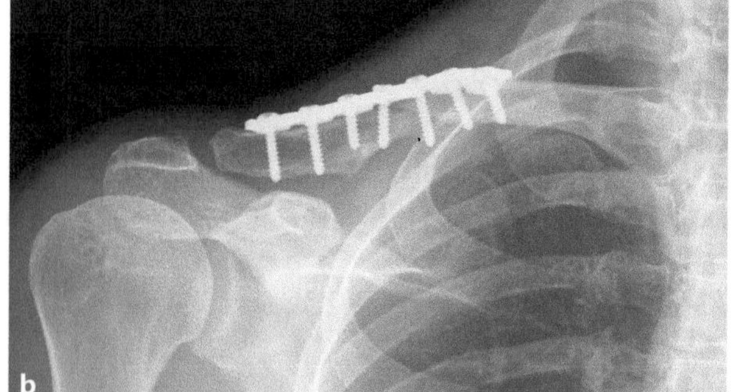

◘ **Abb. 5a,b**

- 1½ Jahre nach Osteosynthese Kontrolle im Hinblick auf eine allfällige Metallentfernung. Radiologisch Pseudarthrose konsolidiert (◘ Abb. 6a,b).

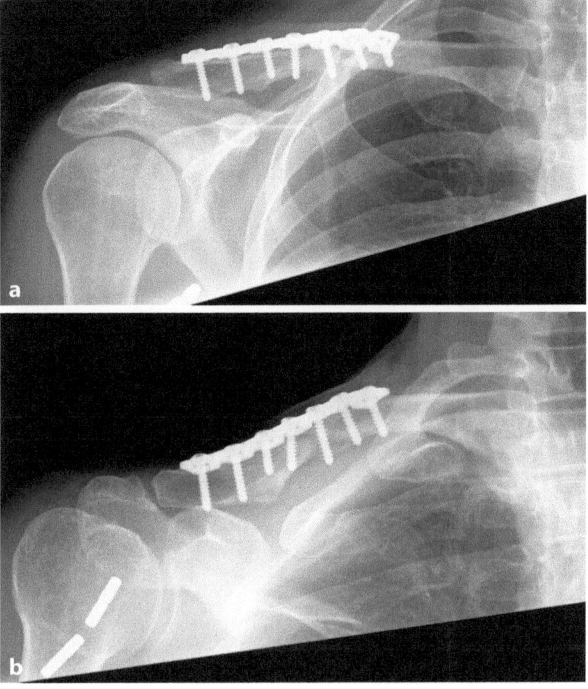

◘ **Abb. 6a,b**

- Metallentfernung am 23.10.2003, 1 Jahr und 9 Monate nach Osteosynthese (◘ Abb. 7a,b).

▪ Diskussion

- Der Verzicht auf eine Spongiosaplastik ist grundsätzlich möglich, sofern gute ossäre Auflageflächen bestehen. In der Regel ist dies bei den kurzen schrägen Pseudarthrosefragmenten der Fall, die entsprechend angefrischt werden können. Eine stabile Fixation ist dann jedoch zusätzlich entscheidend für die Pseudarthrosekonsolidation.

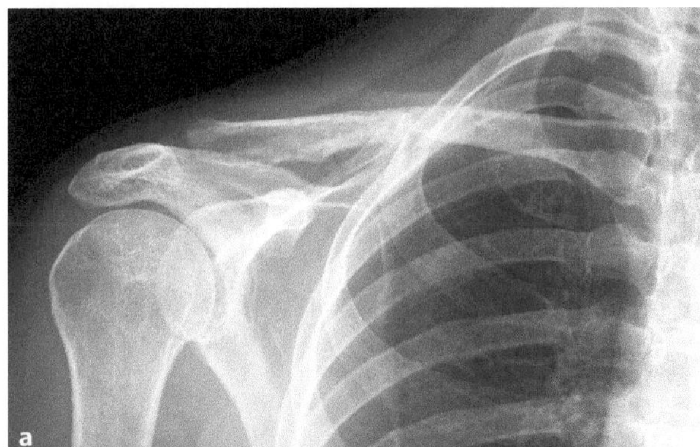

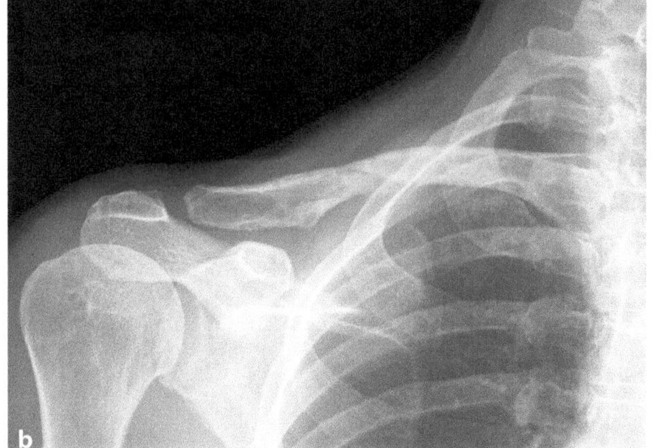

◘ **Abb. 7a,b**

Fall 24: Schmerzhafte traumatisierte Clavicula-Pseudarthrose mittleres Drittel nach Claviculafraktur vor 2 Jahren

Rainer-Peter Meyer, Fabrizio Moro, Hans-Kaspar Schwyzer

R.-P. Meyer et al., *100 Clavicula-Pseudarthrosen*, https://doi.org/10.1007/978-3-662-55345-9_25

Anamnese

- Sturz im Winter 2001 des damals 19-jährigen Sportlers beim Snowboard fahren, Claviculafraktur mittleres Drittel rechts. Konservative Therapie, leichte Restbeschwerden.
- Erneuter Sturz 2002 mit Re-Frakturierung der rechten Clavicula, konservative Behandlung, weitgehende Beschwerdefreiheit.
- Am 08.02.2003 Re-Re-Traumatisierung der rechten Clavicula beim Snowboarden. Zuweisung durch den Hausarzt an unsere Klinik.
- Am 26.06.2003 Einschätzung durch uns: Schulterbeweglichkeit nahezu symmetrisch, bei Abduktion des rechten Armes über die Horizontale Schmerzauslösung über dem gut palpierbaren kräftigen Kallus im mittleren Claviculadrittel rechts, Kallus palpatorisch druckdolent. Radiologisch um Schaftbreite verschobene Clavicula-Pseudarthrose (◘ Abb. 1a,b). Indikation zur chirurgischen Sanierung gestellt.

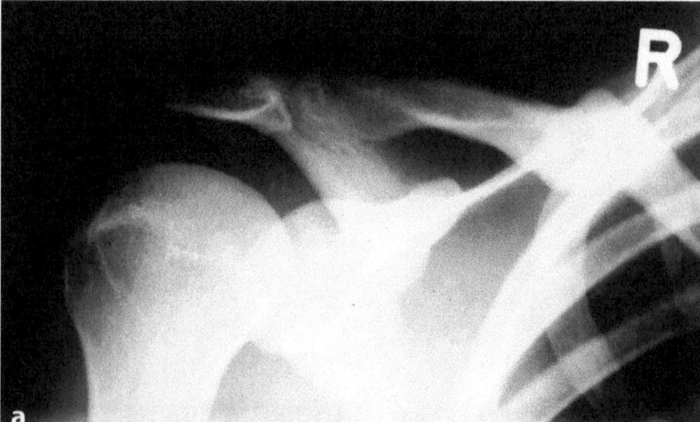

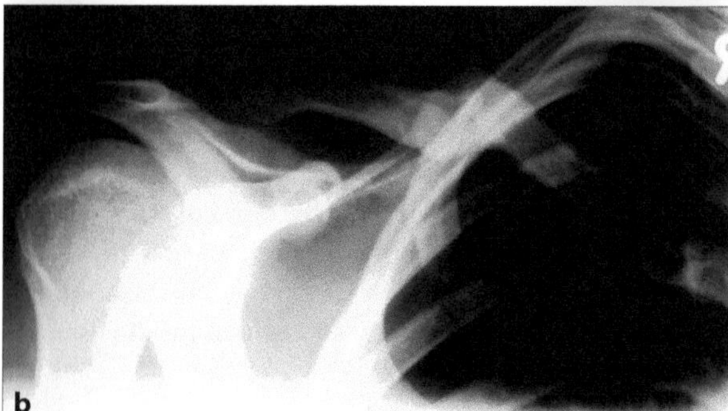

◘ Abb. 1a,b

Problemstellung

- Bei retraumatisierter Clavicula-Pseudarthrose rechts als Rechtshänder im Beruf als Zimmermann nur noch bedingt arbeitsfähig.
- Sportliche Aktivität des 21-jährigen Mannes sistiert.

Chirurgische Intervention

- Am 12.05.2003, gute 2 Jahre nach Claviculafraktur rechts, vermutlich mit Pseudarthrose abgeheilt, und Retraumatisierung der Pseudarthrose Pseudarthrose-Resektion/Anfrischung, Dekortikation und Osteosynthese mit 3.5 mm 7-Loch-Rekonstruktionsplatte rechte Clavicula (◘ Abb. 2).
- Postoperativ Ortho-Gilet mit begleitender Physiotherapie ohne Abduktion/Elevation über die Horizontale für 6 Wochen.

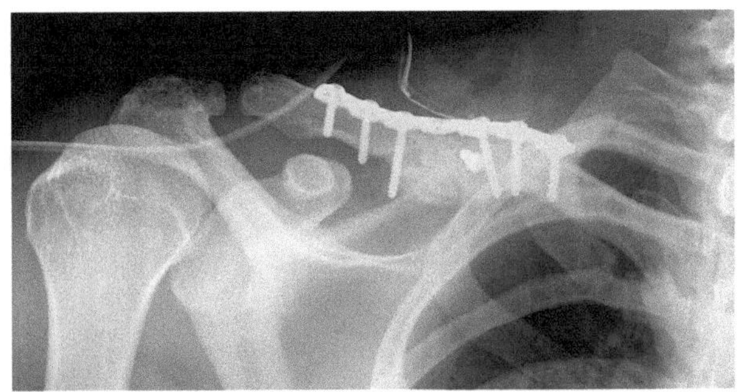

◘ Abb. 2

Verlauf

- Knapp 7 Wochen nach Osteosynthese kaum Schmerzen im Operationsbereich, Schulterbeweglichkeit zusehends normalisiert. Radiologisch beginnende Konsolidation der Pseudarthrose bei stabiler Platte (◘ Abb. 3a,b).
- 3½ Monate postoperativ Patient beschwerdefrei bei symmetrischer und freier Schulterbeweglichkeit, 100 %ige Arbeitsfähigkeit als Zimmermann attestiert. Keine Röntgenbilder von dieser Konsultation vorliegend.

Diskussion

Eine initial straffe Pseudarthrose wird durch die Re-Traumatisierung symptomatisch. Bei diesem jungen, beruflich voll aktiven Patienten mit schwerer körperlicher Belastung als Zimmermann war die Indikation zur Revision gegeben. Die alleinige suffiziente Stabilisierung der Pseudarthrose genügt auch hier für die Konsolidierung. Dies widerspiegelt das alleinige biomechanische Problem.

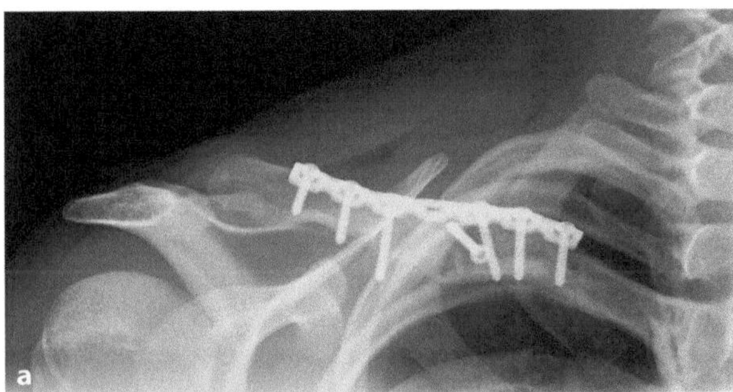

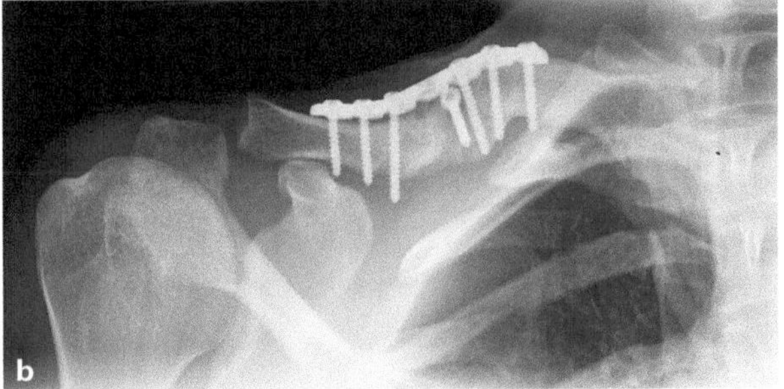

◘ Abb. 3a,b

Fall 25: Symptomatische Clavicula-Pseudarthrose mittleres Drittel nach konservativer Therapie

Rainer-Peter Meyer, Fabrizio Moro, Hans-Kaspar Schwyzer

R.-P. Meyer et al., *100 Clavicula-Pseudarthrosen*, https://doi.org/10.1007/978-3-662-55345-9_26

■ Anamnese

- Am 12.05.2001 Verkehrsunfall der 38-jährigen Frau mit unter anderem Claviculafraktur mittleres Drittel rechts. Konservative Therapie, persistierende Beschwerden im rechten Schultergürtel über Monate. Überweisung durch den Hausarzt 1½ Jahre nach dem Unfall mit der Verdachtsdiagnose einer Pseudarthrose der rechten Clavicula an uns zur Therapie.
- Am 19.08.2002, 15 Monate nach der Verletzung Konsultation an unserer Klinik: Patientin mit bewegungs- und belastungsabhängigen Schmerzen im rechten Schultergürtel bei Rechtshändigkeit, zunehmend reaktive myofasziale Schmerzen im rechtsseitigen Nackenbereich. Rechte Clavicula sich im mittleren Drittel deutlich vorwölbend, Verkürzung gut 1 cm, Druckdolenz und Krepitation im alten Frakturbereich. Radiologisch hypertrophe Clavicula-Pseudarthrose mittleres Drittel (◘ Abb. 1). Indikation zur chirurgischen Revision gegeben.

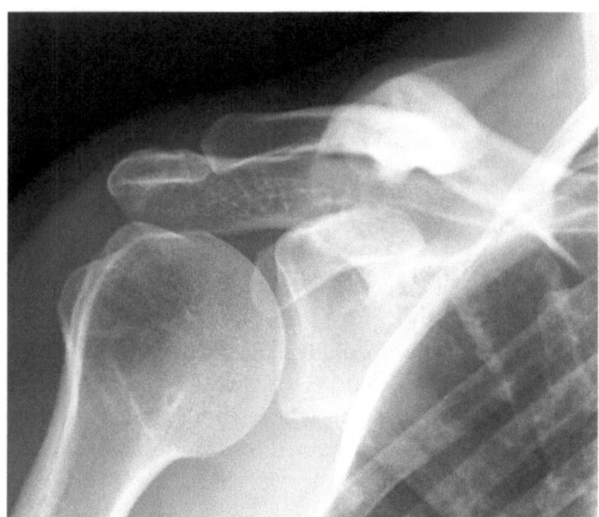

◘ **Abb. 1**

- Am 21.11.2002, 1½ Jahre nach Fraktur, bei Spitaleintritt unveränderte klinische und radiologische Situation (◘ Abb. 2a,b).

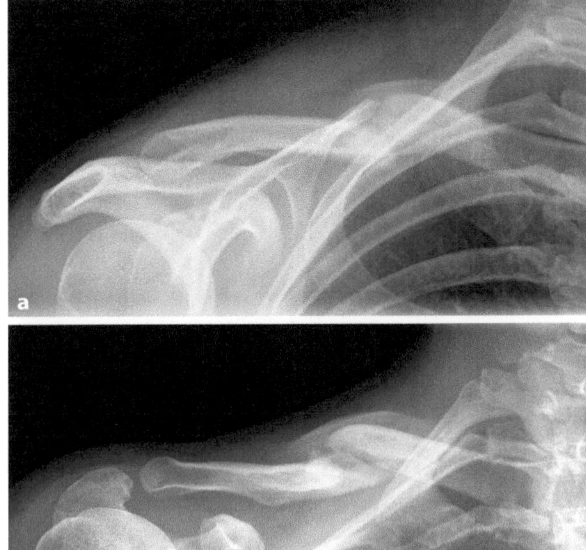

◘ **Abb. 2a,b**

Problemstellung

- Die als Polizistin arbeitende Frau beruflich nicht mehr voll einsetzbar.
- Zunehmende myofasziale Schmerzen auch nachts im rechten Schultergürtel-/Nackenbereich.

Chirurgische Intervention

- Am 22.11.2002, 1½ Jahre nach Fraktur, Pseudarthrose-Resektion/-Anfrischung und Osteosynthese mit 3.5 mm 7-Loch-Rekonstruktionsplatte (◘ Abb. 3).
- Postoperativ Ortho-Gilet für 6 Wochen mit begleitender Physiotherapie ohne Bewegung über die Horizontale.

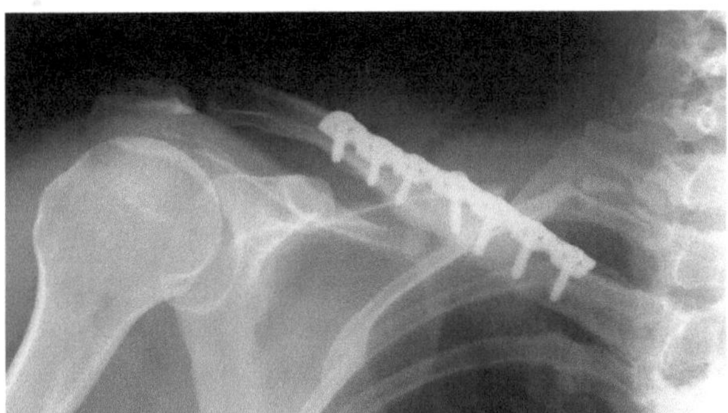

◘ **Abb. 3**

Verlauf

- 6 Wochen postoperativ geringe Restbeschwerden mit Schlafstörungen, Schulterbeweglichkeit rechts bis 90° Abduktion/Elevation frei. Radiologisch fester Platten-/Schraubensitz, Pseudarthrose im Durchbau begriffen, noch sichtbar (◘ Abb. 4a,b). Freigabe der rechten Schulter, 50 %ige Arbeitsfähigkeit attestiert.

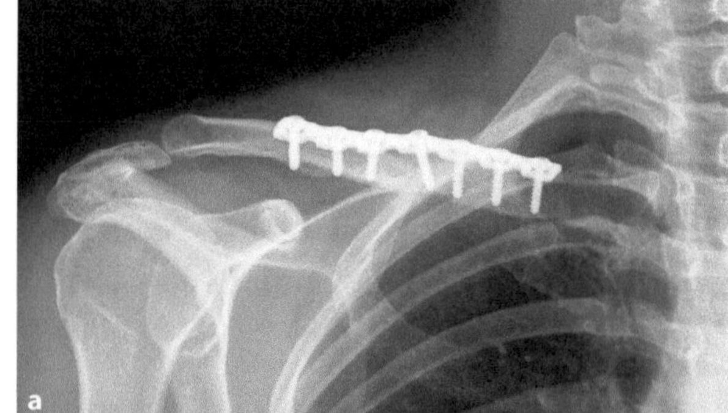

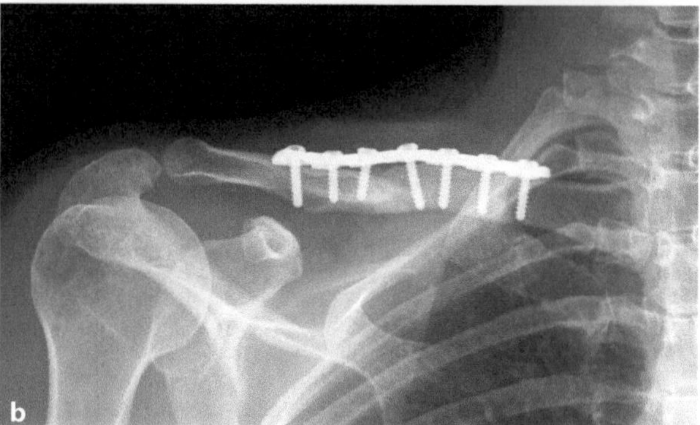

◘ Abb. 4a,b

- 6 Monate nach Intervention Patientin beschwerdefrei und voll arbeitsfähig. Schulterbeweglichkeit frei und seitengleich. Platte gut palpierbar. Radiologisch Pseudarthrose ossär durchgebaut (◘ Abb. 5a,b). Metallentfernung frühestens 1 Jahr nach Osteosynthese möglich.

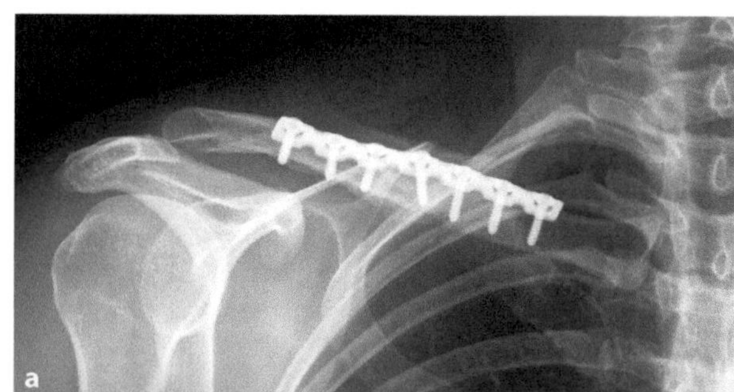

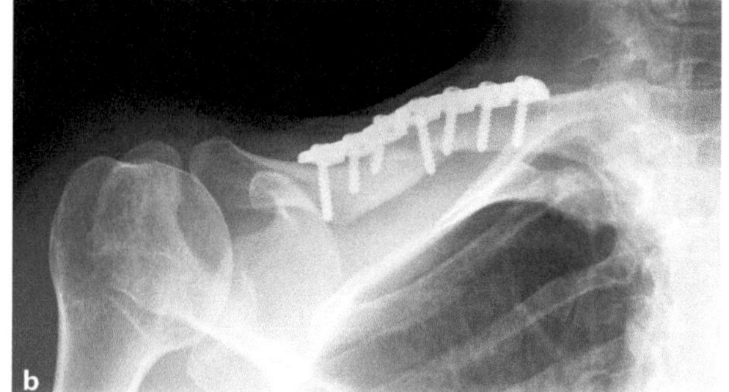

◘ Abb. 5a,b

- Am 22.01.2004 Eintritt zur Metallentfernung bei klinischer und radiologischer Restitutio (◘ Abb. 6a,b).

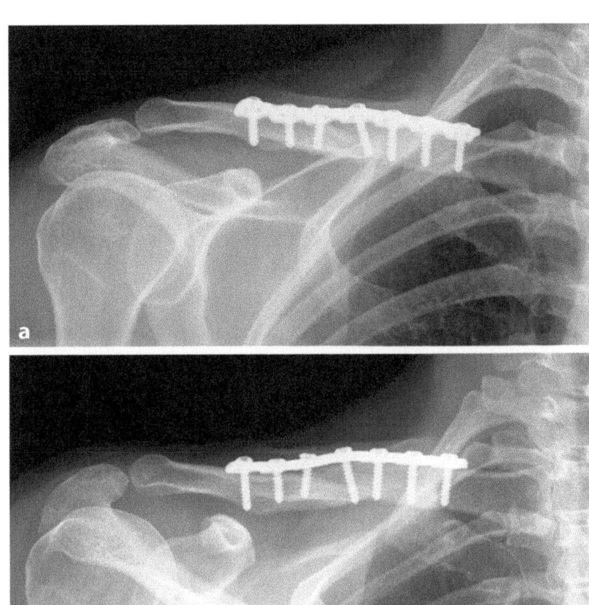

◘ **Abb. 6a,b**

- Metallentfernung am 23.01.2004, 14 Monate nach Osteosynthese. 5 Wochen postoperativ Abschluss unserer Behandlung bei radiologisch korrekter Situation (◘ Abb. 7a,b).

▪ Diskussion

Wer hätte hier primär die Indikation zur Osteosynthese gestellt? Wahrscheinlich kaum jemand, denn bei dieser Frakturmorphologie hätten wir eine Konsolidierung unter konservativer Therapie erwartet.

Auch heute noch stellt sich die Frage, welche Claviculafrakturen überhaupt primär operativ angegangen werden sollten. Vielleicht bestätigt hier die Ausnahme die Regel.

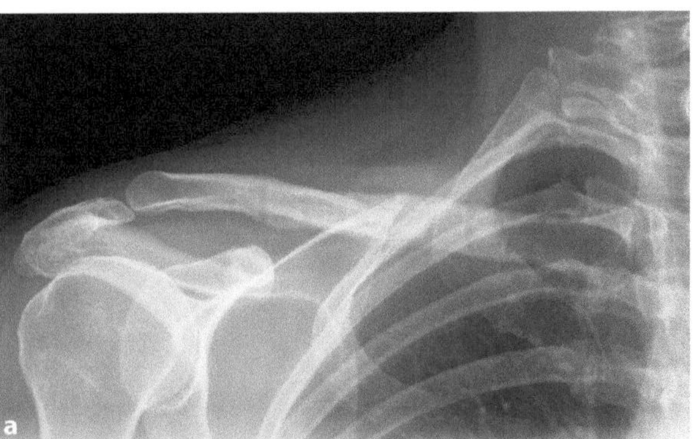

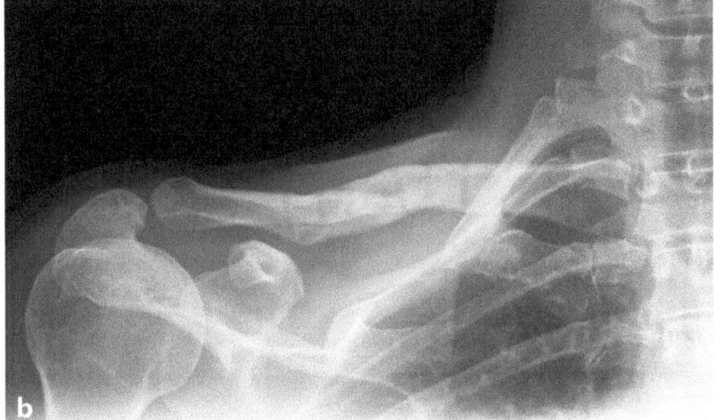

◘ **Abb. 7a,b**

Fall 26: Symptomatische Clavicula-Pseudarthrose laterales Drittel

Rainer-Peter Meyer, Fabrizio Moro, Hans-Kaspar Schwyzer

R.-P. Meyer et al., *100 Clavicula-Pseudarthrosen*, https://doi.org/10.1007/978-3-662-55345-9_27

Anamnese

- Am 08.06.2001 Sturz des damals 30-jährigen Mannes mit dem Fahrrad: Laterale Claviculafraktur rechts (◘ Abb. 1a,b), konservative Therapie an einem Schwerpunktkrankenhaus empfohlen.
- Wegen persistierender Beschwerden im rechten Schultergürtel Überweisung durch den Versicherungsarzt an uns zur Einschätzung und allfälligen Therapie.

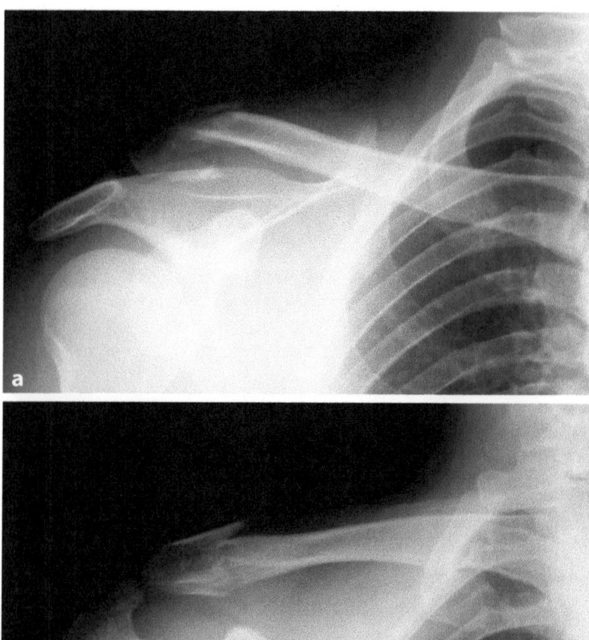

◘ **Abb. 1a,b**

- Am 04.10.2001, 4 Monate nach Fraktur, Beurteilung an unserer Klinik: Schmerzen im rechten Schultergürtel bei eingeschränkter Beweglichkeit, schmerzhafte Vorwölbung an der lateralen Clavicula rechts. Radiologisch keine Zeichen einer Konsolidierung der lateralen Claviculafraktur (Abb. 2a,b, Abb. 3). Indikation zur chirurgischen Sanierung gestellt.

Problemstellung

- Über 8 Monate Schmerzen im Schultergürtel rechts mit reduzierter Arbeitsfähigkeit.
- Zunehmende nächtliche Schmerzen mit Schlafstörungen.

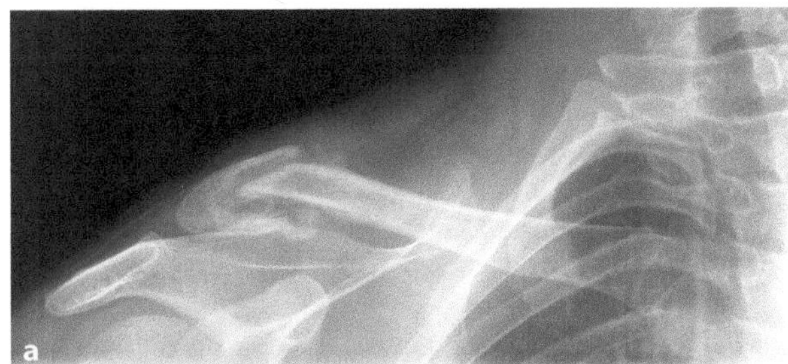

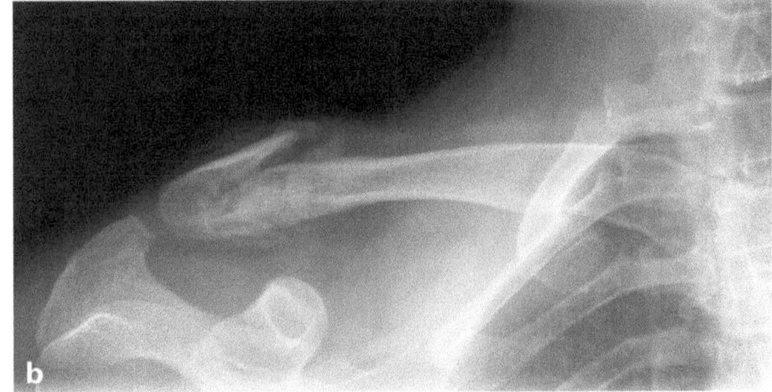

Abb. 2a,b

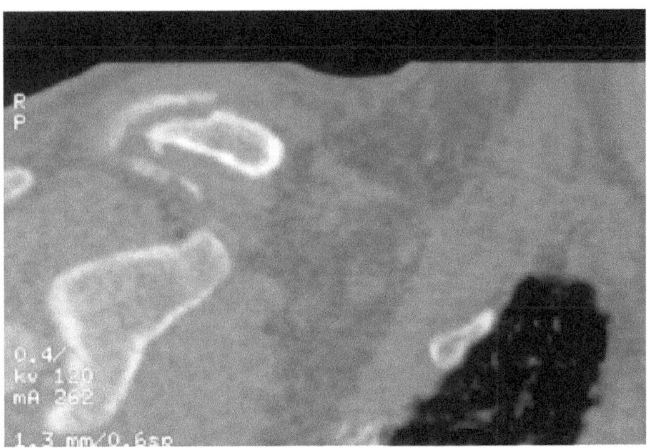

Abb. 3

Chirurgische Intervention

- Am 18.01.2002, 8 Monate nach Fraktur, Pseudarthrose-Resektion/Anfrischung und Osteosynthese mit 3.5 mm-7-Loch-Rekonstruktionsplatte rechte Clavicula (Abb. 4).
- Postoperativ Ortho-Gilet für 6 Wochen mit begleitender Physiotherapie unter der Horizontalen.

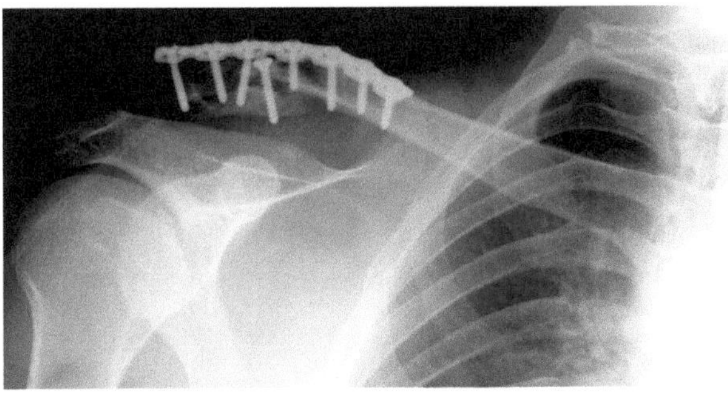

Abb. 4

Verlauf

- 6 Wochen postoperativ Patient weitgehend schmerzfrei, gute passive Schulterbeweglichkeit rechts. Radiologisch guter Knochenkontakt in der ehemaligen Pseudarthrose ohne deutliche Kallusbildung, Osteosynthesematerial stabil (◘ Abb. 5a,b).

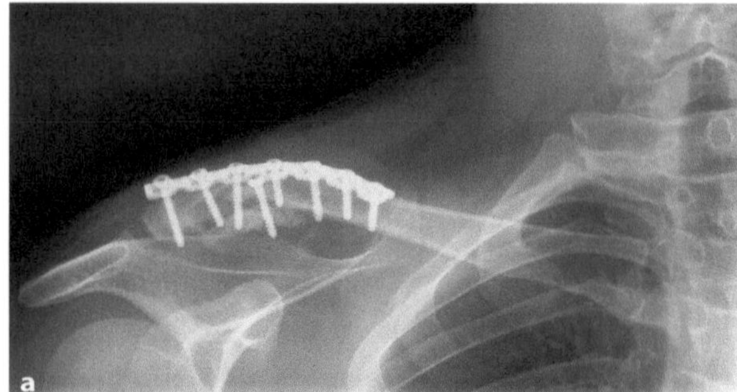

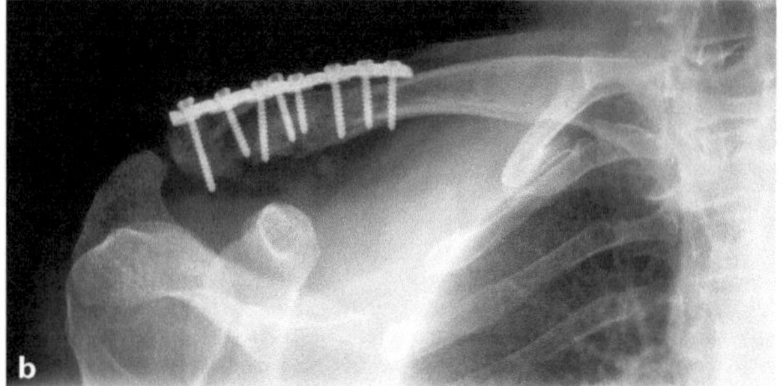

◘ Abb. 5a,b

- 5 Monate nach Osteosynthese Patient beschwerdefrei und voll arbeitsfähig. Schulterbeweglichkeit normalisiert. Radiologisch Pseudarthrose konsolidiert bei leichter Schraubenlockerung im lateralen Fragment (◘ Abb. 6a,b). Osteosynthesematerialentfernung frühestens 1 Jahr nach Intervention möglich.

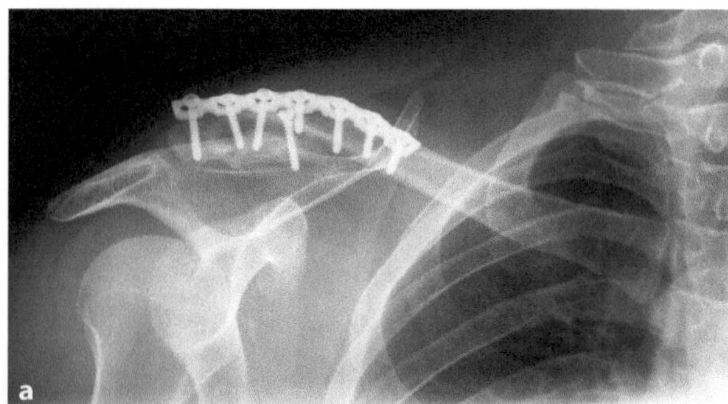

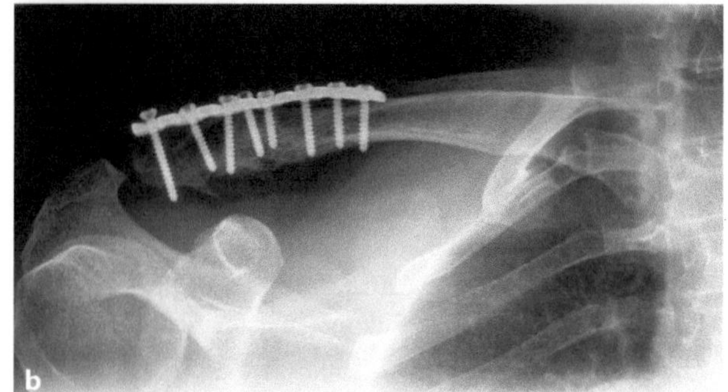

◘ Abb. 6a,b

- 9 Monate nach Intervention subjektive und objektive Restitutio der Clavicula-Pseudarthrose, störende posttraumatische Acromioclaviculargelenk-Arthrose. Radiologisch Pseudarthrose konsolidiert, AC-Gelenksarthrose (◘ Abb. 7a,b). Metallentfernung mit gleichzeitiger offener Acromioclaviculargelenks-Resektion empfohlen.
- Am 30.05.2003, 1 Jahr und 4 Monate nach Osteosynthese, Materialentfernung und Acromioclaviculargelenk-Resektion rechts.

Diskussion

Wie so oft werden die lateralen Claviculafrakturen unterschätzt. Sowohl nach unseren eigenen Erfahrungen wie auch aus der Literatur bekannt, sind hohe Pseudarthroseraten mit teils über 30 % eine Realität.

Es stellt sich daher die Frage, ob solche Frakturen nicht primär osteosynthetisch versorgt werden sollten.

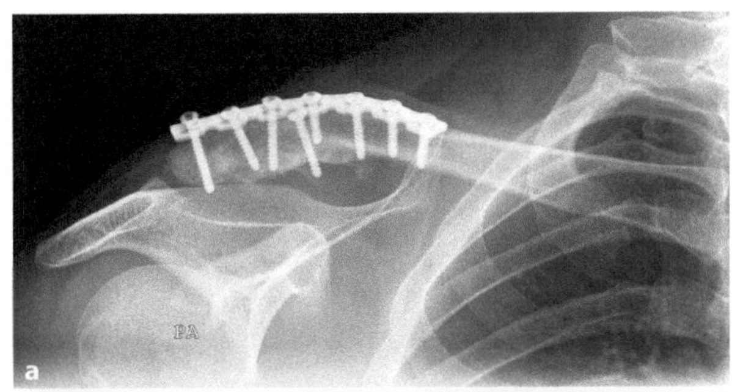

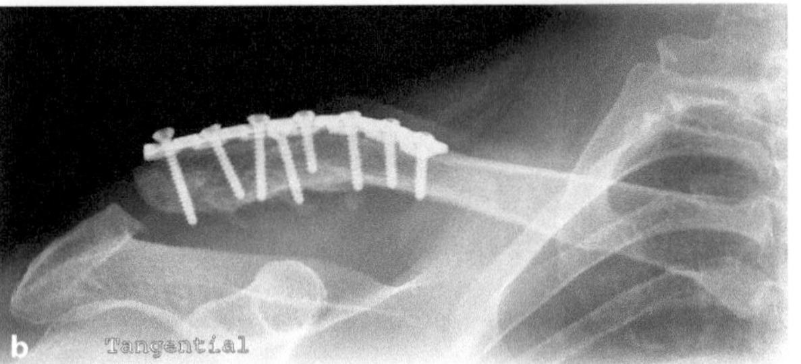

◘ Abb. 7a,b

Fall 27: Delayed-Union einer Claviculafraktur mittleres Drittel

Rainer-Peter Meyer, Fabrizio Moro, Hans-Kaspar Schwyzer

R.-P. Meyer et al., *100 Clavicula-Pseudarthrosen*, https://doi.org/10.1007/978-3-662-55345-9_28

Anamnese

- Am 23.07.2001 Verkehrsunfall der 26-jährigen Frau mit unter anderem Claviculafraktur Übergang mittleres-laterales Drittel links mit Zwischenfragment und erheblicher Diastase (◘ Abb. 1a,b). Konservative Therapie, persistierende Schmerzen. Zuweisung durch den Hausarzt an uns zur Einschätzung und allfälligen chirurgischen Therapie.

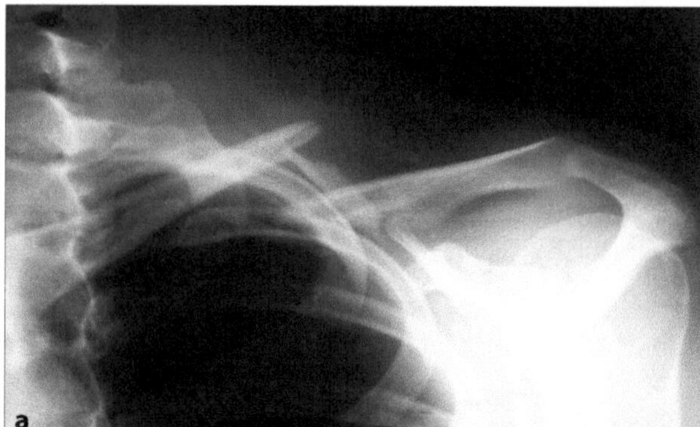

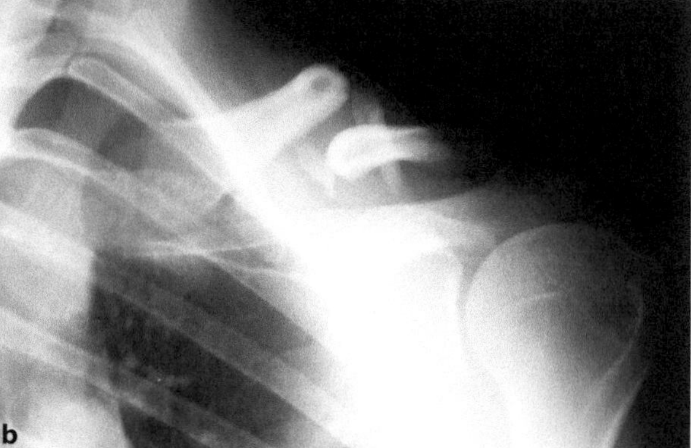

◘ Abb. 1a,b

- Am 19.09.2001, 2 Monate nach Fraktur, Einschätzung an unserer Klinik: Nach wie vor Schmerzen im Frakturbereich der linken Clavicula, Schulterbeweglichkeit links schmerzbedingt eingeschränkt. Radiologisch stark dislozierte Claviculafraktur mit Verkürzung und Intermediärfragment ohne Anzeichen einer Konsolidation (◘ Abb. 2a,b). Indikation zur osteosynthetischen Versorgung bei Delayed-Union mit Fehlstellung und Verkürzung gestellt.

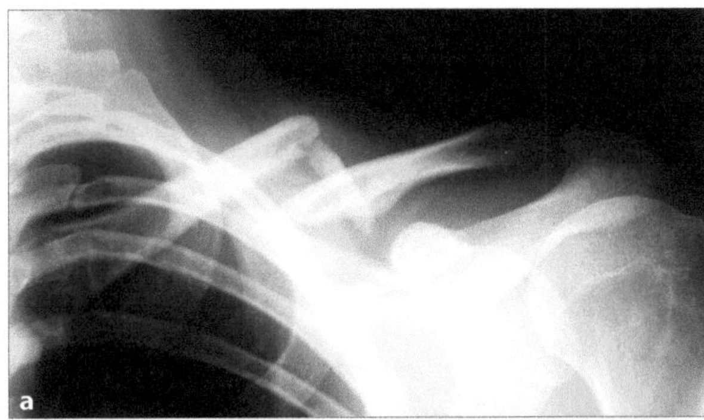

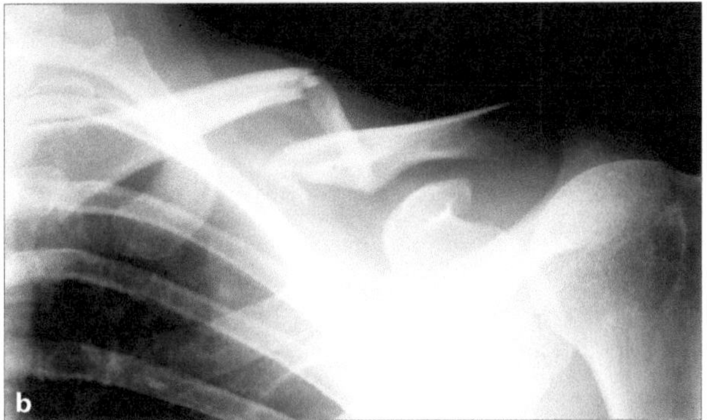

◘ Abb. 2a,b

Problemstellung

- Seit über 2 Monate schmerzbedingte Beeinträchtigung im Alltag.
- Keine sportliche Aktivität mehr möglich.

Chirurgische Intervention

- Am 17.10.2001, knapp 3 Monate nach Fraktur, operative Revision bei Non-Union mit Reposition, Anfrischen der alten Frakturränder und Osteosynthese mit 3.5 mm-7-Loch-Rekonstruktionsplatte und Osteosuture des freien Zwischenfragmentes (◘ Abb. 3).
- Postoperativ Ortho-Gilet für 6 Wochen mit begleitender passiv-assistiver Physiotherapie nicht über die Horizontale.

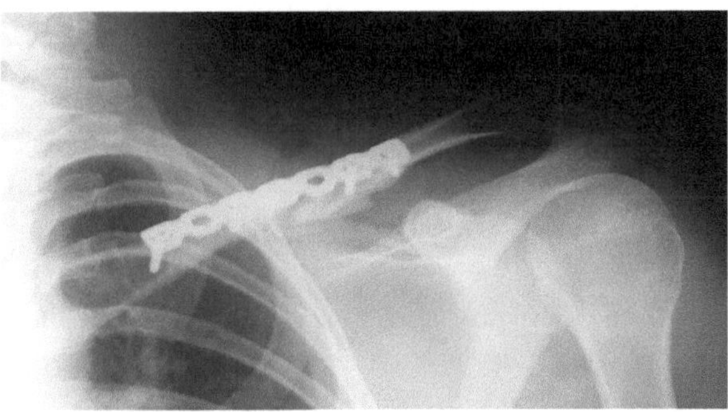

◘ Abb. 3

Verlauf

- 6 Wochen postoperativ Patientin beschwerdefrei, Schulterbeweglichkeit links endständig noch reduziert. Radiologisch Frakturspalt noch gut sichtbar, Platte stabil (Abb. 4a,b).

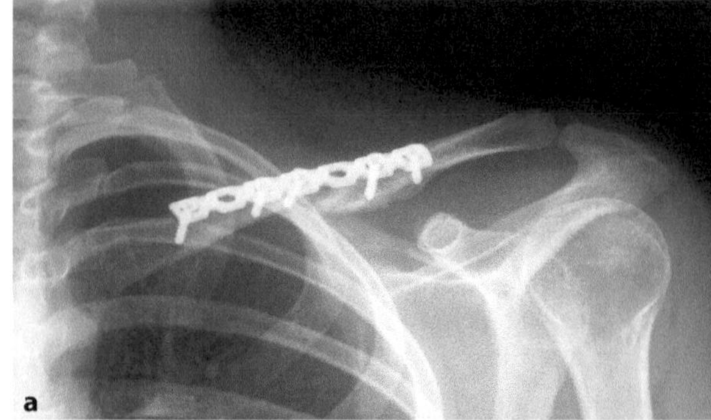

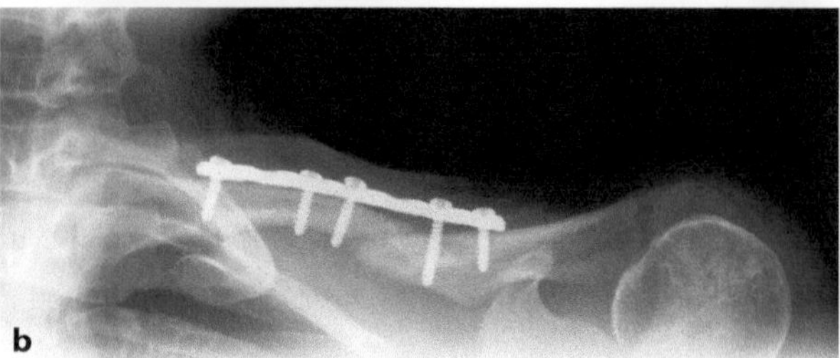

Abb. 4a,b

- 3 Monate nach dem Eingriff Patientin beschwerdefrei bei weitgehend normalisierter Schulterbeweglichkeit links. Radiologisch Delayed-Union-Zone ossär überbrückt bei stabilem Osteosynthesematerial (Abb. 5).
- 5 Monate postoperativ subjektive und objektive Restitution. Keine radiologische Kontrolle.
- Am 19.06.2002, 8 Monate nach Primärintervention, Metallentfernung.

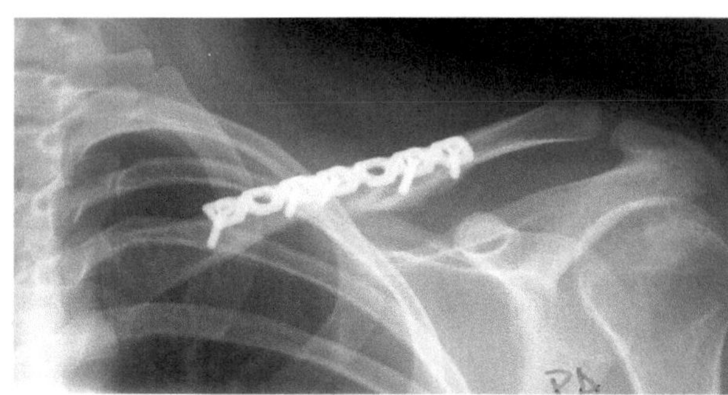

Abb. 5

Diskussion

- Primär bestand hier eine eindeutige Operationsindikation. Schon allein das um 90° verkippte intermediäre Fragment verhindert eine Knochenheilung.
- Die operative Versorgung dieser Pseudarthrose ist nach unseren heutigen Kriterien kritisch betrachtet eher ungenügend. Die Platte wurde zu kurz gewählt. Die Osteosynthese ist nicht ausgewogen. Das jugendliche Alter der Patientin hat wahrscheinlich den günstigen Verlauf ermöglicht.
- Auch die Entfernung des Osteosynthesematerials ist retrospektiv zu früh erfolgt.

Ihre Notizen

Fall 28: Symptomatische lateralste Clavicula-Pseudarthrose

Rainer-Peter Meyer, Fabrizio Moro, Hans-Kaspar Schwyzer

R.-P. Meyer et al., *100 Clavicula-Pseudarthrosen*, https://doi.org/10.1007/978-3-662-55345-9_29

■ **Anamnese**

- Am 31.07.2001 Sturz des 41-jährigen Mannes beim Spielen mit der Tochter, lateralste Claviculafraktur links, konservative Therapie empfohlen.
- Bei persistierenden Schulterschmerzen links und 100%iger Arbeitsunfähigkeit als LKW-Fahrer Zuweisung durch den Hausarzt an uns zur Einschätzung und Therapie.

- Am 05.03.2002, 6 Monate nach dem Unfall, Beurteilung an unserer Klinik: Deutlich schmerzhafte Schulterbeweglichkeit links über die Horizontale, massive Druckdolenz über dem Acromioclaviculargelenk links, klinisch Rotatorenmanschette unauffällig. Radiologisch Pseudarthrose der lateralen Clavicula (◘ Abb. 1a–c). Sonographisch Rotatorenmanschette intakt. Indikation zur chirurgischen Revision gestellt.

▪ Problemstellung

- Über 6 Monate persistierende Schmerzen im linken Schultergürtel.
- Als LKW-Fahrer im Abfuhrwesen nicht einsetzbar.

▪ Chirurgische Intervention

- Am 28.05.2002, 10 Monate nach Unfall, offene Resektion des lateralen Claviculafragmentes bei stabilem coracoclaviculärem Bandapparat (keine postoperative Röntgenkontrolle).
- Postoperativ funktionelle Nachsorge.

▪ Verlauf

- 6 Wochen postoperativ Patient beschwerdefrei, Schulterbeweglichkeit links weitgehend normalisiert, keine Röntgenkontrolle. Noch weitere 6 Wochen 100 %ige Arbeitsunfähigkeit im angestammten Beruf.
- 6 Monate postoperativ subjektive und objektive Restitutio bei voller Arbeitsfähigkeit im Beruf als LKW-Fahrer.

▪ Diskussion

Eine aufwändige Rekonstruktion im Sinne einer Pseudarthrose-Sanierung kommt bei diesen kleinsten Fragmenten nicht in Frage. Aufwand und Ertrag würden in keinem Verhältnis zueinander stehen. Die offene Resektion ist hier die Methode der Wahl.

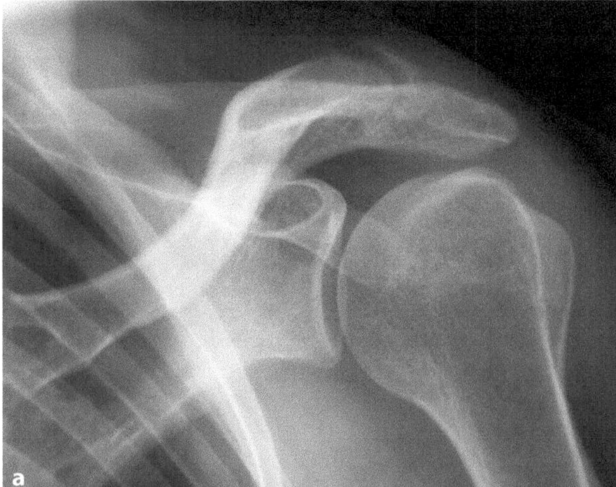

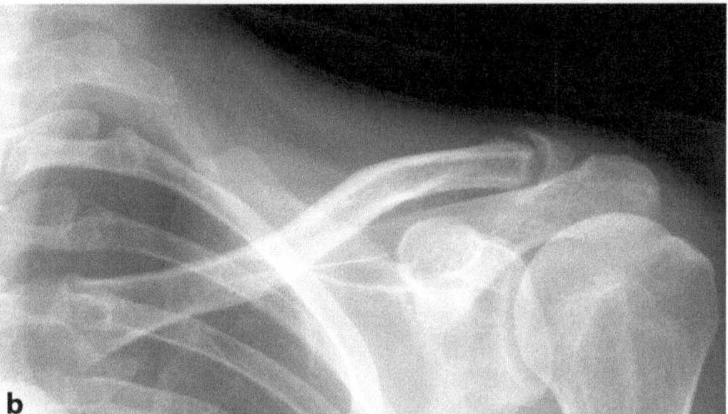

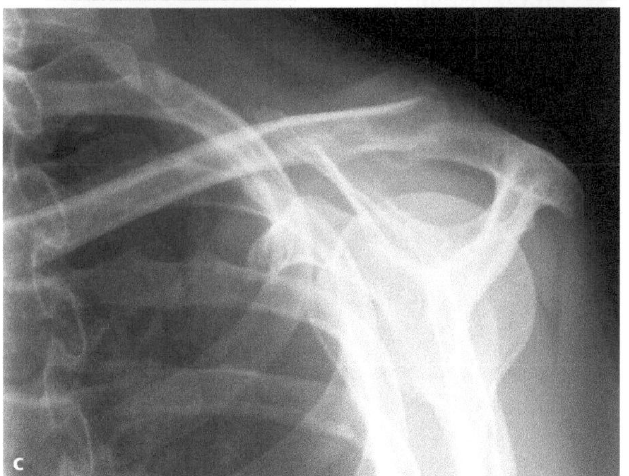

◘ Abb. 1a–c

Fall 29: Symptomatische atrophe Clavicula-Pseudarthrose Übergang mittleres laterales Drittel

Rainer-Peter Meyer, Fabrizio Moro, Hans-Kaspar Schwyzer

R.-P. Meyer et al., *100 Clavicula-Pseudarthrosen*, https://doi.org/10.1007/978-3-662-55345-9_30

Anamnese

- Sturz der damals 32-jährigen Frau beim Skilaufen im Februar 2002: Claviculafraktur links Übergang mittleres laterales Drittel (Röntgenbilder durch die Patientin entsorgt). Konservative Therapie.
- Entwicklung einer atrophen Clavicula-Pseudarthrose mit Hochstand des medialen Fragmentes, kaum schmerzhaft, ästhetisch störender Weichteilbuckel (Röntgenbilder durch Patientin entsorgt), zunehmende myofasziale Schmerzen im Hals-/Schulterbereich links.

Problemstellung

- Atrophe Clavicula-Pseudarthrose links ästhetisch störend.
- Progrediente myofasziale Schmerzen im linken Schulter-/Nackenbereich.

Operative Intervention

- Am 22.10.2008, 6½ Jahre nach Primärverletzung, chirurgische Sanierung der Clavicula-Pseudarthrose auswärts mit Pseudarthrose-Resektion-Anfrischen der Claviculaenden, Interposition eines kortikospongiösen Beckenspans, Spongiosaplastik und Osteosynthese mit 3.5 mm 9-Loch-Rekonstruktionsplatte, Beckenspanfixation mit einer isolierten Kortikalisschraube (postoperative Röntgenbilder durch Patientin entsorgt).
- Postoperativ Gilchrist-Verband für 2 Wochen im Wechsel mit Armschlinge, begleitende Physiotherapie nach Maßgabe der Beschwerden.

Verlauf

- Nachsorge wegen Wohnortswechsels erfolgt durch unsere Klinik. Erste Kontrolle 30.04.2009, das heißt 6 Monate nach Intervention. Narbe reizlos, keine Druckdolenz über dem Pseudoarthrosebereich, freie, symmetrische Schulterfunktion. Radiologisch Pseudarthroseheilung weitgehend abgeschlossen bei integriertem Beckenspan (◘ Abb. 1a,b).

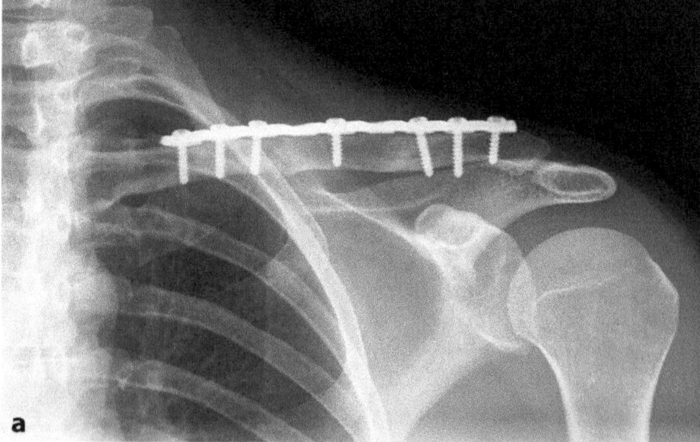

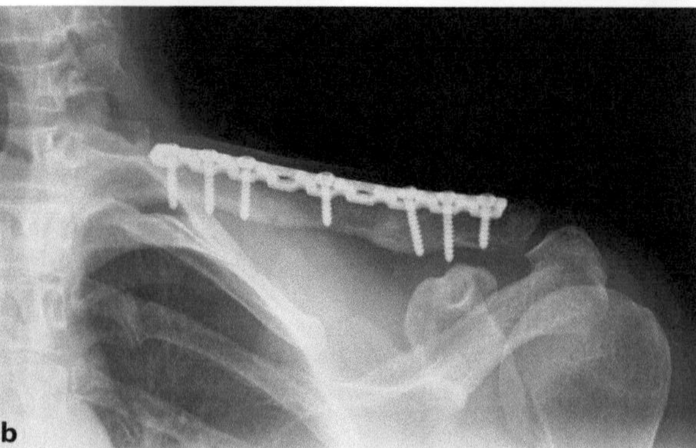

◘ **Abb. 1a,b**

- 9 Monate postoperativ freie symmetrische Schulterfunktion, radiologisch Beckenspan eingeheilt, Osteosynthesematerial stabil (■ Abb. 2a,b).

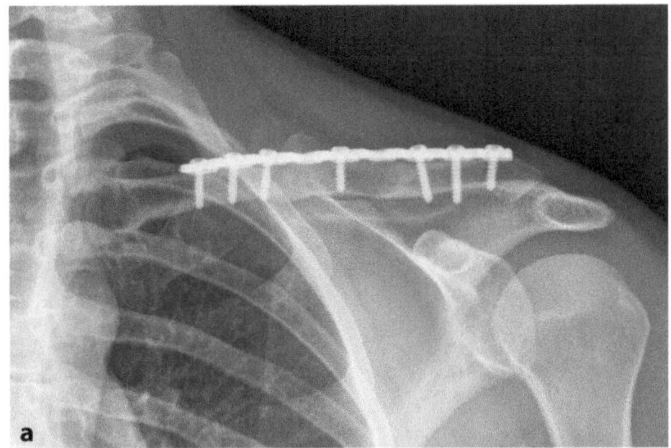
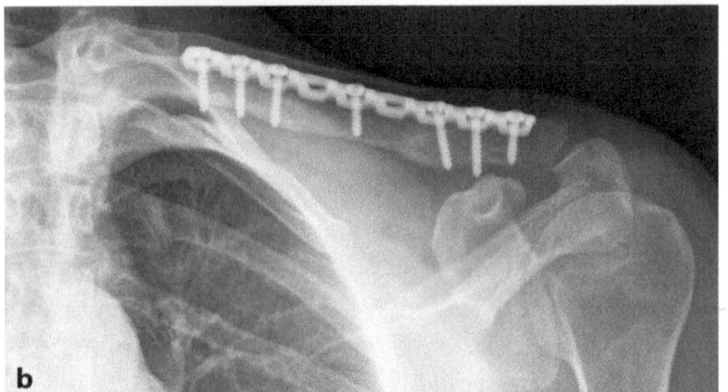

■ **Abb. 2a,b**

- 1 Jahr nach Intervention subjektiv und objektiv Restitution. Radiologische Kontrolle vor der Metallentfernung mit normalisierten Knochenstrukturen an der linken Clavicula (■ Abb. 3a,b). Metallentfernung auf Wunsch der Patientin am 12.01.2010.

■ Diskussion

Im auswärtigen Operationsbericht wird erwähnt, dass der zu überbrückende Defekt an der Clavicula 3.6 cm betrug. Wahrscheinlich wurde hier die Grenze der noch möglichen Beckenspaninterposition erreicht. Bei größeren Defekten muss man sich die Interposition eines vaskulär gestielten Knochenblockes, beispielsweise eines Fibulatransfers, überlegen.

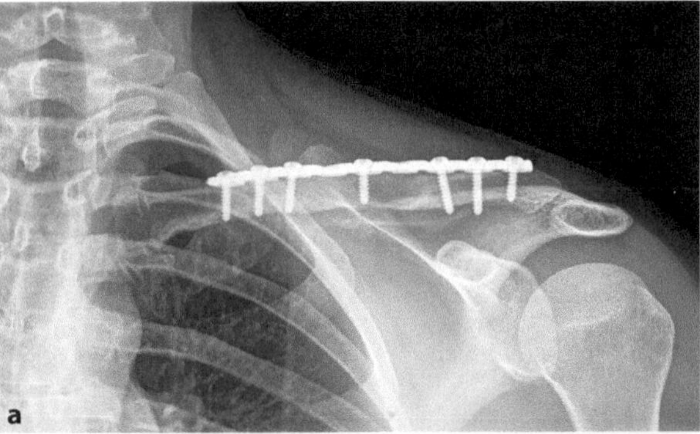
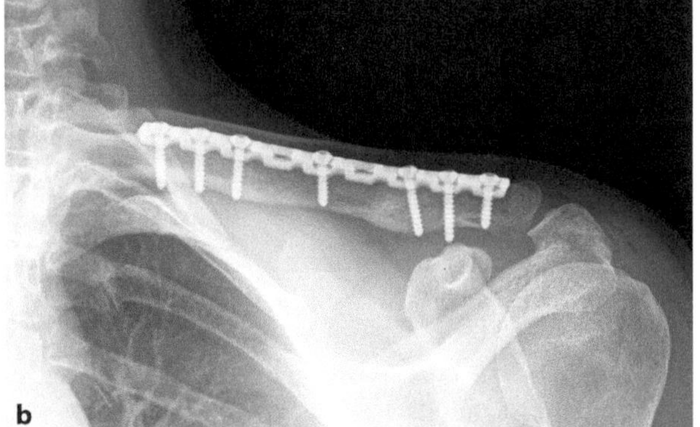

■ **Abb. 3a,b**

Fall 30: Schmerzhafte Clavicula-Pseudarthrose Übergang mittleres-laterales Drittel nach konservativer Therapie

Rainer-Peter Meyer, Fabrizio Moro, Hans-Kaspar Schwyzer

R.-P. Meyer et al., *100 Clavicula-Pseudarthrosen*, https://doi.org/10.1007/978-3-662-55345-9_31

Anamnese

- Im April 2002 Sturz der 21-jährigen Frau in Thailand, Claviculafraktur Übergang mittleres-laterales Drittel links, konservative Therapie.
- In der Folge progrediente Schmerzen im linken Schultergürtel mit myofaszialen Ausstrahlungen in den linken Nackenbereich, Überweisung an uns zur Einschätzung und Therapie.
- Am 06.01.2003, 9 Monate nach dem Unfall, Beurteilung an unserer Klinik: Fehlstellung / Verkürzung der linken Clavicula mit druckdolentem Höcker im mittleren Drittel, schmerzhaftes Krepitieren. Radiologisch hypertrophe Clavicula-Pseudarthrose Übergang mittleres-laterales Drittel mit Verkürzung, ohne sicher überbrückende Kallusbildung (◘ Abb. 1a,b), computertomographisch Befund einer Pseudarthrosebildung bestätigt (CT-Bilder nach 10 Jahren Archivierung vernichtet!). Indikation zur chirurgischen Revision gestellt.

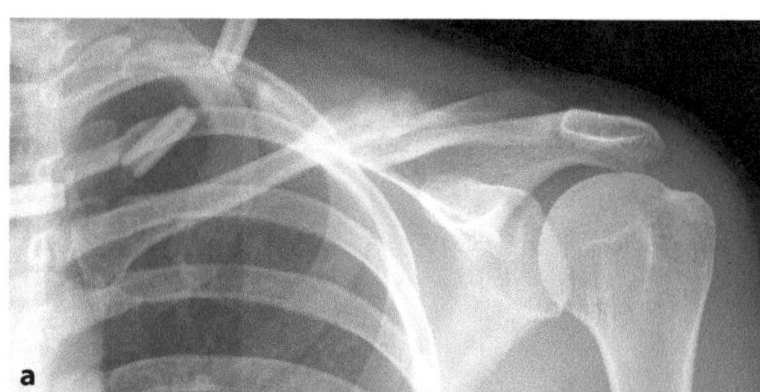

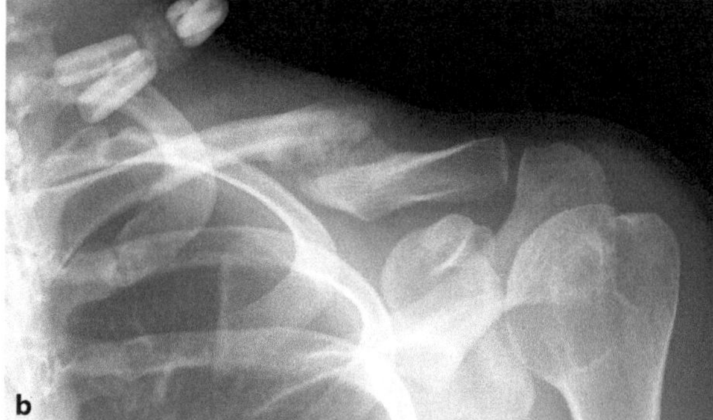

◘ Abb. 1a,b

Problemstellung

- Zunehmendes Handicap in der Ausbildung zur Pflegefachfrau.
- Erhebliche myofasziale Schmerzkomponente.

Chirurgische Intervention

- Am 21.02.2003, 11 Monate nach Fraktur, Pseudarthrose-Resektion /-Anfrischung und Osteosynthese mit 3.5 mm 7-Loch-Rekonstruktionsplatte und isolierter Zugschraube linke Clavicula (◘ Abb. 2).
- Postoperativ Ortho-Gilet für 6 Wochen, aktiv-assistive Physiotherapie mit Flexion/Abduktion bis 70°.

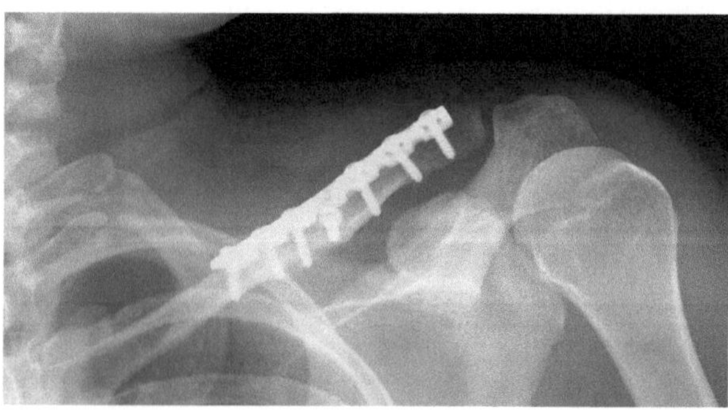

◘ Abb. 2

Verlauf

- 8 Wochen postoperativ Patientin schmerzarm, Schulterbeweglichkeit symmetrisch und weitgehend frei, Claviculalänge ausgeglichen, deutlich palpierbares Osteosynthesematerial, radiologisch Platte stabil, Pseudarthrosespalt kaum mehr sichtbar (◘ Abb. 3a,b). Wiederaufnahme der Arbeit möglich.

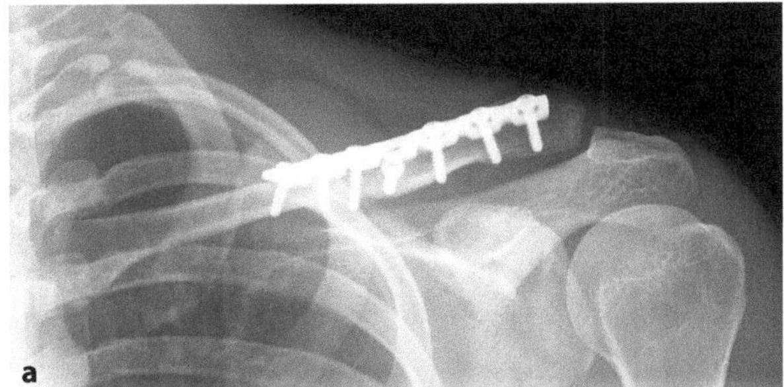

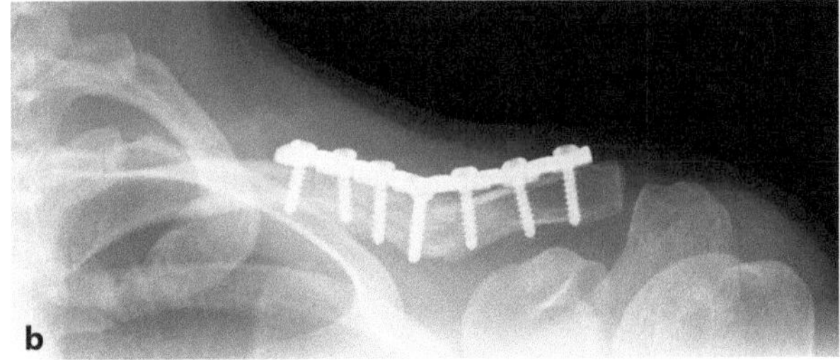

◘ **Abb. 3a,b**

- 3 Monate nach Osteosynthese Patientin beschwerdefrei, Schulterbeweglichkeit frei und symmetrisch. Radiologisch Pseudarthrose konsolidiert, Osteosynthesematerial in situ (◘ Abb. 4a,b).

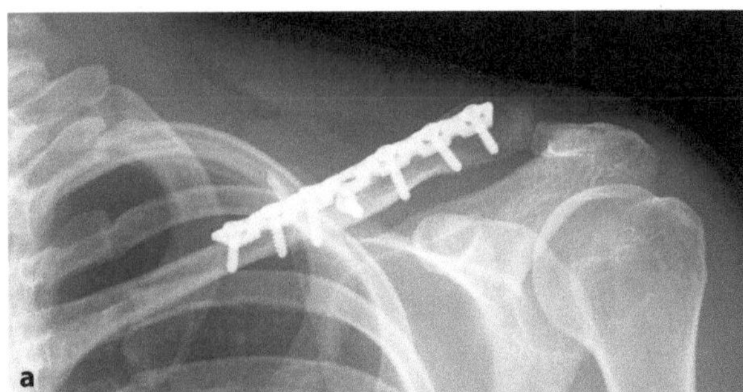

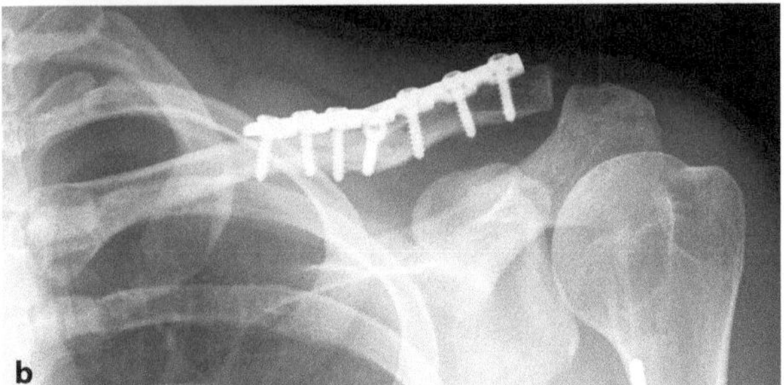

◘ **Abb. 4a,b**

- 9 Monate nach dem Eingriff subjektive und objektive Restitutio, Patientin voll arbeits- und sportfähig, Osteosynthesematerial gut palpierbar und störend. Radiologisch Platte stabil, Pseudarthrose durchgebaut (▣ Abb. 5a,b). Metallentfernung gewünscht und empfohlen.
- Am 26.03.2004, 13 Monaten nach Osteosynthese, Metallentfernung.

Diskussion

- Die hypertrophe Clavicula-Pseudarthrose wurde hier mit einer Platten-Osteosynthese ohne Spongiosaplastik versorgt. In solchen Fällen bei breitflächigem Kontakt kann auf eine Spongiosaplastik verzichtet werden. Durch eine interfragmentäre, isolierte Kompressionsschraube wurde eine Primärstabilität erreicht. Die Platte, die hier als Neutralisationsplatte wirkt, fängt die Scherkräfte auf.

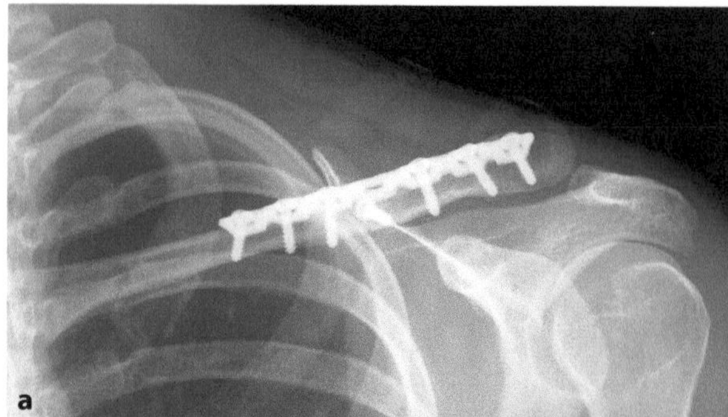

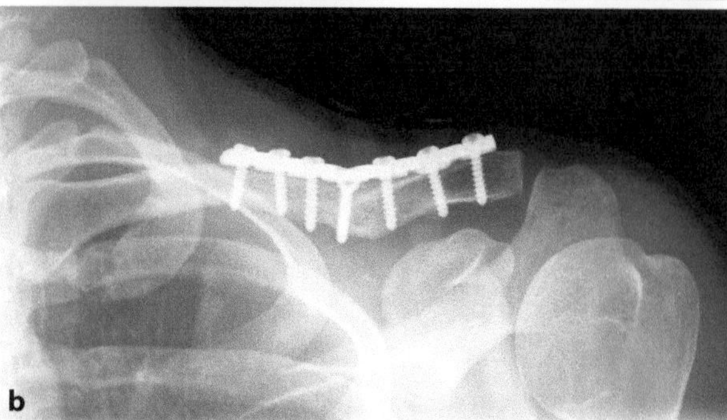

▣ **Abb. 5a,b**

Ihre Notizen

Fall 31: Symptomatische Clavicula-Pseudarthrose mittleres Drittel nach konservativer Therapie

Rainer-Peter Meyer, Fabrizio Moro, Hans-Kaspar Schwyzer

R.-P. Meyer et al., *100 Clavicula-Pseudarthrosen*, https://doi.org/10.1007/978-3-662-55345-9_32

Anamnese

- Am 29.05.2002 Sturz des damals 38-jährigen Sportlers beim Geländelauf, Claviculafraktur rechts, Rucksackverband.
- Re-Traumatisierung des rechten Schultergürtels am 23.10.2002 bei Sturz mit dem Fahrrad. In der Folge persistierende Schmerzen claviculär rechts, als Fluglotse arbeitsunfähig, Zuweisung zur Beurteilung an unsere Klinik.
- Am 30.10.2002, 5 Monate nach Fraktur, Einschätzung durch uns: Schmerzhafte Instabilität im Claviculabereich rechts, palpatorisch deutliche Stufenbildung mit falscher Beweglichkeit, radiologisch um Schaftbreite dislozierte Claviculafraktur Übergang mittleres-laterales Drittel mit Verkürzung, kaum Kallusbildung (◘ Abb. 1a,b). Indikation zur chirurgischen Sanierung gestellt.

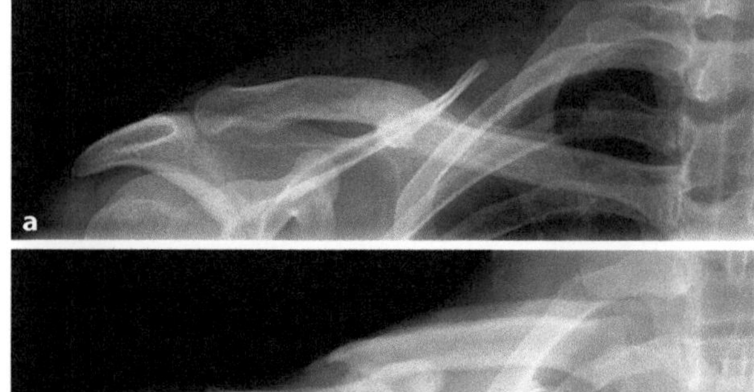

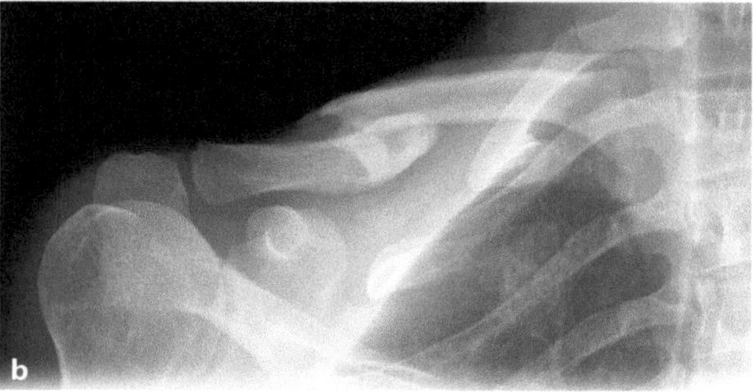

◘ **Abb. 1a,b**

- **Problemstellung**
- Bei verzögerter Heilung der Claviculafraktur rechts 5 Monate nach Primärverletzung Re-Traumatisierung mit konsekutiver Arbeitsunfähigkeit.

- **Operative Intervention**
- Am 22.11.2002, 6 Monate nach Fraktur, Pseudarthrose-Resektion / Anfrischung, Dekortikation und Osteosynthese mit 3.5 mm 7-Loch-Rekonstruktionsplatte rechte Clavicula (◘ Abb. 2a,b).
- Postoperativ Ortho-Gilet im Wechsel mit Armschlinge für 6 Wochen bei begleitender Physiotherapie nicht über Schulterniveau.

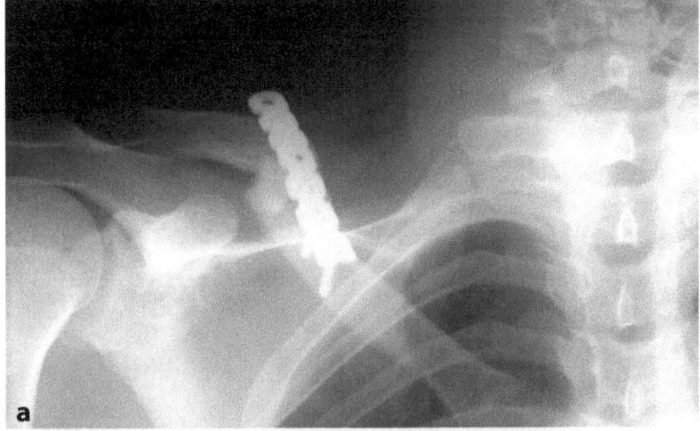

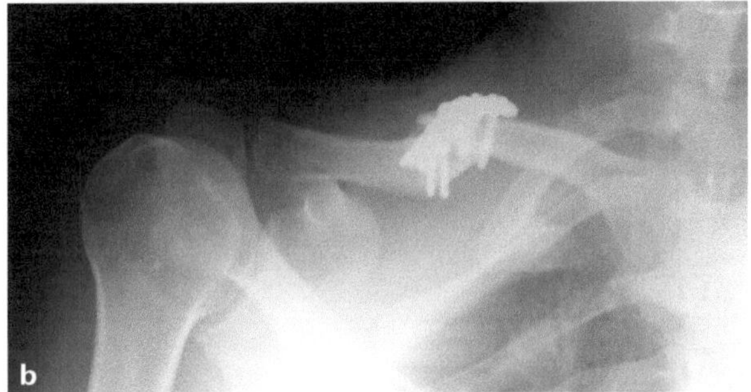

◘ **Abb. 2a,b**

- **Verlauf**
- 4 Wochen postoperativ Restbeschwerden im lateralen Plattenbereich, gute Schulterbeweglichkeit rechts. Radiologisch am lateralen Ende leicht abgehobene Platte, keine Lockerungszeichen, korrektes Alignement (◘ Abb. 3a,b). Berufliche Freigabe.

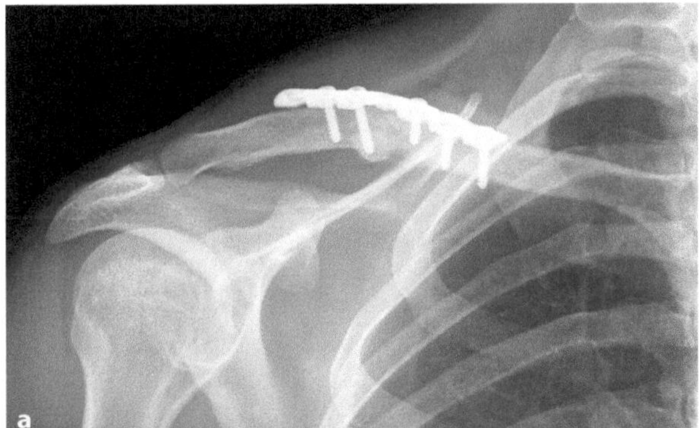

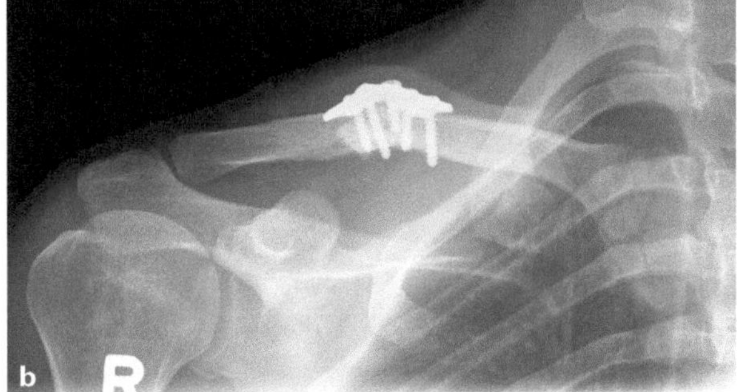

◘ **Abb. 3a,b**

- 3 Monate nach Platten-Osteosynthese Patient weitgehend beschwerdefrei, Schulterbeweglichkeit frei und symmetrisch, Platte subjektiv lateral störend. Radiologisch Osteosynthesematerial stabil, zunehmender Pseudarthrosedurchbau (◘ Abb. 4a,b). Metallentfernung planbar.
- Am 04.04.2003 – knapp 5 Monate nach Primärosteosynthese – Metallentfernung an der rechten Clavicula.

Diskussion

Die ganze operative Versorgung dieser Fraktur von der Reposition über die Wahl der Plattenlänge sowie die vorzeitige Metallentfernung bei subjektiv störendem Osteosynthesematerial ist nicht gerade glücklich. Einzig beglückend ist der positive Ausgang!

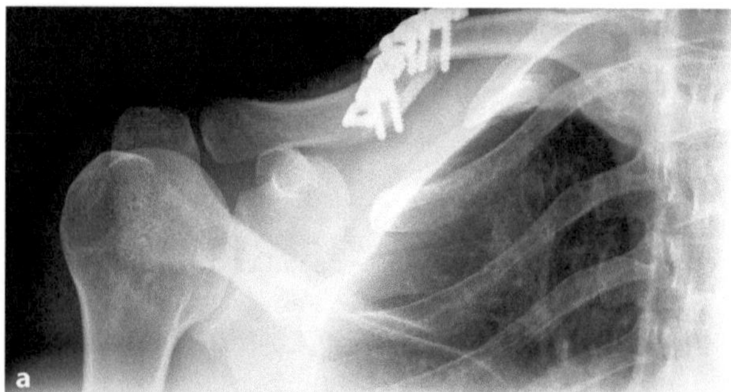

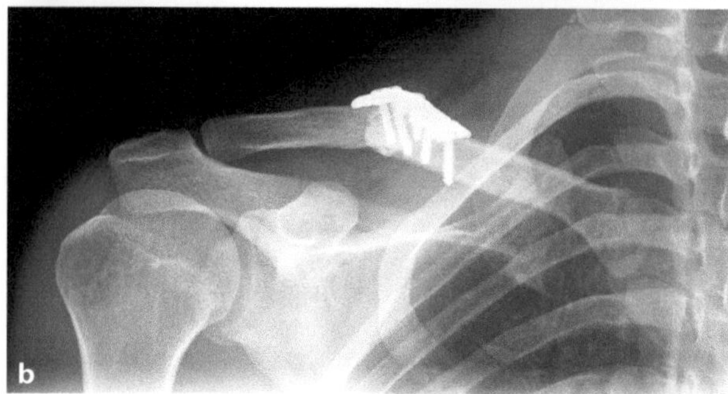

◘ Abb. 4a,b

Ihre Notizen

Fall 32: Symptomatische Clavicula-Pseudarthrose mit Verkürzung

Rainer-Peter Meyer, Fabrizio Moro, Hans-Kaspar Schwyzer

R.-P. Meyer et al., *100 Clavicula-Pseudarthrosen*, https://doi.org/10.1007/978-3-662-55345-9_33

Anamnese

- Am 02.06.2002 massive Kontusionierung der linken Schulter beim damals knapp 22-jährigen Mann. Acromioclaviculäre Gelenkssubluxation links Typ Tossy II, persistierende Schmerzen bei 50%iger Arbeitsunfähigkeit als Landschaftsgärtner.
- Am 29.01.2003 Konsultation an unserer Klinik. Diagnostisch/therapeutische Cortison-Instillation ins linke AC-Gelenk ohne Effekt. Am 19.03.2003 Indikation zur modifizierten Weaver-Dunn-Intervention bei persistierenden Schmerzen und radiologischer Subluxation des AC-Gelenkes links gestellt (◘ Abb. 1a,b).

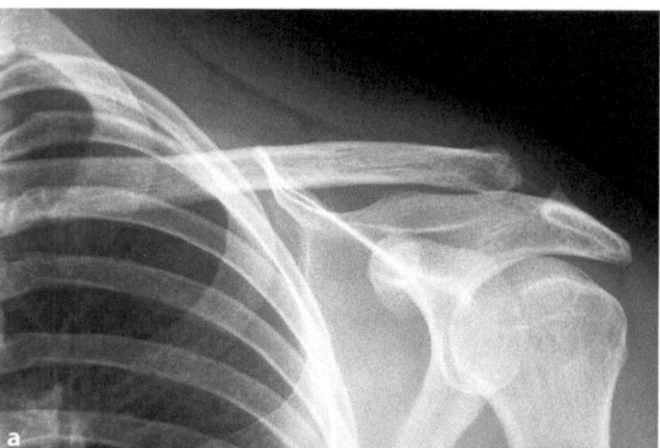

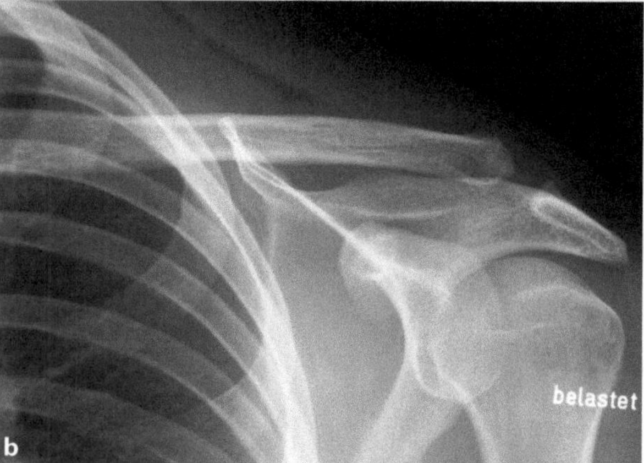

◘ Abb. 1a,b

- Am 23.09.2003, 1¼ Jahre nach dem Unfall, Stabilisation der lateralen Clavicula modifiziert nach Weaver-Dunn mit Bandrekonstruktion mittels Semitendinosus-Allograft links (◘ Abb. 2).

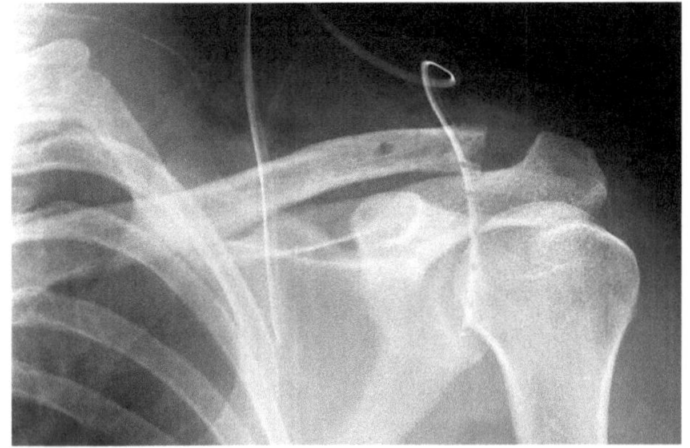

◘ **Abb. 2**

- Postoperativ blander Verlauf, radiologisch 6 Wochen nach dem Eingriff korrekte Zentrierung der lateralen Clavicula (◘ Abb. 3).

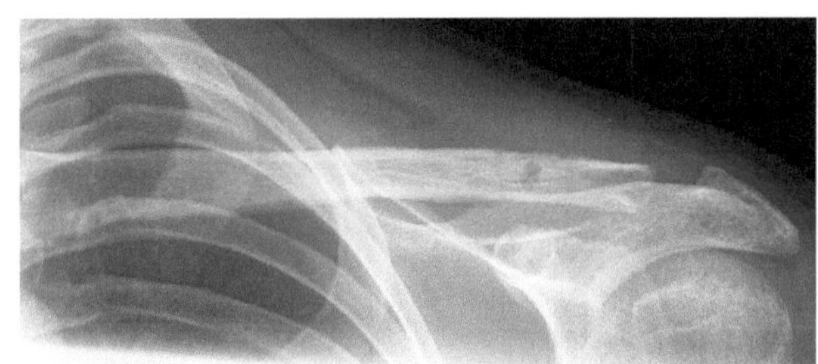

◘ **Abb. 3**

- Am 28.12.2004 Sturz beim Snowboardfahren und Querfraktur der lateralen Clavicula links auf Höhe des ehemaligen Bohrloches für den Durchzug des Semitendinosus-Transplantates. Konservative Therapie bei in situ liegendem lateralem Fragment, intakter Bandrekonstruktion und keiner nennenswerten Verkürzung der Clavicula (◘ Abb. 4a,b).

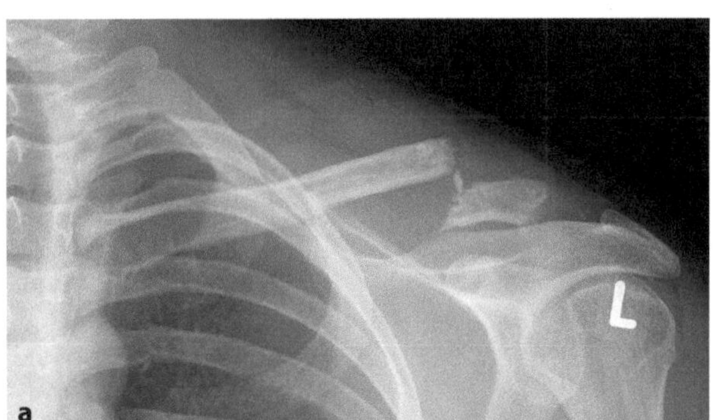

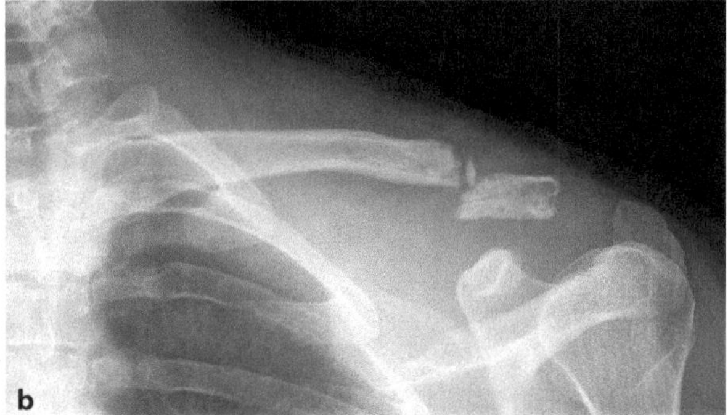

◘ **Abb. 4a,b**

- 6 Monate nach Frakturierung radiologisch Pseudarthrose-Bildung ohne überbrückenden Kallus mit Hochstand der medialen Clavicula um gut Schaftbreite (◘ Abb. 5a,b). Patient schmerzfrei, die vorgeschlagene Pseudarthrose-Sanierung wird abgelehnt.

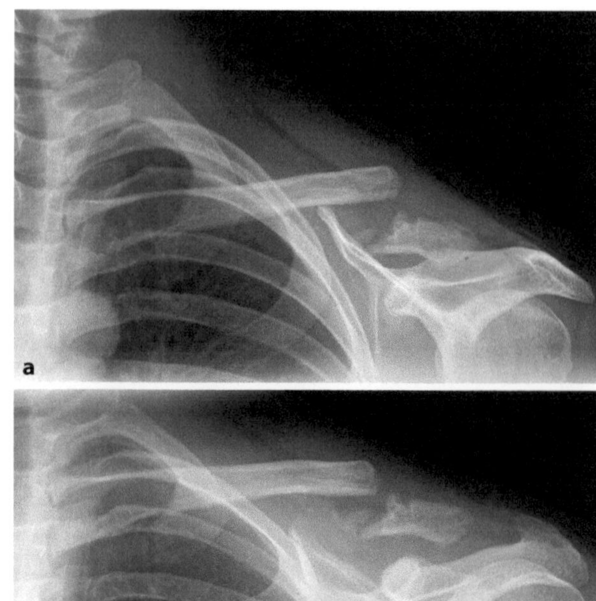

◘ **Abb. 5a,b**

- Am 19.01.2007 Sturz bei der Arbeit mit Re-Traumatisierung der lateralen Clavicula-Pseudarthrose links. Radiologisch deutlich dehiszente Pseudarthrose mit Hochstand des medialen Fragmentes. Keine zusätzlichen Frakturen (◘ Abb. 6a,b). Erneut chirurgische Pseudarthrose-Sanierung empfohlen.

▪ Problemstellung

- Über Jahre persistierende Schmerzen bei lateraler Clavicula-Pseudarthrose links.
- Notwendige Umschulung vom Landschaftsgärtner in körperlich weniger belastende Tätigkeit als Computerfachmann.

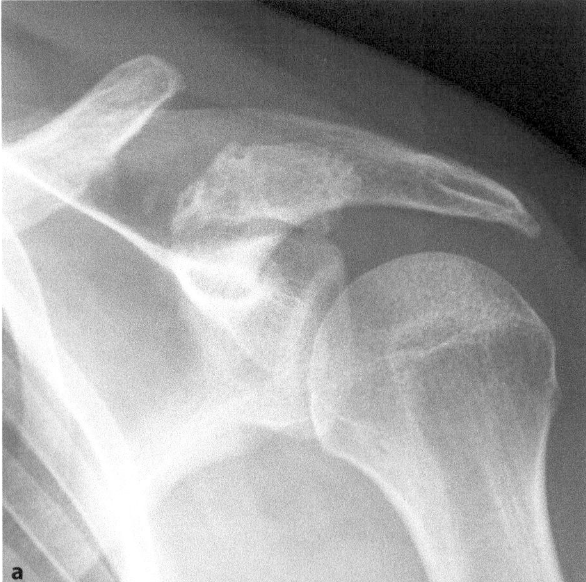

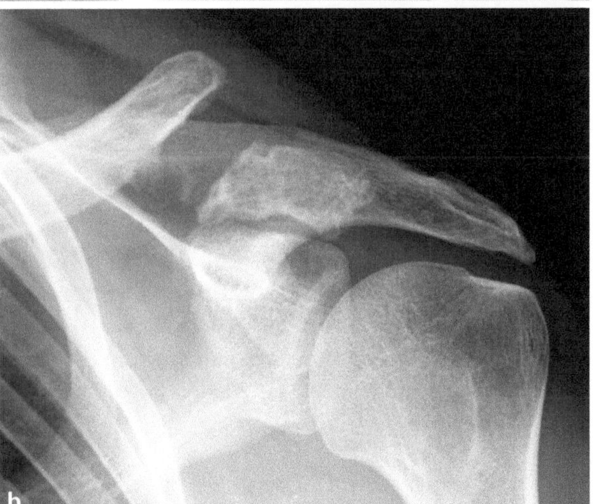

◘ **Abb. 6a,b**

▪ Chirurgische Intervention

- Am 02.03.2007, das heißt 3¼ Jahre nach lateraler Clavicula-Querfraktur, chirurgische Revision: Anfrischen / Resektion der Pseudarthrose, autologe und homologe Spongiosaplastik (trikortikaler Beckenspan und Tutoplast) und Platten-Osteosynthese mit distaler LCP-Humerusplatte mit lateraler Abstützung (◘ Abb. 7).
- Postoperativ Ortho-Gilet für 6 Wochen, Physiotherapie mit maximaler Abduktion von 90°.

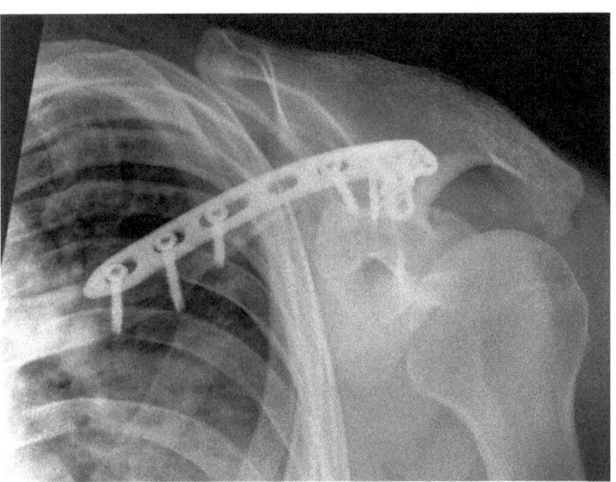

◘ **Abb. 7**

Verlauf

- 6 Wochen nach dem Eingriff Schulterbeweglichkeit endphasig noch eingeschränkt. Radiologisch stabiles Osteosynthesematerial, sich abzeichnende reparative Vorgänge (◘ Abb. 8a,b).

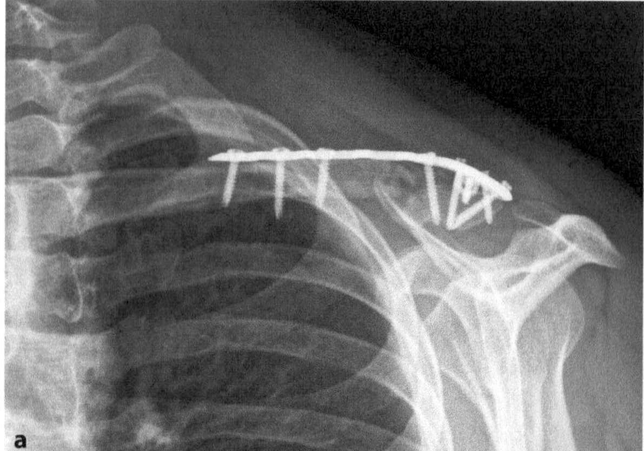

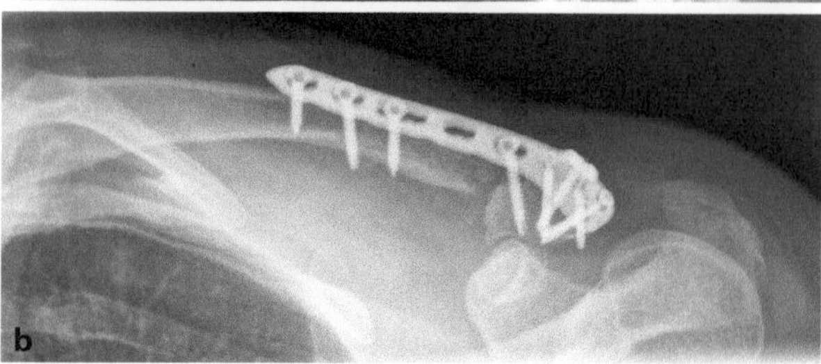

◘ Abb. 8a,b

- 6 Monate postoperativ symmetrische Schulterbeweglichkeit, endphasig in Elevation palpierbares Schnappen. Radiologisch korrekt liegendes Osteosynthesematerial, keine Lockerungszeichen, deutliche reparative Vorgänge bei noch einsehbarem Pseudarthrosespalt (◘ Abb. 9a,b). Wiederaufnahme der Arbeit zu 100 %.

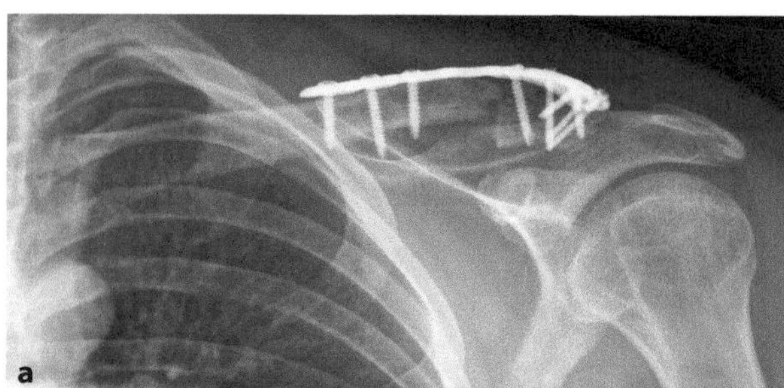

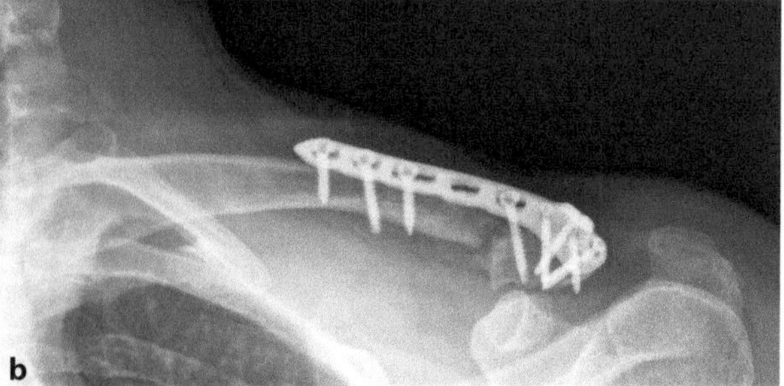

◘ Abb. 9a,b

- 1 Jahr nach der Pseudarthrose-Sanierung subjektiv und objektiv zufriedenstellendes Resultat. Radiologisch Pseudarthrose geheilt (◘ Abb. 10 a,b). Metallentfernung möglich, falls vom Patienten gewünscht.

Diskussion

- Eine seltene Komplikation bei der modifizierten Weaver-Dunn-Operation ist die Fraktur der lateralen Clavicula bedingt durch die Schwächung wegen des Bohrloches, in welches jeweils das Transplantat zur Fesselung der Clavicula durchgezogen wird. Erschwerend kam hier hinzu, dass die laterale Clavicula reseziert wurde.
- Die frische Fraktur hätte von Anfang an operativ versorgt werden sollen aufgrund der ad latus-Dislokation des medialen Fragmentes um Schaftbreite bedingt durch den Zug der ansetzenden Trapezius- und Sternocleidomastoideus-Muskulatur.
- Das laterale Fragment bleibt im Narbenpannus gefesselt, was eine Konsolidation verunmöglicht. Es bildet sich initial eine straffe asymptomatische Pseudarthrose.
- Im Verlaufe kam es dann zu einer Re-Traumatisierung mit zunehmend symptomatischer Pseudarthrose, weshalb die Indikation zur chirurgischen Revision gestellt wurde.
- Das kurze laterale Fragment konnte mit dem gewählten Plattensystem mit insgesamt vier Kortikalisschrauben gefasst werden. Zusätzliche Sicherung des interponierten trikortikalen Beckenspans mit einer weiteren Kortikalisschraube, was eine stabile Fixation ermöglichte.

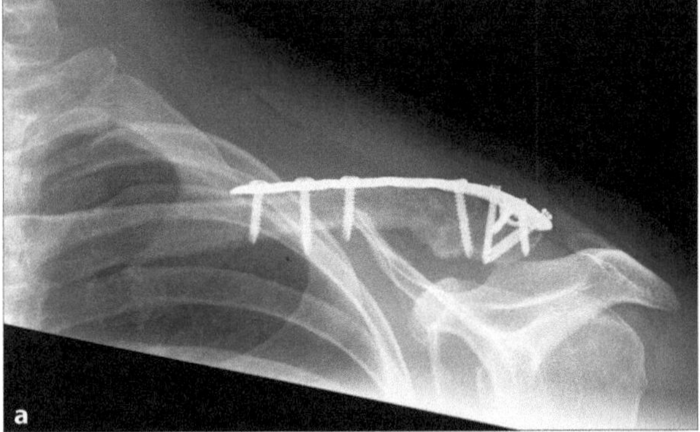

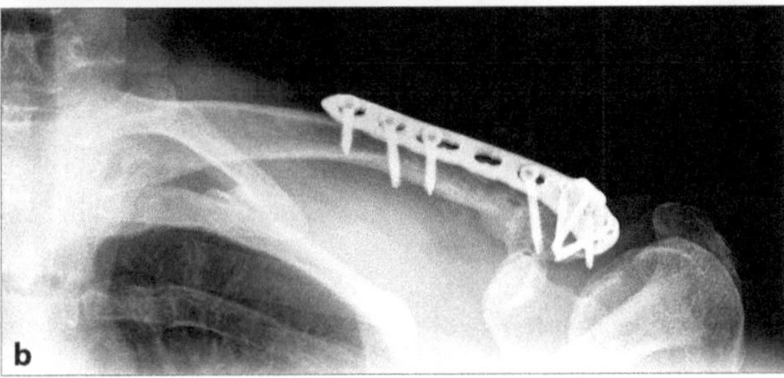

◘ Abb. 10a,b

Fall 33: Symptomatische Clavicula-Pseudarthrose nach konservativer Therapie

Rainer-Peter Meyer, Fabrizio Moro, Hans-Kaspar Schwyzer

R.-P. Meyer et al., *100 Clavicula-Pseudarthrosen*, https://doi.org/10.1007/978-3-662-55345-9_34

Anamnese

- Sturz der 26-jährigen Frau vom Pferd am 20.07.2002 mit Claviculafraktur links Übergang mittleres-laterales Drittel und um 90° verkipptem intermediärem Fragment (◘ Abb. 1a,b).

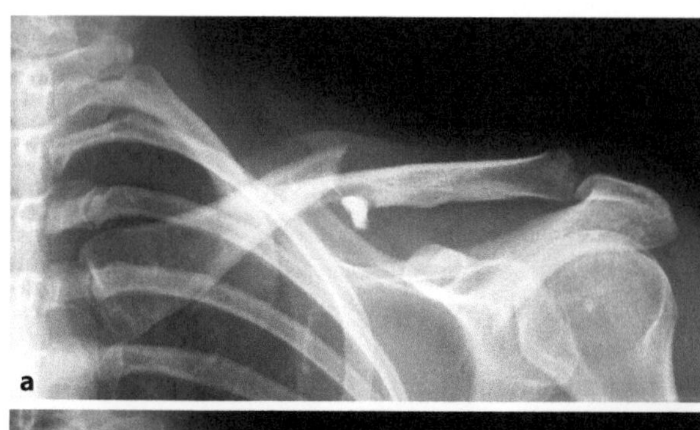
a

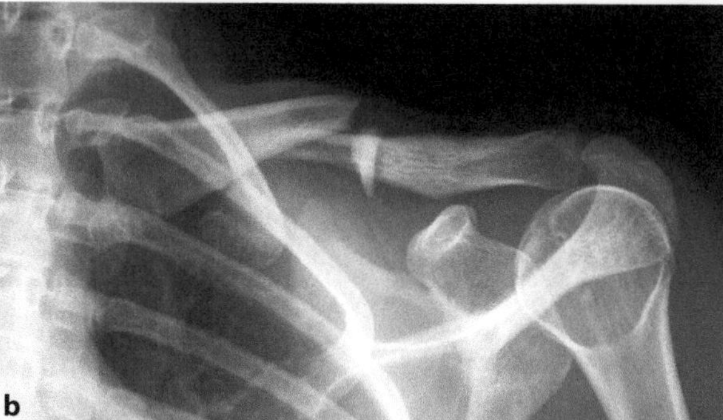
b

◘ Abb. 1a,b

- Konservative Therapie mit Rucksackverband. Bei der radiologischen Kontrolle nach 4 Wochen unveränderte Stellungsverhältnisse (◘ Abb. 2a,b), keine weiteren Kontrollen.
- In der Folge beschwerdefrei und voll sportlich aktiv inklusive Reiten.
- Im April 2008, 6 Jahre nach Claviculafraktur, erstmals muskuläre Verspannungen in der Trapeziusmuskulatur links mit Dysästhesien.

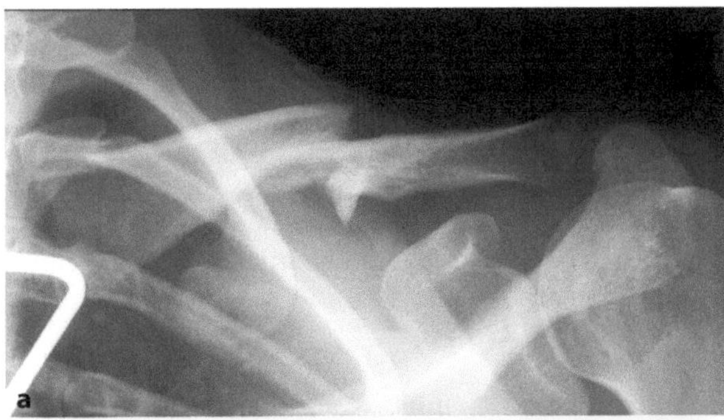

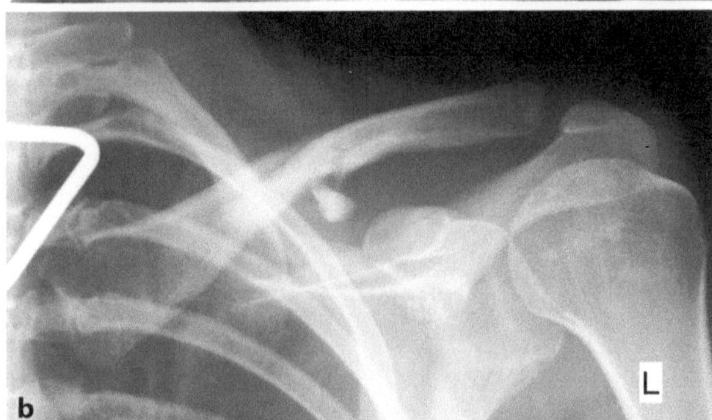

◘ Abb. 2a,b

- Vorstellung an unserer Klinik am 05.08.2010: Symptomatische Clavicula-Pseudarthrose links Übergang mittleres-laterales Drittel (◘ Abb. 3a,b).
- Indikation zur chirurgischen Revision gestellt.

Problemstellung

- Zunehmende myofasziale Beschwerden im linken Schultergürtel- und Nackenmuskelbereich.
- Dysästhesien im linken Arm ohne objektivierbare neurologische Befunde.
- Zunehmende Sportunfähigkeit.

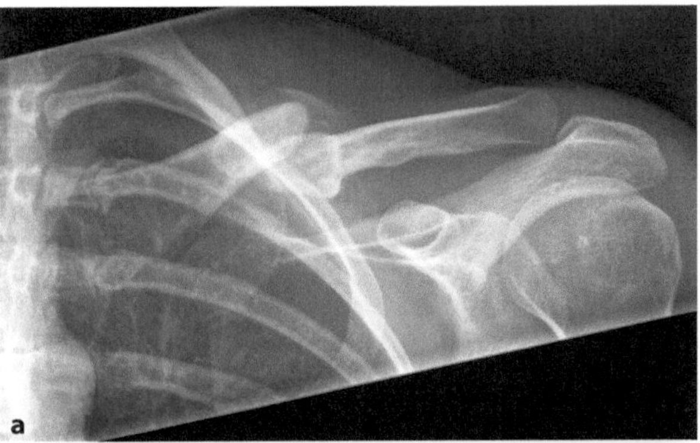

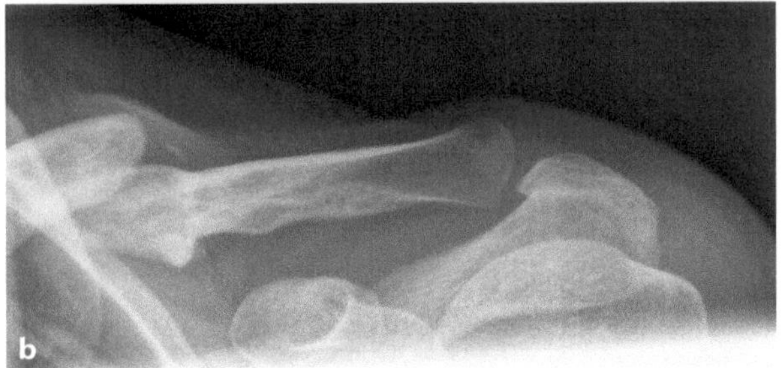

◘ Abb. 3a,b

Operative Korrektur

- Am 05.11.2010 offene Reposition, Pseudarthrose-Anfrischung, Spongiosaplastik und Osteosynthese mit 8-Loch-LCP-Claviculaplatte sowie isolierter Zugschraube (Abb. 4).
- Postoperativ 6 Wochen Ortho-Gilet, aktiv-assistierte Bewegungstherapie, Abduktion nicht über die Horizontale.

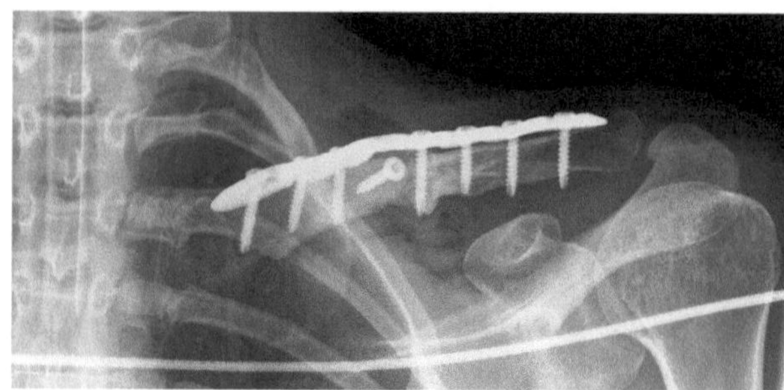

Abb. 4

Verlauf

- 6 Wochen postoperativ nahezu freie Schulterfunktion, radiologisch Pseudarthrose kaum mehr einsehbar (Abb. 5a,b).

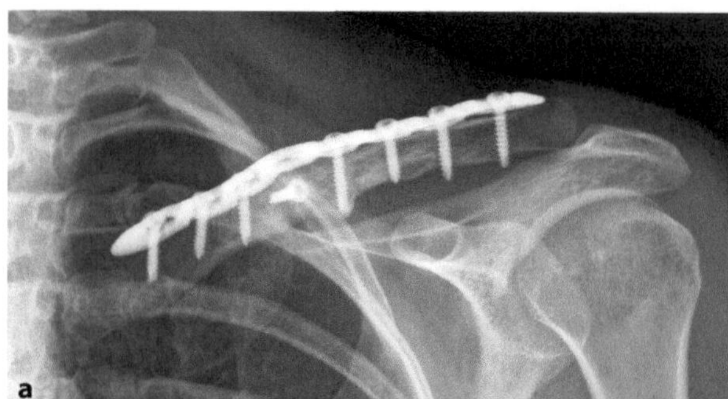

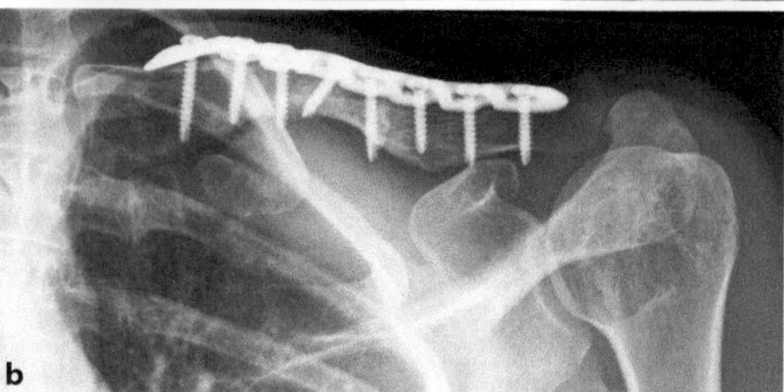

Abb. 5a,b

- 3 Monate nach dem Eingriff Patientin beschwerdefrei, Pseudarthrose konsolidiert (■ Abb. 6a,b).

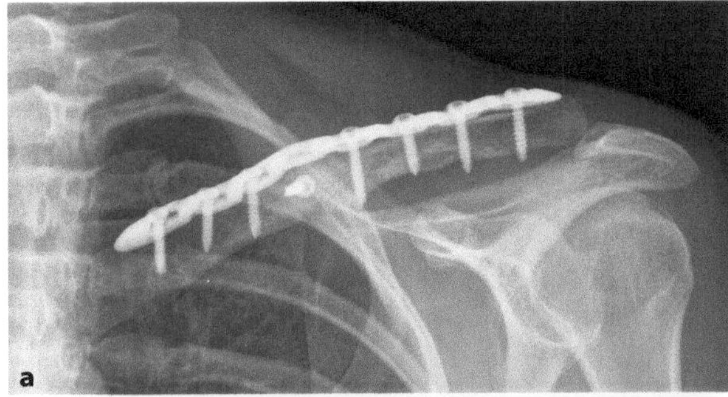

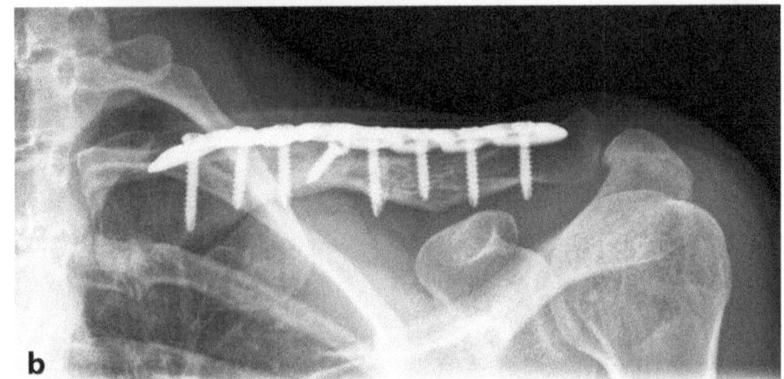

■ **Abb. 6a,b**

- 1 Jahr postoperativ wünscht die Patientin bei funktionell gutem Resultat und radiologisch stabilem Sitz des Osteosynthesematerials die Metallentfernung (■ Abb. 7a,b).
- Metallentfernung am 13.02.2012, das heißt gute 2 Jahre nach Platten-Osteosynthese.

■ Diskussion

Hätte man von Anfang an die Fraktur operativ versorgen sollen? Das intermediäre, um 90° verkippte Fragment suggeriert dies. Dass die manifeste Pseudarthrose 6 Jahre später symptomatisch wird und zur chirurgischen Sanierung führt, ist ungewöhnlich.

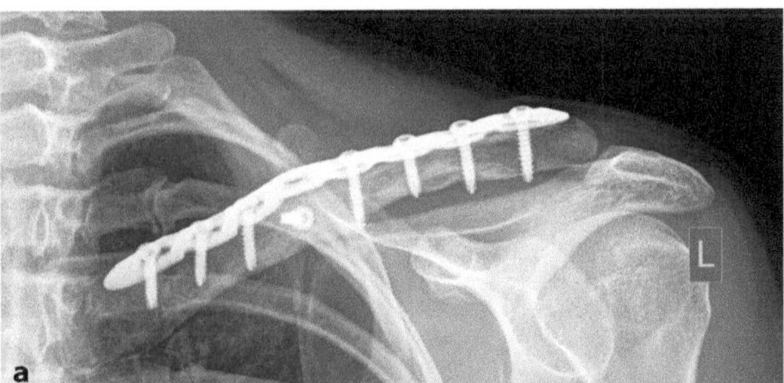

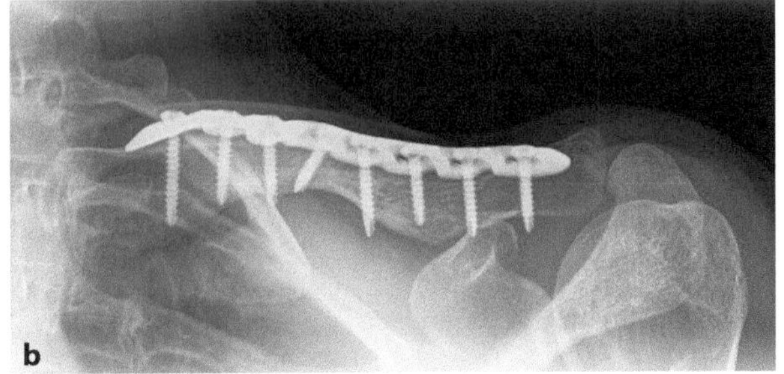

■ **Abb. 7a,b**

Fall 34: Schmerzhafte laterale Clavicula-Pseudarthrose nach Stabilisierung einer AC-Luxation mit sekundärer Claviculafraktur im alten Bohrkanal

Rainer-Peter Meyer, Fabrizio Moro, Hans-Kaspar Schwyzer

R.-P. Meyer et al., *100 Clavicula-Pseudarthrosen*, https://doi.org/10.1007/978-3-662-55345-9_35

▪ Anamnese

- Am 26.10.2002 Sturz der 25-jährigen Fußballspielerin. AC-Luxation Typ Rock-Wood IV rechts.
- Am 08.11.2002 Stabilisierung der lateralen Clavicula durch Bandnaht und Bandplastik der coracoclaviculären Ligamente rechts mit autologem Palmaris longus-Transplantat (◘ Abb. 1) an unserer Klinik. Postoperativ Ortho-Gilet für 6 Wochen mit Physiotherapie bei Flexion/Abduktion bis 70°.

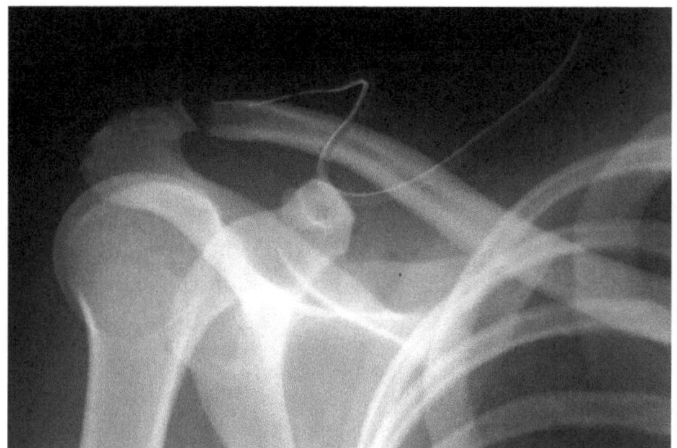

◘ **Abb. 1**

- 6 Wochen postoperativ Restbeschwerden bei Bewegungsübungen, AC-Gelenk rechts indolent bei symmetrischem Schulterrelief. Radiologisch in ap- und axialer Inzidenz korrekt zentrierte laterale Clavicula (◘ Abb. 2a,b).

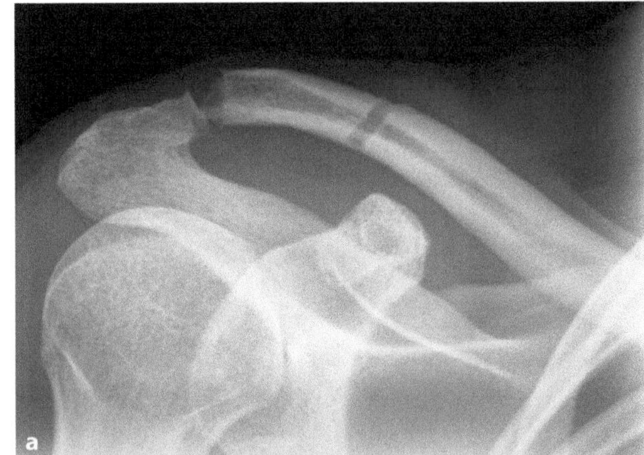

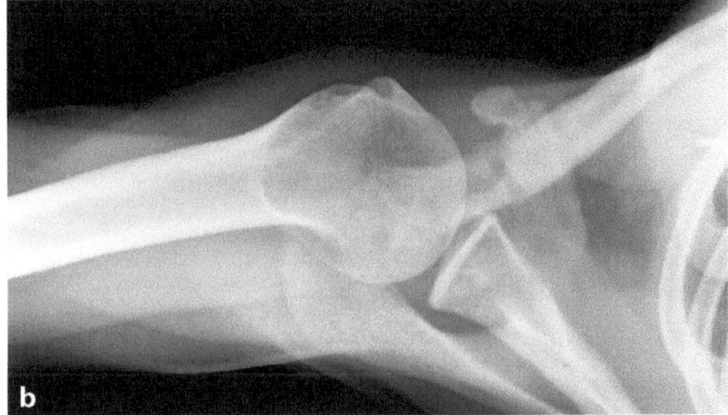

◘ Abb. 2a,b

- 3 Monate nach dem Eingriff weitgehende Beschwerdefreiheit, Schulterbeweglichkeit zunehmend normalisiert. Radiologisch korrekt zentrierte laterale Clavicula (◘ Abb. 3).

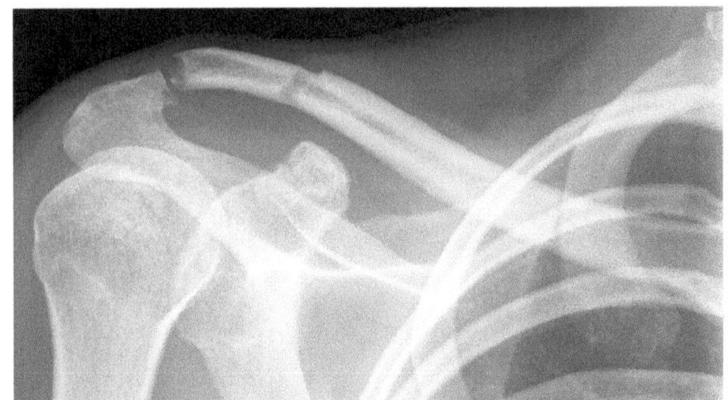

◘ Abb. 3

- 7 Monate nach Intervention ohne Unfallereignis beim Fußballspielen zunehmende Schmerzen im rechten Schultergürtel. Klinisch harte, druckdolente Vorwölbung an der rechten Clavicula Übergang mittleres-laterales Drittel. Radiologisch Fraktur der Clavicula im alten Bohrkanal mit angedeuteter leichter Kallusbildung (◘ Abb. 4). Abwartende Haltung für 3 Monate mit Belastung bis zur Schmerzgrenze.

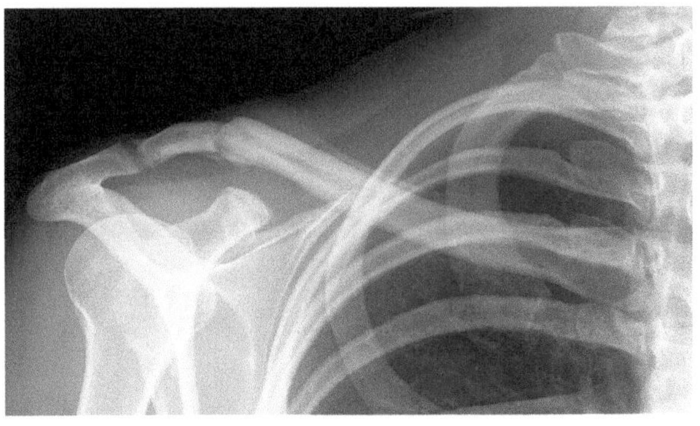

◘ Abb. 4

- Gute 3 Monate nach Claviculafraktur kaum Beschwerden im Alltag, beim Fußballspielen jedoch deutliche Schmerzen, Druckdolenz im Frakturbereich. Radiologisch Fraktur gut sichtbar mit Sklerosierung der Frakturränder (◘ Abb. 5a,b). Im CT mit 3D-Rekonstruktion klare Pseudarthrose ohne übergreifende Knochenspange (CT-Bilder nach Ablauf der 10-Jahreslimite zerstört!). Indikation zur chirurgischen Revision gestellt.

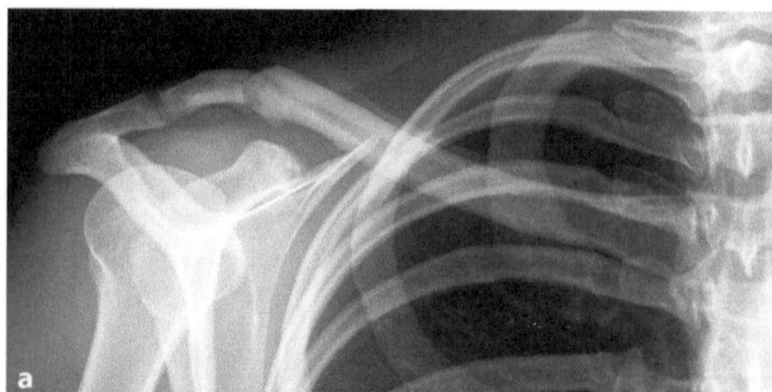

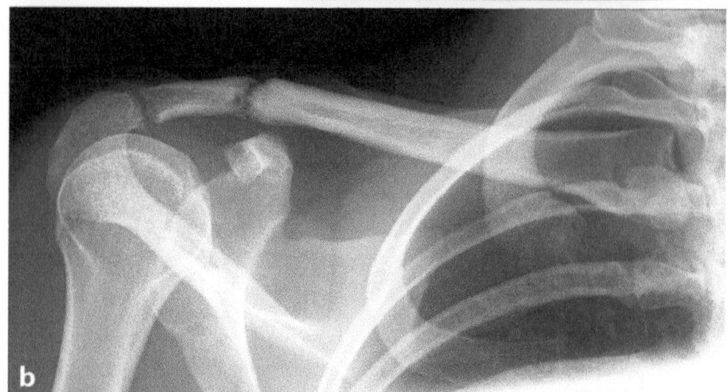

◘ **Abb. 5a,b**

Problemstellung

- Zunehmend schmerzhafte Clavicula-Pseudarthrose rechts mit Handicap im Alltag.
- Die passionierte junge Fußballspielerin kann keine Meisterschaftsspiele mehr bestreiten.

Chirurgische Intervention

- Am 28.10.2004, 6 Monate nach Claviculafraktur, chirurgische Revision mit Pseudarthrose-Resektion/-Anfrischung, Entfernung des Mersilene-Bandes im Pseudarthrosespalt, Osteosynthese mit 3.5 mm 6-Loch-Rekonstruktionsplatte und die Pseudarthrose überbrückender Zugschraube rechte Clavicula (◘ Abb. 6).
- Postoperativ Ortho-Gilet für 6 Wochen mit begleitender Physiotherapie ohne Bewegung über die Horizontale.

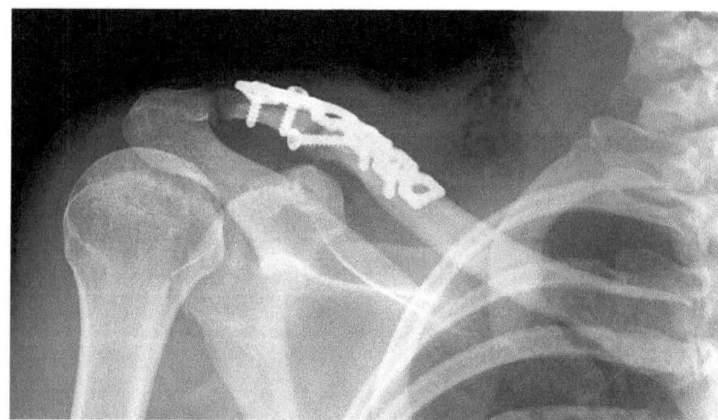

◘ **Abb. 6**

Verlauf

- 6 Wochen postoperativ Patientin beschwerdearm, Schulterbeweglichkeit aktiv bis zur Horizontalen schmerzfrei. Radiologisch stabiler Plattensitz, Pseudarthrosespalt flau erkennbar (◘ Abb. 7a,b). Freigabe ohne Belastung.

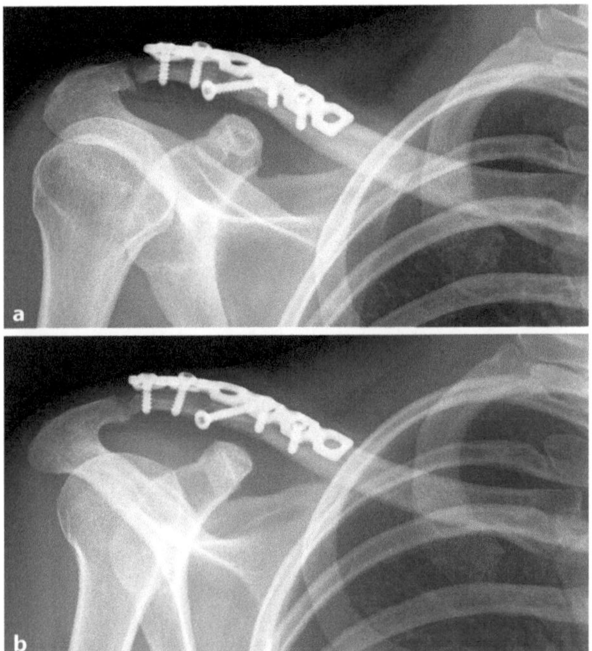

◘ Abb. 7a,b

- 3 Monate nach Intervention Patientin schmerzfrei, Schulterbeweglichkeit frei mit deutlichem Kraftdefizit im Seitenvergleich. Radiologisch Pseudarthrose konsolidiert (◘ Abb. 8a,b). Beruflich voll aktiv, zunehmender sportlicher Aufbau.

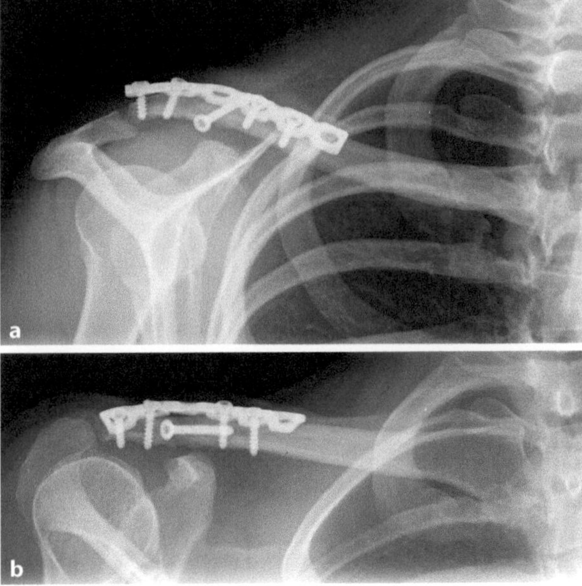

◘ Abb. 8a,b

- 9 Monate nach Osteosynthese klinische und radiologische Restitutio, störendes Osteosynthesematerial (◘ Abb. 9a,b). Metallentfernung empfohlen.
- Am 18.11.2005, ein gutes Jahr nach Plattenosteosynthese, Metallentfernung durchgeführt.

▪ Diskussion

- Die Claviculafraktur ist eine seltene, jedoch beschriebene Komplikation bei AC-Stabilisierungsoperationen mit Durchzug von Faden- oder Sehnenmaterial durch einen claviculären Bohrkanal. Durch ausgeklügelte Plattensysteme mit Wahl zwischen verschiedenen Schraubengrößen und Low-profile-Design würden wir heute die Osteosynthese anders angehen.

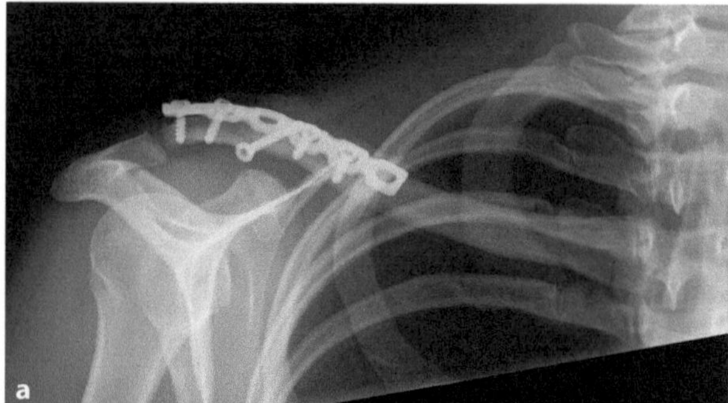

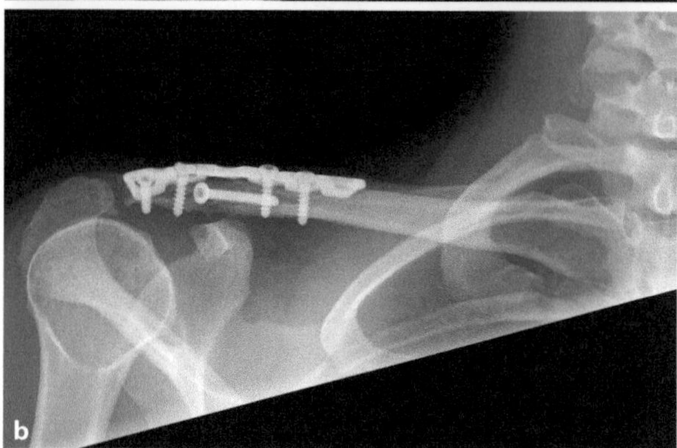

◘ Abb. 9a,b

Ihre Notizen

Fall 35: Symptomatische Clavicula-Pseudarthrose lateral

Rainer-Peter Meyer, Fabrizio Moro, Hans-Kaspar Schwyzer

R.-P. Meyer et al., *100 Clavicula-Pseudarthrosen*, https://doi.org/10.1007/978-3-662-55345-9_36

■ Anamnese

- Am 12.02.2003 Sturz der damals 56-jährigen Skiläuferin, laterale Claviculafraktur links, konservative Therapie.
- 14 Monate nach Fraktur zunehmende Beschwerden im linken Schulterbereich mit sich aufschaukelnden myofaszialen Schmerzen im linken Schulter-/Nackenbereich, insbesondere bei der Arbeit als Haarschneiderin. Zuweisung durch den Hausarzt an uns zur Einschätzung und Therapie.
- am 02.04.2004, 14 Monate nach Fraktur, Beurteilung an unserer Klinik: Patientin beruflich deutlich handicapiert, laterale Clavicula links um Schaftbreite über dem AC-Gelenk, AC-Gelenk indolent, schmerzhafte falsche Beweglichkeit in der Frakturzone. Radiologisch Pseudarthrose laterale Clavicula ca. 3 cm medial des AC-Gelenkes, AC-Gelenk unauffällig, kaum Kallusbildung (■ Abb. 1). Chirurgische Sanierung vorgeschlagen.

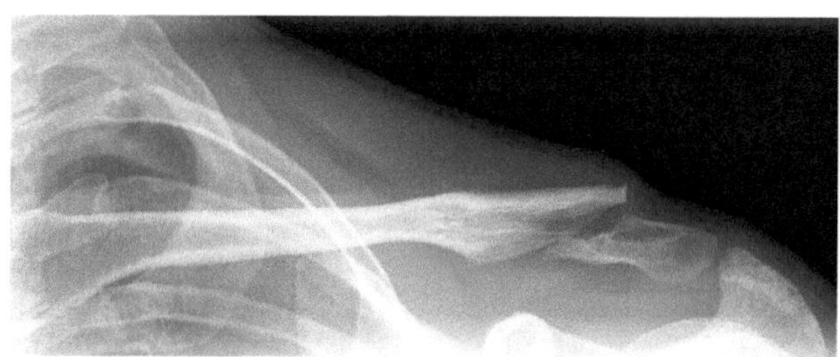

■ **Abb. 1**

■ Problemstellung

- Als Haarschneiderin zunehmend arbeitsunfähig bei schmerzhafter Schulterbeweglichkeit und Rechtshändigkeit.
- Sich deutlich aufschaukelnde, myofasziale Schmerzen in der rechten Nackenmuskulatur.

Chirurgische Intervention

- Am 18.11.2004, 1 Jahr und 9 Monate nach Frakturierung Pseudarthrose-Resektion / Anfrischung, korakoklavikuläre Bandcerclage und Osteosynthese mit 3.5 mm 6-Loch-Rekonstruktionsplatte das AC-Gelenk überbrückend (■ Abb. 2).
- Postoperativ Ortho-Gilet für 6 Wochen, begleitende Physiotherapie nicht über die Horizontale.

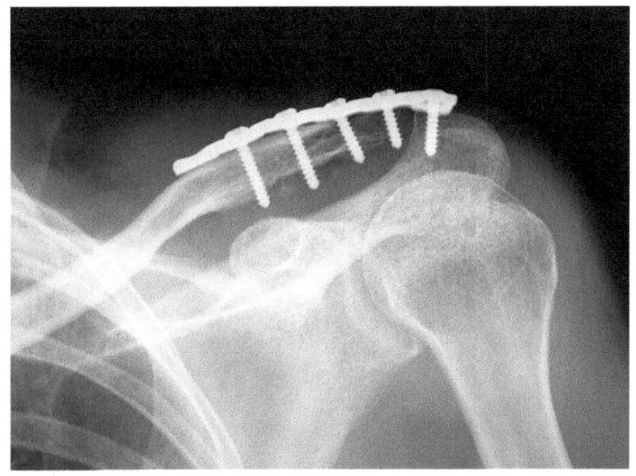

■ Abb. 2

Verlauf

- 6 Wochen postoperativ gute Schulterbeweglichkeit bis 80° Flexion / Elevation / Abduktion. Platte, das AC-Gelenk überbrückend, gut palpierbar, indolent. Radiologisch fester Plattensitz, beginnender Durchbau der Pseudarthrose (■ Abb. 3). Weiterhin keine Schulterbewegungen links über die Horizontale wegen der das AC-Gelenk überbrückenden Platte.

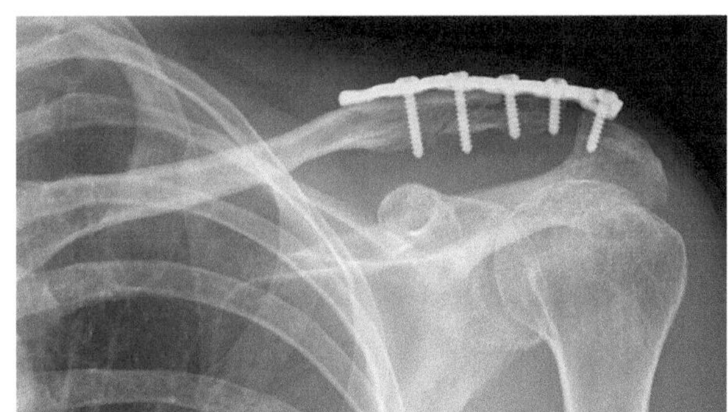

■ Abb. 3

- 3 Monate nach Osteosynthese Patientin schmerzarm, Schulterbeweglichkeit links in Flexion / Extension bis 110°. Radiologisch Pseudarthrose durchgebaut, beginnende Lockerung der lateralen Schraube acromial (■ Abb. 4). Plattenentfernung wegen der AC-Gelenk überbrückenden Plattenlage planbar.

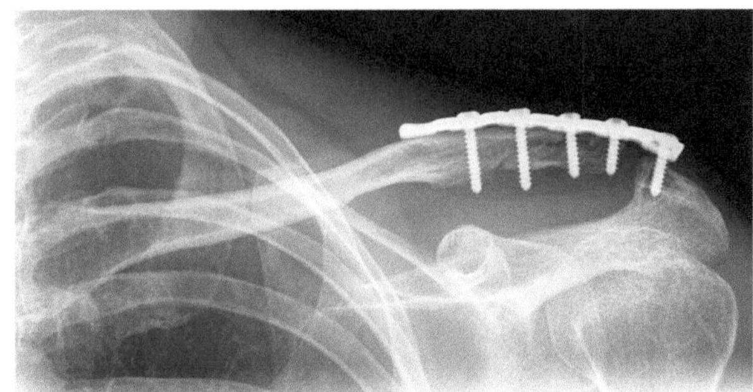

■ Abb. 4

- Metallentfernung am 09.03.2005, knapp 4 Monate nach dem Eingriff bei Restitutio (◘ Abb. 5a,b).

▪ Diskussion

Die temporäre AC-Gelenks-überbrückende Platten-Osteosynthese wurde hier gewählt, weil damals die heute zur Verfügung stehenden Plattensysteme – mit unterschiedlichen Schraubengrößen je nach Frakturmorphologie angewandt – nicht zur Verfügung standen. Die Pseudarthrose konnte zur Ausheilung gebracht werden.

Die Platte wurde etwas vorzeitig entfernt bei sich anbahnender Lockerung des Osteosynthesematerials, dokumentiert durch den Lysesaum um die acromial eingebrachte Schraube.

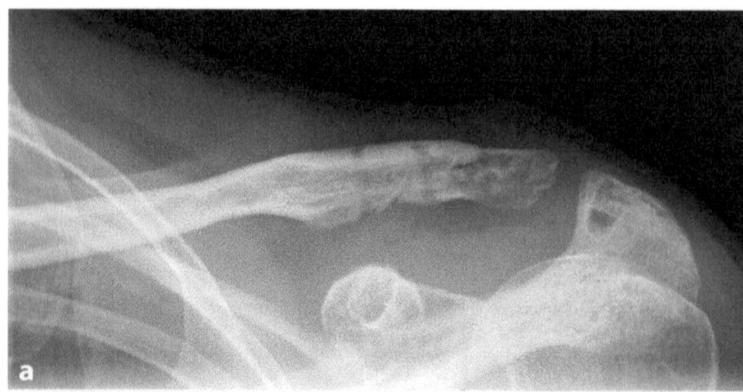

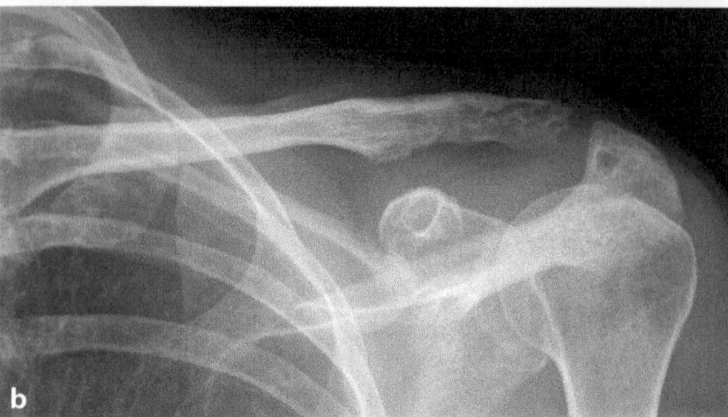

◘ **Abb. 5a,b**

Ihre Notizen

Fall 36: Symptomatische Clavicula-Pseudarthrose laterales Drittel nach konservativer Therapie

Rainer-Peter Meyer, Fabrizio Moro, Hans-Kaspar Schwyzer

R.-P. Meyer et al., *100 Clavicula-Pseudarthrosen*, https://doi.org/10.1007/978-3-662-55345-9_37

Anamnese

- Am 19.03.2003 Sturz des 41-jährigen Mannes: Mehrfragmentäre laterale Claviculafraktur links. Konservative Therapie. Persistierende Schmerzen bei physisch anspruchsvoller Arbeit als Schreinermeister. Arbeitsfähigkeit bleibt seit dem Unfall auf 25 % reduziert, kaum Steigerungsmöglichkeit bei Kraftlosigkeit im linken Schulter-/Armbereich. Zuweisung an unsere Klinik zur Beurteilung und Therapie.
- Am 09.09.2003, ein ½ Jahr nach Fraktur, Einschätzung durch uns: Clavicula links mit kranialisiertem medialem Hauptfragment, Druckdolenz über der Frakturzone. Radiologisch laterale Claviculafraktur mit Non-union zum medialen Hauptfragment (◘ Abb. 1). Indikation zur chirurgischen Revision gestellt.

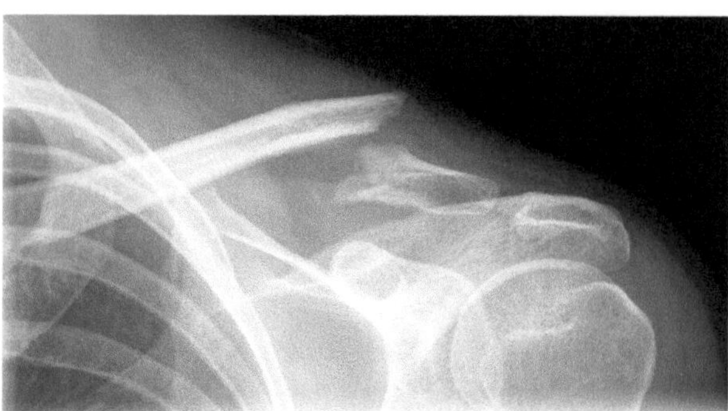

◘ **Abb. 1**

Problemstellung

- Über ein ½ Jahr keine volle berufliche Aktivität als Schreiner mehr möglich.
- Klinisch Verdacht auf Durchspießung des Musculus trapezius durch das mediale Fragment.

Chirurgische Intervention

- Am 21.11.2003, 8 Monate nach Claviculafraktur, Pseudarthrose-Resektion/-Anfrischung, Revision des coracoclaviculären Bandapparates und Verstärkung mit PDS-Kordel und Osteosynthese mit 3.5 mm 6-Loch-Rekonstruktionsplatte linke Clavicula (◘ Abb. 2).
- Postoperativ Ortho-Gilet für 6 Wochen. Remobilisation mit Pendeln unterhalb Schulterhöhe.

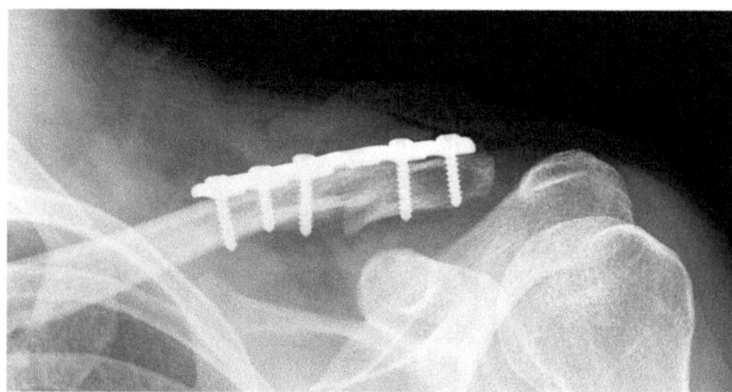

◘ **Abb. 2**

Verlauf

- 6 Wochen postoperativ Patient beschwerdearm, Schulterbeweglichkeit links Abduktion/Flexion bis 90° frei. Radiologisch stabiler Plattensitz mit deutlichen Zeichen eines ossären Durchbaus in der Pseudarthrose (◘ Abb. 3a,b). Weiterhin 100 %ige Arbeitsunfähigkeit.

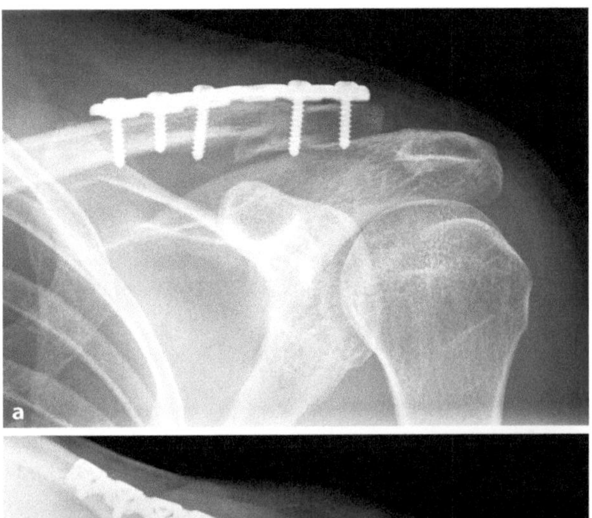

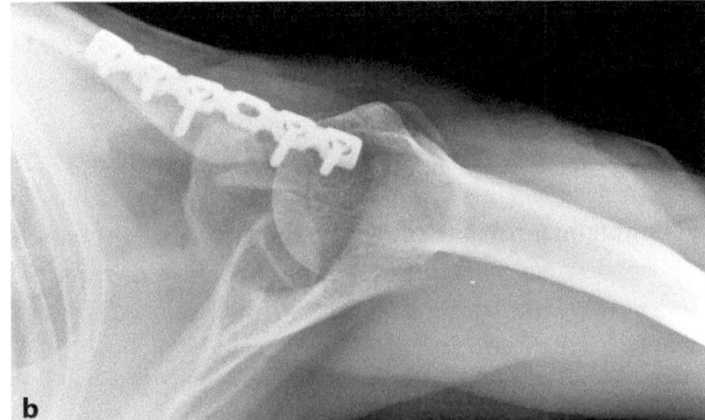

◘ Abb. 3a,b

- 4 Monate nach Intervention Patient schmerzfrei, leichtes Spannen bei Überkopftätigkeit, freie, symmetrische Schulterbeweglichkeit, AC-Gelenk klinisch unauffällig. Radiologisch Pseudarthrose durchgebaut, fester Plattensitz (◘ Abb. 4a,b). Patient voll arbeitsfähig. Metallentfernung bei Bedarf frühestens 1 Jahr nach Osteosynthese.

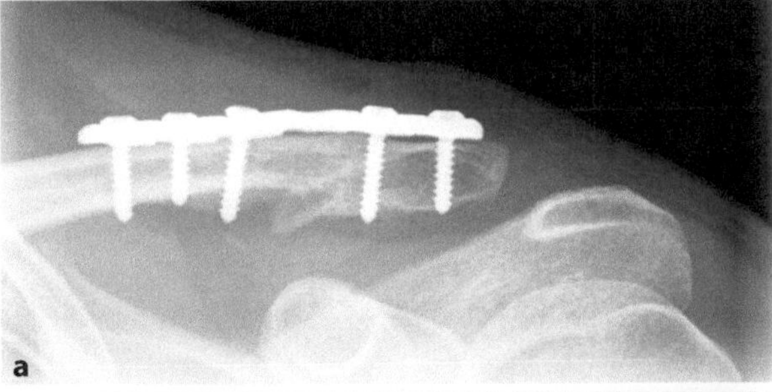

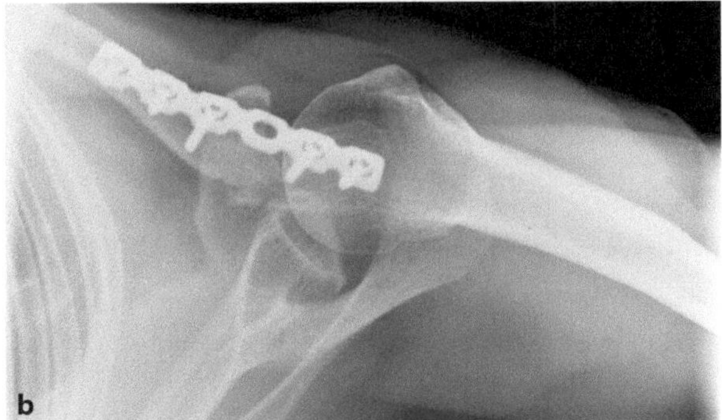

◘ Abb. 4a,b

Diskussion

In diesem Fall möchten wir insbesondere darauf hinweisen, dass der Schlüssel zum Erfolg auch hier die Fesselung des coracoclaviculären Bandapparates mit einer PDS-Kordel ist.

Fall 37: Symptomatische lateralste Clavicula-Pseudarthrose

Rainer-Peter Meyer, Fabrizio Moro, Hans-Kaspar Schwyzer

R.-P. Meyer et al., *100 Clavicula-Pseudarthrosen*, https://doi.org/10.1007/978-3-662-55345-9_38

Anamnese

- Sturz des 23-jährigen Sportlers auf die rechte Schulter im September 2003 beim Baseballspielen. Schmerzen im AC-Gelenksbereich rechts, keine ärztliche Konsultation, Schmerzen regredient.
- In der Folge beim rechtshändigen Baseballspieler, Nationalmannschaftsmitglied, zunehmende Schmerzen insbesondere bei Wurfbewegung im rechten Schultergürtel. Überweisung an uns zur weiteren Abklärung und Therapie.
- Am 05.01.2004, 4 Monate nach dem Unfallereignis, Beurteilung an unserer Klinik: Druckdolenz im Bereiche des AC-Gelenkes rechts, korrekte Position der lateralen Clavicula, Schulterbeweglichkeit frei und symmetrisch. Radiologisch schalenförmige, laterale Clavicula-Pseudarthrose rechts Typ Neer I (◘ Abb. 1a,b). Indikation zur Exzision des pseudarthrotischen lateralen Claviculafragmentes gegeben.

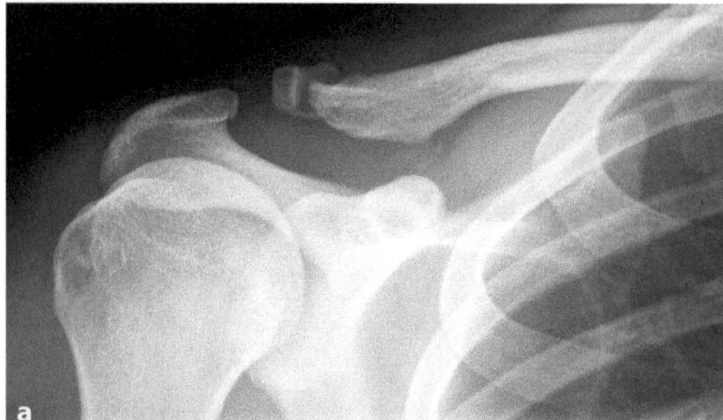

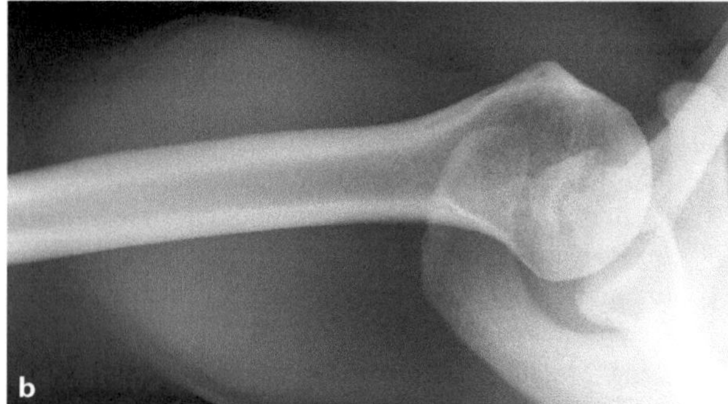

◘ **Abb. 1a,b**

Problemstellung

- Als Bankangestellter beruflich kaum gestört.
- Als Spitzensportler bei den Wurfbewegungen im Baseball massiv behindert.

Chirurgische Intervention

- Am 04.03.2004, 6 Monate nach Fraktur, offene Fragmentexzision laterale Clavicula rechts und Kapselraffung des AC-Gelenkes (◘ Abb. 2).
- Postoperativ Ortho-Gilet bis zur Wundheilung, Remobilisation der rechten Schulter bis zur Horizontalen.

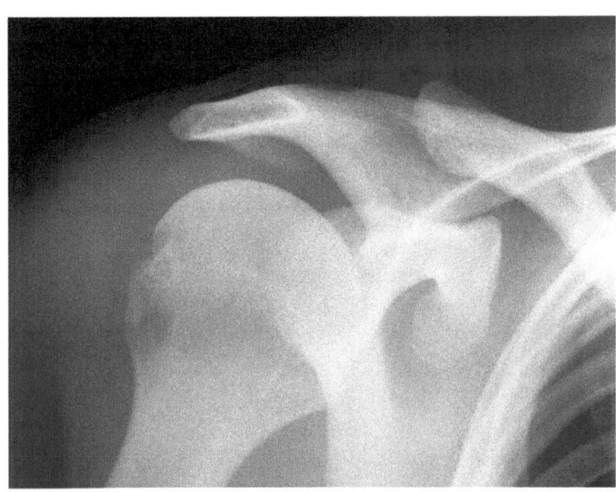

◘ Abb. 2

Verlauf

- 4 Wochen postoperativ Patient praktisch beschwerdefrei, gute Schulterbeweglichkeit, laterale Clavicula in anatomischer Position, aufbauende Kraftübungen gestattet.
- 8 Wochen nach dem Eingriff noch leichte Schmerzen bei weit ausholenden Wurfbewegungen, Schulterbeweglichkeit aktiv und passiv frei und stabile laterale Clavicula, volle Arbeits- und Sportfähigkeit attestiert.

Diskussion

- Lateralste Clavicula-Pseudarthrosen werden am einfachsten durch die offene Fragmentexzision behandelt.

Fall 38: Symptomatische laterale Clavicula-Pseudarthrose nach konservativer Therapie

Rainer-Peter Meyer, Fabrizio Moro, Hans-Kaspar Schwyzer

R.-P. Meyer et al., *100 Clavicula-Pseudarthrosen*, https://doi.org/10.1007/978-3-662-55345-9_39

Anamnese

- Am 24.10.2003 laterale Claviculafraktur links der damals 63-jährigen Frau bei einem Zugunglück. Konservative Therapie an einer Universitätsklinik empfohlen, Abschluss der Therapie 7 Wochen später bei persistierenden Beschwerden.
- Abklärung durch den Hausarzt im Februar 2004. Zuweisung an uns zur Therapie mit der Verdachtsdiagnose einer sich entwickelnden Clavicula-Pseudarthrose lateral links.
- Am 30.03.2004, 5 ½ Monate nach dem Unfall, Beurteilung an unserer Klinik: Belastungs- und bewegungsabhängige Schmerzen im Frakturbereich laterale Clavicula links, Clavicula mit hochstehendem medialem Hauptfragment, falsche Beweglichkeit, AC-Gelenk unauffällig. Radiologisch Status nach lateraler Claviculafraktur mit Hochstand des medialen Fragmentes um über Schaftbreite, keine Kallusbildung, AC-Gelenk unauffällig (◘ Abb. 1a,b). Chirurgische Sanierung empfohlen.

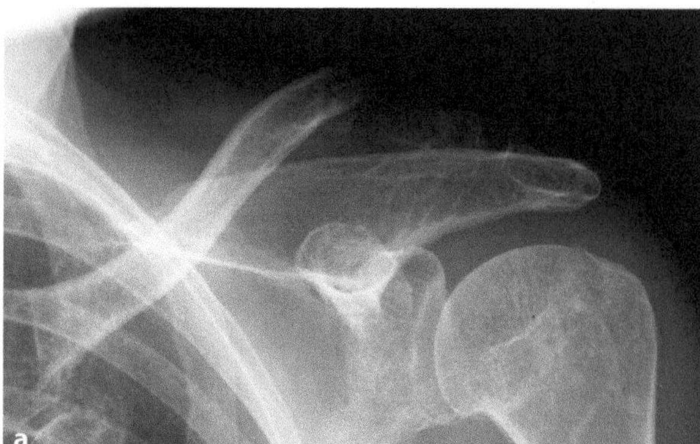

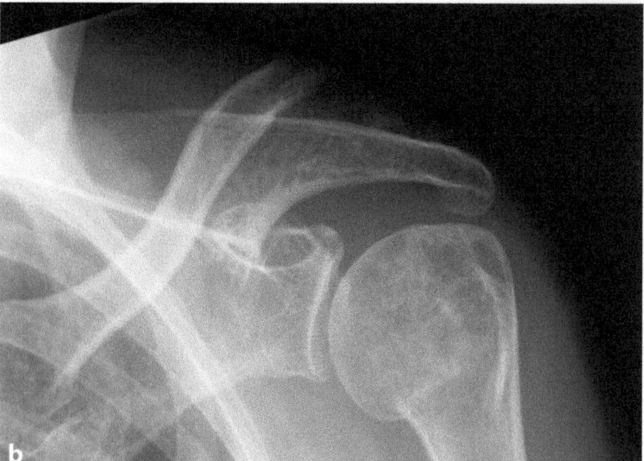

◘ **Abb. 1a,b**

Problemstellung

- Zunehmende belastungsabhängige Schmerzen im Frakturbereich der linken Clavicula mit erheblicher Buckelbildung.
- Konsekutive, im Alltag störende Krafteinbuße.

Chirurgische Intervention

- Am 18.06.2004, knapp 8 Monate nach Fraktur, Pseudarthrose-Resektion /-Anfrischung, coracoclaviculäre Zuggurtung mit PDS-Kordel und Osteosynthese mit 3.5 mm 5-Loch-Rekonstruktionsplatte (◘ Abb. 2).
- Postoperativ Ortho-Gilet für 6 Wochen, Mobilisation der linken Schulter ohne Belastung bis Schulterhöhe.

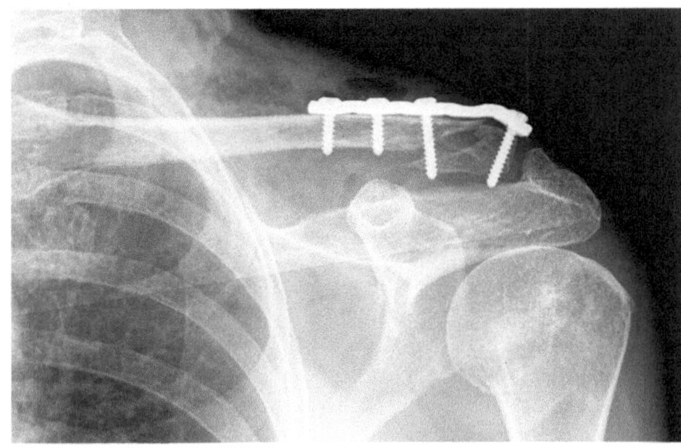

◘ Abb. 2

Verlauf

- 6 Wochen postoperativ Patientin beschwerdearm, Schulterbeweglichkeit Abduktion bis ca. 60° bei eingeschränkter Rotation. Radiologisch stabiles Osteosynthesematerial, Pseudarthrose noch sichtbar mit beginnender Kallusbildung kranial (◘ Abb. 3a,b).

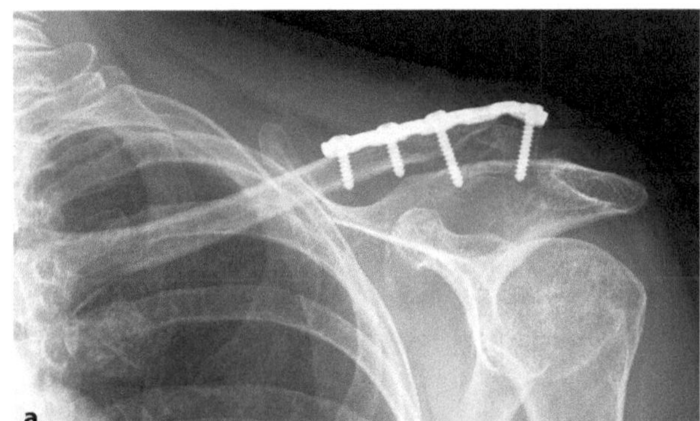

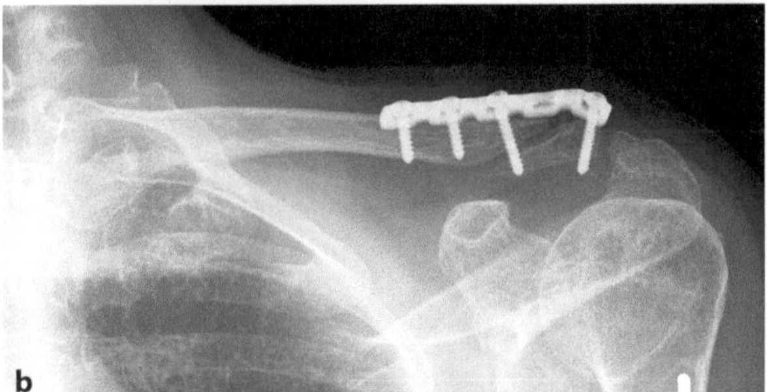

◘ Abb. 3a,b

- 3 Monate nach dem Eingriff freie symmetrische Schulterbeweglichkeit, laterale Clavicula stabil. Radiologisch Pseudarthrose nur noch partiell sichtbar bei zunehmendem Durchbau, lateraler Schraubenkopf vorstehend (◘ Abb. 4).

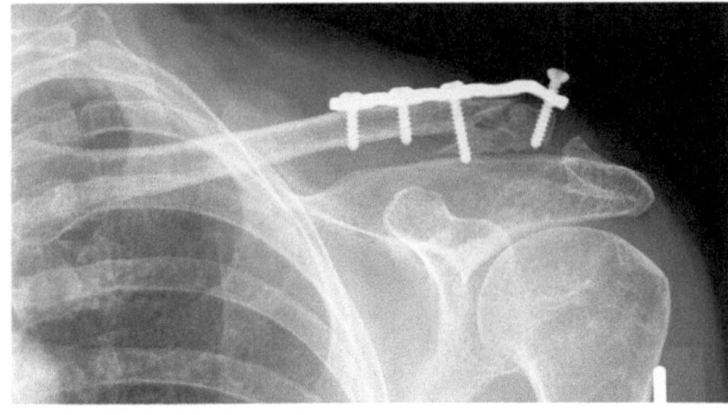

◘ Abb. 4

- 6 Monate postoperativ Patientin beschwerdefrei, Metall störend. Radiologisch Pseudarthrose durchgebaut, Platte stabil, laterale Schraube prominent (◘ Abb. 5). Metallentfernung vorgeschlagen.

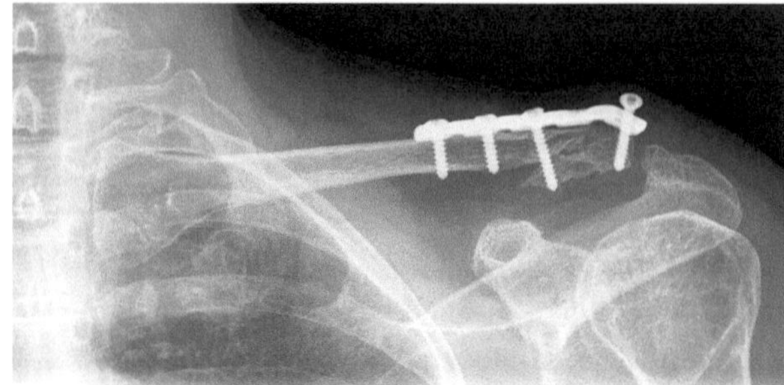

◘ Abb. 5

- Am 12.01.2005, 7 Monate nach Osteosynthese, Metallentfernung sowie Entfernung des Mersilene-Bandes (◘ Abb. 6a,b) bei weitgehender Restitutio.

Diskussion

- Ein schönes Beispiel, das dokumentieren soll, dass das kurze laterale Claviculafragment mit den damals vorhandenen Plattensystemen nur ungenügend gefasst werden konnte. Hier ist ersichtlich, wie das laterale Fragment nur mit einer Schraube gefasst werden konnte, welche sich im Verlauf partiell lockerte.
- Nur die Stabilisierung des medialen Fragmentes mit einem Mersilene-Band im Sinne einer coracoclaviculären Fesselung verhindert, dass die Osteosynthese versagt.
- Die Osteosynthesematerialentfernung musste bei störendem lateralem Schraubenkopf und möglicher Hautperforation frühzeitig erfolgen.

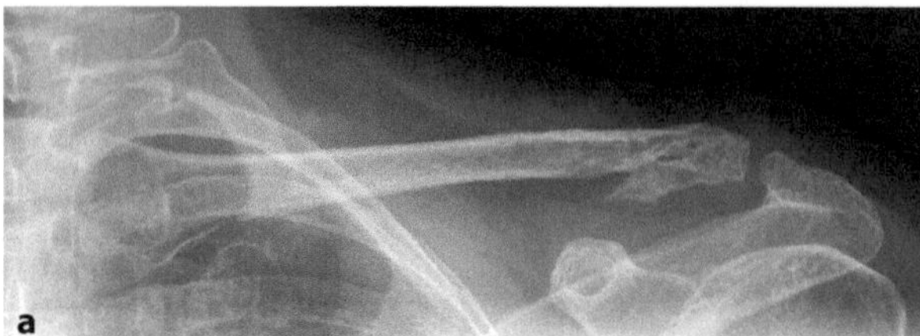

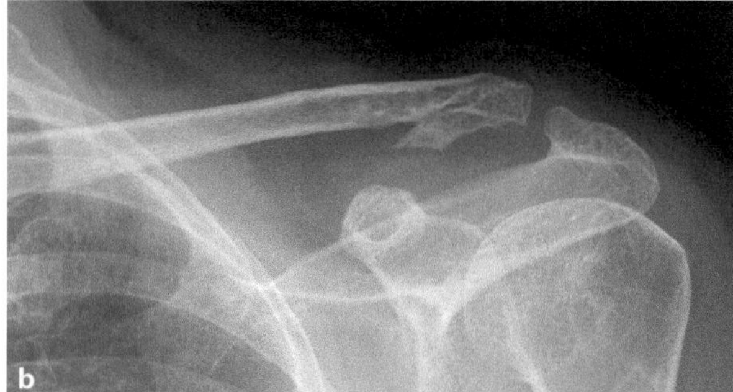

◘ Abb. 6a,b

Ihre Notizen

Fall 39: Symptomatische Clavicula-Pseudarthrose mittleres-laterales Drittel nach konservativer Therapie

Rainer-Peter Meyer, Fabrizio Moro, Hans-Kaspar Schwyzer

R.-P. Meyer et al., *100 Clavicula-Pseudarthrosen*, https://doi.org/10.1007/978-3-662-55345-9_40

Anamnese

- Sturz des damals knapp 34-jährigen Mannes beim Skilaufen, Claviculafraktur mittleres-laterales Drittel rechts mit Zwischenfragmenten, wenig verkürzt. Konservative Therapie von verschiedenen Ärzten veranlasst.
- Zunehmende Schmerzen mit Knacken im alten Frakturbereich ca. 4 Monate nach Unfall. Überweisung an unsere Klinik 6 Monate nach Claviculafraktur zur Einschätzung und Therapie.
- Am 02.06.2004, 6 Monate nach dem Unfall, Beurteilung durch uns: Schmerzhaftes Knacken bei Überkopfbewegungen im Frakturbereich rechte Clavicula, dorsaler Buckel im mittleren Drittel Clavicula rechts, falsche Beweglichkeit der Frakturenden. Radiologisch Clavicula-Pseudarthrose Übergang mittleres-laterales Drittel (■ Abb. 1). Indikation zur chirurgischen Sanierung gestellt.

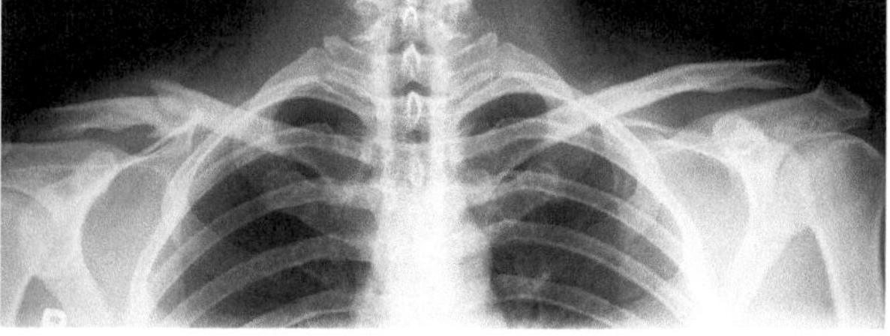

■ Abb. 1

Problemstellung

- Zunehmend schmerzhafte Clavicula-Pseudarthrose rechts mit myofaszialer Schmerzsymptomatik in der rechten Nackenmuskulatur.
- Behinderung im Beruf am Computer sowie bei sportlicher Aktivität.

Chirurgische Intervention

- Am 18.06.2004, knapp 7 Monate nach dem Unfall, Pseudarthrose-Resektion /-Anfrischung, Dekortikation und Osteosynthese mit 3.5 mm 7-Loch-Rekonstruktionsplatte und isolierter Zugschraube zur Fixation des Zwischenfragmentes rechte Clavicula (■ Abb. 2).
- Postoperativ Ortho-Gilet für 6 Wochen mit begleitender Physiotherapie nicht über die Horizontale.

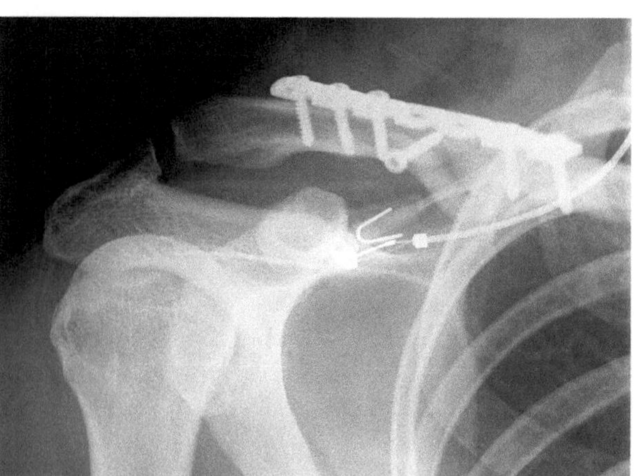

■ Abb. 2

Verlauf

- 6 Wochen postoperativ Patient beschwerdearm, endständig Schulterbeweglichkeit rechts noch eingeschränkt. Radiologisch stabiles Osteosynthesematerial bei ausgeglichener Claviculalänge (◘ Abb. 3a,b).

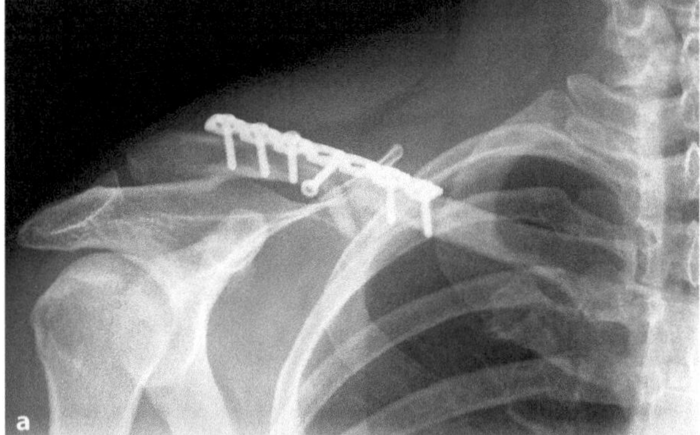

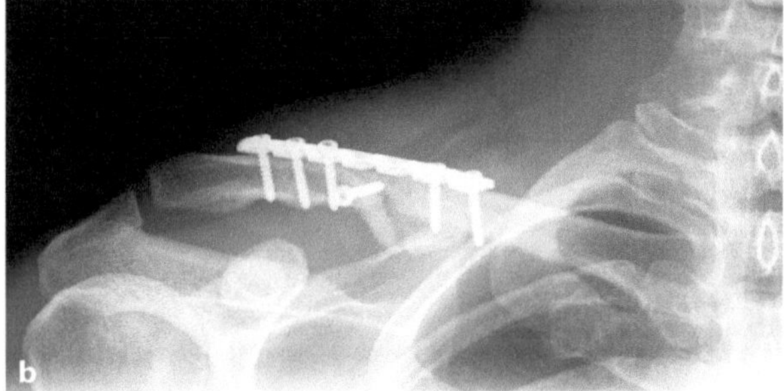

◘ Abb. 3a,b

- 3 Monate nach Osteosynthese Patient schmerzfrei, Schulterbeweglichkeit symmetrisch. Radiologisch zunehmender Durchbau der Pseudarthrose (◘ Abb. 4a,b). Wiederaufnahme der sportlichen Aktivität inklusive Krafttraining.

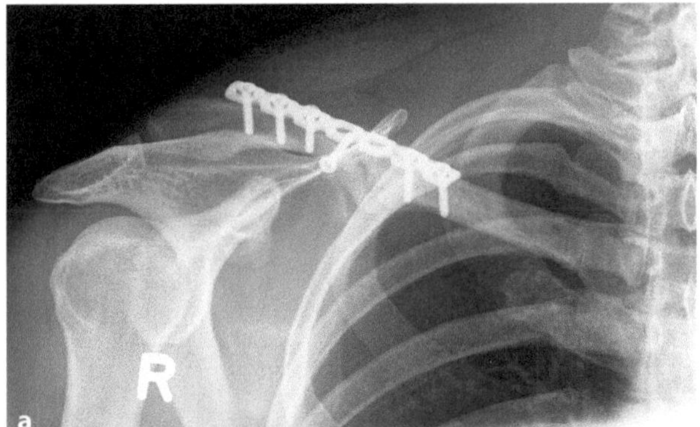

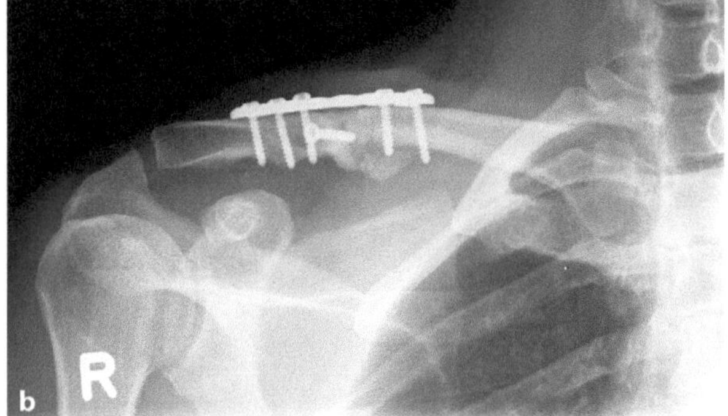

◘ Abb. 4a,b

- 6 Monate nach Intervention freie, symmetrische Schulterbeweglichkeit, palpatorisch Druckdolenz über dem Metall. Radiologisch Pseudarthrose konsolidiert (◘ Abb. 5a,b). Metallentfernung frühestens 1 Jahr nach Plattenosteosynthese.
- Am 13.05.2005 Entfernung des Osteosynthesemateriales bei Restitutio.

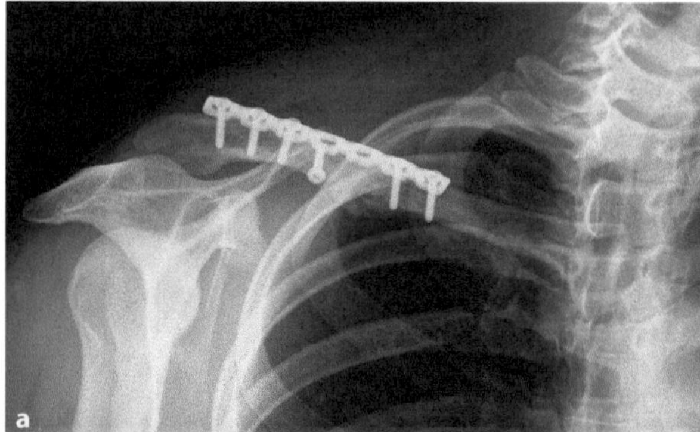

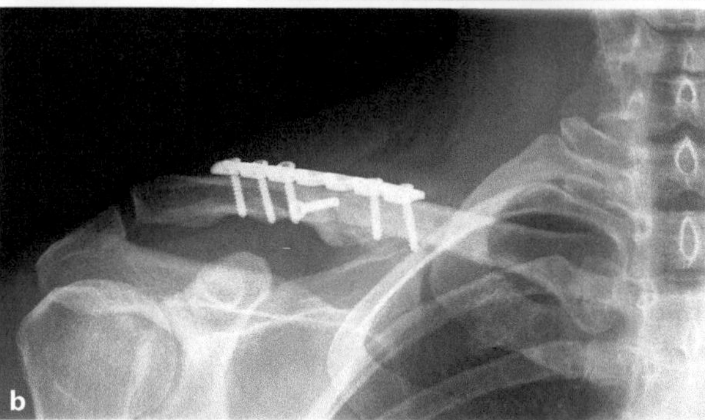

◘ Abb. 5a,b

▪ Diskussion

Der Trend zur anatomisch vorgeformten Platte hat sich heute ganz allgemein etabliert. Dies gilt sowohl für die primäre Frakturversorgung an der Clavicula als auch für die Clavicula-Pseudarthrose. Die 3.5 mm-Rekonstruktionsplatte kann auch durchaus heute noch verwendet werden.

An diesem Beispiel - wenn wir es kritisch betrachten - ist ersichtlich, dass die Platte länger hätte sein dürfen. Wir glauben, dass generell darauf geachtet werden sollte, genügend lange Platten zu implantieren. Es gilt immer noch der Grundsatz: „Eine Platte kann nie zu lang, sondern nur zu kurz sein!".

Die Dekortikation an der Clavicula betrachten wir heute eher kritisch. Wir hätten die autologe Spongiosaplastik dem Beckenkamm entnommen favorisiert.

Ihre Notizen

Fall 40: Laterale Clavicula-Pseudarthrose nach lateraler Claviculastabilisierung modifiziert nach Weaver-Dunn mit postoperativem Trauma

Rainer-Peter Meyer, Fabrizio Moro, Hans-Kaspar Schwyzer

R.-P. Meyer et al., *100 Clavicula-Pseudarthrosen,* https://doi.org/10.1007/978-3-662-55345-9_41

▪ Anamnese

- Sturz des 42-jährigen Skiläufers am 05.02.2004 mit acromioclaviculärer Gelenksluxation Tossy III rechts.
- Beschwerden bei Überkopfaktivität, insbesondere bei sportlicher Betätigung.
- Beurteilung an unserer Klinik am 08.03.2004. Die laterale Clavicula-Stabilisierung wird bei persistierenden Beschwerden dem jungen, sportlich aktiven Mann empfohlen.

▪ Problemstellung

- Persistierende AC-Gelenksluxationen können gerade bei sportlich aktiven Patienten Beschwerden bereiten.
- Die rasche chirurgische Sanierung ist empfehlenswert und führt bei korrekter Technik zu überwiegend guten Spätresultaten.
- Ist das Zeitlimit von 4 Wochen überschritten, führen wir an unserer Klinik die sekundäre Stabilisierungsoperation nach der modifizierten Technik von Weaver-Dunn durch.

▪ Erste operative Intervention

- Am 04.06.2004 laterale Claviculastabilisierung modifiziert nach Weaver-Dunn mit coracoclaviculärer Bandplastik (Semitendinosus-Allograft) verstärkt mit Mersilene-Band rechte Schulter (◘ Abb. 1).
- Postoperativ Ortho-Gilet während 6 Wochen mit physiotherapeutisch geführter Rehabilitation: Nicht belastete glenohumerale Mobilisation bis zur Horizontalen. Kraftaufbau nach 3 Monaten dosiert.

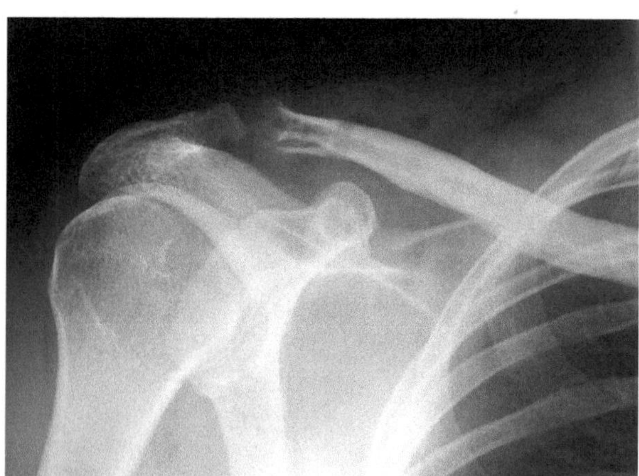

◘ **Abb. 1**

Verlauf

- 4 Wochen postoperativ laterale Claviculaposition rechts symmetrisch zu links. Radiologisch laterale Clavicula in korrekter Höhe zum Acromion (▪ Abb. 2).
- 6 Monate nach dem Eingriff stabiles AC-Gelenk rechts in korrekter reponierter Stellung. Patient beschwerdefrei und sportlich aktiv.
- Am 27.05.2005 Sturz aus Hängematte auf rechte Schulter. Zuweisung an uns wegen persistierender Schmerzen mit Verdacht auf Reluxation des rechten AC-Gelenkes.

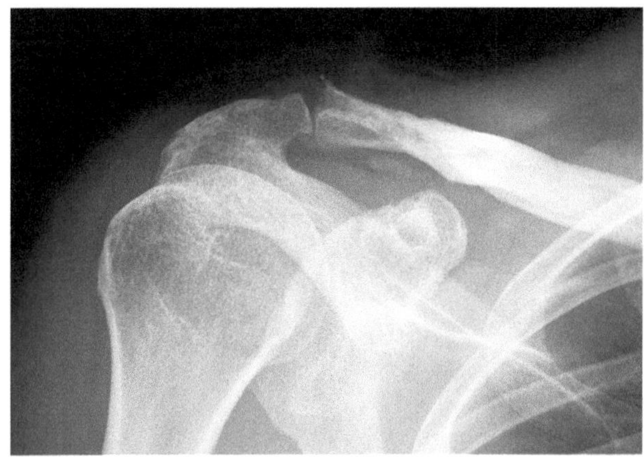

▪ Abb. 2

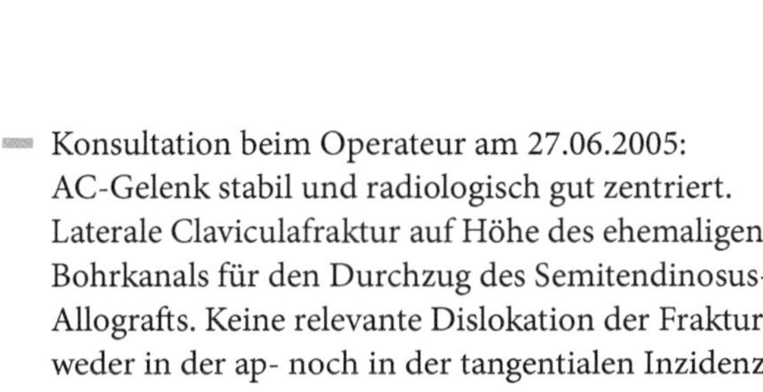

- Konsultation beim Operateur am 27.06.2005: AC-Gelenk stabil und radiologisch gut zentriert. Laterale Claviculafraktur auf Höhe des ehemaligen Bohrkanals für den Durchzug des Semitendinosus-Allografts. Keine relevante Dislokation der Fraktur weder in der ap- noch in der tangentialen Inzidenz (▪ Abb. 3a,b). Vorerst konservative Therapie bei Sportkarenz empfohlen.

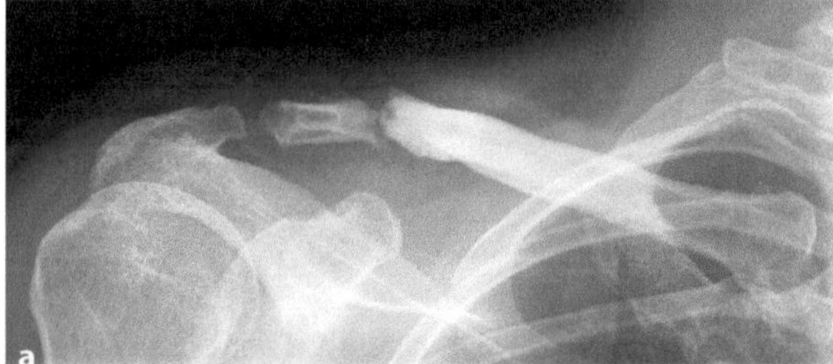

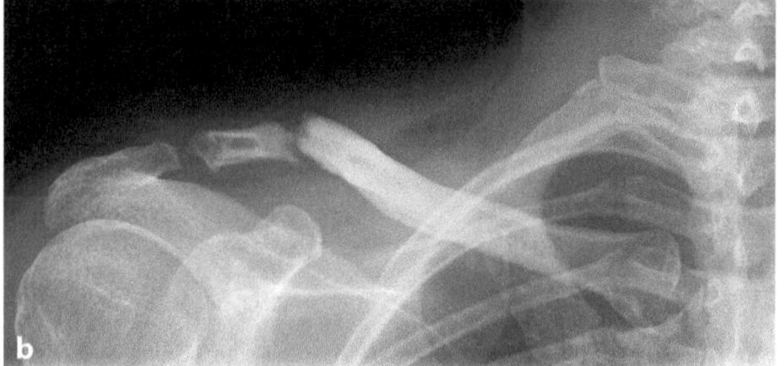

▪ Abb. 3a,b

- 3 Monate nach Trauma Kontrolle klinisch und radiologisch. Schmerzen regredient, radiologisch reparative Vorgänge mit teils kallöser Überbrückung der Fraktur. – Differenzialdiagnose: Unruhe Kallus? – Bei guten Stellungsverhältnissen (■ Abb. 4a,b) weiteres Zuwarten gerechtfertigt.

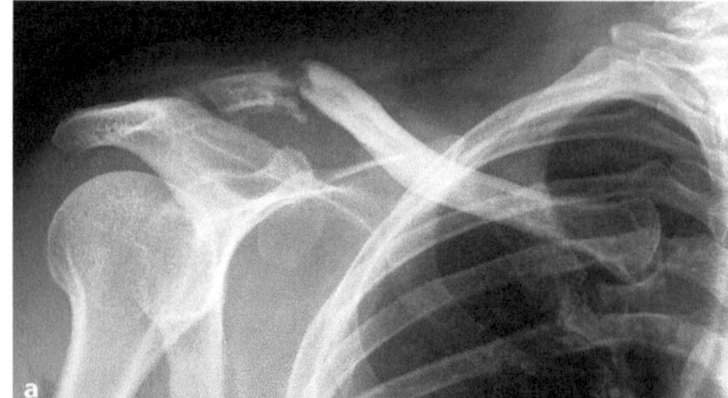

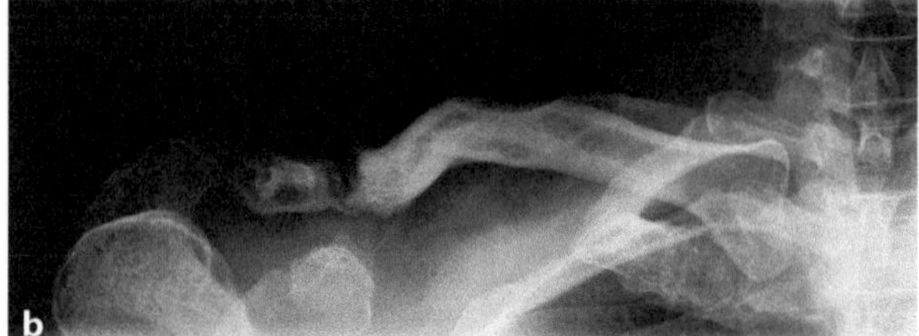

■ **Abb. 4a,b**

- 5 Monate nach Trauma Non-Union der lateralen Claviculafraktur mit anhaltenden Beschwerden (■ Abb. 5a,b). Indikation zur Revision gestellt.

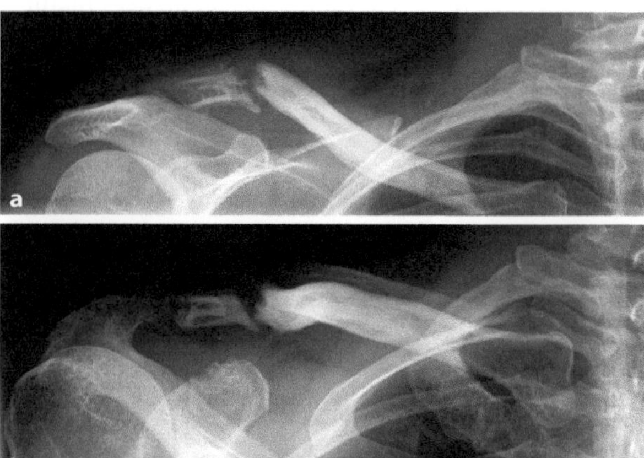

■ **Abb. 5a,b**

Zweite operative Intervention

- Am 19.10.2005 Revision der Pseudarthrose an der lateralen Clavicula mit Anfrischen und Osteosynthese mit 3.5 mm-LCP-T-Platte 5-Loch und Spongiosaplastik. Intraoperativ Claviculaenden medial gut, lateral deutlich vermindert durchblutet. Zusätzlich interponiert das Mersilene-Band. Das AC-Gelenk ist stabil.
- Postoperativ Ortho-Gilet für 4 Wochen bei nicht belasteter, initial physiotherapeutisch geführter Schultermobilisation.

Verlauf

- 6 Wochen nach der Re-Intervention weitgehende Beschwerdefreiheit bei guter Schulterbeweglichkeit. Radiologisch stabiles Osteosynthesematerial. Pseudarthrose nur noch schwach sichtbar (◘ Abb. 6a,b).

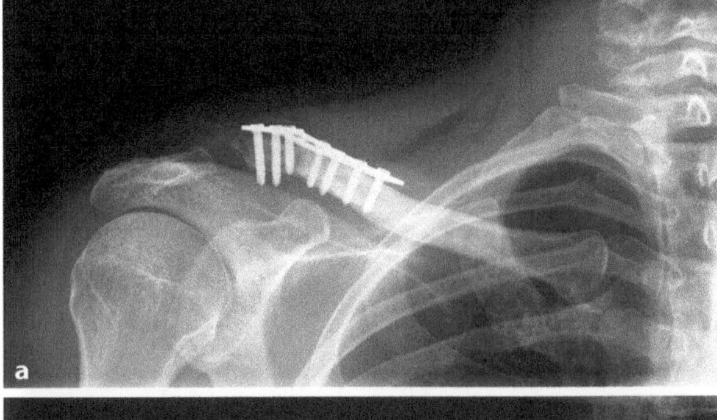

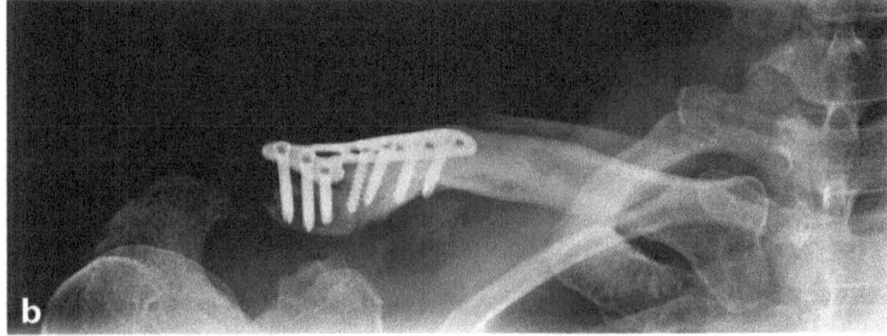

◘ **Abb. 6a,b**

- 6 Monate postoperativ Patient schmerzfrei und sportlich aktiv inklusive Tennis. Radiologisch

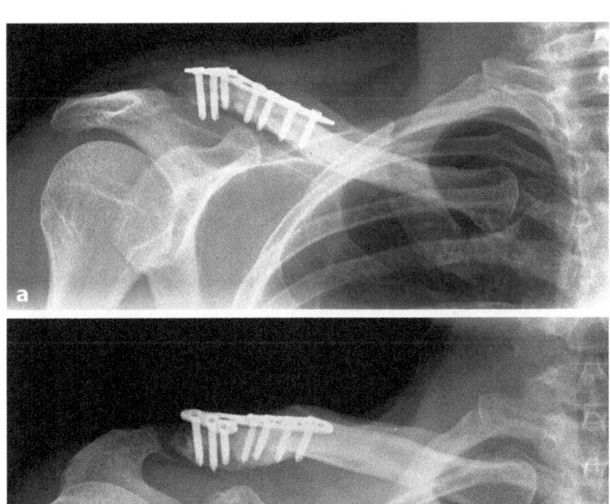

◘ **Abb. 7a,b**

Pseudarthrose konsolidiert mit festem Plattensitz (■ Abb. 7a,b).

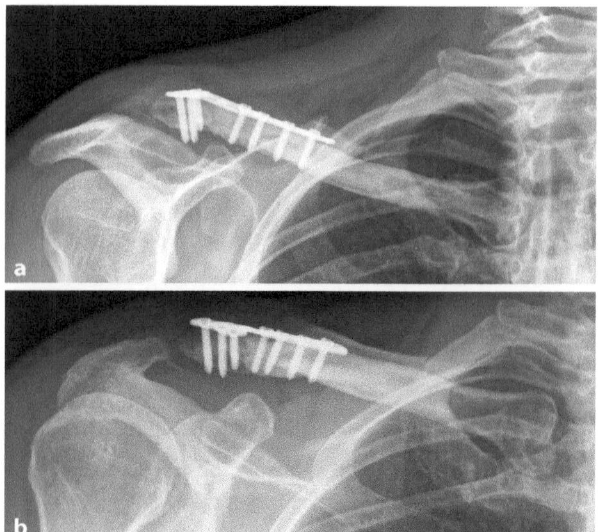

■ Abb. 8a,b

- 1 Jahr nach dem Eingriff Kontrolle bezüglich Plattenentfernung (■ Abb. 8a,b).
- Osteosynthese-Materialentfernung am 01.11.2006. Die Pseudarthrose ist vollständig konsolidiert mit korrekter Positionierung der lateralen Clavicula (■ Abb. 9 a,b).

Diskussion

- Die sekundäre Stabilisierungsoperation des AC-Gelenkes kann – bedingt durch das transossäre Einziehen eines Allografts, wie hier erfolgt – das Risiko einer Sollbruchstelle bedeuten.
- Das 1 Jahr nach der Primäroperation erlittene Trauma ist hier vermutlich nicht adäquat.
- Retrospektiv hätte die laterale Claviculafraktur primär versorgt werden sollen.
- Ob die heute praktizierte Technik mit teils arthroskopischer, teils offener Stabilisierung mit Tight-Rope-Fixation zu besseren Resultaten führt, muss sich weisen.

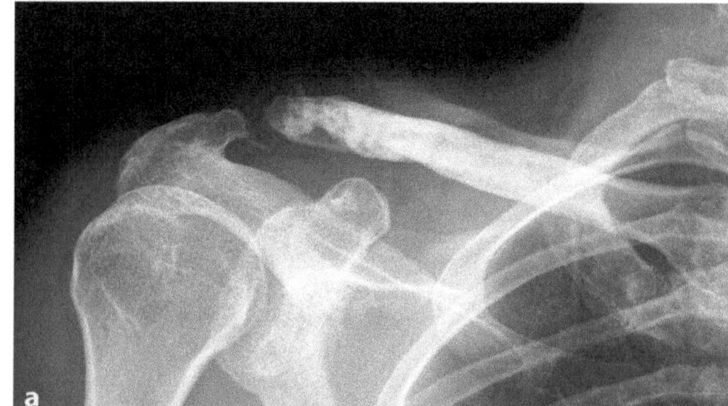

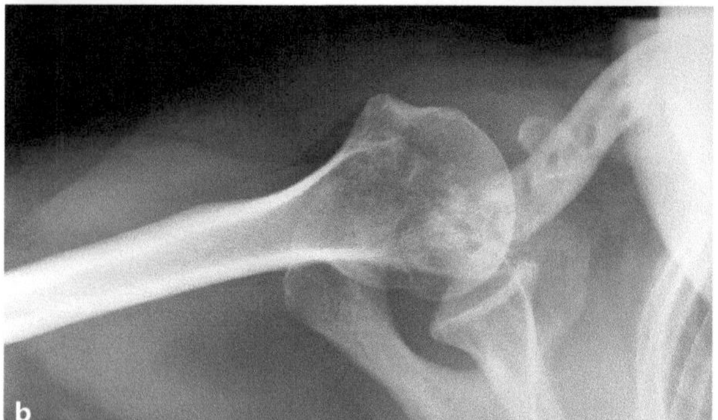

■ Abb. 9a,b

Ihre Notizen

Fall 41: Schmerzhafte laterale Clavicula-Pseudarthrose nach Hakenplatten-Osteosynthese mit postoperativem Frühinfekt

Rainer-Peter Meyer, Fabrizio Moro, Hans-Kaspar Schwyzer

R.-P. Meyer et al., *100 Clavicula-Pseudarthrosen*, https://doi.org/10.1007/978-3-662-55345-9_42

Anamnese

- Am 06.02.2004 Sturz des damals 44½-jährigen Skiläufers: Lateralste Claviculafraktur Typ Neer 2b (Claviculafraktur mit Zerreißung der coraco-claviculären Bänder) rechts (◘ Abb. 1).

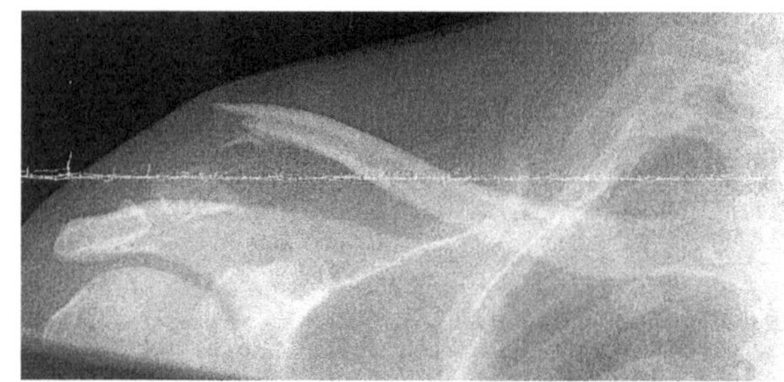

◘ **Abb. 1**

- Osteosynthetische Versorgung mit Hakenplatte am 08.02.2004 auswärts (▣ Abb. 2, ▣ Abb. 3). Postoperativ Frühinfekt.
- Am 11.03.2004 durch Abszessexzision und Débridement Infektabheilung bei Belassen der Hakenplatte.
- Wegen persistierender Beschwerden und unklarem weiterem Verlauf Zweitmeinung vom Patienten gewünscht.

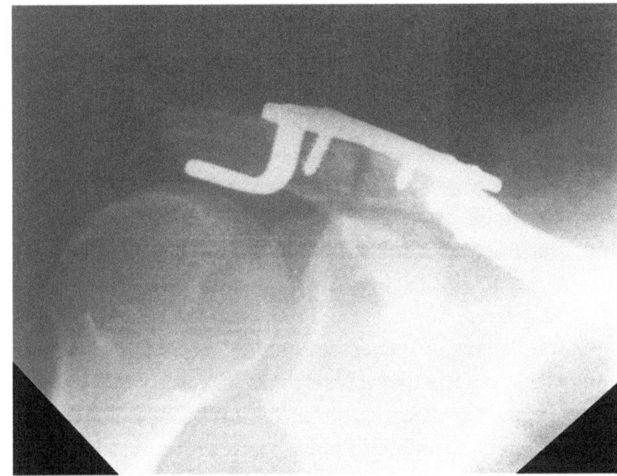

▣ **Abb. 2**

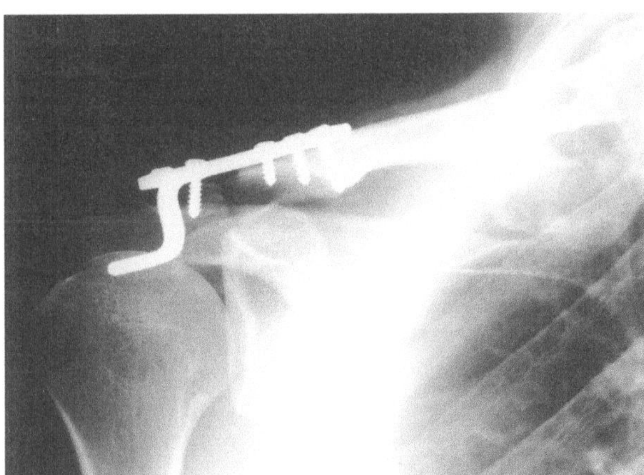

▣ **Abb. 3**

- Am 18.10.2004 Einschätzung an unserer Klinik: Belastungs- und Bewegungsschmerzen im rechten Schultergürtel zum Teil auch Ruheschmerzen. Als Büroangestellter 100 % arbeitsfähig. Klinisch keine Infektzeichen, endständig eingeschränkte Schulterbeweglichkeit rechts. Radiologisch korrekt in situ liegende Hakenplatte mit deutlicher Arrosion der Acromionunterfläche sowie Lockerung einer Schraube im pseudarthrotischen lateralen Clavicula-Fragment (◘ Abb. 4a,b). Chirurgische Revision mit folgendem Vorgehen empfohlen: Bei stabilen coracoclaviculären Ligamenten Exzision des pseudarthrotischen Fragmentes, bei Instabilität wegen lädierten coracoclaviculären Bandapparates Fragmentexzision mit Rekonstruktion der coracoclaviculären Bandstrukturen.

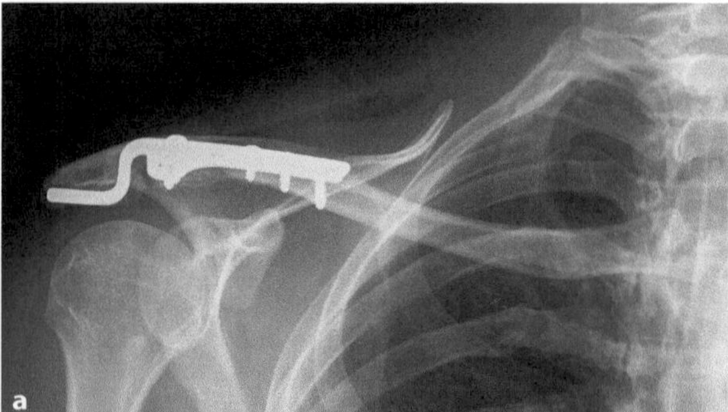

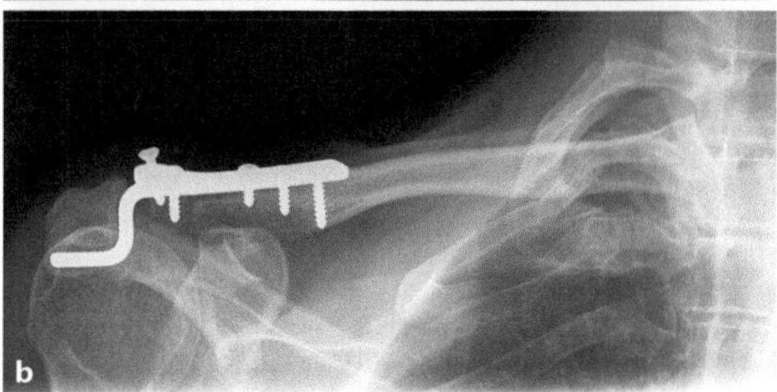

◘ Abb. 4a,b

▪ Problemstellung

- 10 Monate nach dem Unfallereignis Restbeschwerden im rechten Schultergürtelbereich mit Bewegungseinschränkung, Sportunfähigkeit.
- Unklare zukünftige Behandlungsvorschläge durch die erstbehandelnde Institution.

▪ Operative Intervention

- Am 18.02.2005, ein Jahr nach Erstintervention, Entfernung der Hakenplatte, Pseudarthroseresektion mit Exzision des pseudarthrotischen/nekrotischen Fragmentes an der lateralen Clavicula rechts.
- Postoperativ funktionelle Nachsorge mit begleitender Physiotherapie.

Verlauf

- 6 Wochen postoperativ Patient schmerzfrei mit weitgehender normalisierter Schulterbeweglichkeit rechts. Ab sofort sukzessiver Kraftaufbau bei Wiederaufnahme der sportlichen Aktivität.
- 5 Monate nach Metallentfernung und Fragmentexzision beschwerdefreier Patient bei voller Arbeits- und Sportfähigkeit. Radiologisch anatomisch korrekte Position der lateralen Clavicula (◘ Abb. 5).

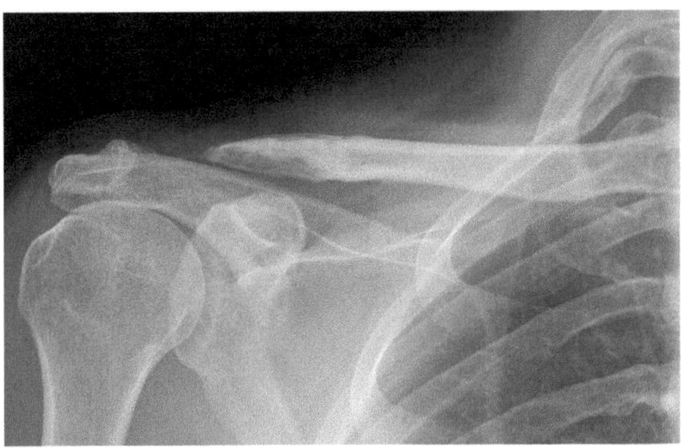

◘ Abb. 5

Diskussion

- Dieses Beispiel zeigt klar die Problematik der Hakenplatte, welche häufig früh entfernt werden muss bedingt durch Schmerzen vom Haken unter dem Acromion provoziert. Der Haken kann bis zur Arrosionsfraktur des Acromions führen, eine bekannte und beschriebene Problematik dieses Implantates.
- Des Weiteren kommt es bedingt durch die notwendige Frühentfernung der Hakenplatte trotz Überbrückung der Fraktur nicht selten zur symptomatischen Pseudarthrose. Im vorliegenden Fall wird dies illustrativ dargestellt mit zusätzlichem schicksalhaftem Frühinfekt, was letztendlich zum Entschluss führte, das Fragment sinnvoller Weise zu entfernen. Unter anderen Umständen hätte eine Pseudarthrose-Anfrischung mit Interposition eines Beckenspans im Sinne einer Rekonstruktion durchaus in Betracht gezogen werden können.
- Moderne Low-profile-Plattensysteme mit verschiedenen Stabilisierungsmodalitäten erlauben eine Osteosynthese ohne Überbrückung, das heißt ohne temporäre Arthrodese.

Fall 42: Symptomatische Clavicula-Pseudarthrose mittleres Drittel nach konservativer Therapie

Rainer-Peter Meyer, Fabrizio Moro, Hans-Kaspar Schwyzer

R.-P. Meyer et al., *100 Clavicula-Pseudarthrosen*, https://doi.org/10.1007/978-3-662-55345-9_43

Anamnese

- Am 29.03.2004 Sturz der 27-jährigen Frau in der Wohnung: Claviculafraktur mittleres Drittel links, konservative Therapie, persistierende Schmerzen im Clavicula-Schulterbereich links. Zuweisung an unsere Klinik durch den Hausarzt mit der Verdachtsdiagnose einer Clavicula-Pseudarthrose links.
- Am 18.10.2004, knapp 7 Monate nach Fraktur, Einschätzung durch uns: Linke Clavicula verkürzt, druckdolente Auftreibung mit Krepitieren im mittleren Drittel. Radiologisch Clavicula-Pseudarthrose mit aufgeworfenem Zwischenfragment im mittleren Drittel (◘ Abb. 1a,b). Indikation zur chirurgischen Sanierung gegeben.

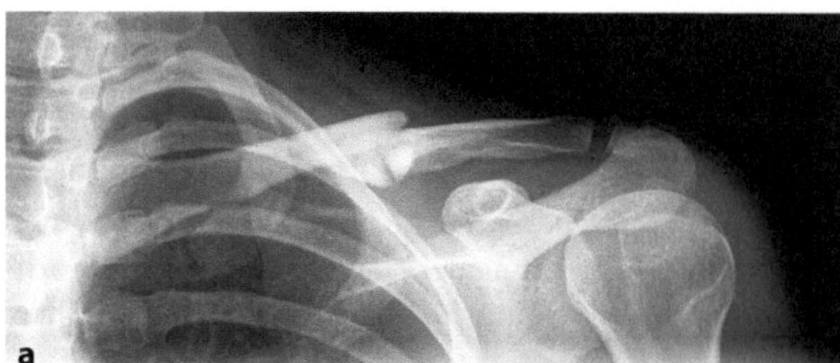

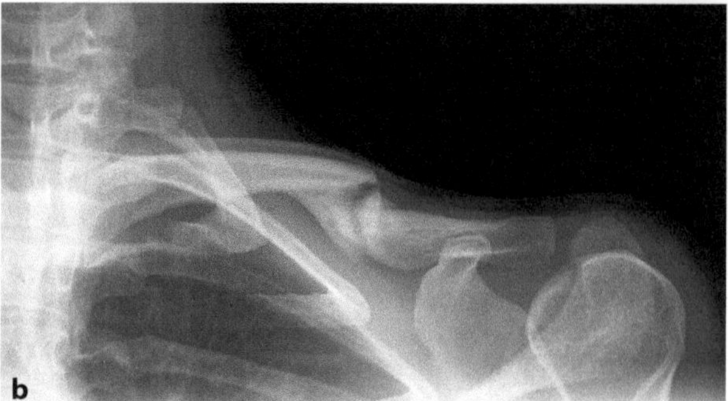

◘ Abb. 1a,b

Problemstellung

- Während über einem halben Jahr anhaltende Schmerzen im linken Schultergürtel.
- Eine 100 %ige Arbeitsfähigkeit zusehends kompromittiert.

Chirurgische Intervention

- Am 30.12.2004, 9 Monate nach Fraktur, Pseudarthrose-Resektion/-Anfrischung und Osteosynthese mit 3.5 mm 7-Loch-Rekonstruktionsplatte linke Clavicula (◘ Abb. 2).
- Postoperativ Ortho-Gilet als Komforttherapie, begleitende Bewegungstherapie nicht über die Horizontale.

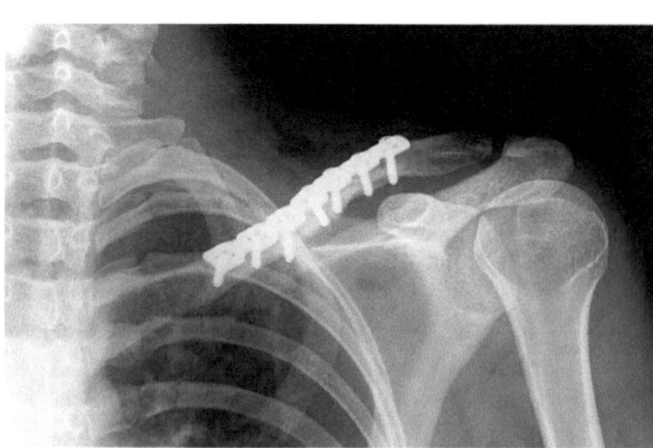

◘ Abb. 2

Verlauf

- 6 Wochen postoperativ Patientin weitgehend beschwerdefrei, Schulterbeweglichkeit links aktiv Flexion/Abduktion bis 130°. Radiologisch deutliche Konsolidierungszeichen der Pseudarthrose bei stabilem Osteosynthesematerial (■ Abb. 3a,b).

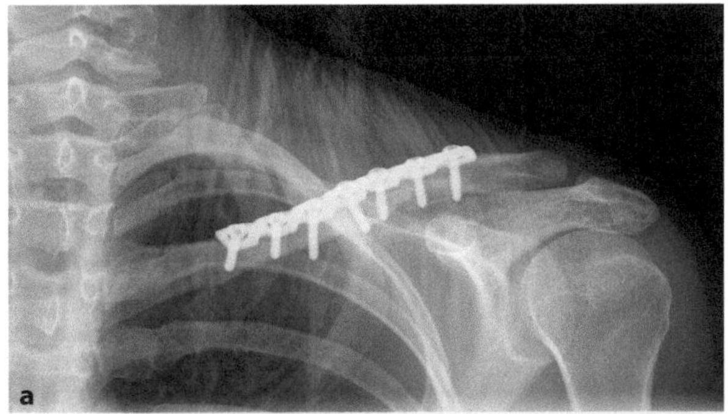

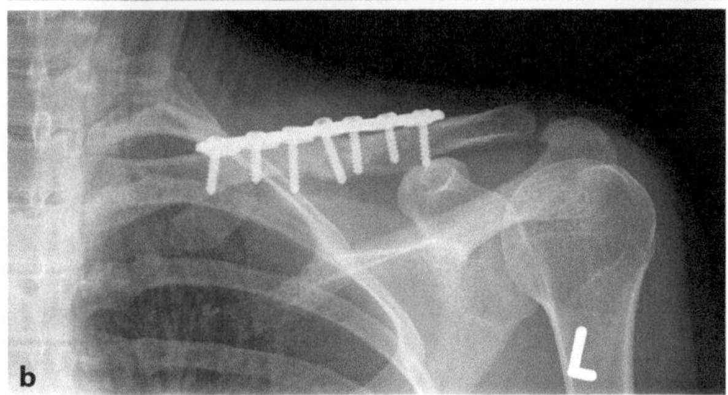

■ Abb. 3a,b

- 6 Monate nach dem Eingriff subjektive und objektive Restitutio. Patientin schmerzfrei, Schulterbeweglichkeit frei und seitengleich. Radiologisch Pseudarthrose konsolidiert (■ Abb. 4a,b).
- Am 06.10.2005, 10½ Monate nach Intervention, Metallentfernung wegen subjektiv störender Platte.

Diskussion

Auch hier ist die Pseudarthroseentwicklung bei einer einfachen kurzen Schrägfraktur eher ungewöhnlich. Man hätte erwartet, dass die Fraktur bei genügendem knöchernem Kontakt konsolidiert.

Auch dieser Fall widerspiegelt, wie schwierig zum Teil die Indikation zur operativen Versorgung von frischen Claviculafrakturen zu stellen ist, insbesondere auch bei jungen Frauen mit entsprechend im Dekolleté-Bereich ästhetisch störender Narbe mit Keloidbildung.

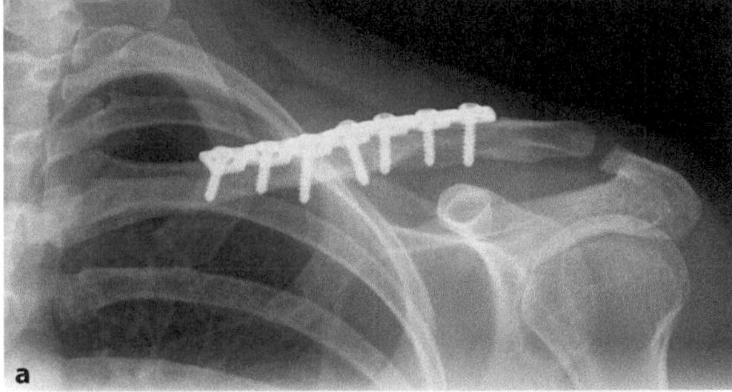

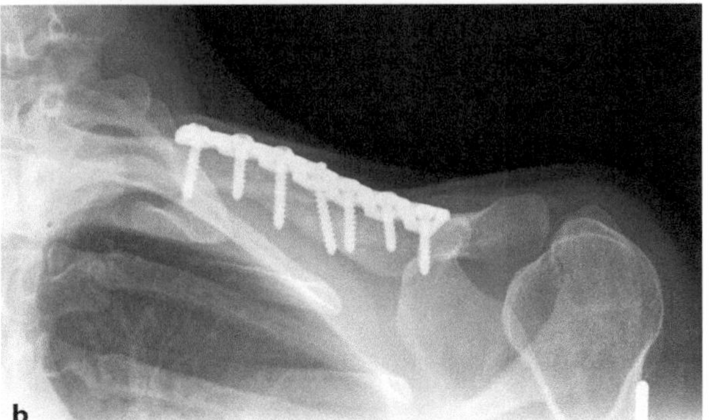

■ Abb. 4a,b

Fall 43: Symptomatische laterale Clavicula-Pseudarthrose

Rainer-Peter Meyer, Fabrizio Moro, Hans-Kaspar Schwyzer

R.-P. Meyer et al., *100 Clavicula-Pseudarthrosen*, https://doi.org/10.1007/978-3-662-55345-9_44

Anamnese

- Am 01.04.2004 Fahrradunfall der damals 33-jährigen Frau mit Polyblessur: Commotio, instabile BWK-8-Berstungsfraktur sowie laterale Claviculafraktur rechts.
- Im Rahmen der Mehrfachverletzung konservative Therapie der lateralen Claviculafraktur rechts.
- Konsultation am 16.03.2005, knapp 1 Jahr nach dem Unfall, an unserer Klinik. Diagnose einer schmerzhaften lateralen Clavicula-Pseudarthrose rechts (◘ Abb. 1a,b). Indikation zur chirurgischen Sanierung der Pseudarthrose gestellt.

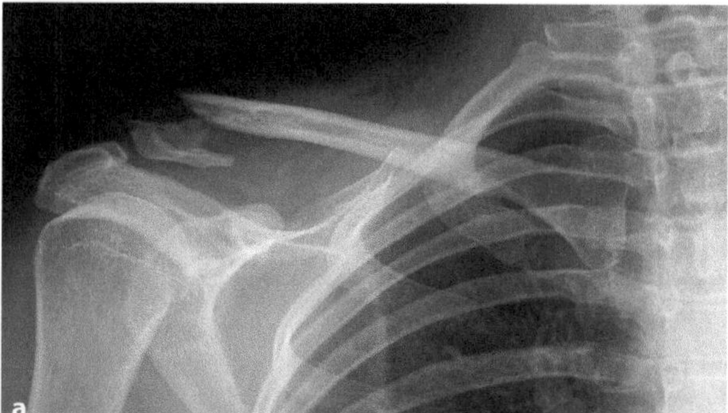

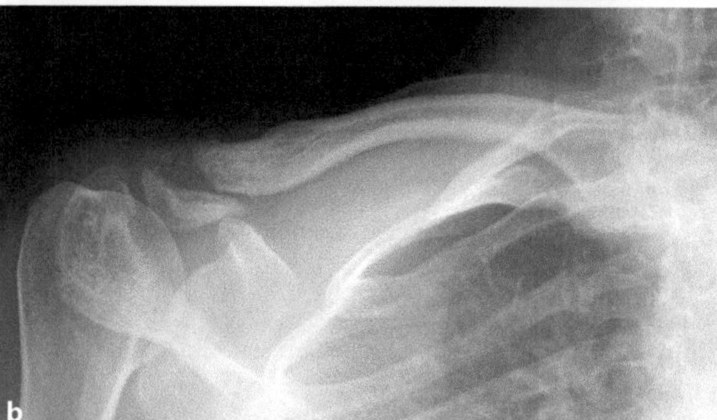

◘ **Abb. 1a,b**

Problemstellung

- Zunehmend schmerzhafte laterale Clavicula-Pseudarthrose.
- Konsekutive tendomyotische Schmerzen im rechten Schultergürtel-/Nackenbereich.

Operative Revision

- Am 17.06.2005, ein gutes Jahr nach dem Unfallereignis, offene Reposition, Anfrischen der Pseudarthrose-Endigung, präliminäre Fixation mit isolierter Zugschraube und Osteosynthese mit 4-Loch-Hakenplatte (◘ Abb. 2a,b).
- Postoperativ Ortho-Gilet, begleitende Physiotherapie ohne Anheben des rechten Armes über die Horizontale.

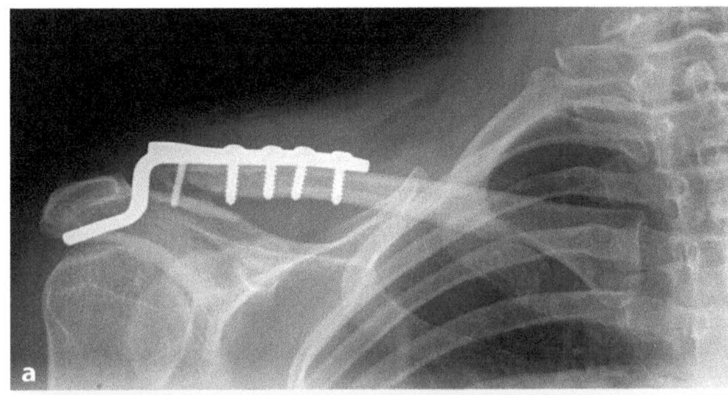

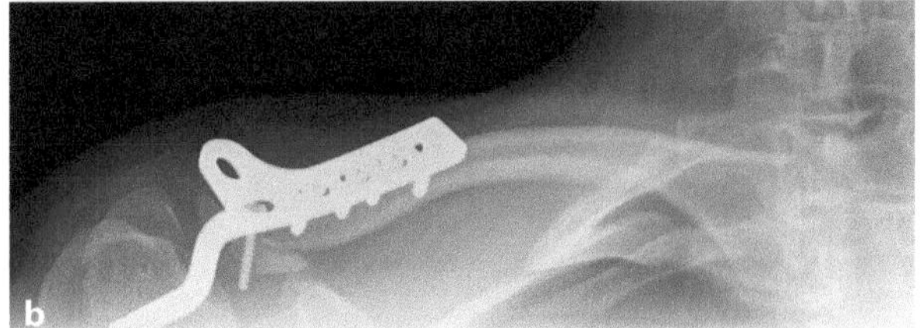

◘ Abb. 2a,b

Verlauf

- 8 Wochen postoperativ weitgehend beschwerdefrei mit nahezu symmetrischer Schulterbeweglichkeit. Radiologisch korrekt liegende Hakenplatte, Pseudarthrosespalt mit reparativen Vorgängen noch abgrenzbar (◘ Abb. 3a,b).

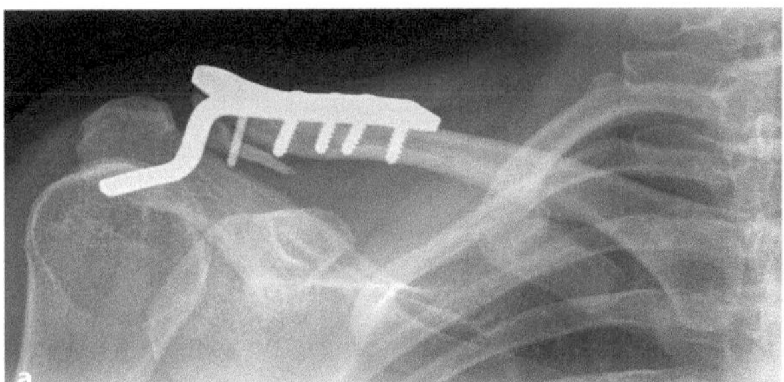

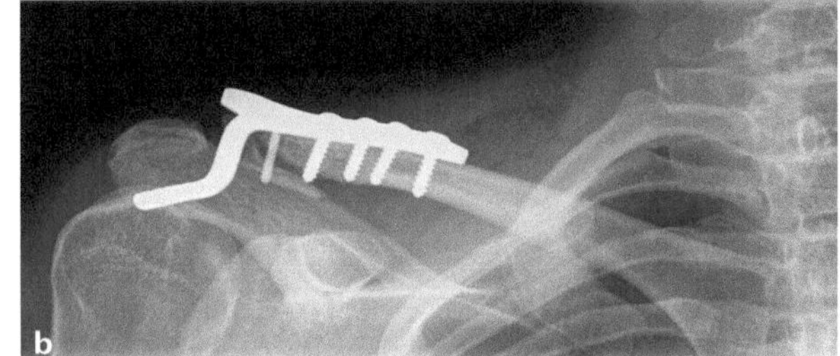

◘ Abb. 3a,b

- 3 Monate nach dem Eingriff Patientin schmerzfrei, leichtes Druckgefühl subacromial durch Hakenplatte bedingt. Röntgenbilder mit zunehmend reparativen Vorgängen im deutlich regredienten Pseudarthrosespalt (■ Abb. 4a,b).

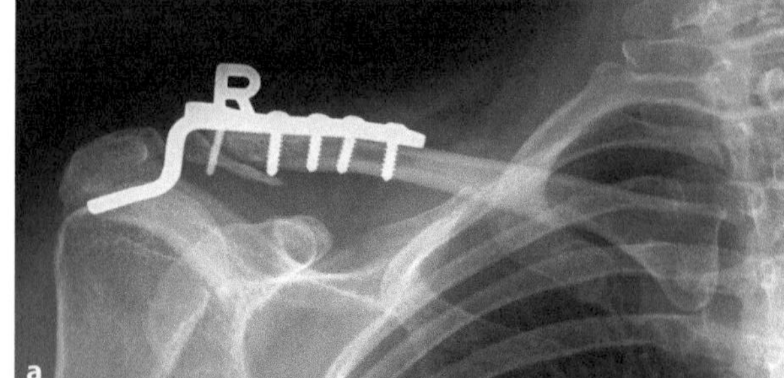

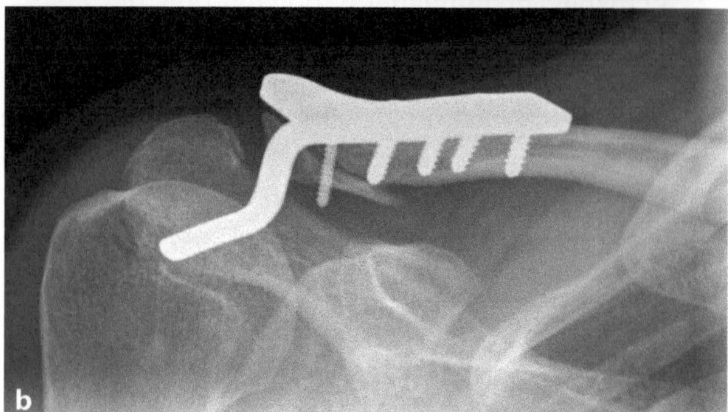

■ **Abb. 4a,b**

- 6 Monate nach Intervention rechte Schulter frei und symmetrisch beweglich. Druckgefühl subacromial persistierend. Radiologisch Osteosynthesematerial stabil, Pseudarthrosespalt noch sichtbar bei deutlichem Durchbau (■ Abb. 5a,b). Suffizienter Durchbau in der Computertomographie bestätigt.
- Metallentfernung am 27.01.2006 bei Restitutio. Keine weiteren Kontrollen mehr notwendig.

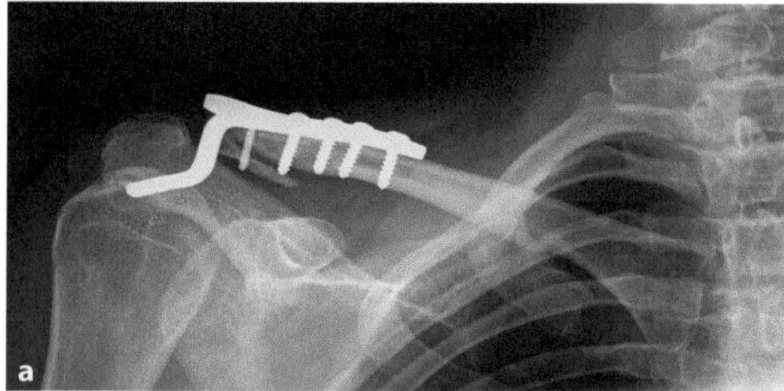

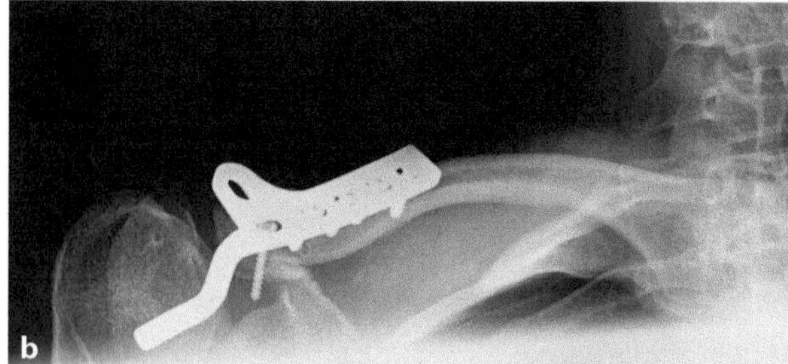

■ **Abb. 5a,b**

Diskussion

- Grundsätzlich hätte diese Verletzung entsprechend einer Verletzung Typ Neer II mit sicherlich zerrissenen coracoclaviculären Bändern primär operativ stabilisiert werden sollen.
- Heute würden wir die Hakenplatte – eine auch heute noch angewandte, gängige Methode zur Fixation dieser kurzen lateralen Fragmente – nicht mehr verwenden. Über die letzten Jahre mit Entwicklung der winkelstabilen Implantate stehen uns heute verschiedene Plattensysteme zur Verfügung, die uns eine übungsstabile Osteosynthese dieses Frakturtyps ermöglichen mit suffizienter Fixation dieser kurzen Fragmente.

Ihre Notizen

Fall 44: Clavicula-Pseudarthrose mittleres Drittel bei Plattenbruch nach primärer Plattenosteosynthese

Rainer-Peter Meyer, Fabrizio Moro, Hans-Kaspar Schwyzer

R.-P. Meyer et al., *100 Clavicula-Pseudarthrosen*, https://doi.org/10.1007/978-3-662-55345-9_45

Anamnese

- Sturz am 22.05.2004 beim Fahrradtraining der damals 59-jährigen Sportlerin auf Mallorca. Claviculafraktur mehrfragmentär mittleres Drittel links. Plattenosteosynthese am 24.05.2004 in Mallorca. Transfer in die Schweiz und Nachsorge an unserer Klinik.
- Am 02.06.2004 erste Nachkontrolle bei uns: Patientin beschwerdearm, Schulterbeweglichkeit links schmerzbedingt endständig reduziert. Radiologisch korrekte Frakturstellung, Osteosynthesematerial stabil (◘ Abb. 1a,b).

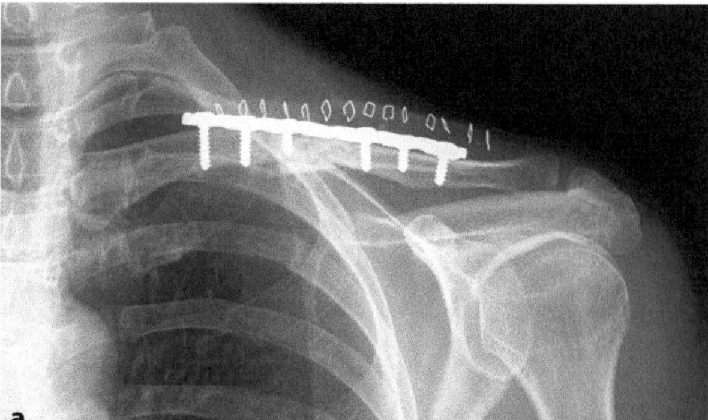

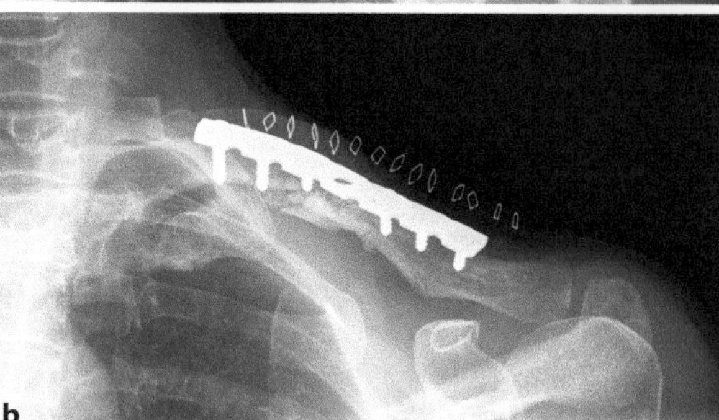

◘ **Abb. 1a,b**

- 7 Wochen postoperativ weitgehend normalisierte Schulterbeweglichkeit. Radiologisch beginnende Konsolidierung der Fraktur (◘ Abb. 2a,b).

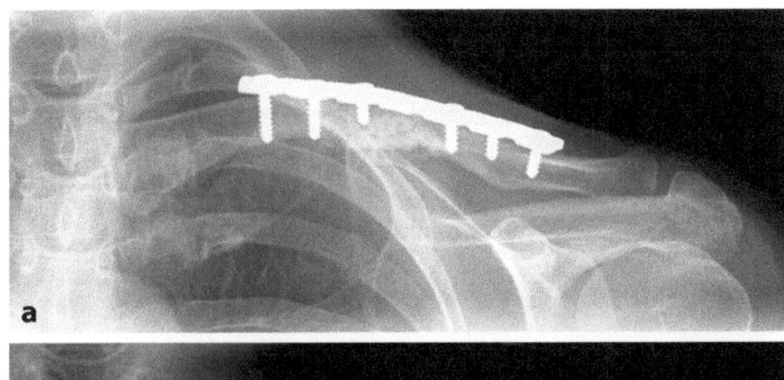

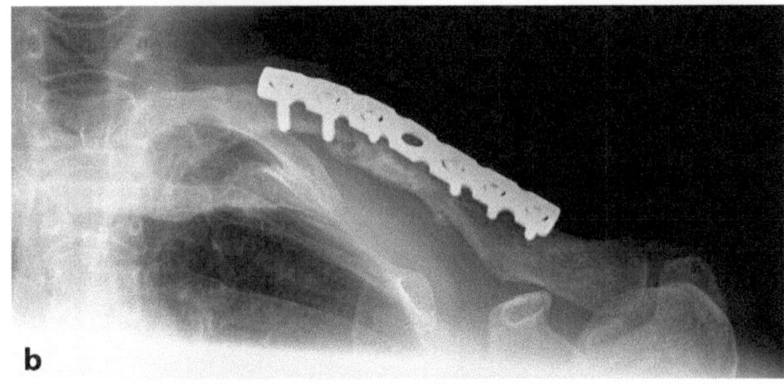

◘ Abb. 2a,b

- 4½ Monate nach Osteosynthese Patientin beschwerdefrei, Schulterbeweglichkeit symmetrisch. Radiologisch Fraktur zunehmend konsolidiert, fragliche Lockerung einer Schraube (◘ Abb. 3a,b).

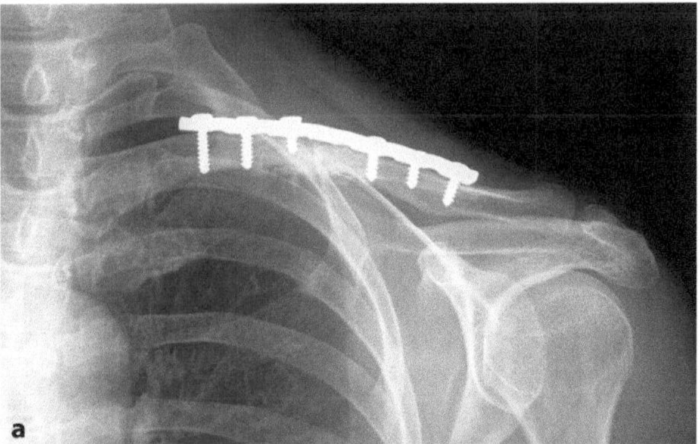

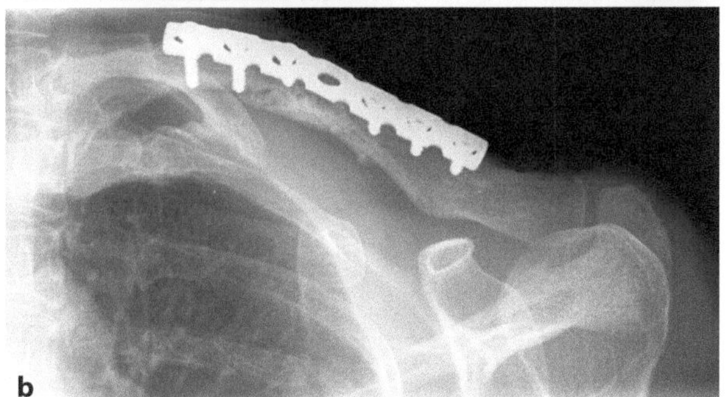

◘ Abb. 3a,b

- Am 20.12.2004, 7 Monate nach dem Primäreingriff, ohne Traumatisierung Schmerzen im Claviculabereich links mit Knacken, Schulterbeweglichkeit schmerzhaft. Radiologisch Plattenbruch auf Frakturhöhe ohne nennenswerte Dislokation der alten Frakturstelle bei noch sichtbarem Frakturspalt (▣ Abb. 4a,b), für abwartende Haltung plädiert.

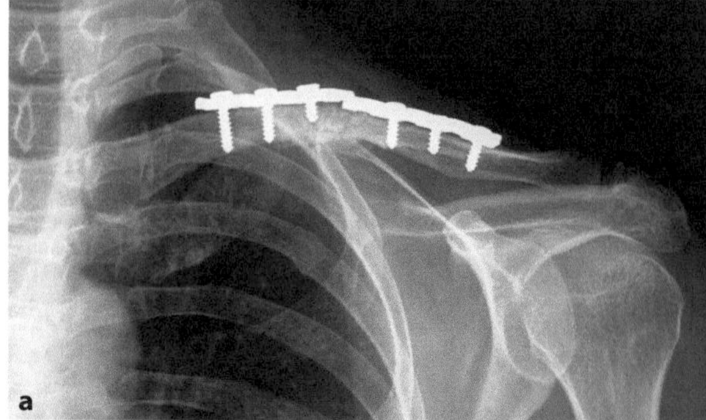

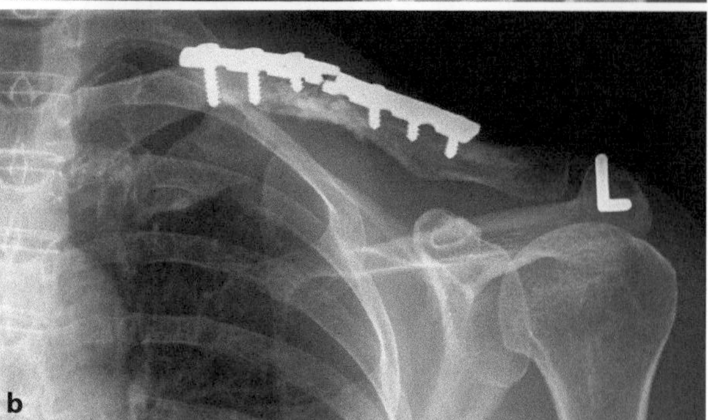

▣ Abb. 4a,b

- 9 Monate nach Intervention Restbeschwerden mit Knacken im Frakturbereich, weitgehend freie Schulterbeweglichkeit links. Radiologisch Fraktur um Schaftbreite verschoben, massiver Unruhekallus (▣ Abb. 5a,b). Weiteres Zuwarten auf Wunsch der Patientin.

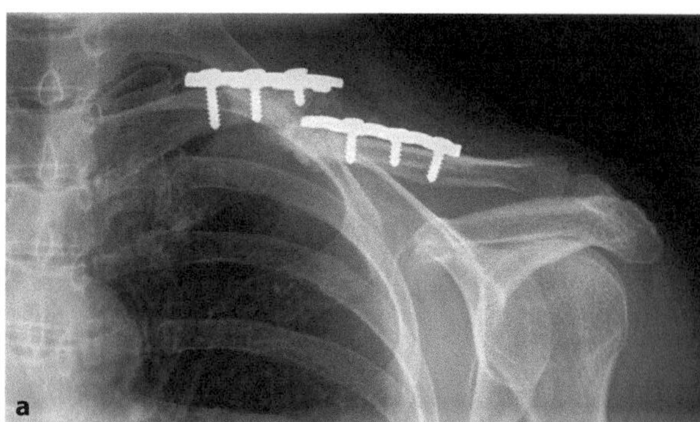

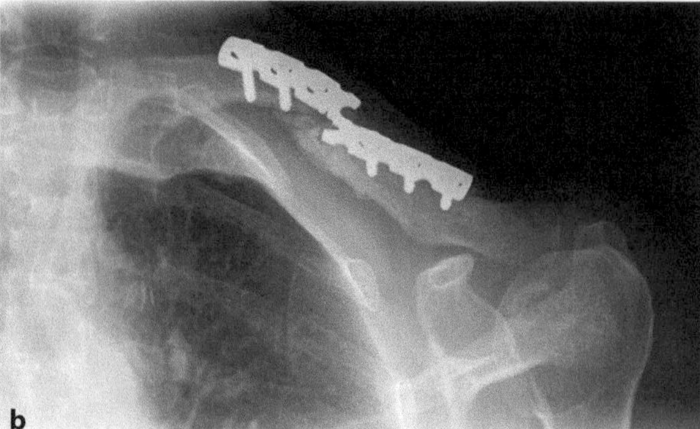

▣ Abb. 5a,b

- 12 Monate nach dem Eingriff und 5 Monate nach Plattenbruch Zunahme der Beschwerden mit falscher Beweglichkeit im Fraktur-Platten-Bereich. Radiologisch Unruhekallus bei Pseudarthrose an der alten Frakturstelle (◘ Abb. 6a,b). Indikation zur Re-Osteosynthese gestellt.

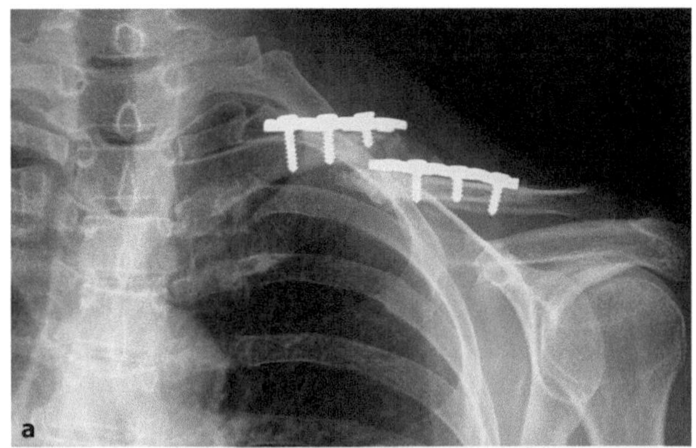

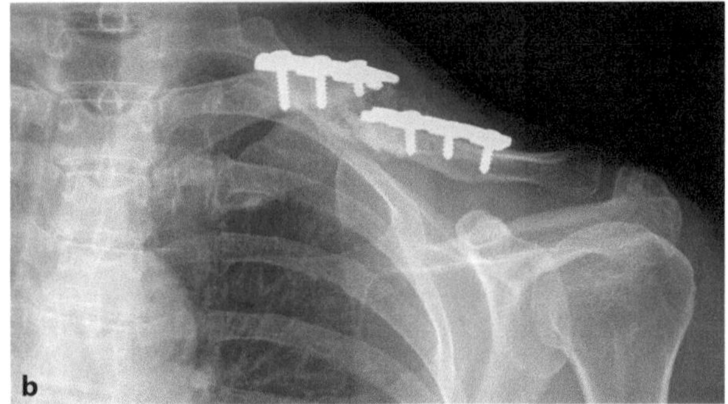

◘ Abb. 6a,b

- **Problemstellung**
  - Trotz geringer Schmerzen zunehmend erschwerte Überkopfaktivität.
  - Als professionelle Fitnesstrainerin erheblich handicapiert.

- **Chirurgische Intervention**
  - Am 23.06.2005 Osteosynthesematerial-Entfernung, Re-Osteosynthese mit 3.5 mm 8-Loch-Rekonstruktionsplatte, Dekortikation und Anlagerung von Frakturkallus (◘ Abb. 7).
  - Postoperativ Ortho-Gilet für 6 Wochen, begleitende Physiotherapie, Bewegungsamplitude nicht über die Horizontale.

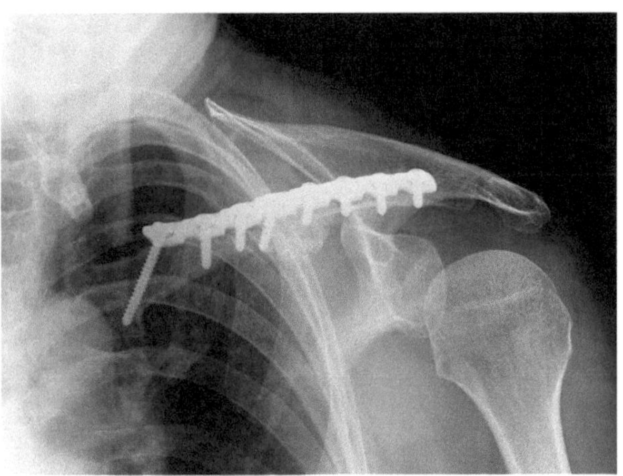

◘ Abb. 7

Verlauf

- 6 Wochen nach dem Zweiteingriff Schulterbeweglichkeit links weitgehend normalisiert, Patientin beschwerdefrei. Radiologisch Osteosynthesematerial stabil, korrektes Alignement, kräftige Kallusbildung (◘ Abb. 8a,b).

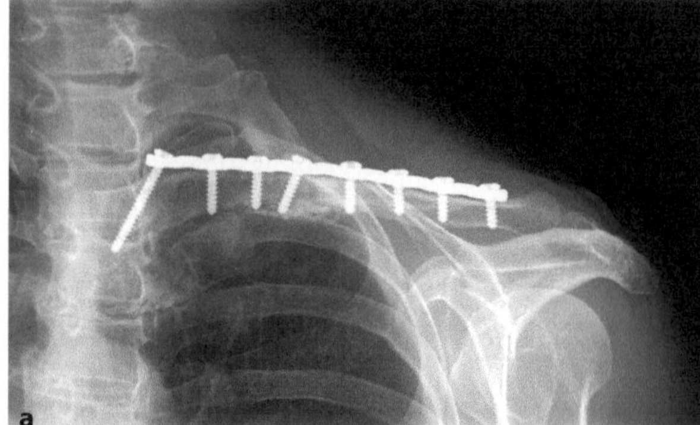

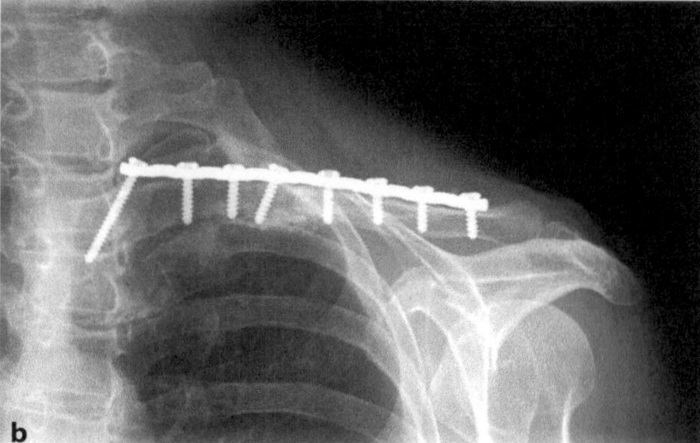

◘ Abb. 8a,b

- 7 Monate nach Re-Osteosynthese Patientin beschwerdefrei und sportlich aktiv. Schulterbeweglichkeit frei und seitengleich. Radiologisch Pseudarthrose konsolidiert, Osteosynthesematerial stabil (◘ Abb. 9a,b).

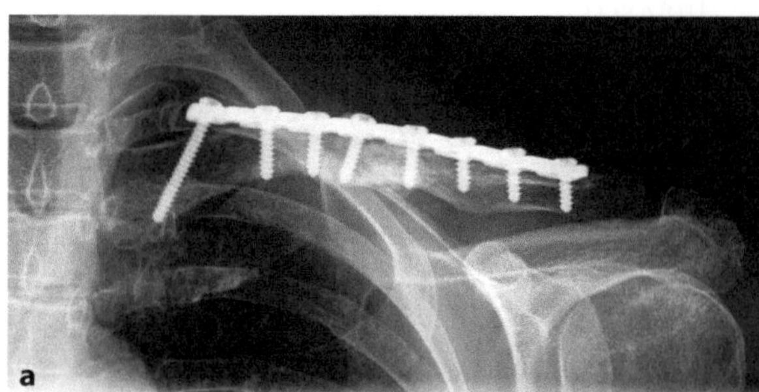

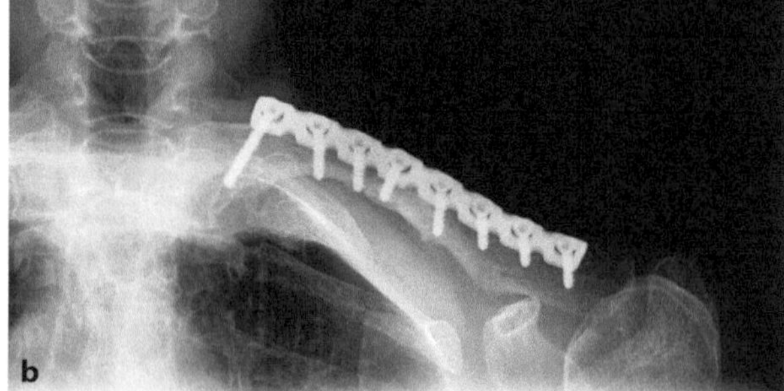

◘ Abb. 9a,b

- 14 Monate nach Zweiteingriff gut palpierbares, ästhetisch störendes Osteosynthesematerial. Radiologisch Pseudarthrose geheilt (◻ Abb. 10a,b), zusätzlich computertomographisch bestätigt.

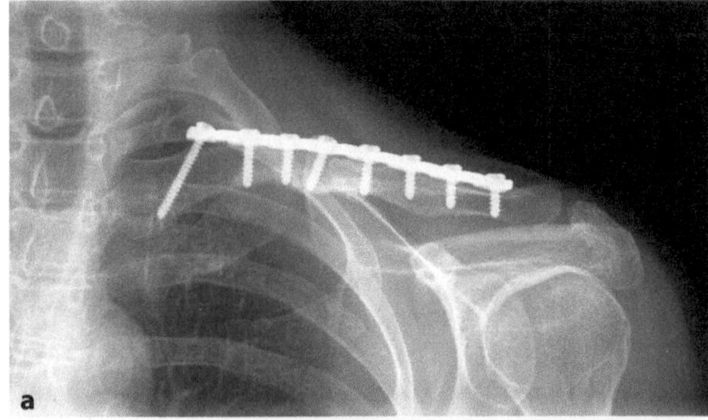

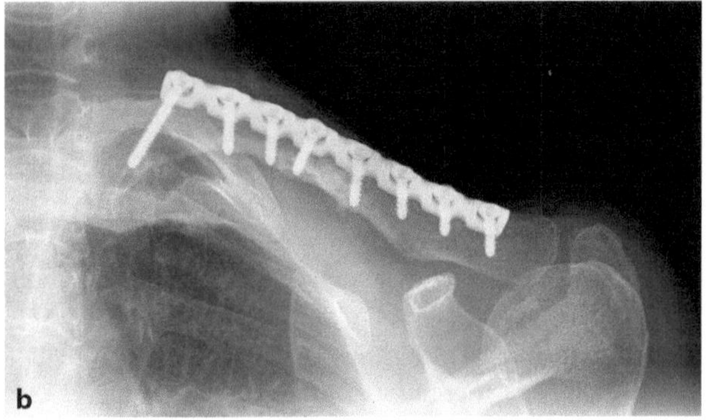

◻ **Abb. 10a,b**

- Osteosynthesematerial-Entfernung linke Clavicula bei Restitutio am 13.12.2006 (◻ Abb. 11a,b).

Diskussion

- Lieblose Primär-Osteosynthese mit zu kurzer Plattenwahl. Selbst für die Hautnaht wurden bei einer sportlichen Dame Hautklammern verwendet.
- Der Verlauf erstaunt nicht. Der Plattenbruch per se ist ein klares Instabilitätskriterium.
- Retrospektiv hätte die Re-Osteosynthese früher angesetzt werden können.

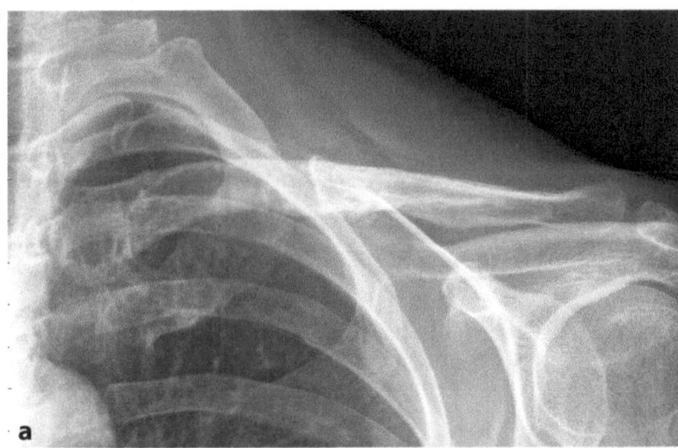

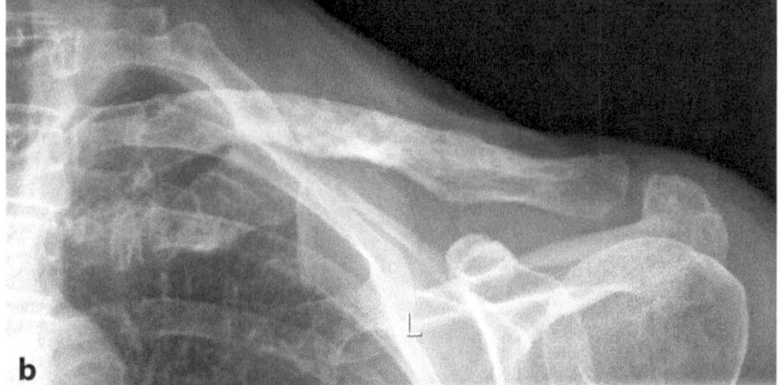

◻ **Abb. 11a,b**

Fall 45: Schmerzhafte Clavicula-Pseudarthrose mittleres Drittel nach insuffizienter Platten-Osteosynthese

Rainer-Peter Meyer, Fabrizio Moro, Hans-Kaspar Schwyzer

R.-P. Meyer et al., *100 Clavicula-Pseudarthrosen*, https://doi.org/10.1007/978-3-662-55345-9_46

Anamnese

- Am 29.07.2004 Sturz der damals 44½ -jährigen Frau beim Inline-Skaten: Claviculafraktur mittleres Drittel links mit Zwischenfragment. Platten-Osteosynthese am 03.08.2004 in benachbartem Zentrumsspital, funktionelle Nachsorge.
- Wegen persistierender Beschwerden bei abstehender Platte medial am 17.08.2004 am selben Krankenhaus Narbenkorrektur in der Subkutanregion (dixit Operationsbericht) linke Clavicula.
- Bei deutlichen Beschwerden im medialen Plattenbereich und fraglicher Frakturkonsolidation Plattenentfernung am 06.12.2004 vom Operateur empfohlen, eventuell mit Re-Osteosynthese je nach intraoperativem Befund.
- Patientin wünscht eine Zweitmeinung durch uns.
- Am 17.01.2005, knapp ein halbes Jahr nach Fraktur Einschätzung an unserer Klinik: Deutlich eingeschränkte Schulterbeweglichkeit links. Druckdolenz über dem abstehenden medialen Plattenende. Radiologisch in situ liegende Platte, medial deutlich abstehend, weit klaffender Frakturspalt bei fehlendem Durchbau (◘ Abb. 1a,b). Indikation zur Revision gestellt.

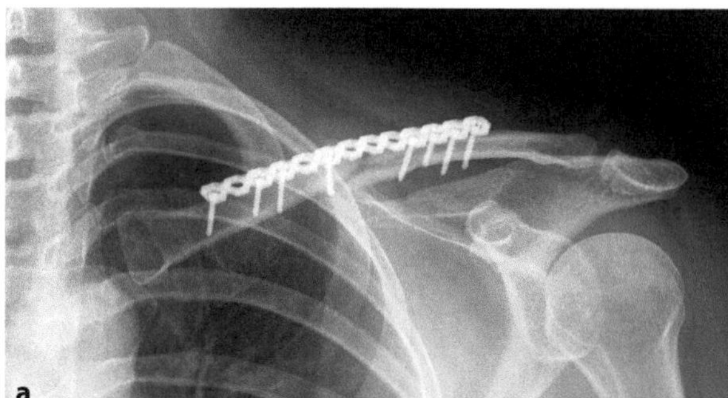

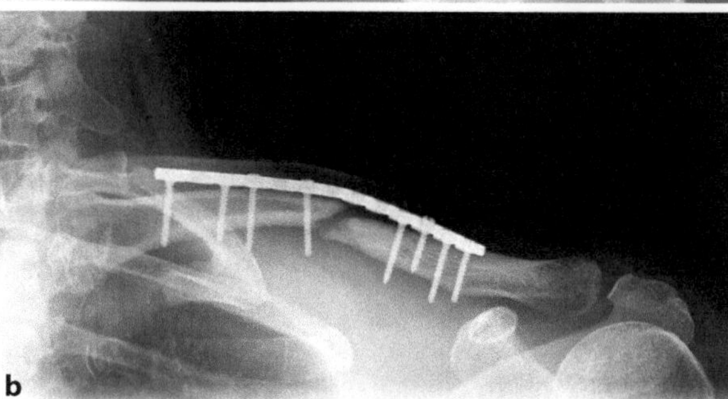

◘ Abb. 1a,b

Problemstellung

- Die im Service arbeitende Frau seit Monaten nur bedingt arbeitsfähig.
- Progrediente Schmerzen in Linksseitenlage nachts.

Chirurgische Intervention

- Am 31.03.2005, 8 Monate nach Primär-Osteosynthese, offene Revision mit Osteosynthesematerialentfernung, Pseudarthrose-Resektion/-Anfrischung, Interposition eines unikortikalen Beckenspans, Spongiosaanlagerung und Re-Osteosynthese mit 3.5 mm 9-Loch-Rekonstruktionsplatte linke Clavicula (◘ Abb. 2).
- Postoperativ Ortho-Gilet für 6 Wochen bei begleitender Physiotherapie, Flexion/Abduktion nicht über die Horizontale.

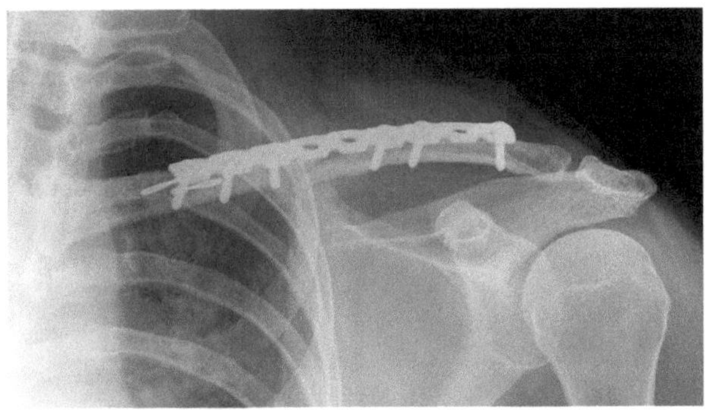

◘ Abb. 2

Verlauf

- 6 Wochen nach Re-Osteosynthese Patientin weitgehend beschwerdefrei, Schulterbeweglichkeit links passiv bis gut über die Horizontale möglich. Radiologisch beginnender Durchbau der Pseudarthrose bei stabilem Osteosynthesematerial (◘ Abb. 3a,b).

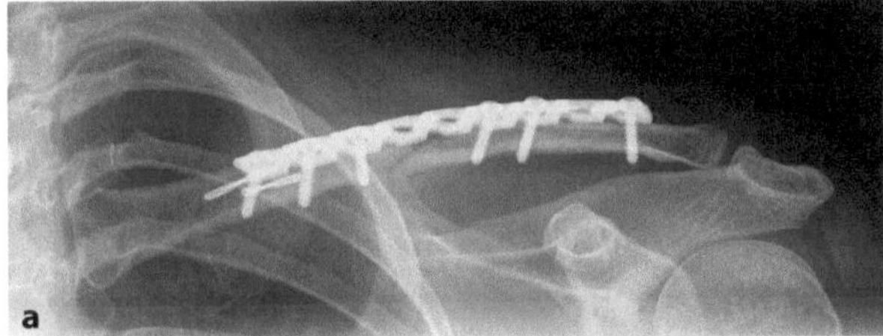

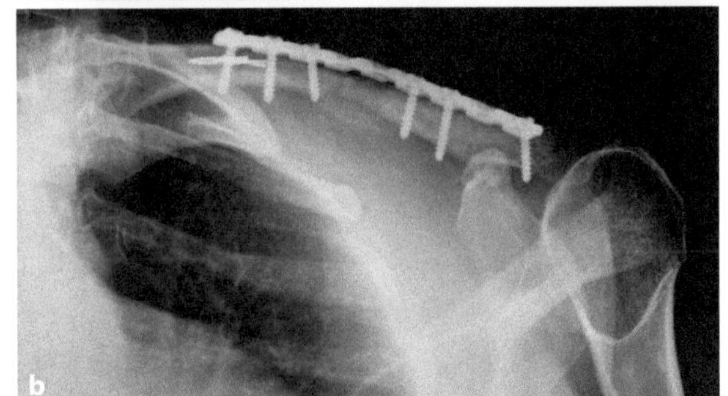

◘ Abb. 3a,b

- 4½ Monate postoperativ Schulterbeweglichkeit nahezu symmetrisch, endständig noch schmerzauslösend. Radiologisch zunehmender Durchbau bei noch sichtbarem Pseudarthrosespalt (■ Abb. 4a,b).

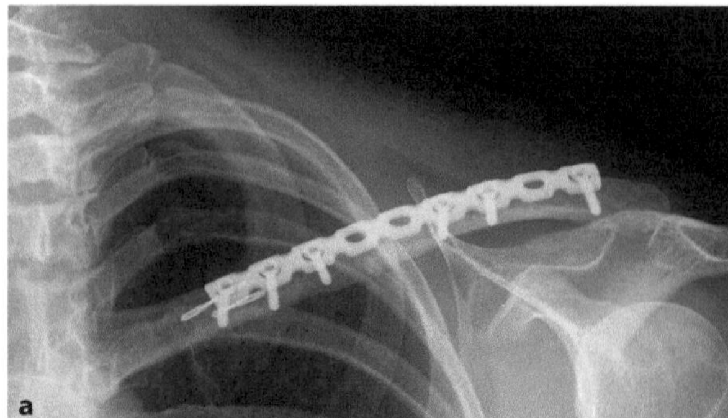

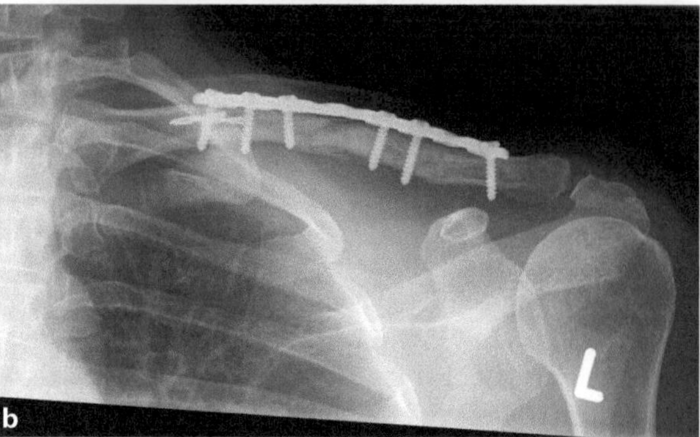

■ Abb. 4a,b

- 1 Jahr nach Zweitintervention Schulterbeweglichkeit symmetrisch, Platte gut palpierbar und druckdolent. Radiologisch Pseudarthrose durchgebaut bei dorsal noch dünner Rekortikalisation (■ Abb. 5a,b).

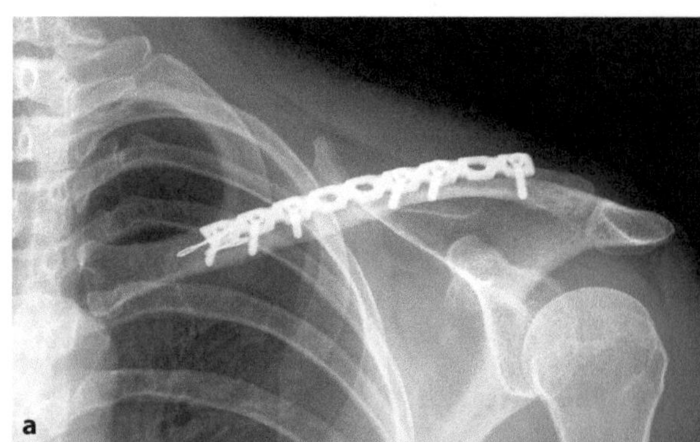

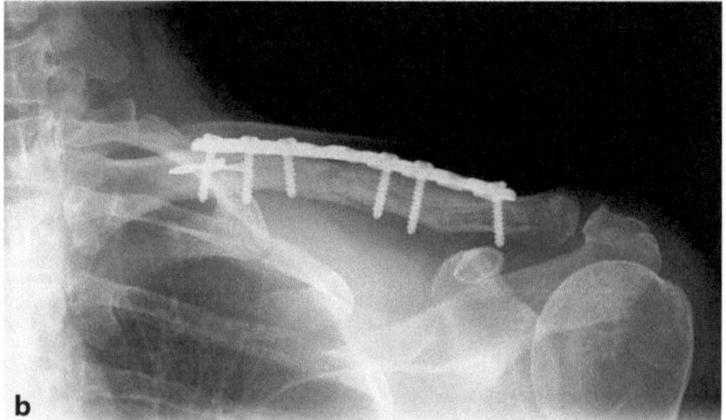

■ Abb. 5a,b

- 1½ Jahre nach Reintervention Restitutio bei störendem Osteosynthesematerial mit Schmerzausstrahlung. Radiologisch Pseudarthrose durchgebaut mit kräftiger Kortikalis (◘ Abb. 6a,b).
- Am 15.11.2006, gut 1½ Jahre nach dem Zweiteingriff, Metallentfernung.

Diskussion

Die bei der Primär-Osteosynthese gewählte Platte war zu schwach (2.7 mm). Die Fraktur ist ungenügend reponiert, die Platte ungenügend an die Kurvatur der Clavicula angepasst, wodurch die Osteosynthese nicht ausgewogen ist.

Wir glauben sagen zu dürfen, dass die Primär-Osteosynthese insuffizient war. Man beachte nur schon die Länge der gewählten Schrauben.

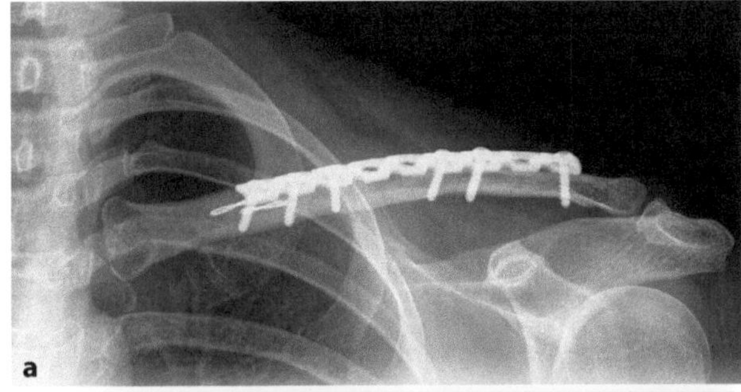

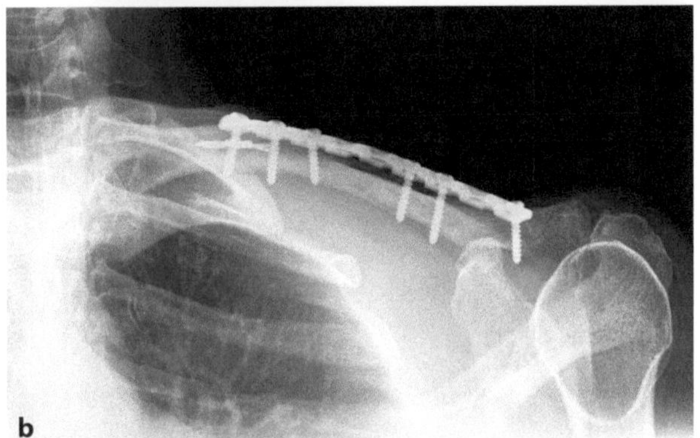

◘ Abb. 6a,b

Fall 46: Schmerzhafte lateralste Clavicula-Pseudarthrose

Rainer-Peter Meyer, Fabrizio Moro, Hans-Kaspar Schwyzer

R.-P. Meyer et al., *100 Clavicula-Pseudarthrosen*, https://doi.org/10.1007/978-3-662-55345-9_47

Anamnese

- Sturz der 61-jährigen Frau am 05.10.2004 vom Rücken eines Kamels in der Sahara! Commotio cerebri und lateralste Claviculafraktur links. Konservative Therapie. Persistieren der Beschwerden im linken Schultergürtel über Monate.
- Am 08.02.2005, ein halbes Jahr nach dem Unfall, Vorstellung an unserer Klinik. Schmerzen im AC-Gelenks- und lateralen Claviculabereich links. Radiologisch laterale Clavicula-Pseudarthrose bei intaktem AC-Gelenk (◘ Abb. 1a,b). Befund mit Computertomographie präzisiert (◘ Abb. 2a,b). Empfehlung der chirurgischen Revision.

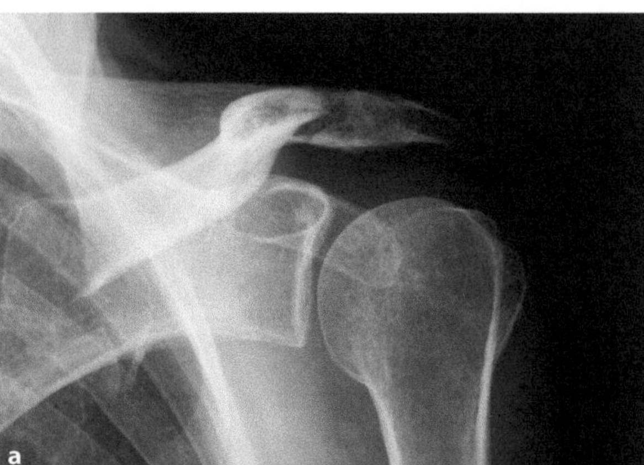

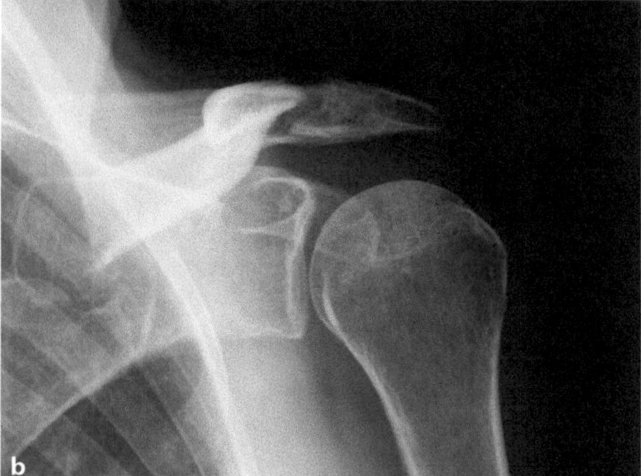

◘ **Abb. 1a,b**

Problemstellung

- Über Monate persistierende Pseudarthrose-Schmerzen.
- Konsekutives Auftreten eines myofaszialen Schmerzsyndroms im linken Nacken-/Schultergürtelbereich.

Operative Intervention

- Am 06.05.2005, 8 Monate nach dem Unfallereignis, offene Resektion des Pseudarthrosefragmentes an der lateralen Clavicula links.
- Postoperativ Ortho-Gilet für 2 Wochen aus analgetischen Gründen, begleitende Physiotherapie.

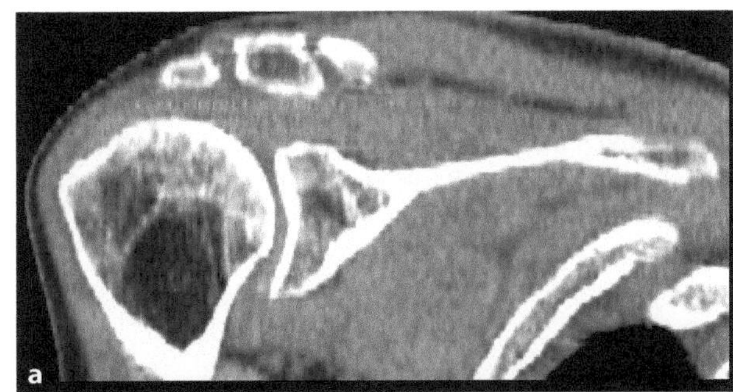

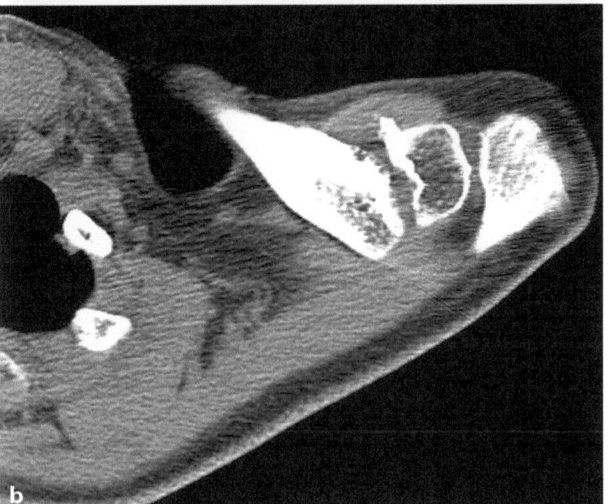

Abb. 2a,b

Verlauf

- 6 Wochen nach dem Eingriff deutliche Beschwerdereduktion bei intermittierenden Muskelschmerzen im Bereich der Margo medialis scapulae links. Radiologisch korrekte Position der Clavicula (◘ Abb. 3a,b).

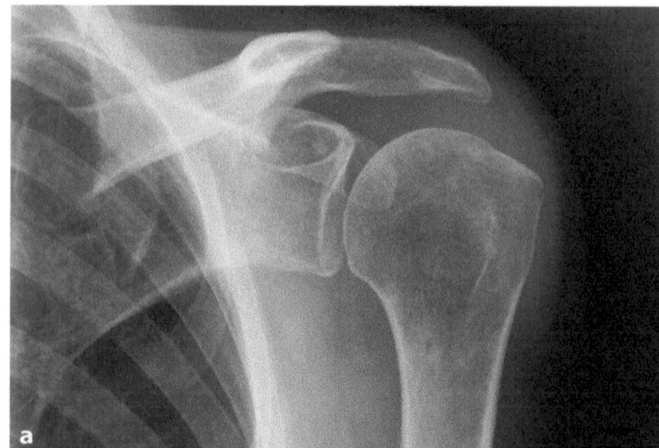

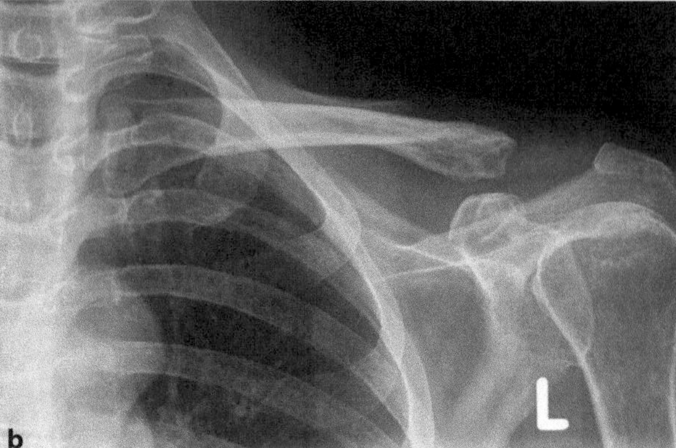

◘ Abb. 3a,b

- Abschlusskontrolle am 25.10.2005 bei freier Schulterbeweglichkeit und diskreten myofaszialen Restbeschwerden im linken Schultergürtel. Radiologisch unverändert korrekte Stellung (◘ Abb. 4).

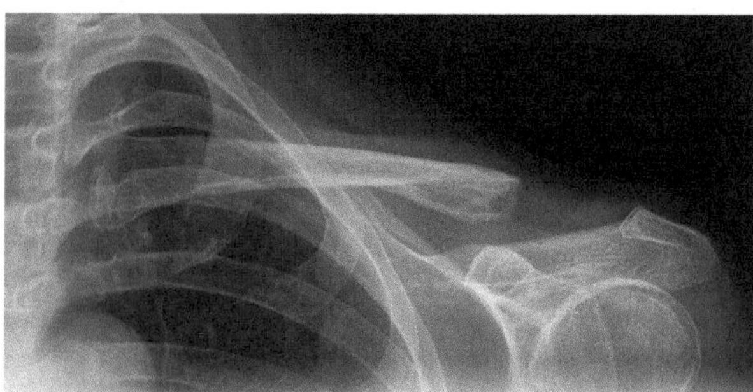

◘ Abb. 4

Diskussion

Die Resektion des lateralen Pseudarthrosefragmentes ist durchaus eine Option, sollte jedoch im Einzelfall sorgfältig evaluiert werden. Mit den heutigen Möglichkeiten der osteosynthetischen Versorgung hätte man auch eine Pseudarthrose-Sanierung mit Plattenosteosynthese und Spongiosaplastik diskutieren können. Dies führt jedoch zu einem längeren postoperativen Verlauf. Die Größe des hier resezierten lateralen Clavciulafragmentes muss berücksichtigt werden, um nicht eine Destabilisierung des korakoklavikulären Bandapparates zu riskieren.

Ihre Notizen

Fall 47: Schmerzhafte hypertrophe Clavicula-Pseudarthrose im mittleren Drittel

Rainer-Peter Meyer, Fabrizio Moro, Hans-Kaspar Schwyzer

R.-P. Meyer et al., *100 Clavicula-Pseudarthrosen*, https://doi.org/10.1007/978-3-662-55345-9_48

Anamnese

- Sturz des damals 25-jährigen Mannes beim Snowboardfahren mit Claviculaschaftfraktur mittleres Drittel links 2004.
- Konservative Therapie, Entwicklung einer Pseudarthrose, chirurgischer Sanierungsvorschlag aus beruflichen Gründen abgelehnt.
- Bei zunehmenden Beschwerden unter Last Vorstellung an unserer Klinik am 23.10.2008.
- 4 Jahre nach Frakturierung liegt eine schmerzhafte, hypertrophe Pseudarthrose an der linken Clavicula vor (Abb. 1 a,b). Vorschlag der chirurgischen Therapie.

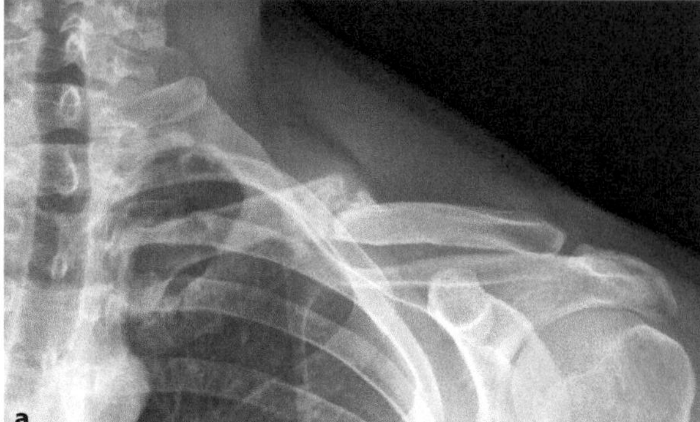

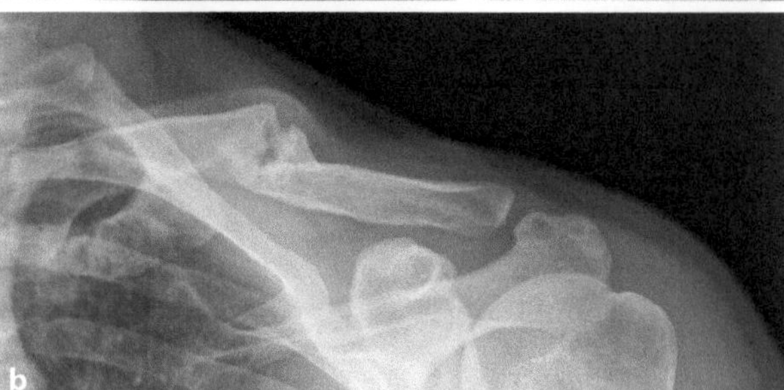

Abb. 1a,b

Problemstellung

- Gewichte tragen im Beruf als Glaser nur mit Schmerzen möglich.
- Sportliche Aktivität praktisch auf Null reduziert.

Erste operative Intervention

- Am 16.02.2009, nahezu 5 Jahre nach Frakturierung, chirurgische Sanierung der Clavicula-Pseudarthrose links mit Beckenspaninterposition, Spongiosaplastik und Osteosynthese mit 9-Loch-3.5 mm-LCP-Platte (Abb. 2).
- Postoperativ Ortho-Gilet mit begleitender aktiv-assistiver Physiotherapie nicht über die Horizontale.

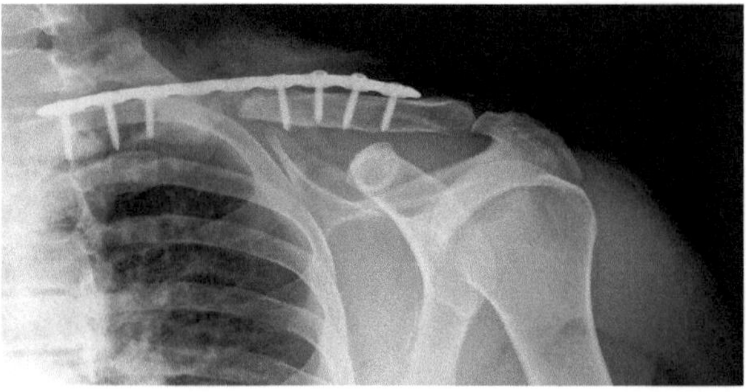

Abb. 2

Verlauf

- 6 Wochen nach dem Eingriff noch schmerzhafte Schulterbewegung links.
- Radiologisch Osteosynthesematerial stabil, diskrete Kallusbildung (?) um den interponierten Beckenspan (◘ Abb. 3a,b).

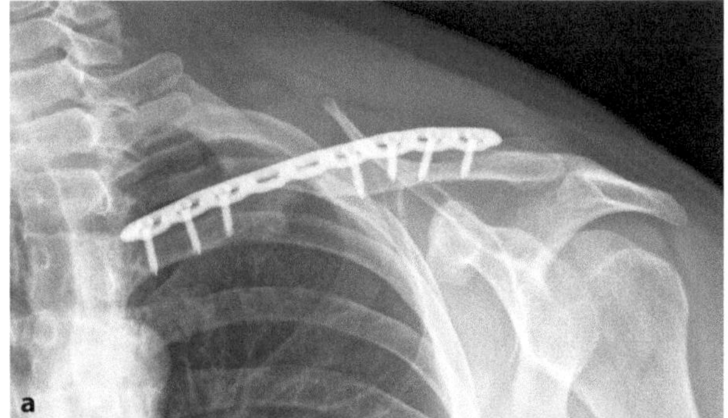
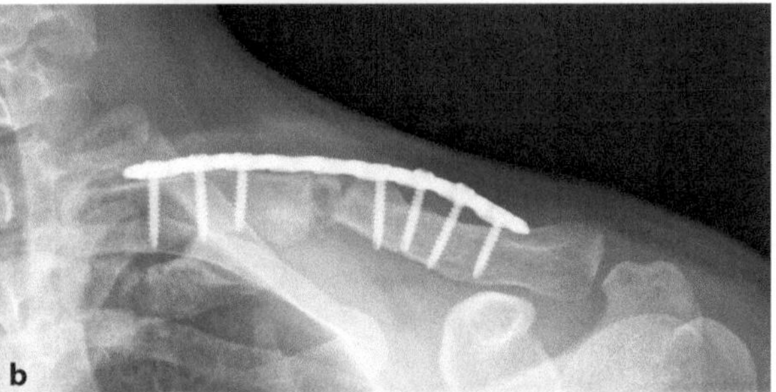

◘ Abb. 3a,b

- Gut 6 Monate postoperativ Restbeschwerden im linken Schultergürtel bei Vollbelastung. Radiologisch keine sichere Konsolidation der Pseudarthrose bei stabiler Platte (◘ Abb. 4a,b). Patient inzwischen in gekündigtem Arbeitsverhältnis.

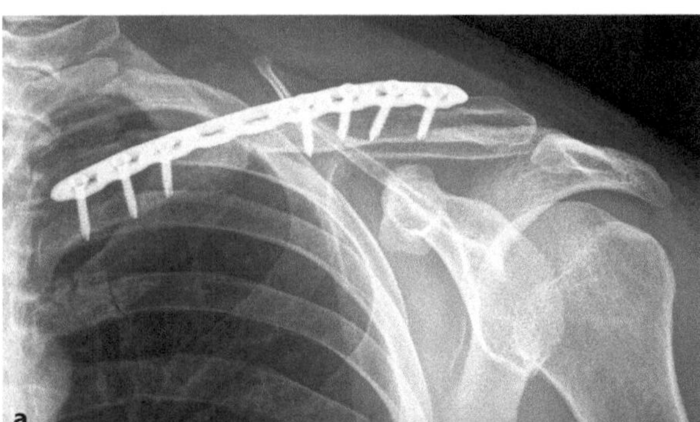
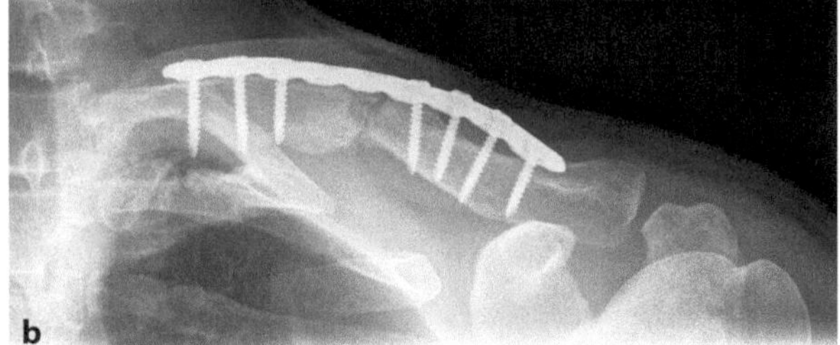

◘ Abb. 4a,b

- 11 Monate nach dem Eingriff nach wie vor Schmerzen im linken Claviculabereich. In der Computertomographie nicht konsolidierte Pseudarthrose bei teilweise eingeheiltem Beckenspan (■ Abb. 5) – Re-Intervention geplant.

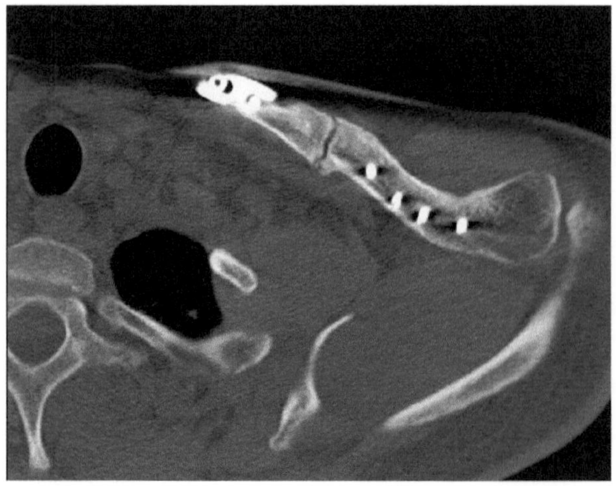

■ **Abb. 5**

Zweite operative Intervention

- Am 20.01.2010, das heißt 6 Jahre nach Claviculafraktur links und 1 Jahr nach Erstintervention, Revision der Clavicula links: Plattenentfernung, Anfrischen der Pseudarthrose, Spongiosaplastik plus Anlagerung von Actifuse und Platten-Osteosynthese mit anatomisch vorgeformter 8-Loch- 3.5 mm-LCP-superiore-anteriore-Claviculaplatte (■ Abb. 6).
- Postoperativ Ortho-Gilet für 6 Wochen mit begleitender Physiotherapie nicht über 90°.

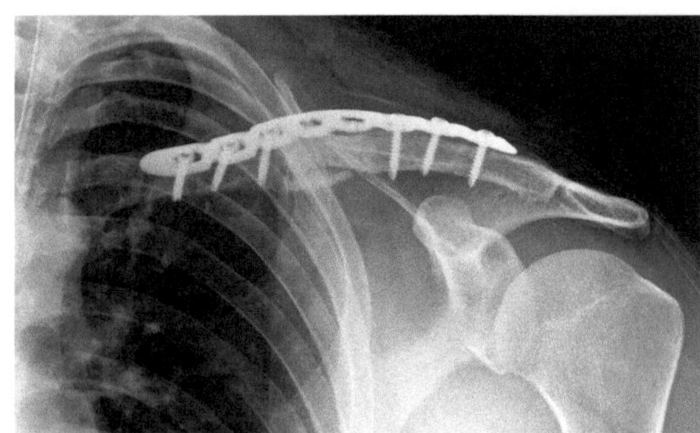

■ **Abb. 6**

Verlauf

- 6 Wochen nach Re-Intervention nur geringfügige Beschwerden im linken Schultergürtel. Radiologisch kräftige Spongiosa-Kallusmasse bei noch sichtbarem Pseudarthrosespalt im tangentialen Bild, Platte stabil (■ Abb. 7a,b).

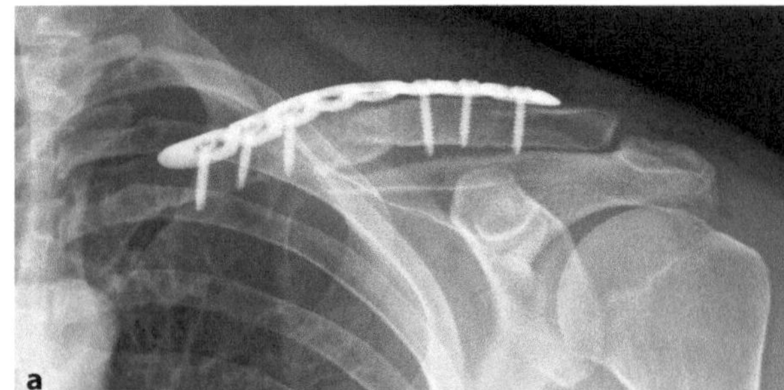

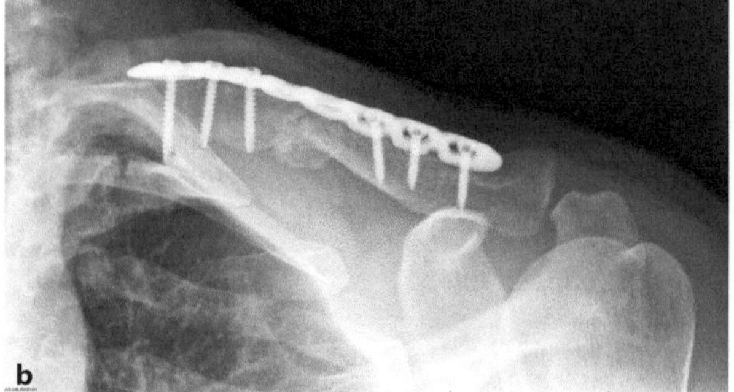

■ **Abb. 7a,b**

- 5 Monate postoperativ Restbeschwerden mit subjektivem Klemmgefühl und Krafteinbuße im linken Schulter-Armbereich bei seitengleicher Schulterbeweglichkeit. Radiologisch Pseudarthrose vollständig durchgebaut (◻ Abb. 8 a,b). Patient arbeitslos.

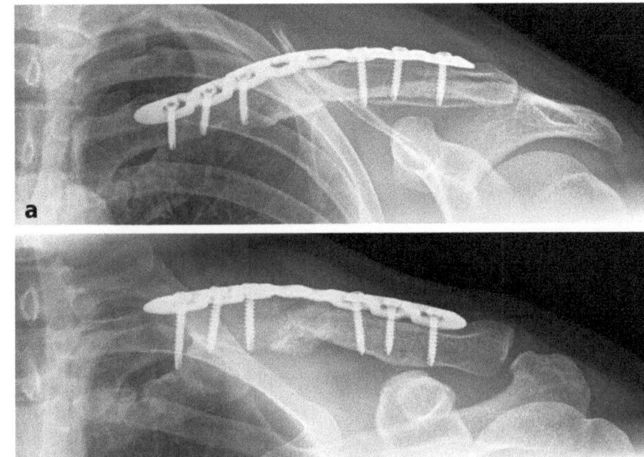

◻ **Abb. 8a,b**

- 1 Jahr und 8 Monate nach dem Zweiteingriff kaum mehr Beschwerden bei guter Schulterfunktion links. Platte subjektiv störend. Radiologisch konsolidierte Pseudarthrose mit festem Plattensitz (◻ Abb. 9a,b).
- Am 31.08.2011 Metallentfernung an der linken Clavicula.

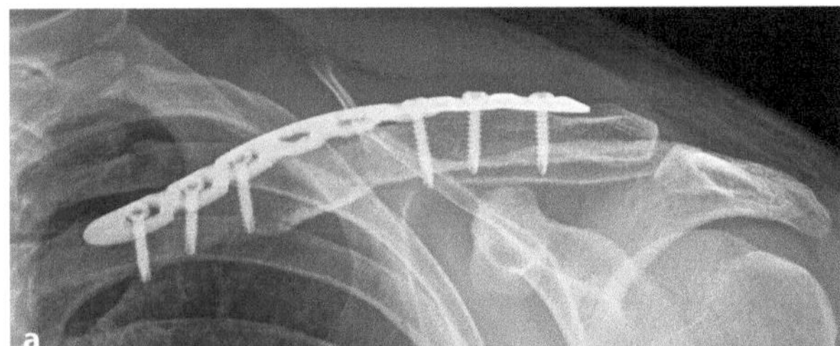

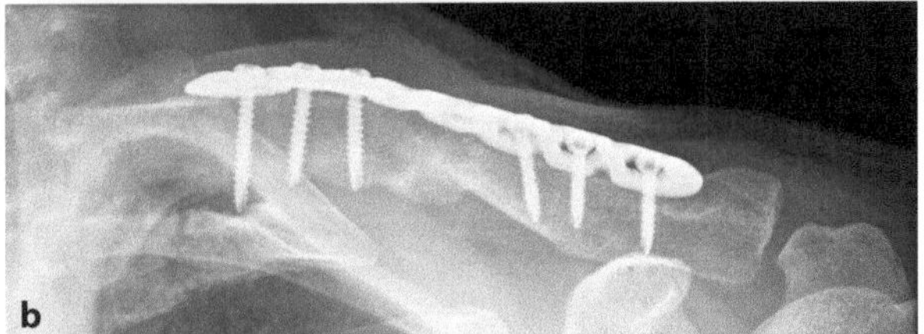

◻ **Abb. 9a,b**

Diskussion

- Die erste Osteosynthese ist nicht ausgewogen. Es wurde keine anatomisch vorgeformte Platte gewählt, was bei geschwungener Clavicula die Plattenanpassung erschwert. Wie in ◻ Abb. 3b ersichtlich, liegt die Platte lateral nicht am Knochen an. Eine Kompressions-Osteosynthese konnte somit nicht erreicht werden. So erstaunt der Verlauf mit einer nicht eingeheilten Pseudarthrose nicht. – Beim Zweiteingriff wurde dann eine anatomisch vorgeformte Platte verwendet und – siehe ◻ Abb. 7a – dadurch das Prinzip der Druckplatten-Osteosynthese angewandt. Mit Setzen von exzentrisch eingebrachten Schrauben am lateralen Fragment wurde der neu angefrischte Pseudarthrosespalt unter Kompression gebracht. Dies ist nur möglich, wenn die Platte sich am Knochen eng anschmiegt.

Fall 48: Symptomatische Clavicula-Pseudarthrose mittleres Drittel

Rainer-Peter Meyer, Fabrizio Moro, Hans-Kaspar Schwyzer

R.-P. Meyer et al., *100 Clavicula-Pseudarthrosen*, https://doi.org/10.1007/978-3-662-55345-9_49

Anamnese

- Am 18.10.2004 Kollision des 30½ -jährigen Motorradfahrers mit einem PKW, Clavicula-Schrägfraktur mittleres Drittel rechts, konservative Therapie mit Rucksackverband. Wegen diskreter, 4 Monate nach dem Unfall persistierender Restbeschwerden mit Knacken im Frakturbereich Einholen einer Zweitmeinung bei uns.
- Am 21.02.2005 Kontrolle an unserer Klinik: Erheblich vorstehendes mediales Claviculafragment rechts, kaum Druckdolenz, jedoch falsche Beweglichkeit im Frakturbereich. Radiologisch dislozierte Clavicula-Schrägfraktur, keine nennenswerte Verkürzung, fraglich geringfügige Kallusbildung (◘ Abb. 1a,b). Wegen nur geringer Schmerzen auf Wunsch des Patienten Zuwarten für weitere 3 Monate.

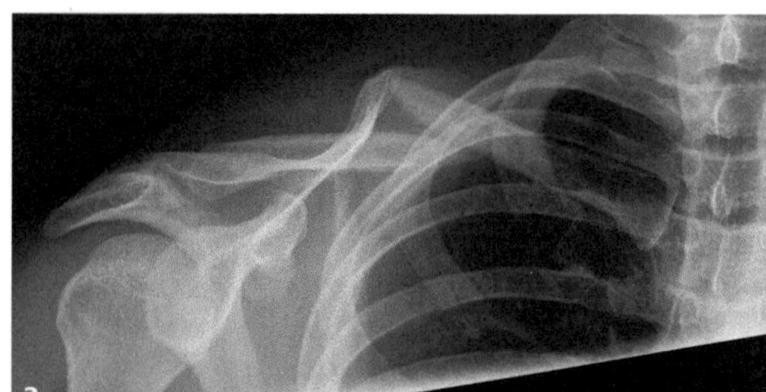

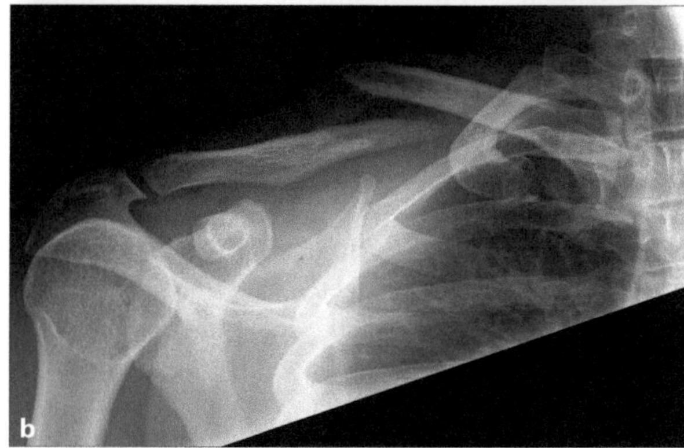

◘ **Abb. 1a,b**

- 6 Monate nach Fraktur geringfügige Schmerzzunahme, Druckdolenz und deutliches Knacken in der Frakturzone. Radiologisch Frakturenden abgerundet, kaum Kallusbildung, diskrete Verkürzung in der Panorama-Aufnahme (◘ Abb. 2a,b). Chirurgisches Vorgehen empfohlen.

Problemstellung

- Zunehmende Behinderung im Alltag sowie nachts beim Schlafen in Rechtsseitenlage.
- Nur noch reduzierte sportliche Aktivität möglich.

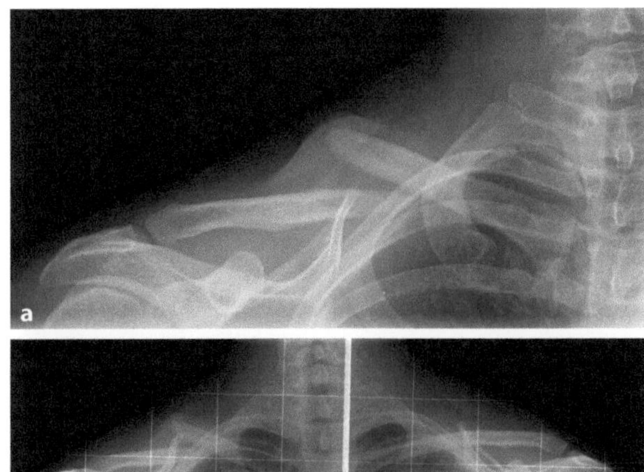

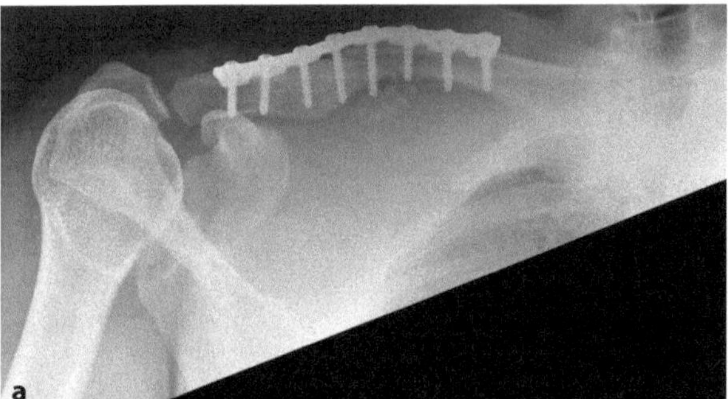

◘ Abb. 2a,b

Chirurgische Intervention

- Am 27.09.2005, knapp 1 Jahr nach Claviculafraktur, Revision mit Pseudarthrose-Resektion/-Anfrischung und Osteosynthese mit 3.5 mm 8-Loch-Rekonstruktionsplatte (◘ Abb. 3a,b).
- Postoperativ Ortho-Gilet für 4 Wochen mit begleitender Physiotherapie, Flexion/Elevation nicht über die Horizontale für 6 Wochen.

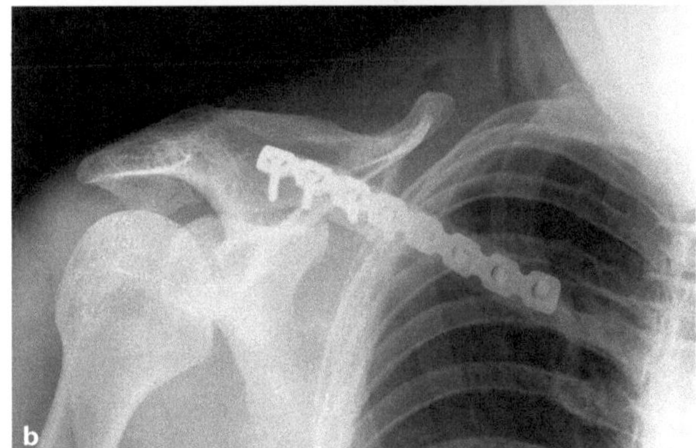

◘ Abb. 3a,b

Verlauf

- 6 Wochen nach dem Eingriff Patient schmerzfrei, Schulterbeweglichkeit rechts weitgehend normalisiert. Radiologisch Pseudarthrose in zunehmender Konsolidation, Metall stabil (◘ Abb. 4a,b). Wiederaufnahme der Arbeit im Büro.

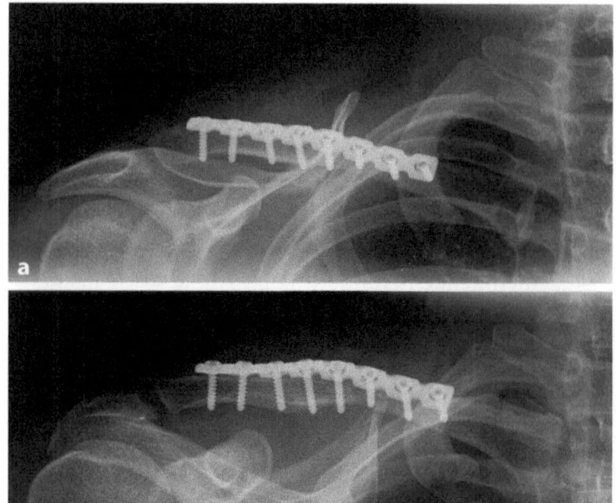

◘ **Abb. 4a,b**

- 12 Monate postoperativ subjektive und objektive Restitutio. Patient voll arbeits- und sportfähig. Schulterbeweglichkeit frei und symmetrisch. Radiologisch Pseudarthrose konsolidiert, Osteosynthesematerial in situ (◘ Abb. 5a,b). Metallentfernung empfohlen.

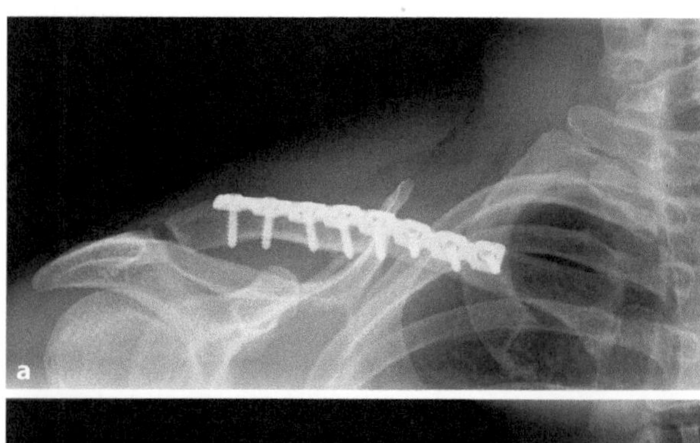

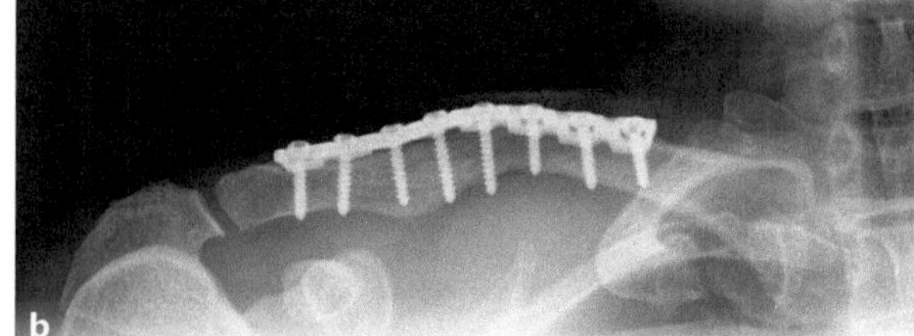

◘ **Abb. 5a,b**

- Am 05.12.2006, 14 Monate nach Osteosynthese, Metallentfernung (■ Abb. 6a,b).

■ Diskussion

Die lange Schrägfraktur, welche sich der Patient beim Sturz zugezogen hat, erlaubt bei Entwicklung einer Pseudarthrose die einfache osteosynthetische Versorgung ohne Spongiosaplastik. Der suffiziente knöcherne Kontakt genügt zur Konsolidation.

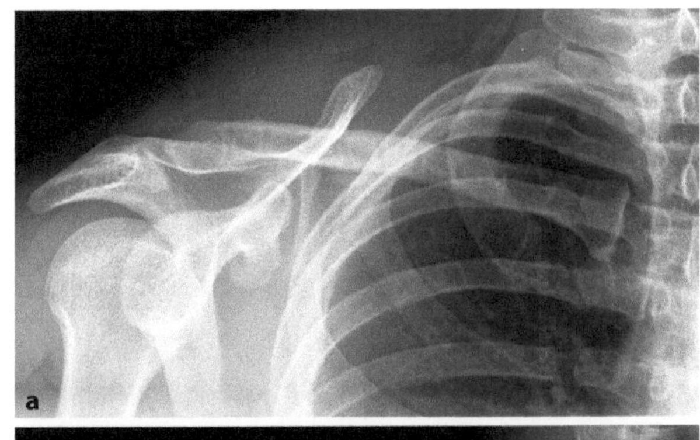

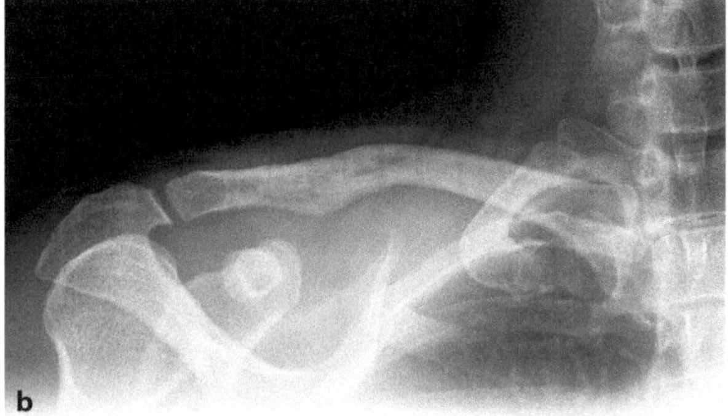

■ Abb. 6a,b

Fall 49: Symptomatische laterale Clavicula-Pseudarthrose nach modifizierter Weaver-Dunn-Intervention bei AC-Gelenks-Luxation

Rainer-Peter Meyer, Fabrizio Moro, Hans-Kaspar Schwyzer

R.-P. Meyer et al., *100 Clavicula-Pseudarthrosen*, https://doi.org/10.1007/978-3-662-55345-9_50

Anamnese

- Am 12.12.2004 Ausrutscher des damals 30-jährigen Mannes in der Dusche mit AC-Gelenks-Luxation Tossy III links (◘ Abb. 1).

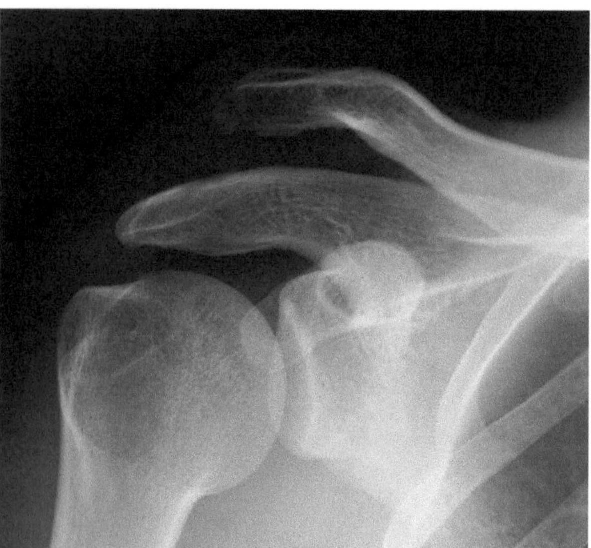

◘ Abb. 1

- Am 18.04.2005 wegen persistierender Schmerzen im AC-Gelenk links offene Stabilisierung der lateralen Clavicula nach Weaver-Dunn modifiziert an unserer Klinik (◘ Abb. 2), unauffälliger Verlauf.

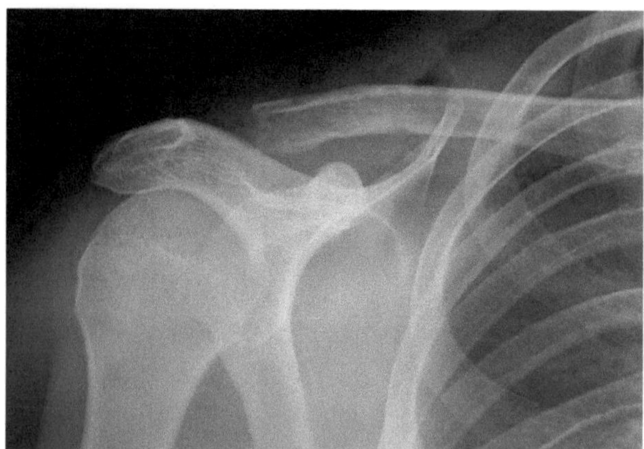

◘ Abb. 2

- Am 05.08.2005 Spontanfraktur Clavicula links lateral im Bereiche des Bohrkanals für den Sehnendurchzug bei Weaver-Dunn-Intervention (◘ Abb. 3a,b).

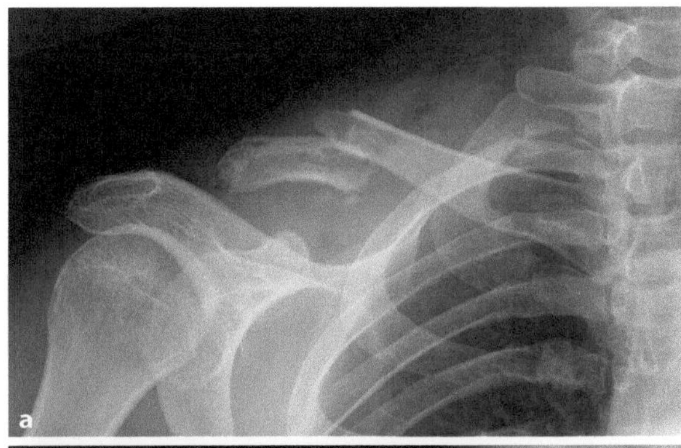

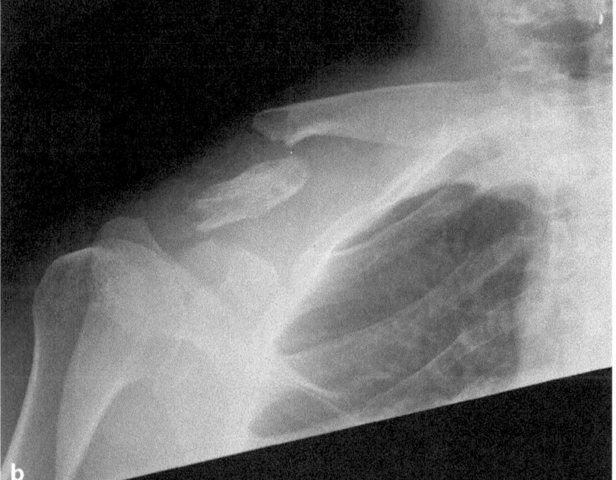

◘ **Abb. 3a,b**

- Am 08.08.2005 offene Reposition und Osteosynthese mit intramedullärem elastischem Titan-Nagel 3.5 mm (◘ Abb. 4a,b).

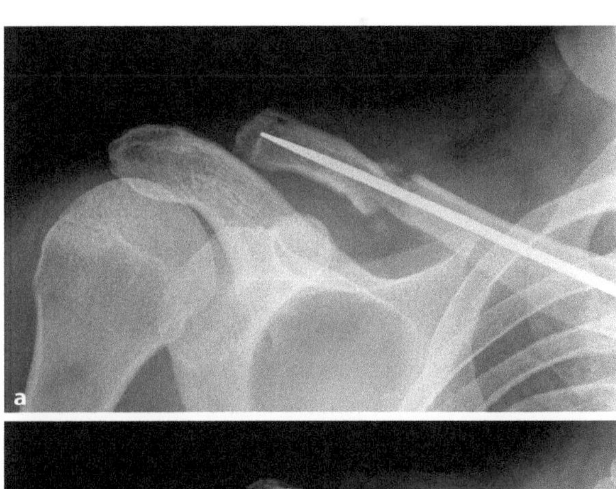

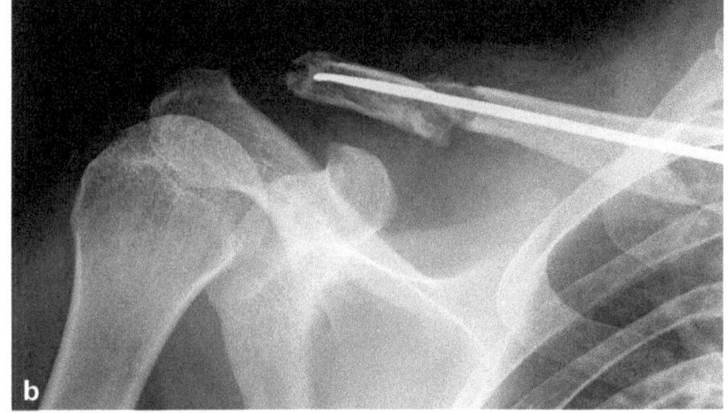

◘ **Abb. 4a,b**

- Am 19.08.2005 Entfernung des Titan-Nagels wegen Migration. Persistieren einer schmerzhaften lateralen Clavicula-Pseudarthrose mit Dislokation (◘ Abb. 5).

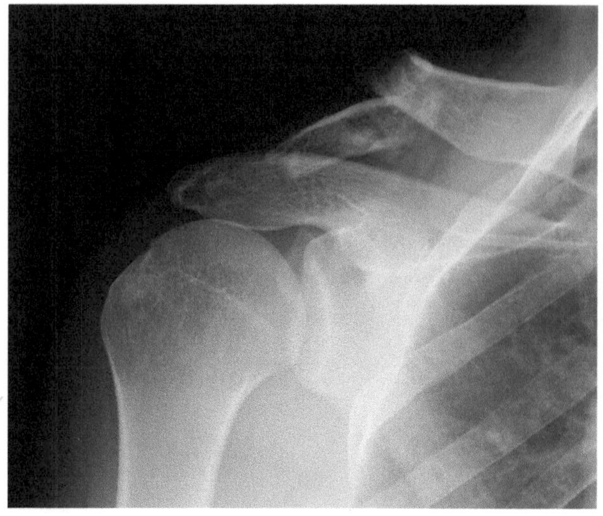

◘ Abb. 5

Problemstellung

- Zunehmend symptomatische laterale Clavicula-Pseudarthrose rechts nach Stabilisierungsoperation nach Weaver-Dunn modifiziert.
- 100 %ige Arbeitsunfähigkeit seit über einem Jahr.

Vierte chirurgische Intervention

- Am 13.01.2006, ein gutes Jahr nach dem Unfallereignis, offene Reposition, Pseudarthrose-Resektion-Anfrischung, Interposition eines bikortikalen Beckenspans und Re-Osteosynthese laterale Clavicula rechts mit 3.5 mm 8-Loch-Hakenplatte (◘ Abb. 6).
- Postoperativ Ortho-Gilet für 6 Wochen, aktiv-assistierte Physiotherapie bis Schulterhöhe.

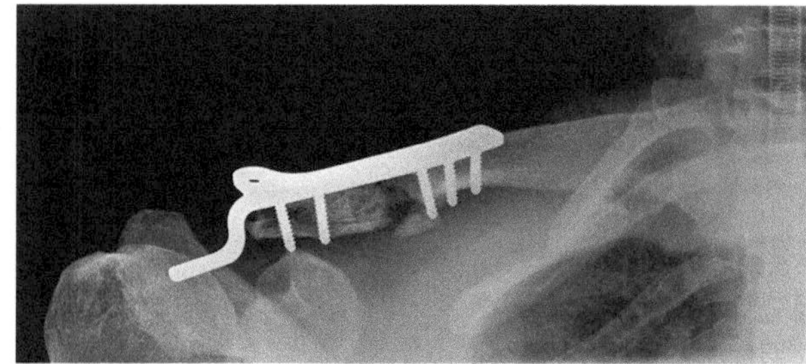

◘ Abb. 6

Verlauf

- 5 Wochen postoperativ persistierende Schmerzen im rechten Schultergürtel mit eingeschränkter Schulterbeweglichkeit. Radiologisch korrektes Alignement der Clavicula, Hakenplatte stabil, leichte ossäre Resorptionszone an der Hakenspitze subacromial, Beckenspan mit Unruhekallus (◘ Abb. 7a,b).

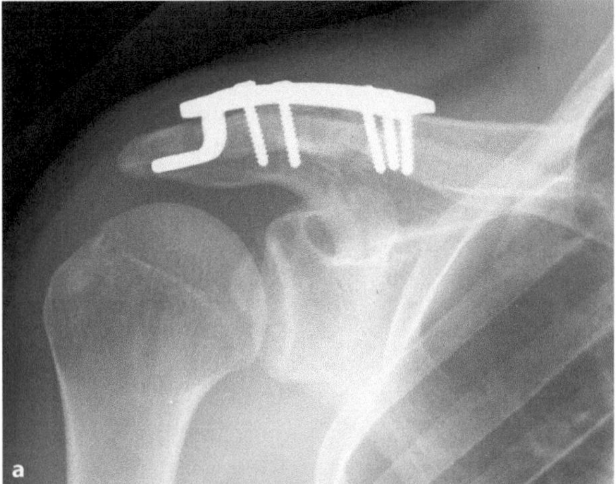

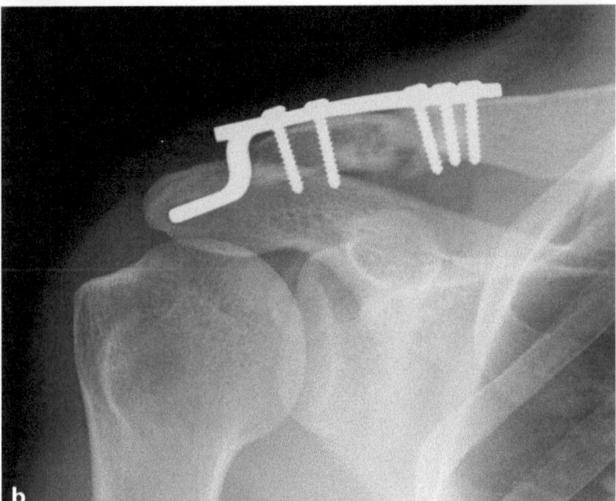

◘ **Abb. 7a,b**

- 6 Monate nach Hakenplatten-Osteosynthese Schulterbeweglichkeit rechts Abduktion/Flexion bis 120°, endständig schmerzhaft. Radiologisch Hakenplatte in unverändert fester Position, zunehmender ossärer Durchbau im Bereich des Beckenspan-Interponates (◘ Abb. 8a,b).
- Metallentfernung am 24.07.2006.

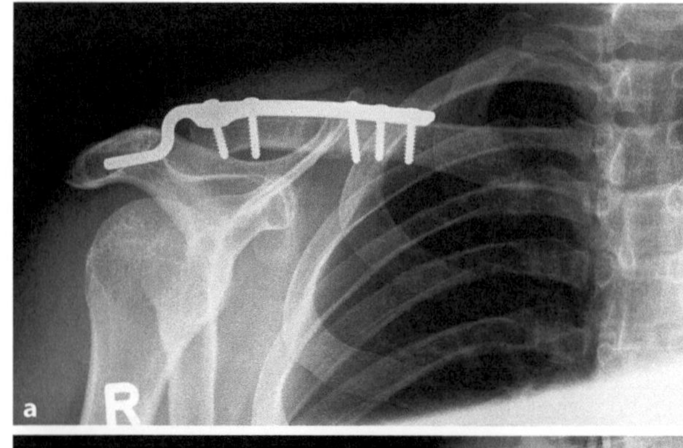

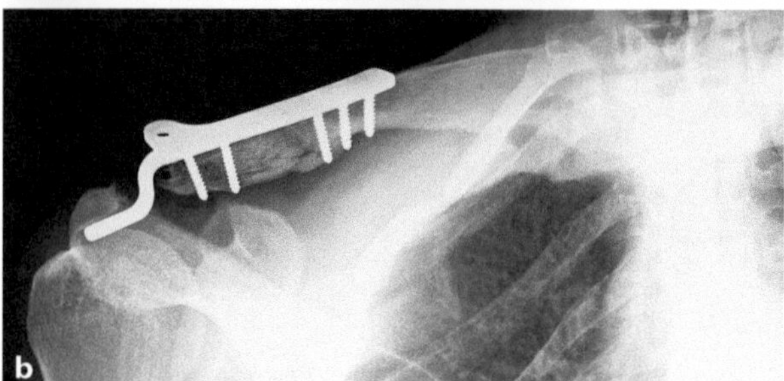

◘ **Abb. 8a,b**

- Restbeschwerden im rechten Schultergürtel 2 Monate nach Metallentfernung bei deutlich verbesserter Schulterbeweglichkeit. Radiologisch laterale Clavicula-Pseudarthrose konsolidiert (◘ Abb. 9a,b).

Diskussion

- Die Problematik der iatrogenen Frakturen nach modifizierter Weaver-Dunn-Intervention, die ein transossäres Durchführen des Sehnentransplantates durch die Clavicula beinhaltet, ist selten, aber bekannt. Die Versorgung dieser Komplikation mit dem elastischen Titan-Nagel war retrospektiv insuffizient. Dies führte zu einer symptomatischen Pseudarthrose, welche mit einer Hakenplatte versorgt wurde, obwohl wir an mehreren Beispielen versucht haben aufzuzeigen, wie problematisch dieses Implantat ist.
- Für das geschulte Auge möchten wir nebenbei erwähnen, dass der Patient vor Jahren eine Coracoidspitzenfraktur erlitt, welche in einer asymptomatischen Pseudarthrose verheilt ist.

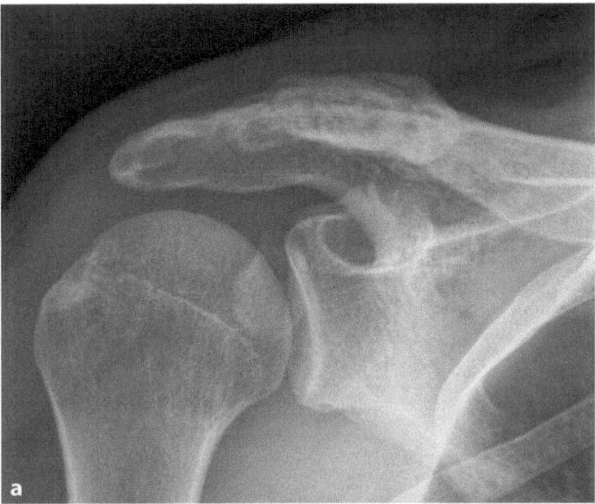

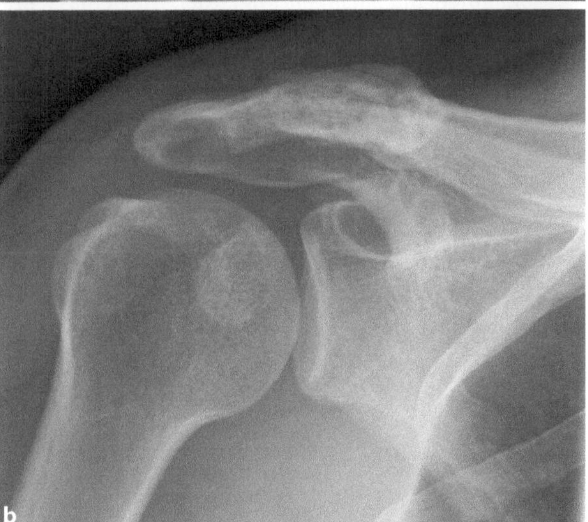

◘ Abb. 9a,b

Fall 50: Symptomatische Clavicula-Pseudarthrose mit Fehlstellung im mittleren Drittel

Rainer-Peter Meyer, Fabrizio Moro, Hans-Kaspar Schwyzer

R.-P. Meyer et al., *100 Clavicula-Pseudarthrosen*, https://doi.org/10.1007/978-3-662-55345-9_51

Anamnese

- Am 31.12.2004 Kollision des damals 58-jährigen Skifahrers mit einem Snowboarder. Clavicula-Schrägfraktur mittleres Drittel rechts. Konservative Therapie mit Rucksackverband. 3½ Monate nach Fraktur wegen Restbeschwerden Zweitmeinung bei uns.
- Am 08.03.2005 Kontrolle an unserer Klinik. Deutliche Schwellung im rechten Clavicula-Bereich, druckdolenter Frakturkallus mit diskreter Krepitation in der Frakturzone. Radiologisch gute Kallusbildung bei Dislokation der Claviculafraktur um halbe Schaftbreite in der tangentialen Inzidenz (◘ Abb. 1a,b). Weiterhin Zuwarten 3½ Monate nach Trauma empfohlen.

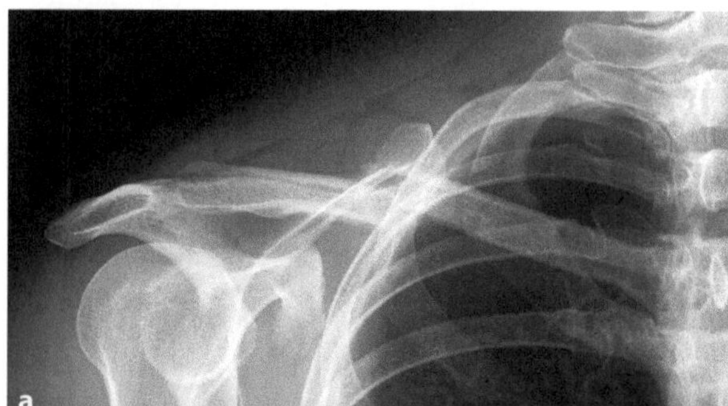

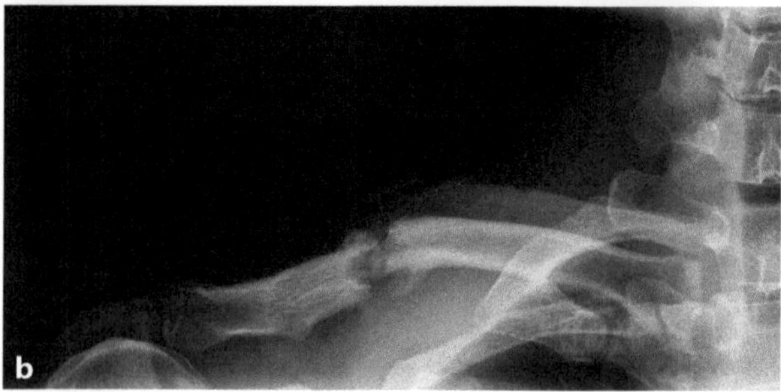

◘ **Abb. 1a,b**

- 4½ Monate nach Frakturierung noch Restbeschwerden bei ausholenden Bewegungen im rechten Schultergürtel, jedoch symmetrische Beweglichkeit. Radiologisch deutliche Kallusbildung zirkumferenziell bei noch klar fehlenden Zeichen eines knöchernen Durchbaus (◘ Abb. 2a,b). Weiteres Zuwarten auch mit sportlicher Aktivität im Sinne eines Belastungstests empfohlen.

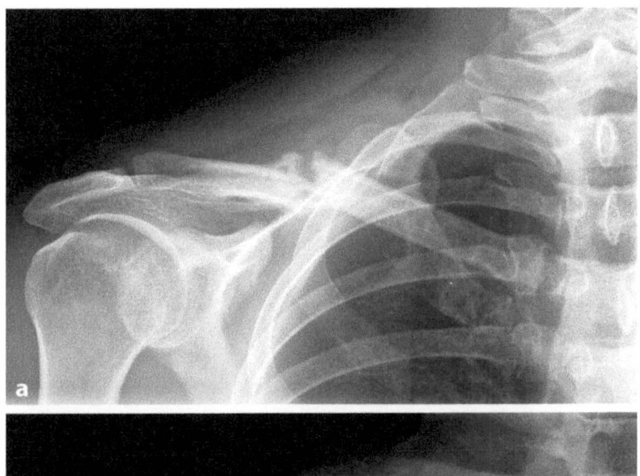

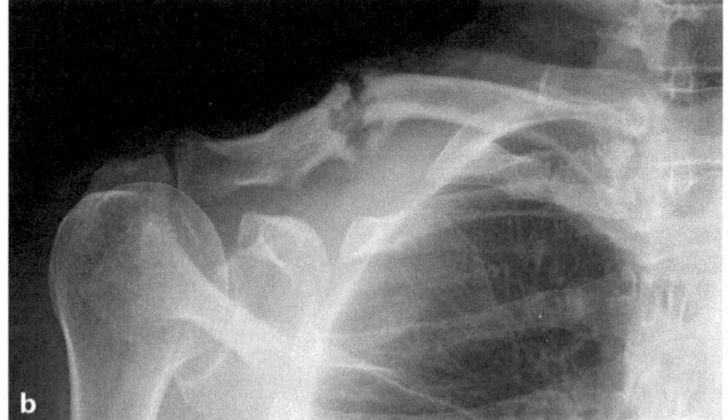

◘ **Abb. 2a,b**

- 6½ Monate nach dem Unfall deutliche Beschwerdezunahme mit schmerzhaftem Knacken im alten Frakturbereich. Radiologisch kräftige Kallusbildung bei deutlich sichtbarem Frakturspalt und Sklerosierung im Markraum an beiden Frakturenden (◘ Abb. 3a,b). Zusätzlich computertomographische Abklärung veranlasst.

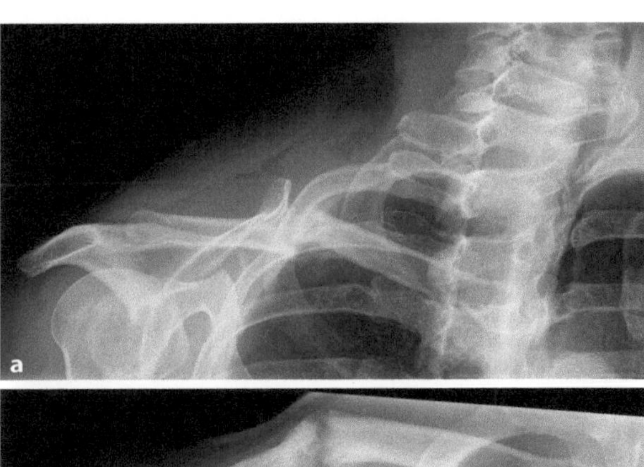

◘ **Abb. 3a,b**

- 20.06.2005, Pseudarthrose nach Clavicula-Querfraktur im mittleren Drittel rechts im Computertomogramm bestätigt (◘ Abb. 4). Indikation zur chirurgischen Revision gestellt.

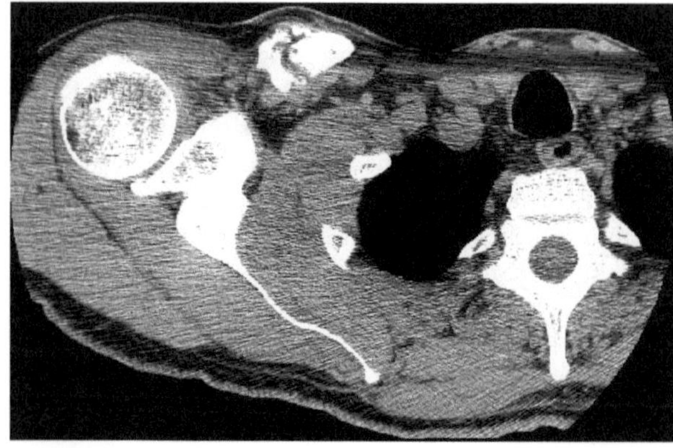

◘ Abb. 4

Problemstellung

- Zunehmend schmerzhafte Clavicula-Pseudarthrose rechts auch bei körperlich wenig fordernder Bürotätigkeit.
- Sportliche Aktivität nicht mehr möglich.

Operative Intervention

- Am 17.08.2005, 8½ Monate nach dem Trauma, Revision der Pseudarthrose mit Pseudarthrose-Resektion-Anfrischung, Platten-Osteosynthese mit 3.5 mm 7-Loch-Rekonstruktionsplatte und freier Kortikaliszugschraube (◘ Abb. 5).
- Postoperativ Ortho-Gilet für 6 Wochen mit begleitender, unbelasteter Schultermobilisation bis zur Horizontalen.

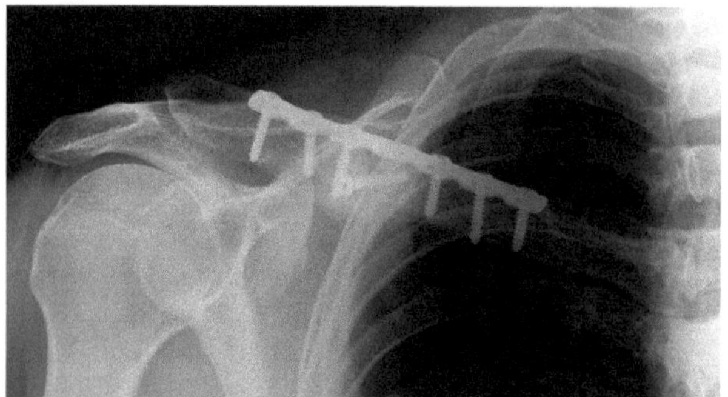

◘ Abb. 5

Verlauf

- 6 Wochen postoperativ Clavicula-Kontur rechts zu links symmetrisch, Flexion/Elevation rechte Schulter 130–140°, schmerzfrei. Radiologisch fester, korrekter Plattensitz, Pseudarthrose mit deutlichem Durchbau (◘ Abb. 6a,b). Zunehmender Belastungsaufbau bis zur Vollbelastung nach einem Monat gestattet.

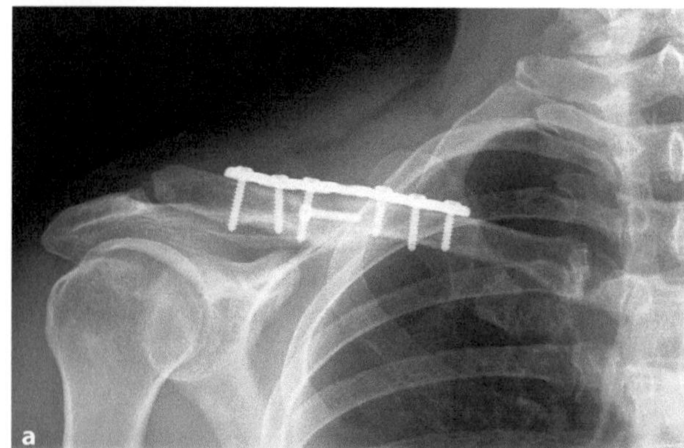

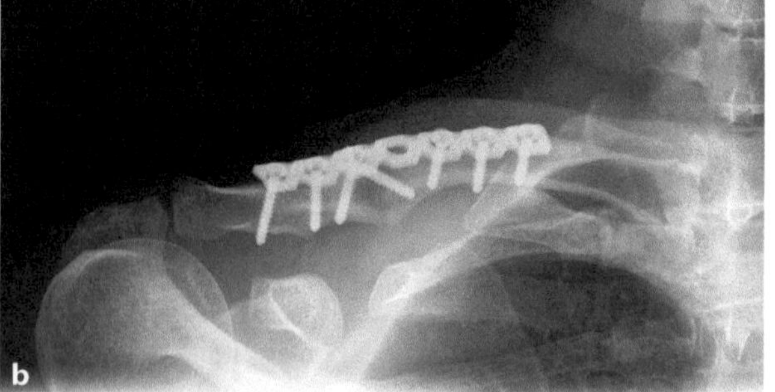

◘ Abb. 6a,b

- 6 Monate nach Intervention freie symmetrische Schulterbeweglichkeit. Patient voll arbeits- und sportfähig. Radiologisch fester Plattensitz bei durchgebauter Pseudarthrose (◘ Abb. 7).

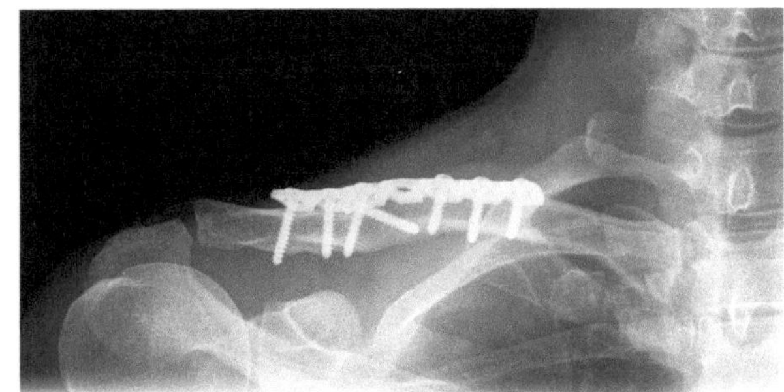

◘ **Abb. 7**

- Metallentfernung am 03.05.2006 bei subjektiv störender Platte (◘ Abb. 8a,b).

▪ Diskussion

- Es braucht nicht immer anatomisch vorgeformte Platten. Wir würden jedoch heute auf anatomisch vorgeformte Plattensysteme zurückgreifen mit „Combi hole", welche je nach Bedarf eine Kompressions-Osteosynthese oder Überbrückungs-Osteosynthese ermöglichen.

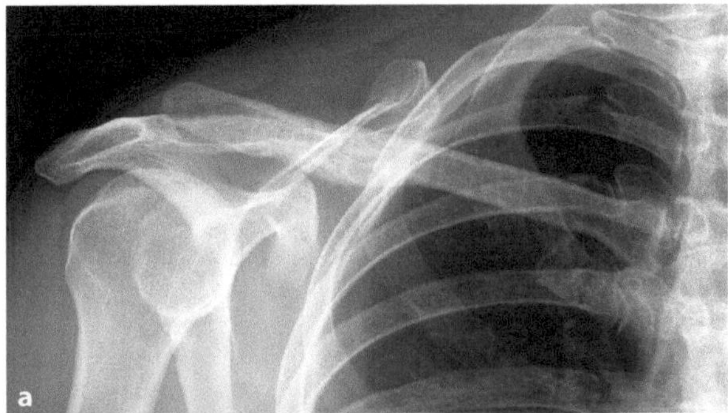

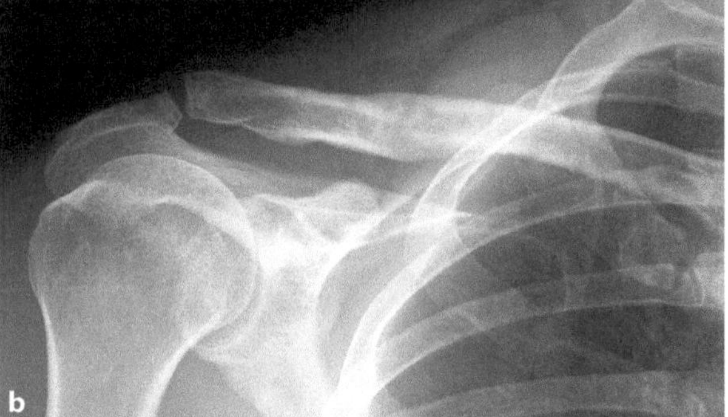

◘ **Abb. 8a,b**

Fall 51: Symptomatische laterale Clavicula-Pseudarthrose

Rainer-Peter Meyer, Fabrizio Moro, Hans-Kaspar Schwyzer

R.-P. Meyer et al., *100 Clavicula-Pseudarthrosen*, https://doi.org/10.1007/978-3-662-55345-9_52

Anamnese

- Sturz der damals 24-jährigen Sportlerin mit dem Rennrad am 19.07.2005. Claviculafraktur links Übergang mittleres-distales Drittel mit Intermediärfragment und erheblicher Dislokation. Konservative Therapie im regionalen Krankenhaus empfohlen, Rucksackverband. Nahezu 1½ Jahre schmerzfreie Schulterfunktion links. Seit ca. 6 Monaten nun progrediente Schmerzen im Claviculabereich links. Zuweisung an unsere Klinik zur Beurteilung und Therapie.
- Am 23.05.2007, knapp 2 Jahre nach Fraktur, Einschätzung durch uns: Unterbrochene Claviculakontur links, falsche Beweglichkeit im Bereich der alten Fraktur mit Hochstand des medialen Fragmentes um Schaftbreite. Radiologisch im Computertomogramm Pseudarthrose der linken Clavicula Übergang mittleres-laterales Drittel, ohne ossären Kontakt der Hauptfragmente, am besten ersichtlich in der Panoramaaufnahme (◘ Abb. 1). Indikation zur chirurgischen Sanierung gestellt.

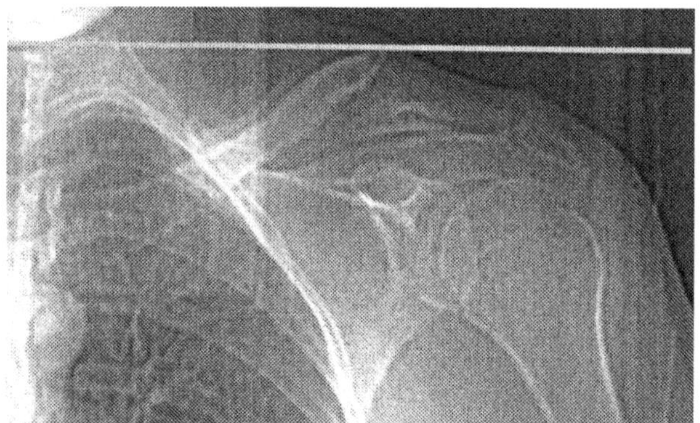

◘ **Abb. 1**

Problemstellung

- Zunehmende Behinderung bei der Arbeit als selbständige Haarschneiderin.
- Reduzierte sportliche Aktivität.

Chirurgische Intervention

- Am 11.07.2007, 2 Jahre nach Fraktur, offene Revision mit Pseudarthrose-Resektion, Augmentation durch coracoclaviculäre Cerclage mit PDS-Band und Osteosynthese mit 3.5 mm 6-Loch-Rekonstruktionsplatte (◘ Abb. 2).
- Postoperativ Ortho-Gilet für 6 Wochen, in dieser Zeit unbelastete Mobilisation bis zur Horizontalen.

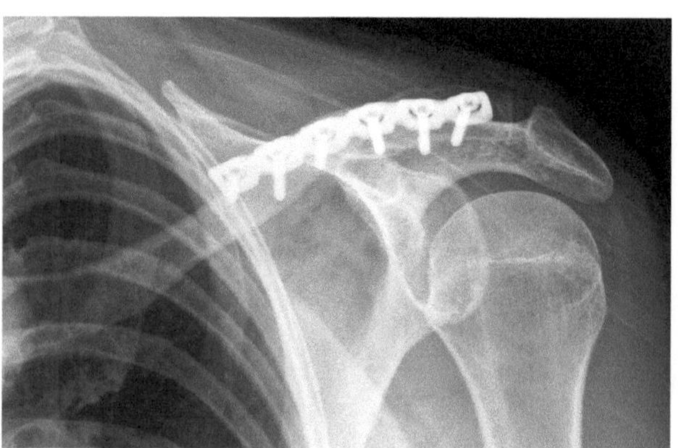

◘ **Abb. 2**

Verlauf

- 6 Wochen postoperativ Patientin weitgehend beschwerdefrei, nahezu symmetrische Schulterbeweglichkeit. Radiologisch korrekter Plattensitz bei noch sichtbarer Pseudarthrose (◘ Abb. 3 a,b), noch keine wesentliche Belastung für weitere 4 Wochen.

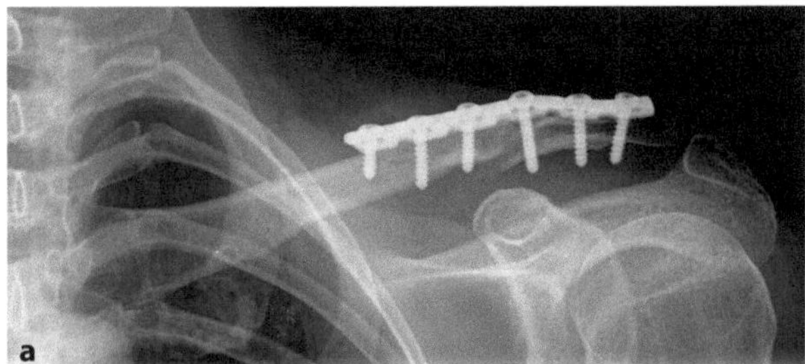
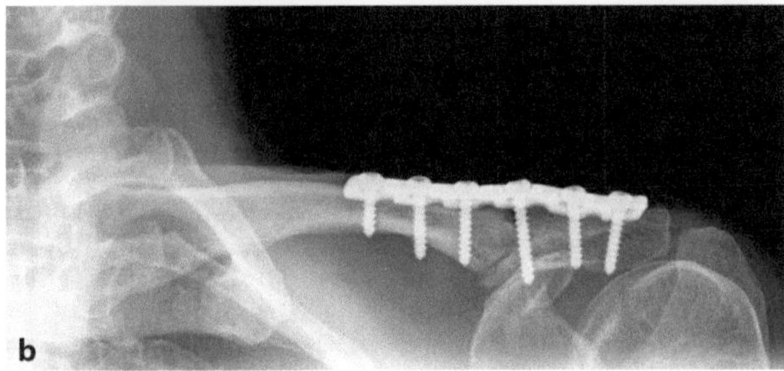

◘ Abb. 3a,b

- 6 Monate nach Intervention symmetrische, freie Schulterbeweglichkeit. Radiologisch Pseudarthrose durchgebaut (◘ Abb. 4a,b). Sukzessive Wiederaufnahme der Arbeit als Haarschneiderin.

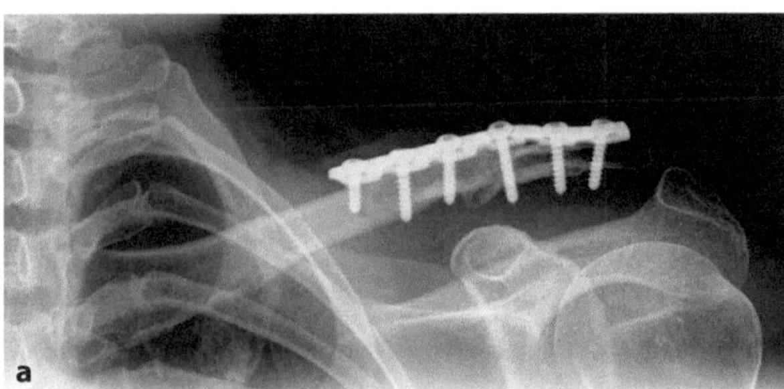
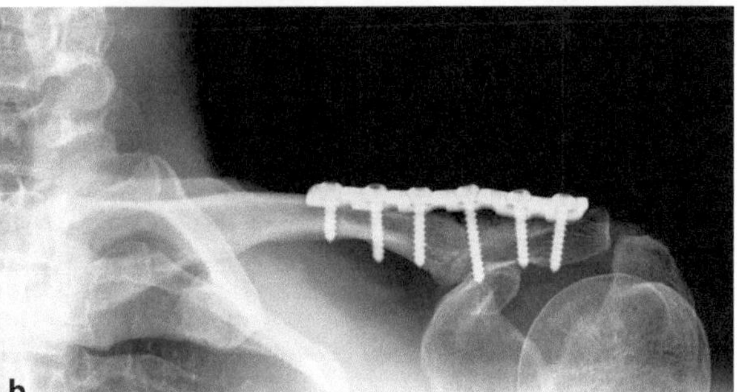

◘ Abb. 4a,b

- 1 Jahr postoperativ weitgehende Restitutio bei myofaszialen Restbeschwerden im linken Nackenbereich bei beruflicher Aktivität. Radiologisch Pseudarthrose durchgebaut bei festem Plattensitz (◘ Abb. 5a,b). Metallentfernung empfohlen.

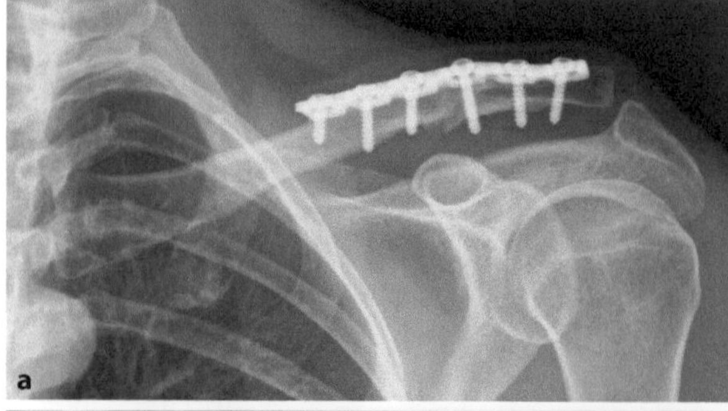

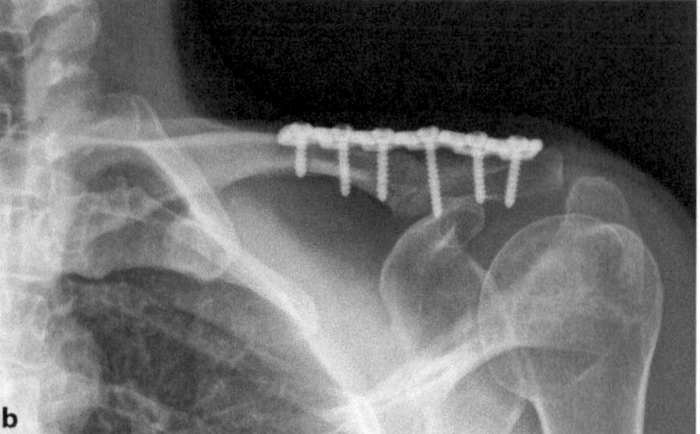

◘ Abb. 5a,b

- Am 08.10.2008, knapp 1½ Jahre nach Intervention, Metallentfernung (◘ Abb. 6a,b).

Diskussion

Die Dislokation des medialen Fragmentes ist bedingt durch den Zug des Musculus sternocleidomastoideus sowie der Halsmuskulatur. Die coracoclaviculäre Fesselung mit einem PDS-Band neutralisiert diese Kräfte, die auf das Plattenlager wirken.

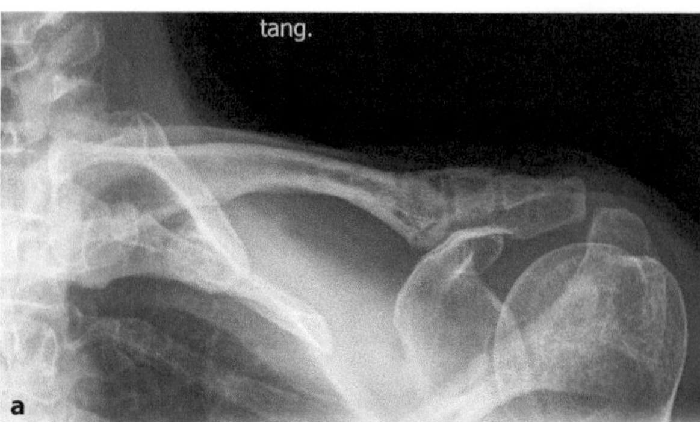

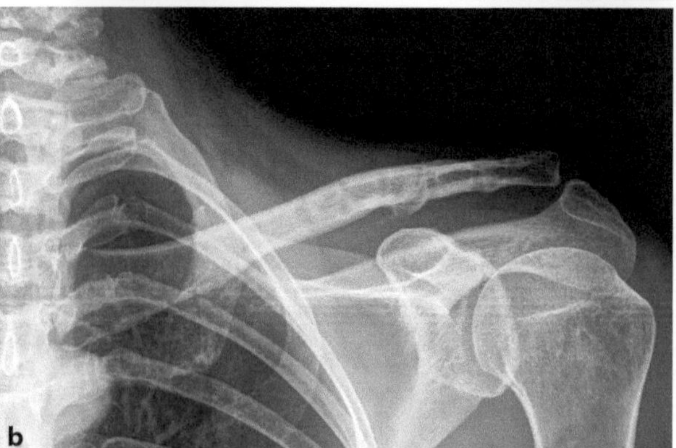

◘ Abb. 6a,b

Ihre Notizen

Fall 52: Schmerzhafte lateralste Clavicula-Pseudarthrose nach Hakenplatten-Osteosynthese

Rainer-Peter Meyer, Fabrizio Moro, Hans-Kaspar Schwyzer

R.-P. Meyer et al., *100 Clavicula-Pseudarthrosen*, https://doi.org/10.1007/978-3-662-55345-9_53

Anamnese

- Sturz auf Eis der damals 47-jährigen Frau mit lateralster Claviculafraktur rechts am 29.11.2005. Frakturversorgung mit Hakenplatte am 01.12.2005 auswärts.
- Osteosynthesematerial-Entfernung am 24.02.2006 auswärts. Entwicklung einer retraktilen Capsulitis an der rechten Schulter mit entsprechend schmerzhafter Bewegungseinschränkung.
- Am 22.05.2006 Vorstellung an unserer Klinik: Persistierende Schmerzen im Bereiche der lateralen Clavicula rechts mit deutlich eingeschränkter Schulterbeweglichkeit. Radiologisch lateralste Clavicula-Pseudarthrose (◘ Abb. 1a–c). Im Arthro-MRI (mit wenig Kontrastmittel) Pseudarthrose bestätigt mit Zeichen der retraktilen Capsulitis. Coracoclaviculäre Ligamentstrukturen in den vorliegenden Schnittführungen nicht beurteilbar (◘ Abb. 2a,b). Indikation zur arthroskopischen Arthrolyse der rechten Schulter gegeben. Bei intakten coracoclaviculären Bändern Fragmentexzision möglich, sonst bei Instabilität Osteosynthese des pseudarthrotischen Fragmentes geplant.

Problemstellung

- Seit dem 29.11.2005 persistierende Schulterbeschwerden rechts nach zweimaliger chirurgischer Intervention.
- Erhebliche Behinderung im Alltag mit entsprechender Teilarbeitsfähigkeit bei Frozen Shoulder.

Operative Intervention

- Am 19.07.2006, knapp 8 Monate nach dem Unfall, offene Resektion des lateralen Pseudarthrosefragmentes an der rechten Clavicula bei stabilen coracoclaviculären Ligamenten. Arthroskopische Arthrolyse mit zirkulärer Kapsulotomie rechte Schulter. (Keine postoperative Röntgenkontrolle.)

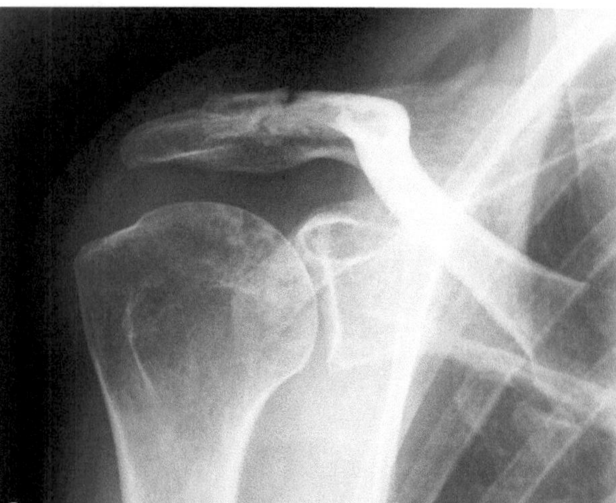
a

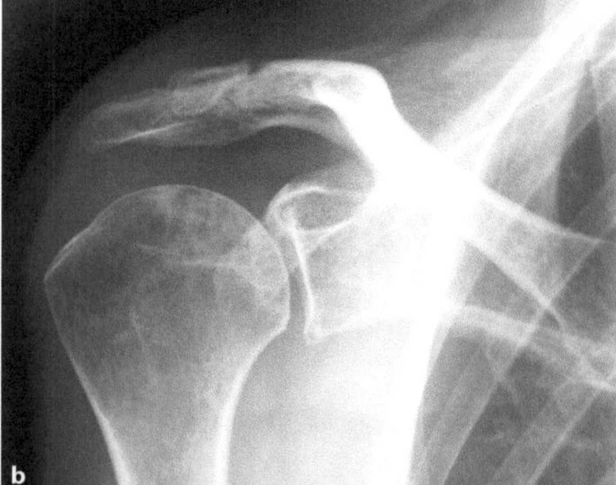
b

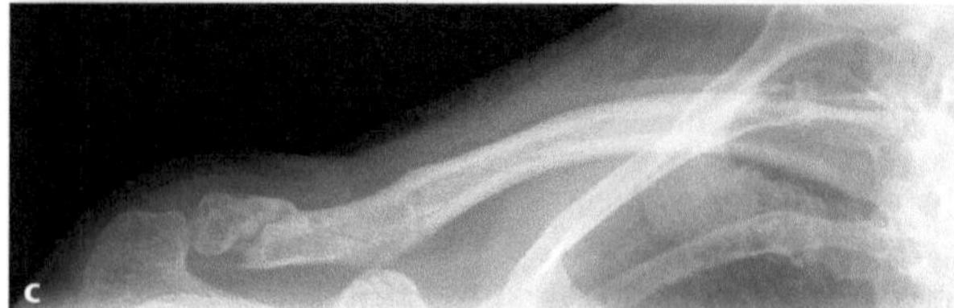
c

◘ Abb. 1a–c

- Postoperativ sofortige, physiotherapeutisch geführte aktive und passive Schultermobilisation bis in die Endstellung.

■ Verlauf

- 6 Wochen postoperativ Patientin praktisch schmerzfrei, Schulterbeweglichkeit rechts aktiv Elevation 120°, Abduktion 110°, Außen-/Innenrotation abduziert 60/0/20°. Volle Arbeitsfähigkeit als kaufmännische Angestellte attestiert.
- 3 Monate nach Intervention weitgehend symmetrische, schmerzfreie Schulterbeweglichkeit, laterale Clavicula stabil, keine weiteren Kontrollen mehr vorgesehen.

■ Diskussion

Die lateralen Claviculafrakturen mit kurzem Fragment stellten mit den konventionellen Osteosynthesetechniken früher ein Problem dar, da eine suffiziente Fixation des Fragmentes schlecht möglich war. Deshalb wurde oft die Hakenplatte verwendet, welche vom Prinzip her das Fragment durch die Lage des Hakens unter dem Acromion indirekt überbrückt. Nicht selten stört aber dieser Plattentyp durch das subacromiale Impingement, das man sich durch den Haken erkauft. Dies bedingt häufig eine frühzeitige Plattenentfernung, wodurch nicht selten eine symptomatische Pseudarthrose resultiert.

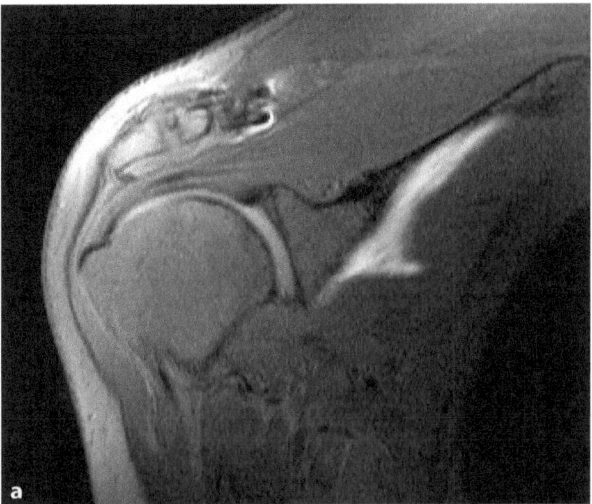

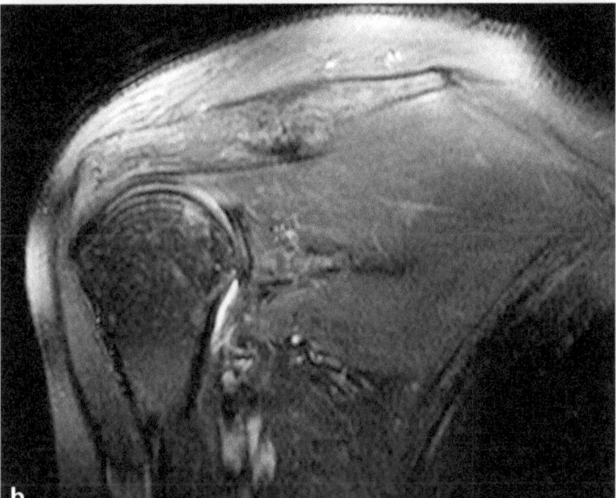

■ **Abb. 2a,b**

Fall 53: Schmerzhafte Clavicula-Pseudarthrose im Übergang mittleres-laterales Drittel

Rainer-Peter Meyer, Fabrizio Moro, Hans-Kaspar Schwyzer

R.-P. Meyer et al., *100 Clavicula-Pseudarthrosen*, https://doi.org/10.1007/978-3-662-55345-9_54

Anamnese

- Sturz auf der Treppe am 13.12.2005. Isolierte Claviculafraktur links, im Übergang mittleres-laterales Drittel.
- Aus ärztlicher Sicht Indikation zur konservativen Therapie.
- Regelmäßige, fristgerechte klinische und radiologische Kontrollen finden statt.
- Adäquate Therapie durch Inkooperation des Patienten erschwert.
- Am 11.01.2007 Vorstellung des Patienten an unserer Klinik. Diagnose: Clavicula-Pseudarthrose links mit gibelartiger Aufwerfung der Fragmente (◘ Abb. 1a,b).
- Die Indikation zur chirurgischen Revision wird gestellt.

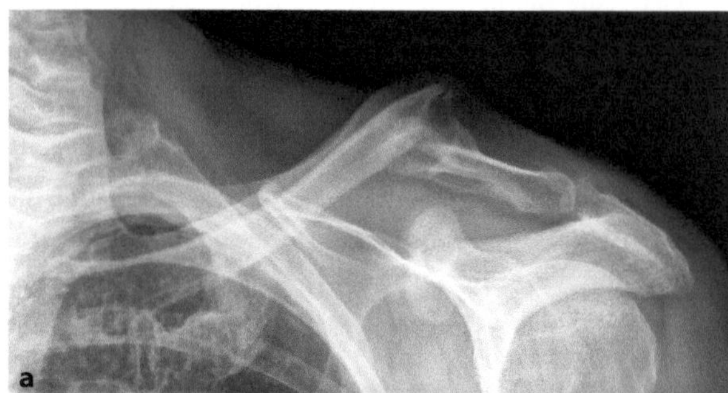

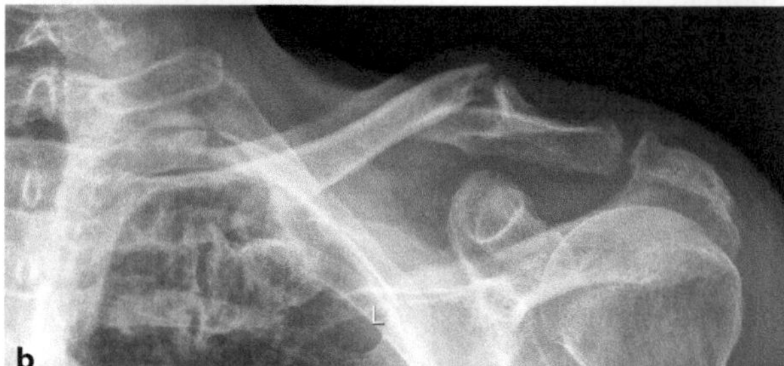

◘ Abb. 1a,b

Problemstellung

- Schmerzhafte Clavicula-Pseudarthrose mit Verwerfung der Fragmente und deutlicher Verkürzung.
- Schlechter Compliance des Patienten postoperativ zu erwarten.

Erste operative Intervention

- Am 07.05.2007 offene Reposition, Pseudarthrose-Anfrischung, homologe Spongiosaplastik mit Tutoplast und Platten-Osteosynthese mit 3.5 mm- 8-Loch-LCP-Platte (◘ Abb. 2).
- Postoperativ Ortho-Gilet für 6 Wochen mit begleitender aktiv-assistierter Bewegungstherapie ohne Anheben über die Horizontale.

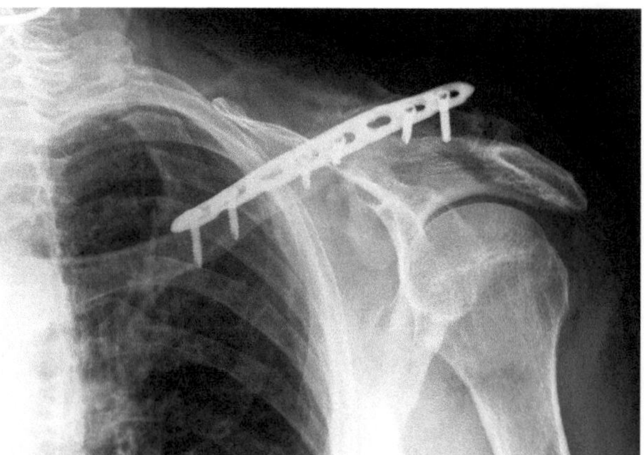

◘ Abb. 2

Verlauf

- 6 Wochen nach dem Eingriff zufriedenstellende Situation mit nahezu symmetrischer Schulterfunktion und radiologisch korrekt liegendem Osteosynthesematerial ohne Lockerungszeichen (◘ Abb. 3a,b).

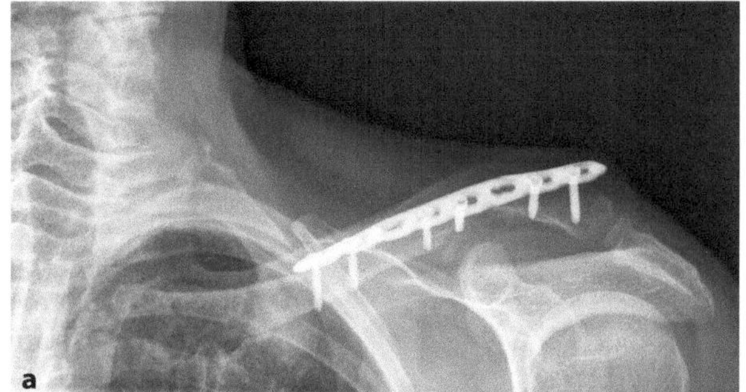

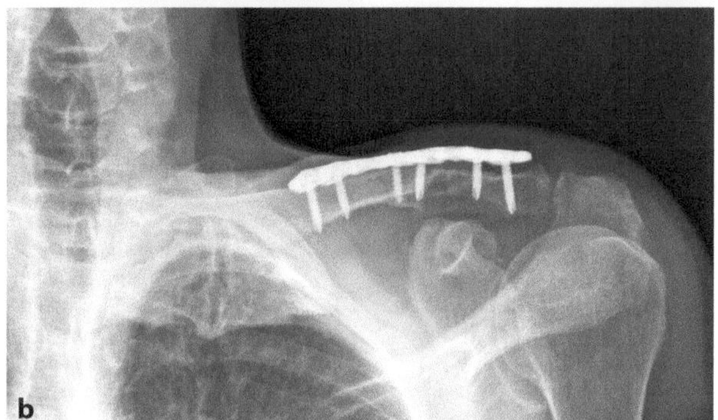

◘ **Abb. 3a,b**

- 3 Monate nach dem Eingriff dringender Verdacht auf Cut-out der Verankerungsschrauben an der lateralen Clavicula mit klinisch korrespondierender, prominent imponierender, lateraler Plattenendigung (◘ Abb. 4a,b).

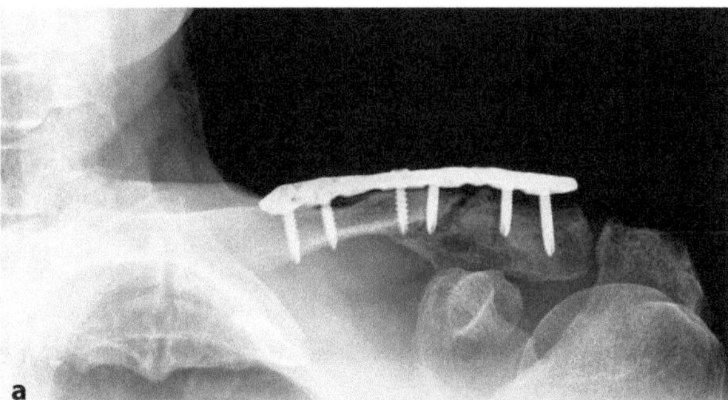

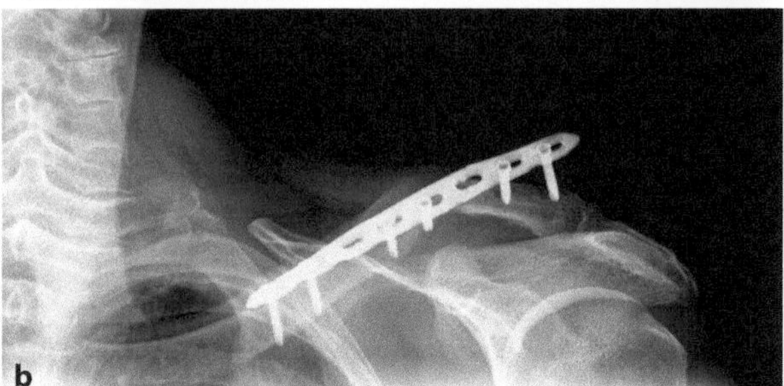

◘ **Abb. 4a,b**

- Wegen der radiologisch sich abzeichnenden reparativen Vorgänge spekulatives Zuwarten auf möglicherweise trotzdem Konsolidieren der Pseudarthrose.
- 5 Monate nach Intervention Bestätigung des lateralen Plattenausrisses bei persistierender Pseudarthrose en bloque Pull-out der Schrauben am lateralen Fragment durch Biegebeanspruchung (◘ Abb. 5a,b). Indikation zur Re-Osteosynthese gegeben.

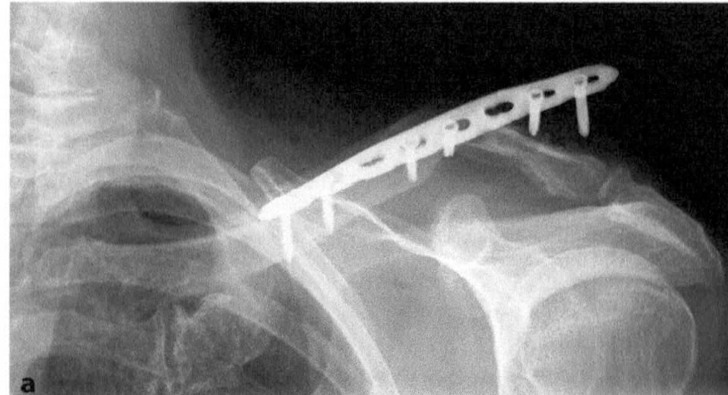

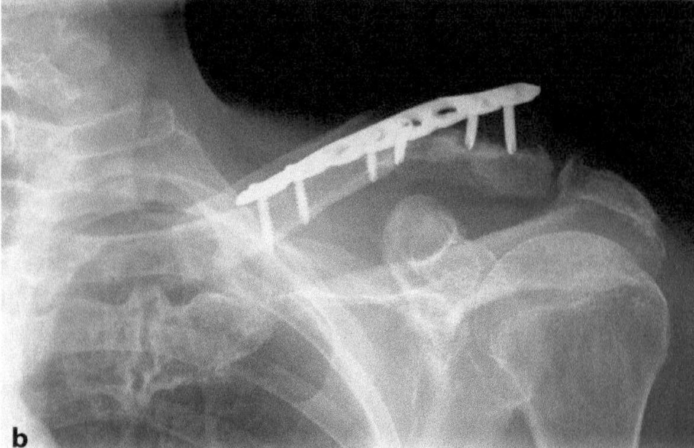

◘ Abb. 5a,b

▪ Zweite operative Intervention

- Am 08.10.2007 Osteosynthese-Materialentfernung, Pseudarthrose-Anfrischung, Beckenspaninterponat, autologe Spongiosaplastik plus DBX (demineralisierte Knochenmatrix) und Platten-Osteosynthese mit 10-Loch- 3.5 mm-LCP-Rekonstruktionsplatte. Beckenspan mit isolierter 2.7 mm-Corticalisschraube fixiert (◘ Abb. 6).
- Postoperativ Ortho-Gilet für 6 Wochen mit Bewegungstherapie nicht über die Horizontale.

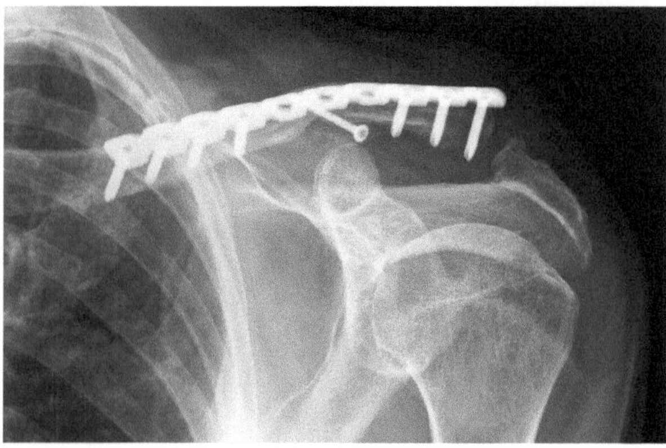

◘ Abb. 6

Verlauf

- 6 Wochen nach dem Eingriff zeitgerechter Heilungsverlauf. Osteosynthesematerial stabil (◘ Abb. 7a,b). Wegen der dürftigen Compliance enge klinische und radiologische Verlaufskontrollen.

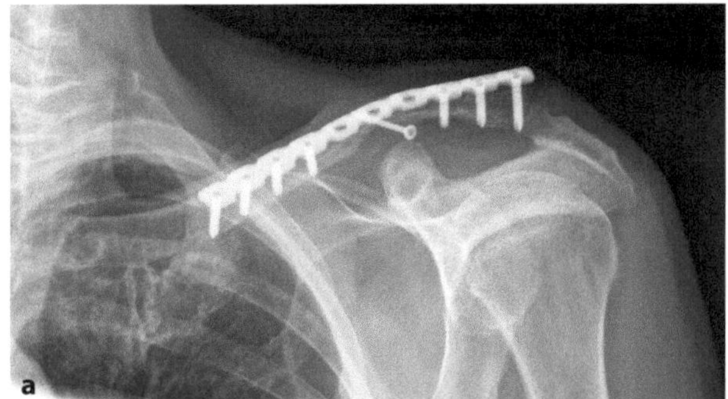
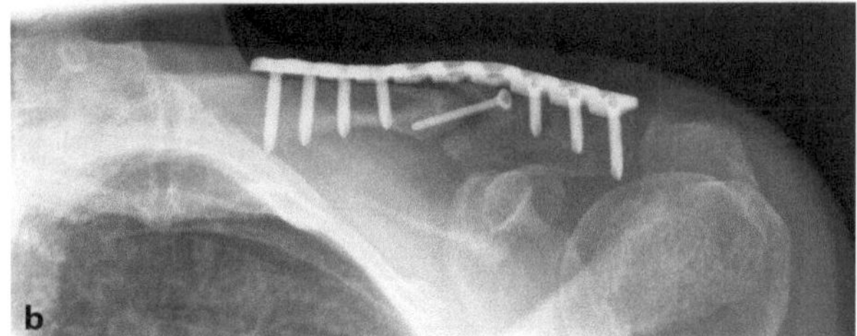

◘ Abb. 7a,b

- 6 Monate nach Re-Intervention klinisch und radiologisch zeitgerechte Situation, Osteosynthesematerial gut palpierbar, nicht störend, Pseudarthrose geheilt (◘ Abb. 8a,b).

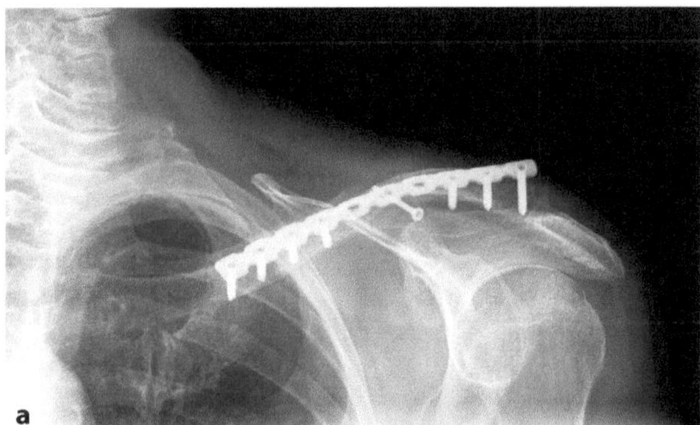
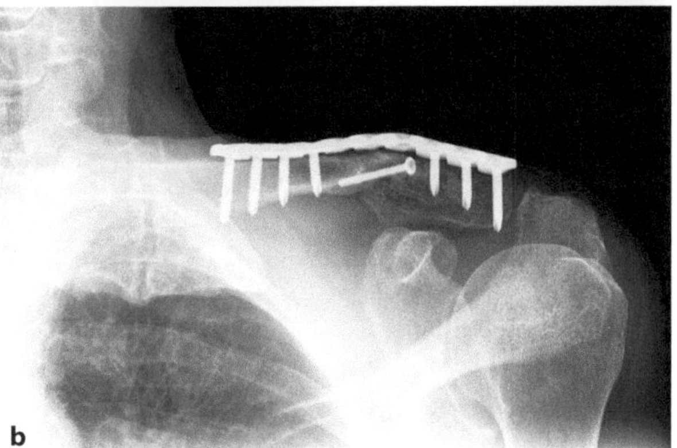

◘ Abb. 8a,b

- 1½ Jahre nach Re-Osteosynthese freie symmetrische Schulterfunktion, störendes Plattenlager über der Clavicula, radiologisch Pseudarthrose saniert, aber angedeutete Zeichen eines erneut beginnenden Pull-outs (◘ Abb. 9a,b).

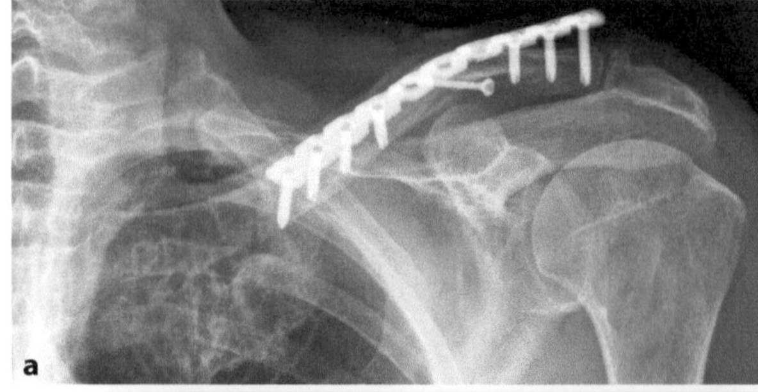

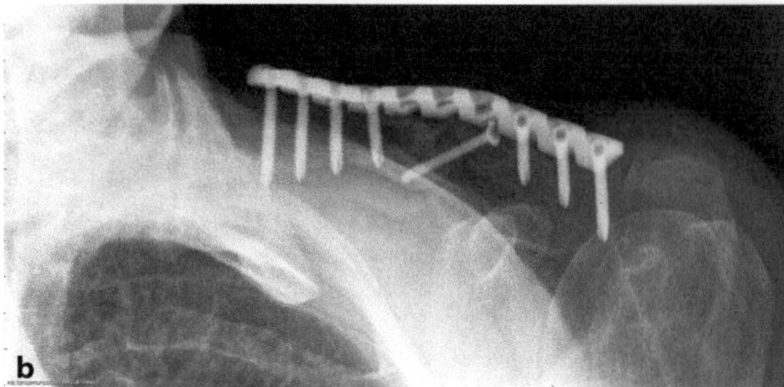

◘ **Abb. 9a,b**

- 3 Jahre nach Primärintervention und 2½ Jahre nach Re-Osteosynthese wünscht der Patient die Entfernung der lokal prominenten Platte bedingt durch den partiellen Pull-out (◘ Abb. 10a,b).

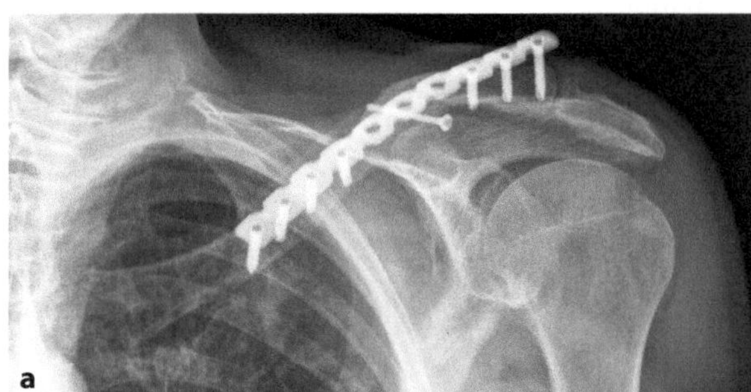

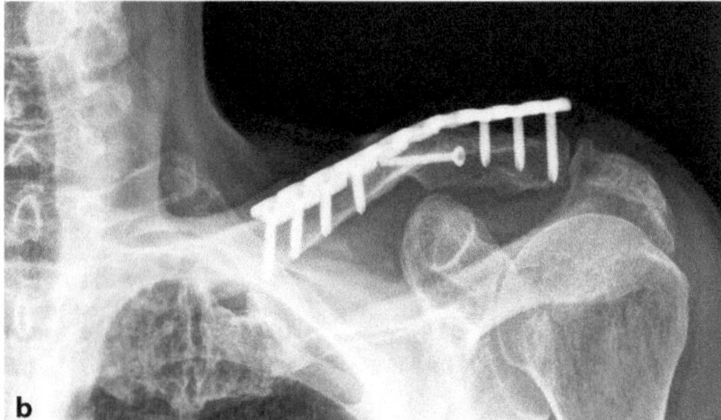

◘ **Abb. 10a,b**

- Osteosynthesematerialentfernung am 07.05.2010 bei geheilter Pseudarthrose (◘ Abb. 11a,b).

▪ Diskussion

- Verschiedene Faktoren führten hier zu einem protrahierten Verlauf mit Re-Osteosynthese dieser Clavicula-Pseudarthrose.
- Der bei Alkoholabusus insuffizienten Compliance des Patienten wurde retrospektiv zu wenig Beachtung geschenkt.
- Operationstechnisch kann beim primären Eingriff die zu kurze Platte mit lateral ungenügender Verankerung bemängelt werden.
- Auch die homologe Spongiosaplastik kann diskutiert werden.
- Die beim Ersteingriff verwendete anatomisch vorgeformte Claviculaplatte erlaubte eine Fixation des lateralen Fragmentes lediglich mit zwei Schrauben. Trotz winkelstabiler Fixation gelingt es nicht, die Reposition zu halten. Es kommt zum Pull-out. Bei der Zweitintervention wurde eine 3.5 mm-Rekonstruktionsplatte gewählt, welche die Fixation des lateralen Fragmentes mit drei winkelstabilen Platten erlaubt.

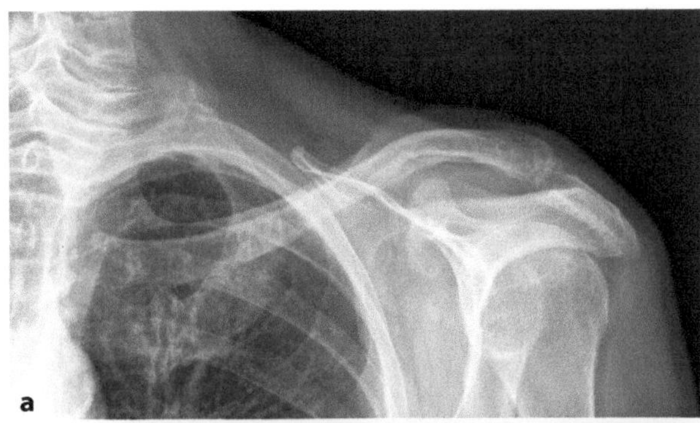
a

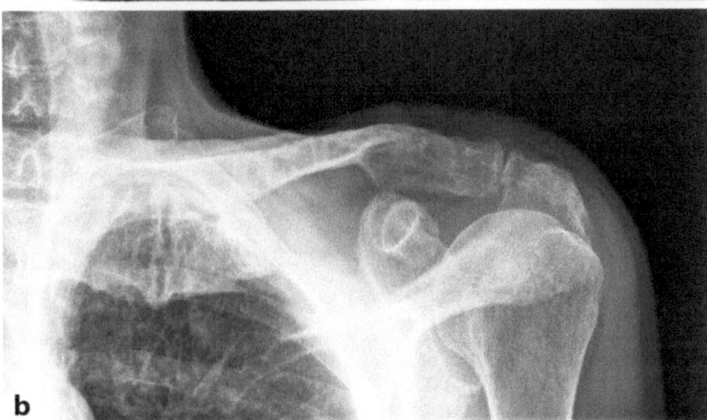
b

◘ **Abb. 11a,b**

Fall 54: Symptomatische aktivierte lateralste Clavicula-Pseudarthrose

Rainer-Peter Meyer, Fabrizio Moro, Hans-Kaspar Schwyzer

R.-P. Meyer et al., *100 Clavicula-Pseudarthrosen*, https://doi.org/10.1007/978-3-662-55345-9_55

Anamnese

- Sturz am 19.03.2006 des damals 40-jährigen Mannes mit lateralster Claviculafraktur links konservative Therapie.
- Bei häufiger Überkopfarbeit zunehmende Schmerzen im Acromioclaviculargelenksbereich mit zusätzlichen Impingementbeschwerden.
- Am 16.03.2007 MRI-Abklärung mit der Diagnose einer aktivierten lateralsten Clavicula-Pseudarthrose links sowie Unterflächenunregelmäßigkeit an der Supraspinatussehne (◘ Abb. 1a,b). Indikation zur chirurgischen Sanierung gestellt.

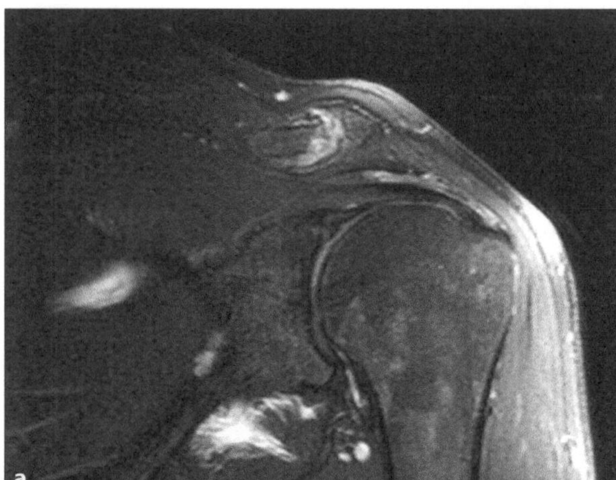

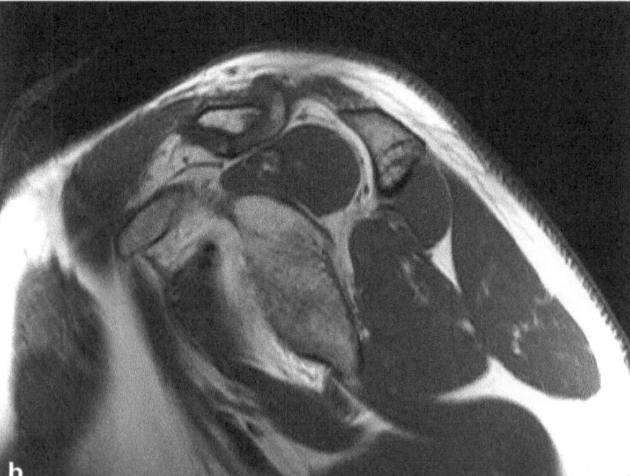

◘ **Abb. 1a,b**

Problemstellung

- Schmerzhafte, aktivierte lateralste Clavicula-Pseudarthrose bei beruflicher Belastung mit Überkopf-Arbeiten.
- Zunehmende nächtliche Ruheschmerzen im Sinne eines Begleitimpingements.

Chirurgische Intervention

- Am 04.06.2007, das heißt 1¼ Jahre nach dem Unfall, arthroskopische Acromioplastik, subakromiales Débridement und offene Resektion des lateralen Pseudarthrosefragmentes mit Kürzung der lateralen Claviculaendigung um knapp 1 cm.
- Postoperativ Remobilisation der linken Schulter nach Maßgabe der Beschwerden.

Verlauf

- 6 Wochen nach Intervention deutlich regrediente Schmerzen mit endständig noch diskret eingeschränkter Schultergelenksbeweglichkeit. Radiologisch Status nach lateraler Clavicula-Resektion und Acromioplastik mit suffizientem acromioclaviculärem Abstand (■ Abb. 2a,b,c).
- 3 Monate postoperativ symmetrische, freie Schulterbeweglichkeit, Abduktionskraft 10 kg beidseits. Wiederaufnahme der physisch anspruchsvollen beruflichen Tätigkeit zu 100 %.

Diskussion

Die laterale Clavicula-Resektion im Rahmen einer schmerzhaften Pseudarthrose kann in Betracht gezogen werden bei kleinem Fragment, das osteosynthetisch kaum fixiert werden kann.

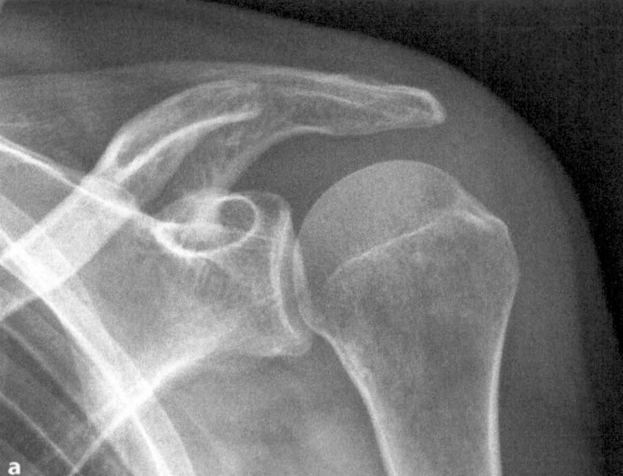

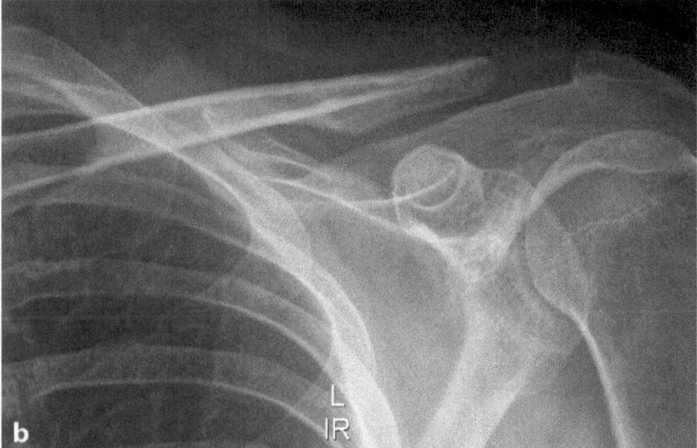

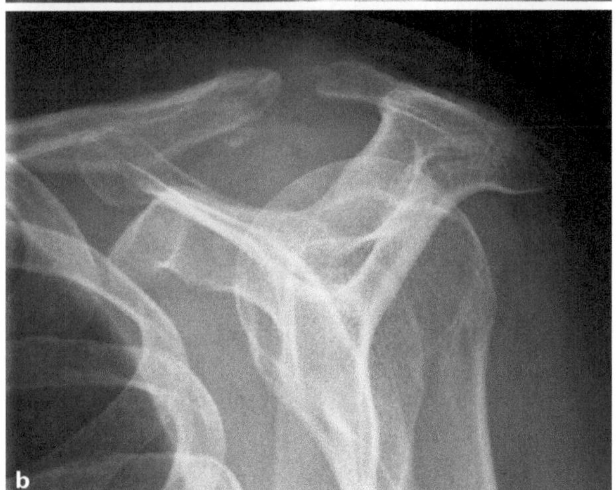

■ Abb. 2a–c

Fall 55: Symptomatische Clavicula-Pseudarthrose im mittleren Schaftdrittel

Rainer-Peter Meyer, Fabrizio Moro, Hans-Kaspar Schwyzer

R.-P. Meyer et al., *100 Clavicula-Pseudarthrosen*, https://doi.org/10.1007/978-3-662-55345-9_56

Anamnese

- Am 11.04.2006 erleidet die damals 46-jährige Frau einen Verkehrsunfall mit multiplen Frakturen – unter anderem auch eine Claviculafraktur links im mittleren Drittel.
- Konservative Therapie der Claviculafraktur in Anbetracht der Polyblessur.
- Vorstellung der Patientin am 09.08.2007 – knapp 1½ Jahre nach der Läsion – an unserer Klinik wegen Restbeschwerden im Claviculafrakturbereich links.
- Diagnose einer symptomatischen hypertrophen Clavicula-Pseudarthrose im mittleren Drittel (■ Abb. 1a,b) mit der Empfehlung zur chirurgischen Sanierung. Diese wird jedoch von der Patientin abgelehnt.

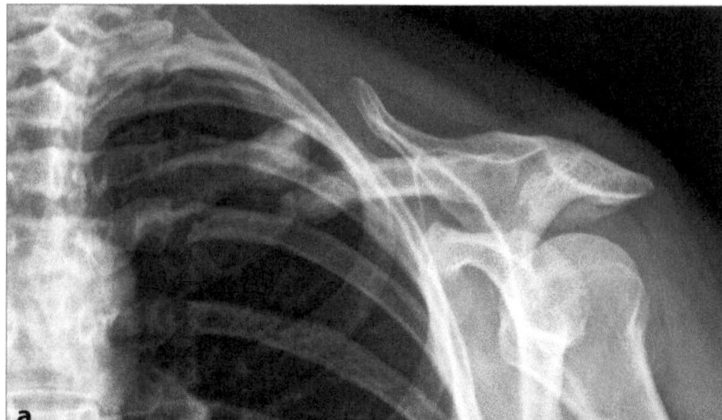

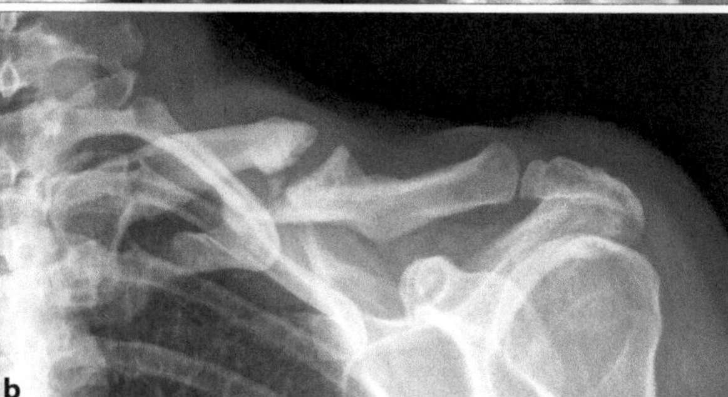

■ **Abb. 1a,b**

- Am 12.06.2008, über 2 Jahre nach der Claviculafraktur Re-Evaluation wegen persistierender Schmerzen im linken Claviculabereich. Erneut Vorschlag der chirurgischen Pseudarthrose-Sanierung, erneut Ablehnung des Eingriffes durch die Patientin, diesmal aus beruflichen Gründen. Radiologisch Status quo (◘ Abb. 2a,b).

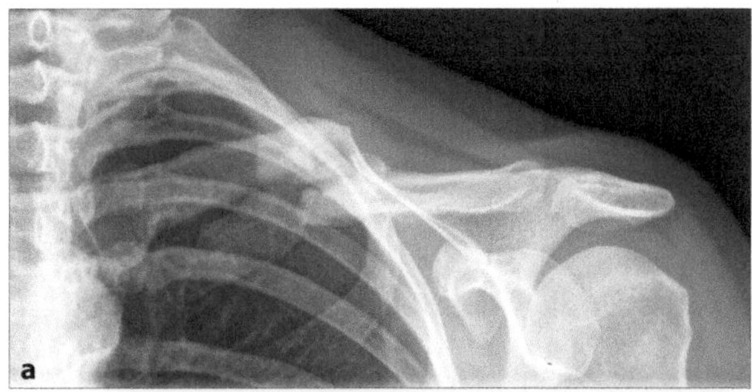

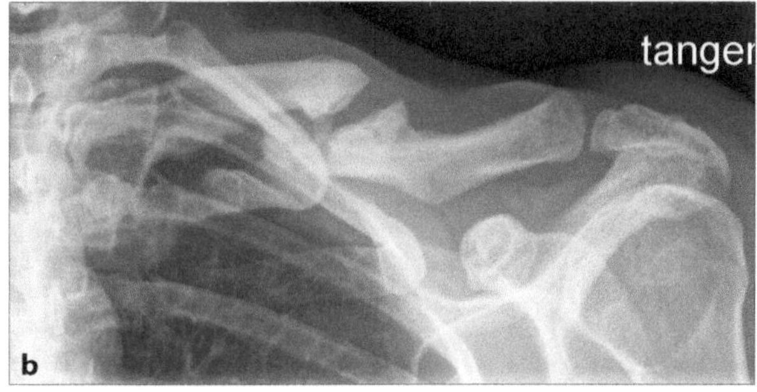

◘ **Abb. 2a,b**

- Am 03.09.2009 Beurteilung auf Wunsch der Patientin und Einwilligung zur chirurgischen Sanierung der linksseitigen symptomatischen Clavicula-Pseudarthrose (◘ Abb. 3 a,b).

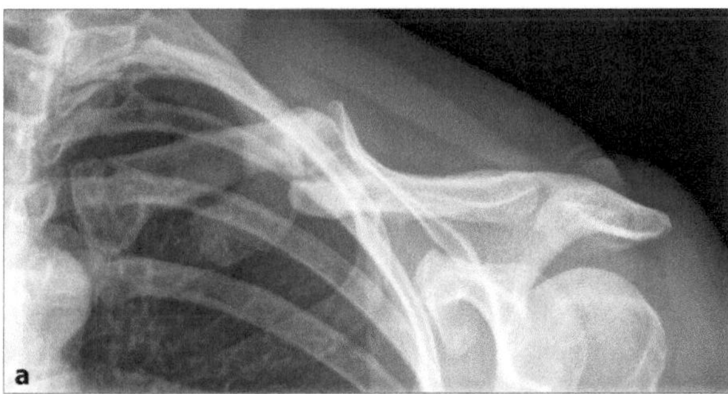

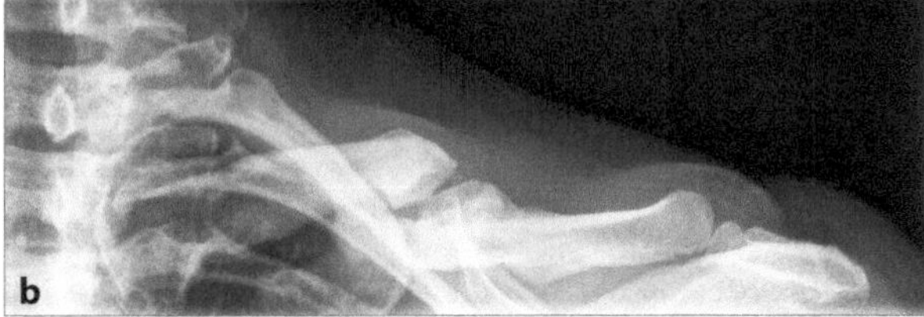

◘ **Abb. 3a,b**

▪ Problemstellung

- Die Indikation zur chirurgischen Pseudarthrose-Sanierung ist bereits 1½ Jahre nach dem Unfall gegeben.
- Die Patientin kann sich – vermutlich durch den Verkehrsunfall mit Mehrfachverletzung psychisch traumatisiert – nicht zu einem weiteren operativen Eingriff durchringen.
- Zur Einwilligung für einen Wahleingriff – wie dies die Sanierung einer Clavicula-Pseudarthrose darstellt – darf die Patientin nicht gedrängt werden.
- Die Frau benötigte 3½ Jahre und eine deutliche Zunahme der Beschwerden, bis sie selbst die Notwendigkeit des Eingriffes einsah.

Chirurgische Intervention

- Intervention am 23.11.2009 – Pseudarthrose-Anfrischung/-Resektion, Beckenspaninterposition und Spongiosaplastik, Platten-Osteosynthese mit 3.5 mm-LCP- 10-Loch-Platte an der Clavicula links (▣ Abb. 4a,b).
- Postoperativ Ortho-Gilet für 4 Wochen, Bewegungstherapie aktiv-assistiv ohne Abduktion über die Horizontale.

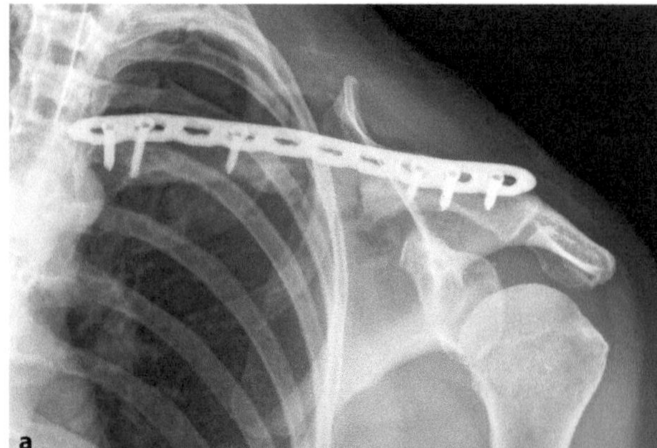

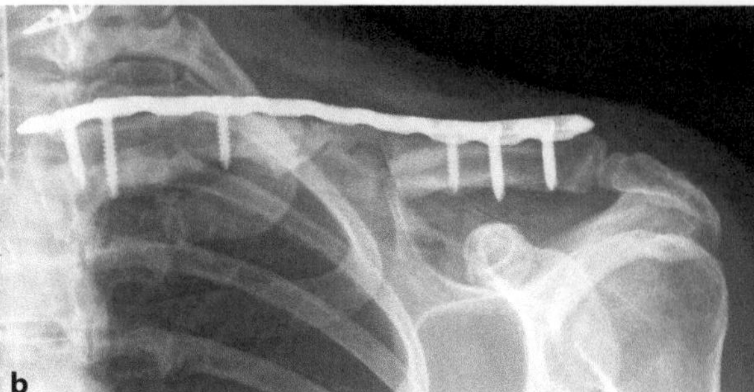

▣ Abb. 4a,b

Verlauf

- 6 Wochen nach Intervention klinisch und radiologisch zeitgerechte Situation. Radiologisch stabile Osteosynthese, sich abzeichnende beginnende reparative Vorgänge im Bereiche des interponierten Beckenspans (▣ Abb. 5a,b).

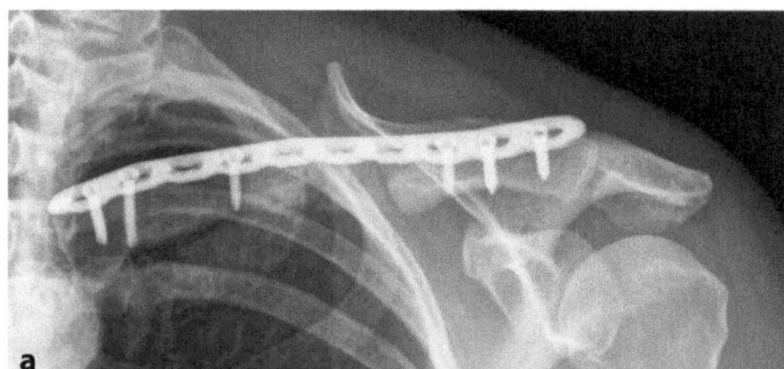

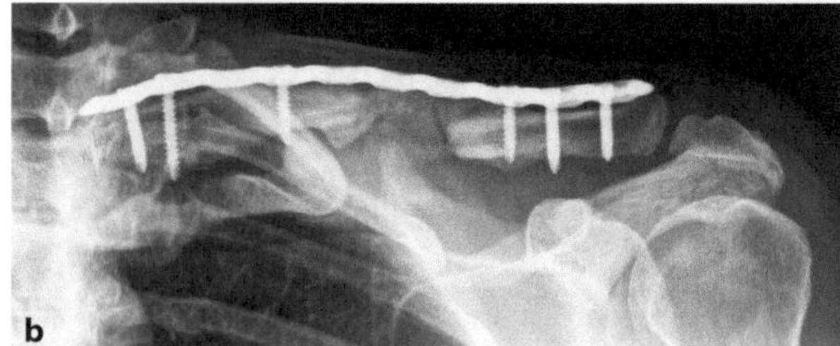

▣ Abb. 5a,b

- 6 Monate nach dem Eingriff klinisch und radiologisch korrekte Verhältnisse. Schulterfunktion frei und symmetrisch. Radiologisch ausgeglichene Clavicula-Länge, inkorporierter Beckenspan, Pseudarthrose geheilt (◘ Abb. 6a,b).

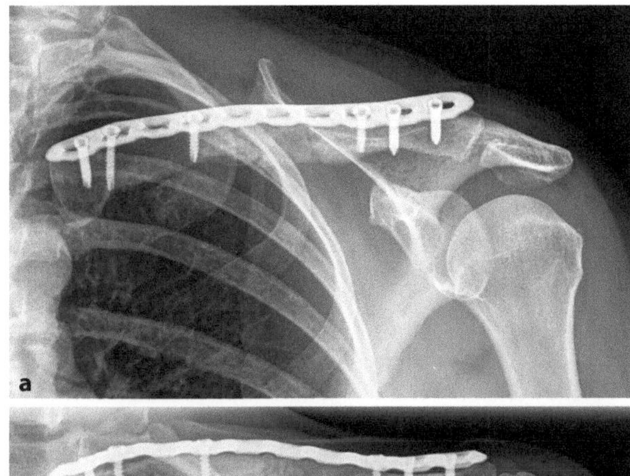

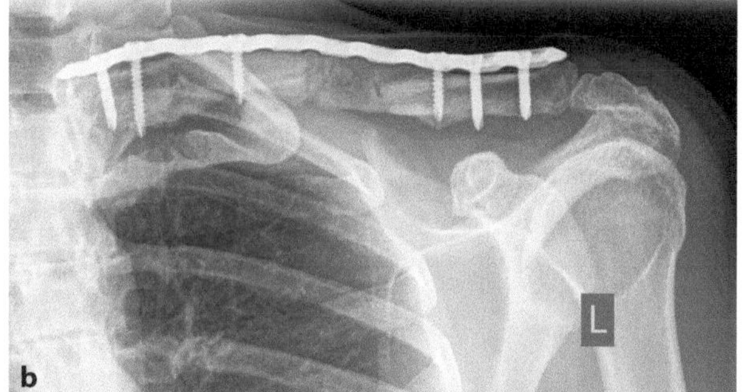

◘ **Abb. 6a,b**

- 1 Jahr postoperativ ideale klinische und radiologische Situation (◘ Abb. 7a,b).

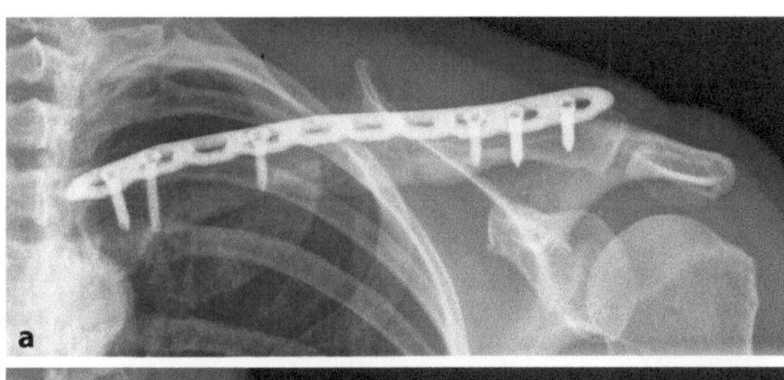

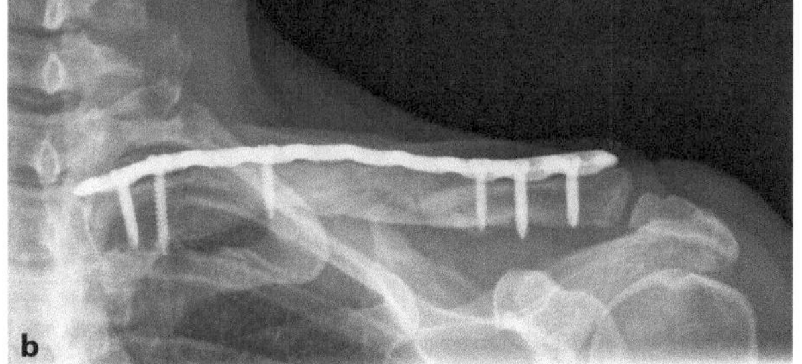

◘ **Abb. 7a,b**

- 1½ Jahre nach Intervention wünscht die zierlich gebaute Patientin die Metallentfernung. Platte unter der Haut gut palpierbar, subjektiv störend. Radiologisch bei vollem Pseudarthrose-Durchbau Metallentfernung möglich (■ Abb. 8a,b).
- Metallentfernung am 12.09.2011, das heißt rund 2 Jahre nach dem Eingriff mit Restitutio ad integrum.

Diskussion

- Eine manifeste, klinisch symptomatische Pseudarthrose, welche auf eine Instabilität hinweist, wird auch im weiteren Verlauf kaum asymptomatisch werden, wie dieses Beispiel zeigt.
- Die Patientin konnte sich bei entsprechendem Leidensdruck auch erst nach 3½ Jahren für die operative Sanierung entscheiden.
- Selbstverständlich liegt der Entschluss, sich einer chirurgischen Intervention zu unterziehen, letztendlich beim Patienten, was entsprechend zu respektieren ist.

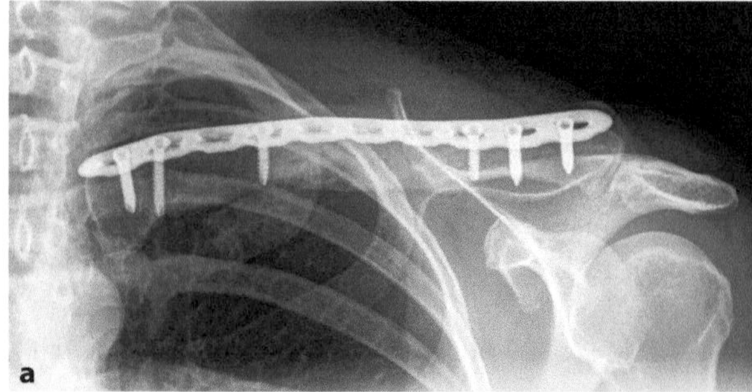

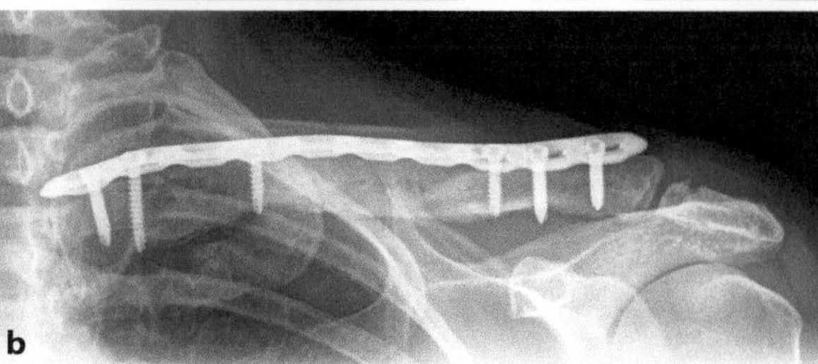

■ Abb. 8a,b

Ihre Notizen

Fall 56: Clavicula-Pseudarthrose mittleres Drittel bei Plattenbruch nach Osteosynthese vor einem Jahr

Rainer-Peter Meyer, Fabrizio Moro, Hans-Kaspar Schwyzer

R.-P. Meyer et al., *100 Clavicula-Pseudarthrosen*, https://doi.org/10.1007/978-3-662-55345-9_57

Anamnese

- Sturz des 40-jährigen Motorradfahrers am 22.04.2006 mit Claviculafraktur im mittleren Drittel rechts. Platten-Osteosynthese auswärts gleichentags mit Cerclierung eines intermediären Drehkeils.
- Bereits 3 Monate nach Intervention Plattenbruch bei weitgehender Beschwerdefreiheit und guter Schulterfunktion rechts. Zuwarten empfohlen.
- Wegen pathologischer Claviculabeweglichkeit mit Krepitationen und gelegentlichen Schmerzempfindungen Zuweisung an uns zwecks Zweitmeinung.
- Am 23.04.2007, das heißt 1 Jahr nach Primär-Osteosynthese, Beurteilung durch uns: Rechte Schulter frei beweglich, über der Clavicula-Mitte druckdolenter Buckel mit schmerzhafter Krepitation in der Pseudarthrose. Osteosynthesematerial gut palpierbar. Radiologisch Bruch der 7-Loch-Rekonstruktionsplatte mit losem Cerclagedraht (◘ Abb. 1a,b).
- Indikation zur chirurgischen Pseudarthrose-Revision gegeben.

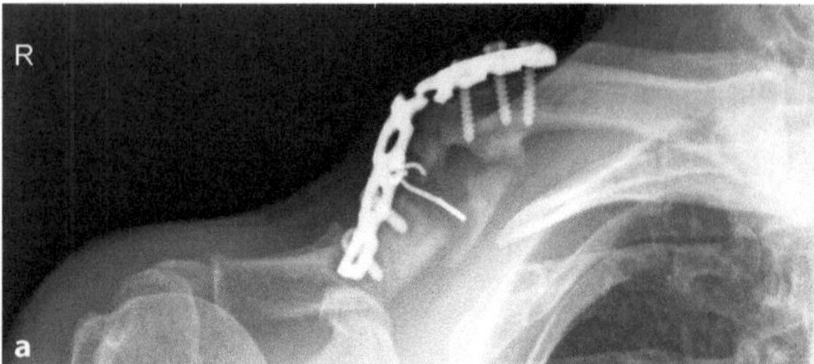

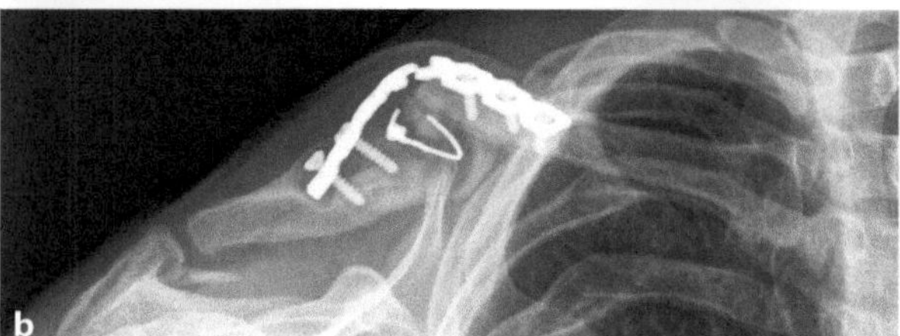

◘ **Abb. 1a,b**

Problemstellung

- Zunehmende Schmerzen im Pseudarthrose-Bereich.
- Haut durch Metallkanten bei Plattenbruch gefährdet.
- Zunehmende Clavicula-Verkürzung durch Fehlstellung.

Operative Korrektur

- Am 11.07.2007 chirurgische Revision der Clavicula-Pseudarthrose rechts mit Osteosynthese-Material-Entfernung, Pseudarthrose-Resektion und Re-Osteosynthese mit 9-Loch- 3.5 mm-LCP-Rekonstruktionsplatte und interponiertem Beckenspan (◘ Abb. 2).
- Ortho-Gilet für 6 Wochen mit begleitender Physiotherapie nicht über die Horizontale.

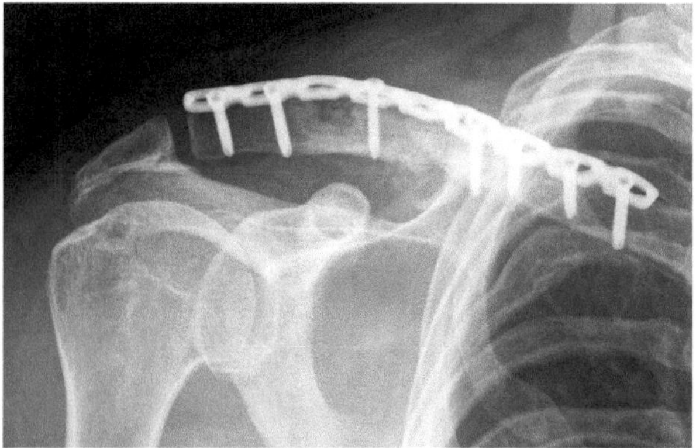

◘ **Abb. 2**

■ Verlauf

- 6 Wochen nach dem Eingriff Patient weitgehend schmerzfrei, Schulterbeweglichkeit bis zur Horizontale frei. Radiologisch stabiles Osteosynthesematerial bei beginnendem Pseudarthrosedurchbau (◘ Abb. 3a,b).

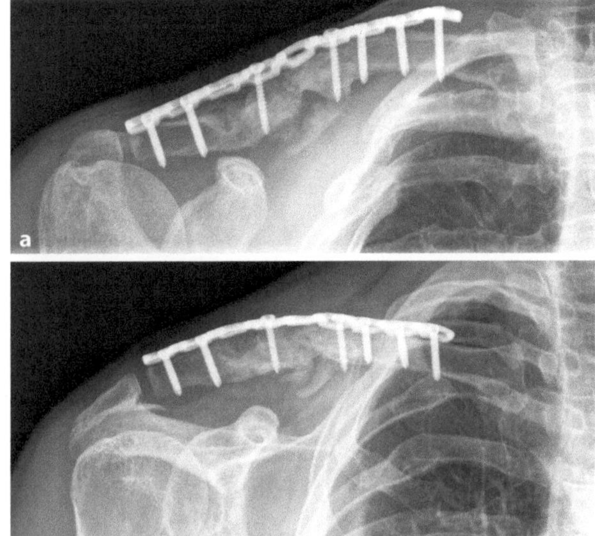

◘ Abb. 3a,b

- 7 Monate nach Intervention Patient beschwerdefrei, sportlich voll aktiv. Schulterbeweglichkeit seitengleich und frei, symmetrische Kraft. Radiologisch zunehmender Durchbau der Pseudarthrose bei stabiler Plattenlage (◘ Abb. 4a,b).

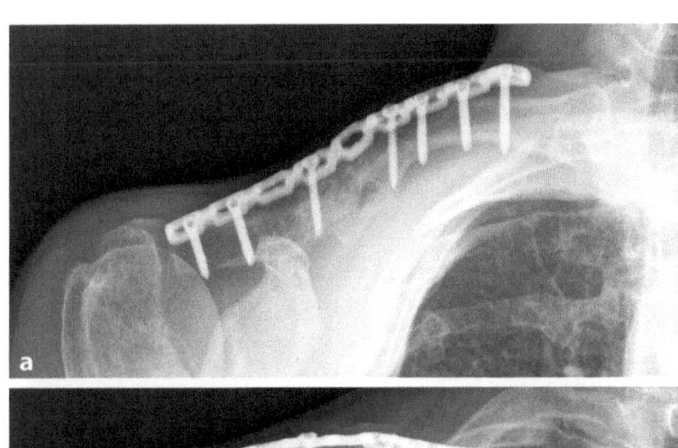

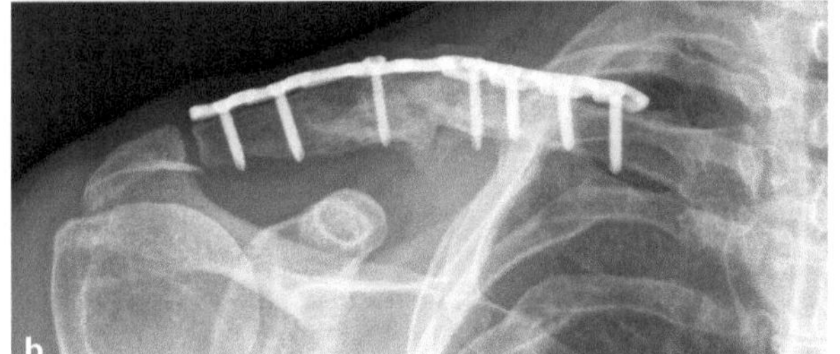

◘ Abb. 4a,b

- Gut 1½ Jahre nach Re-Osteosynthese klinisch und radiologisch sanierte Clavicula-Pseudarthrose rechts (◘ Abb. 5a,b). Patient wünscht Plattenentfernung wegen störenden Materials.

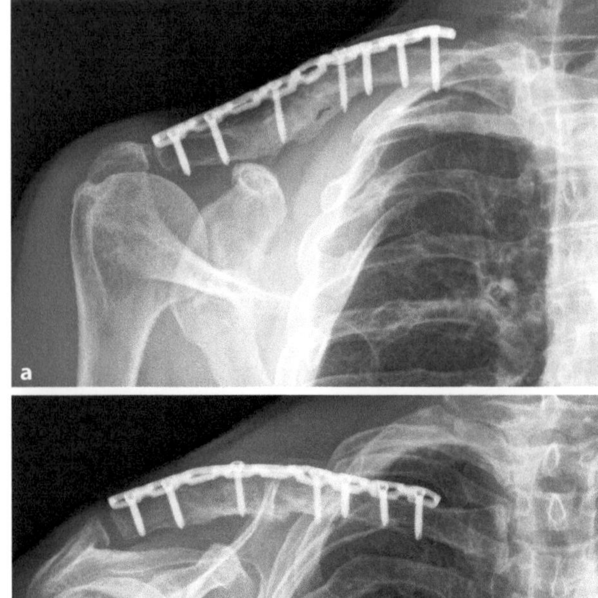

◘ **Abb. 5a,b**

- Die Metallentfernung erfolgt am 23.12.2009, das heißt 2½ Jahre nach dem Revisionseingriff (◘ Abb. 6a,b).

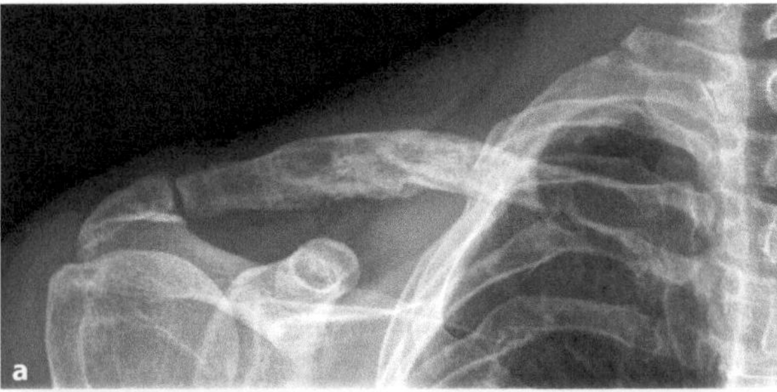

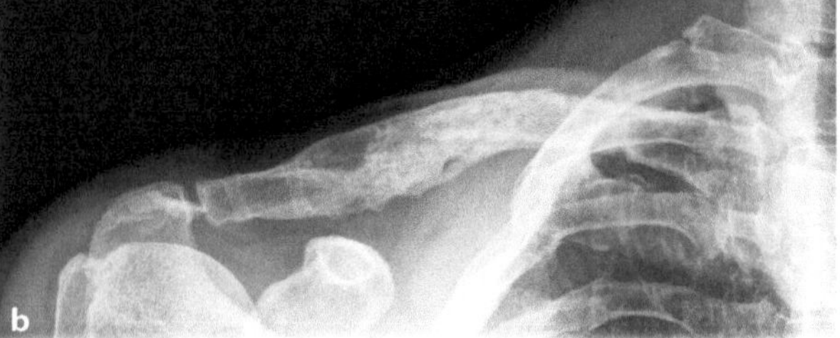

◘ **Abb. 6a,b**

Diskussion

- Die primäre osteosynthetische Versorgung dieser Claviculafraktur war insuffizient. Die Platte wurde zu kurz gewählt. Es resultiert eine ungenügende Überbrückung der Fraktur.
- Des Weiteren wurde versucht, ein intermediäres Fragment mit einem Cerclagedraht zu fixieren, was ebenfalls insuffizient ist. Hätte man – retrospektiv betrachtet – eine korrekte Überbrückungs-Osteosynthese im Sinne eines Fixateur interne mit einem winkelstabilen Implantat gewählt, dann hätte die Platte länger sein müssen und die Plattenlöcher mit winkelstabilen Schrauben besetzt werden müssen. So wäre im Sinne einer No-Touch-Technik die Fraktur zur Konsolidierung gebracht worden. Andernfalls jedoch braucht es eine anatomische Reposition mit korrektem Einpassen des intermediären Fragmentes im Sinne einer klassischen Kompressions-Osteosynthese.

Ihre Notizen

Fall 57: Symptomatische Clavicula-Pseudarthrose Übergang mittleres-laterales Drittel

Rainer-Peter Meyer, Fabrizio Moro, Hans-Kaspar Schwyzer

R.-P. Meyer et al., *100 Clavicula-Pseudarthrosen*, https://doi.org/10.1007/978-3-662-55345-9_58

Anamnese

- Sturz des damals 41-jährigen Sportlers mit dem Fahrrad am 11.06.2006, Claviculafraktur rechts, Übergang mittleres-laterales Drittel. Konservative Therapie auswärts empfohlen.
- Bei persistierenden Schmerzen im Claviculabereich rechts Einschätzung an der orthopädischen Universitätsklinik. Bei Delayed Union chirurgische Revision empfohlen.
- Operation vom Patienten abgelehnt, da Zeuge Jehovas. Keine Garantie vonseiten der Ärzte abgegeben, dass diese Intervention ohne Blutersatz möglich.
- Zweitmeinung an unserer Klinik am 11.01.2007: Schulterschmerzen rechts mit Druckdolenz über der Clavicula. Radiologisch hypertrophe Clavicula-Pseudarthrose mit in den konventionellen Röntgenbildern fehlendem Durchbau (◘ Abb. 1a,b). Chirurgische Revision ohne Blutersatz vereinbart.

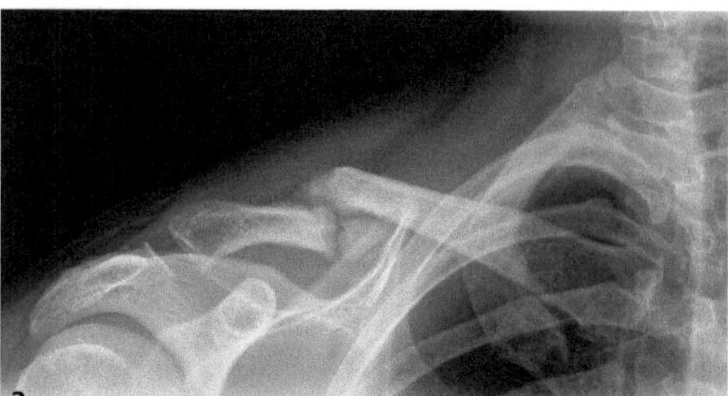

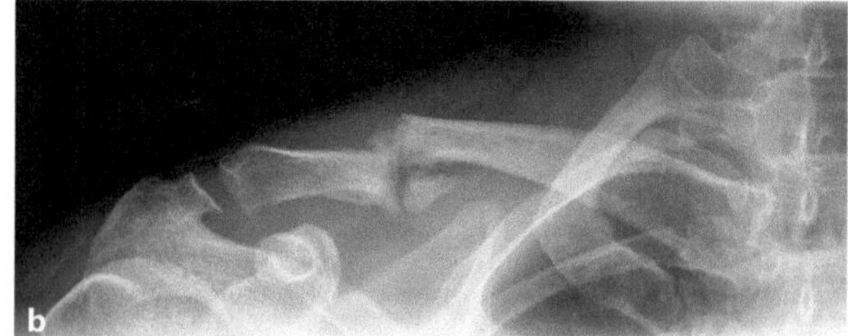

◘ **Abb. 1a,b**

Problemstellung

- Schmerzhafte Schulterbeweglichkeit rechts mit Krepitieren und Schnappen über der Clavicula-Pseudarthrose.
- Als Zeuge Jehovas kein Blutersatz erlaubt.

Chirurgische Intervention

- Intervention am 27.02.2007, knapp 8 Monate nach dem Unfall: Pseudarthrose-Resektion und -Anfrischung, Spongiosaplastik und Platten-Osteosynthese mit 8-Loch 3.5 mm LCP-Claviculaplatte sowie freier 2.7 mm Kortikaliszugschraube (◘ Abb. 2).
- Postoperativ physiotherapeutisch geführte Rehabilitation bis zur Horizontale, während 6 Wochen keine Belastung.

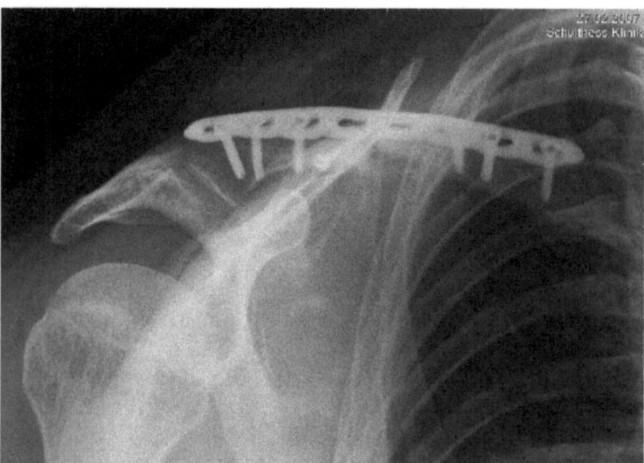

◘ **Abb. 2**

Verlauf

- 6 Wochen postoperativ Restbeschwerden im Operationsbereich, radiologisch stabiler Plattensitz bei noch gut sichtbarem Pseudarthrosespalt (◘ Abb. 3a,b).

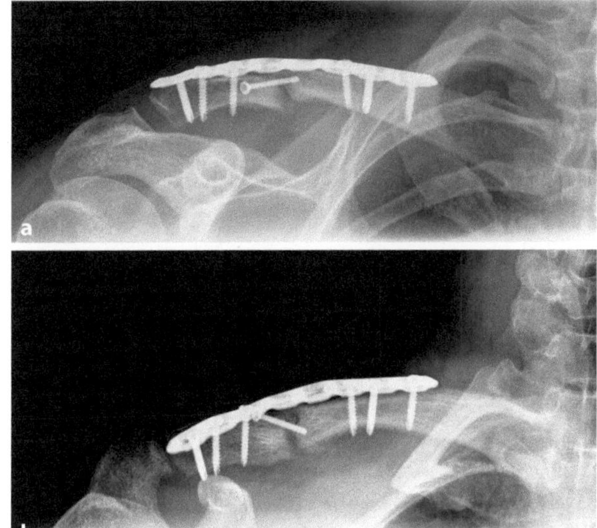

◘ Abb. 3a,b

- 6 Monaten nach dem Eingriff noch bewegungsabhängige Restbeschwerden im rechten Schultergürtel bei maximaler Flexion/Elevation/Abduktion, laterales Plattenende leicht störend. Radiologisch Pseudarthrosespalt weitgehend durchgebaut, stabiler Platten- und Schraubensitz (◘ Abb. 4a,b).

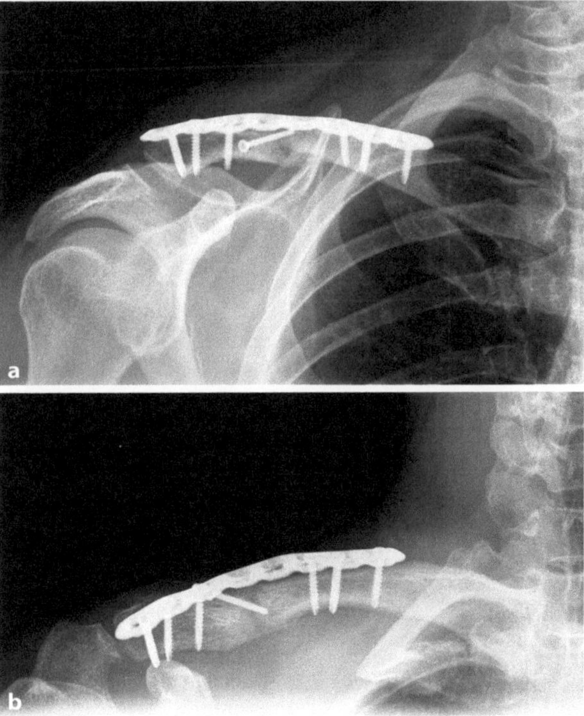

◘ Abb. 4a,b

- 10 Monate nach Intervention Platte mechanisch störend, im Übrigen Patient schmerzfrei. Radiologisch Pseudarthrose vollständig durchgebaut bei festem Sitz des Osteosynthesematerial (◘ Abb. 5a,b).

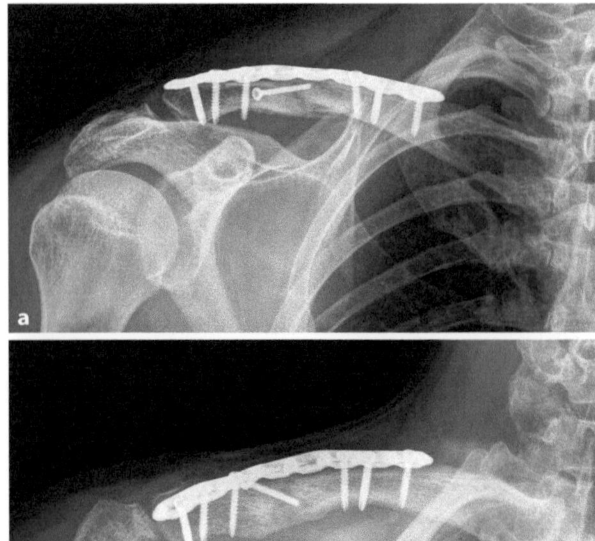

◘ Abb. 5a,b

- Metallentfernung am 14.03.2008, ein gutes Jahr nach Primärintervention (◘ Abb. 6a,b).

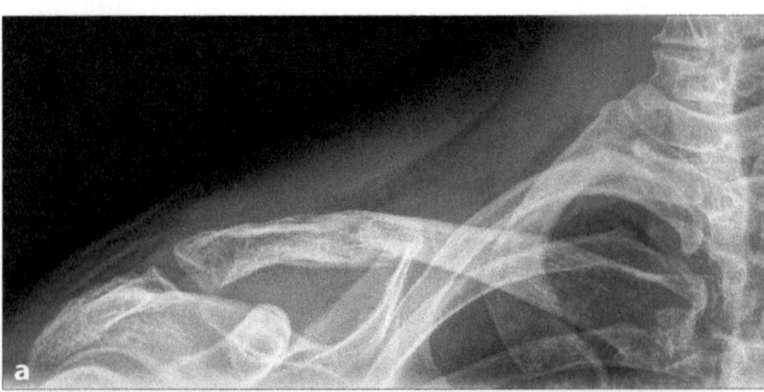

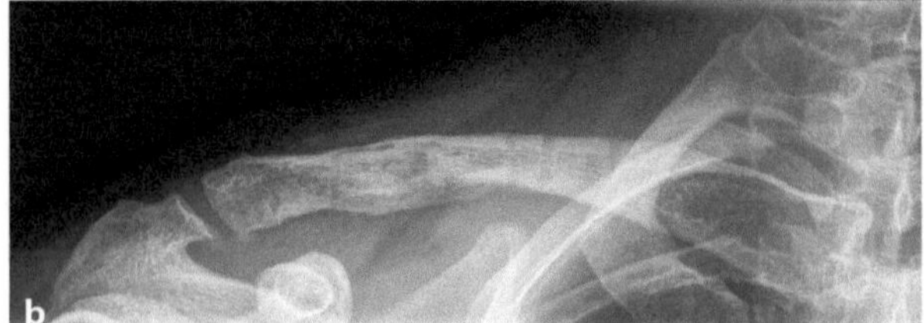

◘ Abb. 6a,b

▪ Diskussion

Die persönlichen Umstände des Patienten mit religiösem Hintergrund haben verständlicherweise dazu verleitet, den Patienten nicht zu operieren. Der Aufwand, der retrospektiv betrieben werden musste, war deutlich höher und hätte dem Patienten letztendlich erspart werden können.

Ihre Notizen

Fall 58: Symptomatische Clavicula-Pseudarthrose mittleres Drittel nach zweimaliger Platten-Osteosynthese mit zweimaligem Plattenbruch

Rainer-Peter Meyer, Fabrizio Moro, Hans-Kaspar Schwyzer

R.-P. Meyer et al., *100 Clavicula-Pseudarthrosen*, https://doi.org/10.1007/978-3-662-55345-9_59

Anamnese

- Sturz des damals 50-jährigen Mannes am 25.06.2006 mit dem Motorrad: Claviculafraktur links im mittleren Drittel, osteosynthetische Versorgung am 27.06.2006 mit 8-Loch-Rekonstruktionsplatte in peripherem Krankenhaus.
- Ohne ersichtliches Trauma Plattenbruch 1 Jahr nach Primärversorgung. Re-Osteosynthese an einem Schwerpunktspital in Wohnortsnähe des Patienten im Juni 2007 mit 2.7 mm-Rekonstruktionsplatte und Spongiosaplastik.
- Im August 2007 erneuter Plattenbruch ohne Traumatisierung (◘ Abb. 1). Bei Beschwerdearmut und fraglicher Pseudarthrose-Konsolidation Vorschlag zum Zuwarten durch den Zweitoperateur.
- Bei zunehmenden Beschwerden 6 Monate später Überweisung an uns auf Wunsch des Patienten.

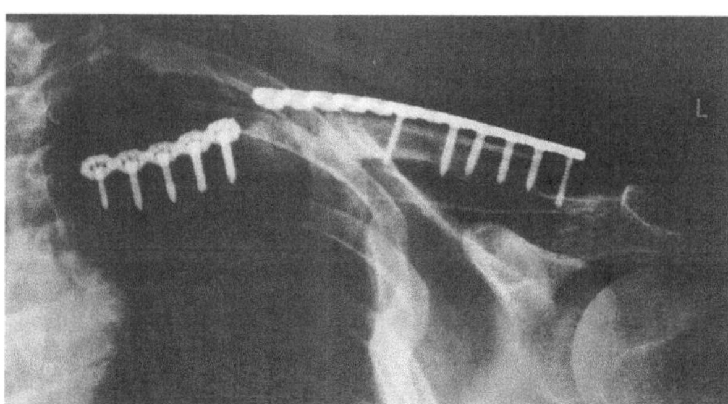

◘ **Abb. 1**

- Am 07.02.2008, gut 1½ Jahre nach Claviculafraktur, Beurteilung an unserer Klinik: Freie Schulterbeweglichkeit links, Narben reizlos, Fehlstellung des lateralen Claviculaendes nach kranial im mittleren Schaftbereich, Druckdolenz daselbst. Radiologisch Plattenbruch der 2.7 mm-Rekonstruktionsplatte über der ehemaligen Pseudarthrose, fraglicher Pseudarthrosedurchbau (◘ Abb. 2a,b). Computertomographisch bestätigtes Persistieren der Pseudarthrose. Re-Re-Osteosynthese empfohlen.

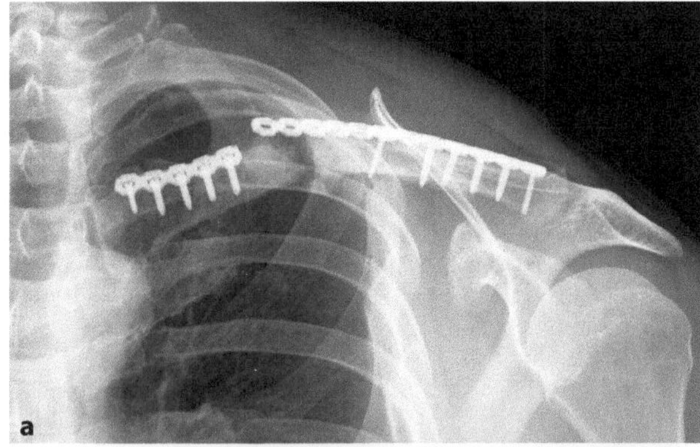

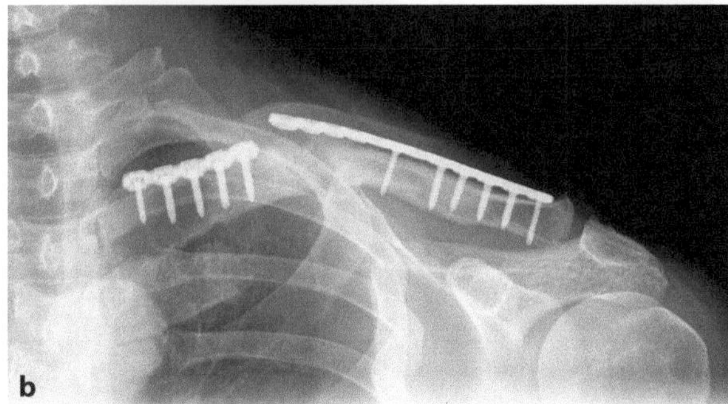

◘ **Abb. 2a,b**

Problemstellung

- Der im Außendienst mit viel Fahrleistung arbeitende Mann beruflich zunehmend behindert.
- Seit 1½ Jahren ohne sportliche Aktivität.

Dritte chirurgische Intervention

- Am 25.06.2008, 2 Jahre nach Primär-Osteosynthese, Re-Re-Osteosynthese der linken Clavicula mit Plattenentfernung, Pseudarthrose-Resektion/-Anfrischung, Interposition eines tricorticalen autologen Beckenspans, Spongiosaanlagerung und Osteosynthese mit 3.5 mm 11-Loch-LCP-Platte (◘ Abb. 3).
- Postoperativ Ortho-Gilet für 6 Wochen mit physiotherapeutisch geführter Remobilisation der linken Schulter bis zur Horizontalen ohne Belastung.

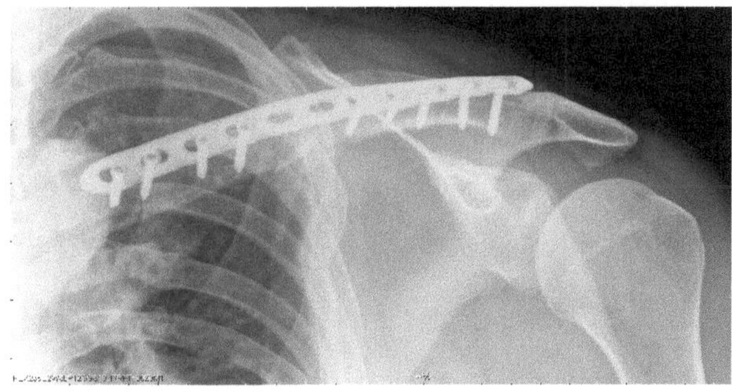

◘ **Abb. 3**

Verlauf

- 6 Wochen postoperativ Patient beschwerdearm, Schulterbeweglichkeit links bereits über Horizontale möglich. Radiologisch Span korrekt platziert ohne Spalt zwischen medialem und lateralem Hauptfragment, stabile Metalllage (◘ Abb. 4a,b).

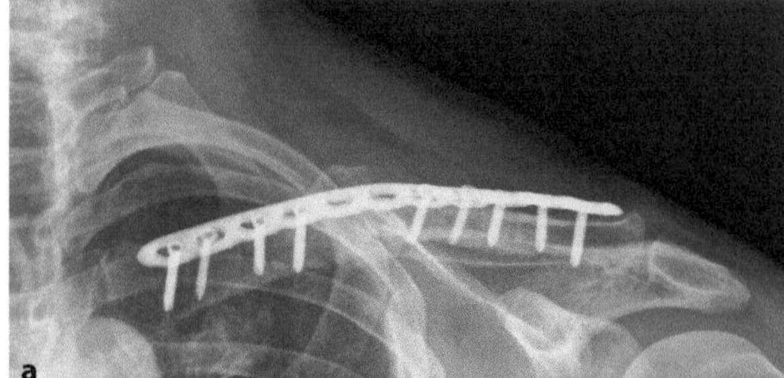

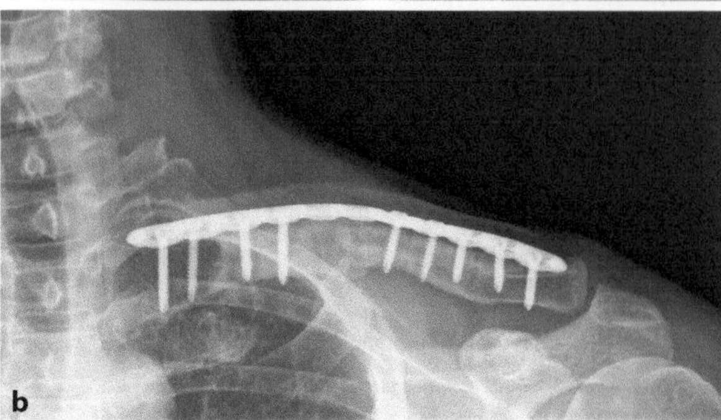

◘ Abb. 4a,b

- Knapp 7 Monate nach dem Eingriff Patient schmerzfrei, Schulterbeweglichkeit frei und symmetrisch, Patient voll arbeits- und sportfähig. Radio-

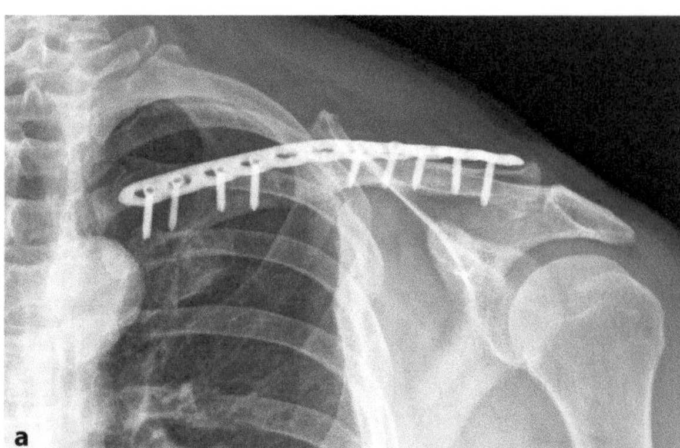

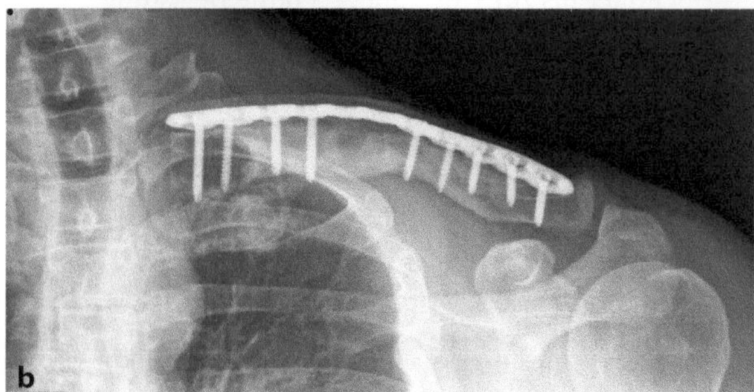

◘ Abb. 5a,b

logisch Pseudarthrose durchgebaut, Platte stabil (◘ Abb. 5a,b).
- 1½ Jahre nach Re-Re-Osteosynthese Restitutio bei subkutan vorstehender, subjektiv störender Platte.

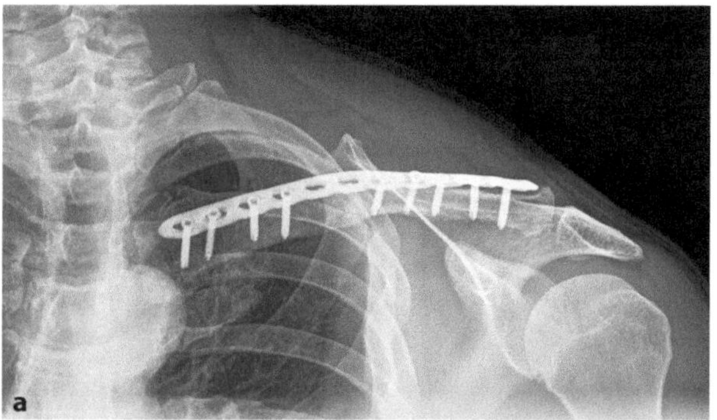

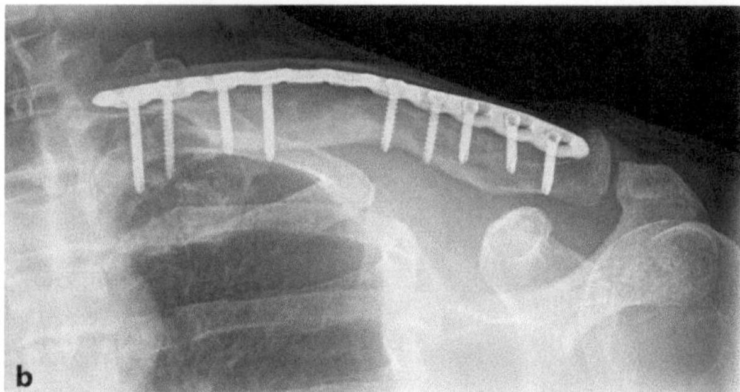

◘ Abb. 6a,b

Radiologisch Pseudarthrose geheilt (◘ Abb. 6a,b). Metallentfernung vorgeschlagen.
- Am 28.04.2010 Metallentfernung bei subjektiver und objektiver Restitutio (◘ Abb. 7a,b).

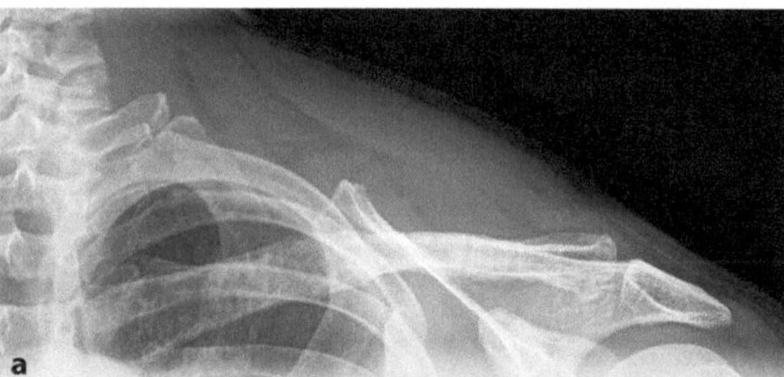

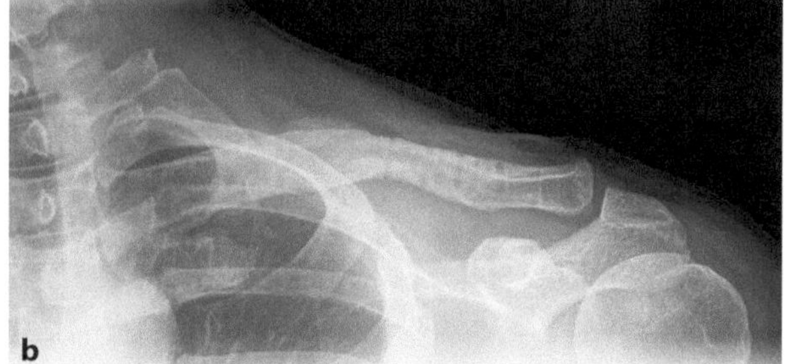

◘ Abb. 7a,b

Diskussion

Duplizität der Fälle: Zweimal wird für die Clavicula-Osteosynthese eine zu schwache Platte (2.7 mm) gewählt. Selbst die längere Überbrückung der Pseudarthrose beim Zweiteingriff mit der gleich starken Platte führt nicht zur Pseudarthroseheilung. Die Platte bricht bei biomechanisch instabiler Pseudarthrose.

Drei Osteosynthesen bei einer banalen Claviculafraktur sind zwei Eingriffe zu viel!

Fall 59: Symptomatische Clavicula-Pseudarthrose mittleres Drittel

Rainer-Peter Meyer, Fabrizio Moro, Hans-Kaspar Schwyzer

R.-P. Meyer et al., *100 Clavicula-Pseudarthrosen*, https://doi.org/10.1007/978-3-662-55345-9_60

Anamnese

- Sturz mit dem Motorrad der damals 42-jährigen Frau am 19.09.2006 mit Claviculafraktur rechts im mittleren Drittel. Konservative Therapie.
- Vorstellung an unserer Klinik am 01.03.2007 wegen Schmerzen bei Belastung im rechten Claviculabereich, Beschwerden auch nachts. Patientin seit dem Unfall 100 % arbeitsunfähig. Druckdolenz und Krepitation über der alten Frakturstelle an der rechten Clavicula. Computertomographische Abklärung dokumentiert die Clavicula-Pseudarthrose mit craniocaudaler Dehiszenz und Verkürzung (◘ Abb. 1). Indikation zur operativen Korrektur gestellt.

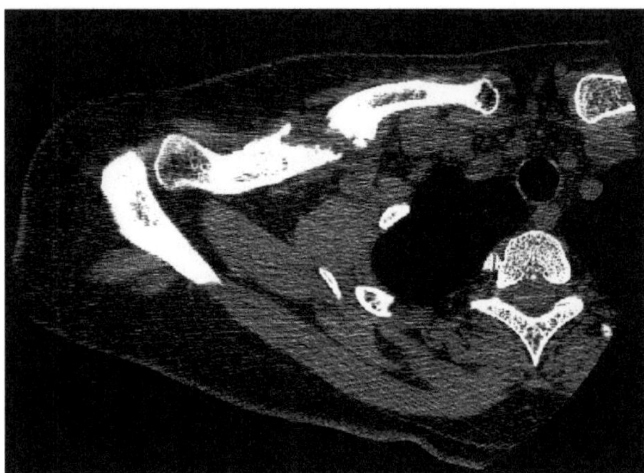

◘ **Abb. 1**

Problemstellung

- Zunehmende Beschwerden unter Belastung im rechten Schulterbereich.
- Seit über 7 Monaten 100 % arbeitsunfähig.

Operative Intervention

- Am 18.05.2007 offene Reposition, Pseudarthrose-Resektion und –Anfrischung, Spongiosaplastik und Platten-Osteosynthese mit 3.5 mm 8-Loch-LCP-Platte und isolierter 3.5 mm Zugschraube rechte Clavicula (◘ Abb. 2).
- Postoperativ Ortho-Gilet für 4-6 Wochen mit begleitender Physiotherapie bis zur Horizontalen.

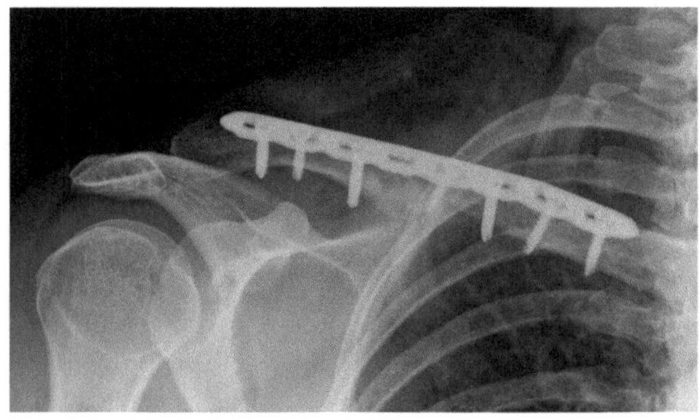

◘ **Abb. 2**

▪ Verlauf

- 6 Wochen nach dem Eingriff noch geringfügige Bewegungsschmerzen. Abduktion/Elevation bis 140° möglich. Radiologisch Osteosynthesematerial stabil, Pseudarthrosespalt noch sichtbar bei beginnenden reparativen Vorgängen (▫ Abb. 3a,b).

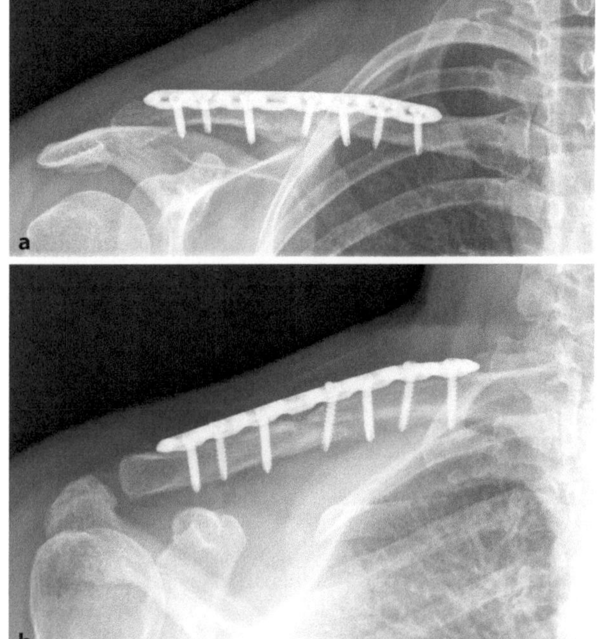

▫ **Abb. 3a,b**

- 3 Monate postoperativ symmetrische Schulterbeweglichkeit, schmerzfreie Komplexbewegungen möglich. Radiologisch Frakturheilung abgeschlossen, Pseudarthrosespalt nicht mehr einsehbar (▫ Abb. 4a,b). Kontrolle in einem Jahr mit der Fragestellung der Metallentfernung.
- 1½ Jahre nach Intervention freie symmetrische Schulterbeweglichkeit, leichte Berührungsempfindlichkeit über dem Plattenlager. Radiologisch Pseudarthrose durchgebaut bei stabilem Osteosynthesematerial. Metallentfernung auf Wunsch.

▪ Diskussion

Eine Pseudarthrose-Sanierung der Clavicula bei ehemals schrägem Frakturverlauf kann durch eine reine Anfrischung und suffizienten knöchernen Kontakt nach Ausgleichen der Länge der Clavicula durchaus auch ohne tricorticale Beckenspaninterposition zur Abheilung gebracht werden. In diesem Fall wurde durch die Platte eine Zugschraube eingebracht (siehe ▫ Abb. 3b).

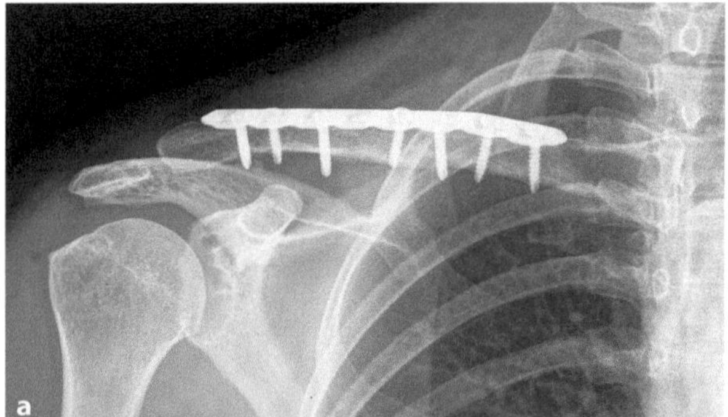

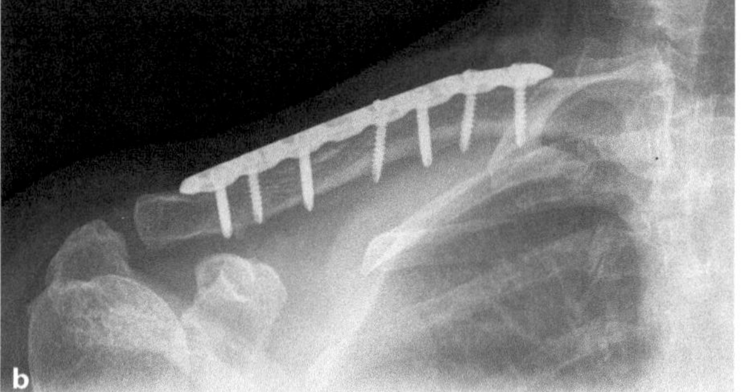

▫ **Abb. 4a,b**

Fall 60: Symptomatische atrophe Clavicula-Pseudarthrose im mittleren Drittel

Rainer-Peter Meyer, Fabrizio Moro, Hans-Kaspar Schwyzer

R.-P. Meyer et al., *100 Clavicula-Pseudarthrosen*, https://doi.org/10.1007/978-3-662-55345-9_61

■ Anamnese

- Verkehrsunfall der 24-jährigen Frau am 16.10.2006 in Mexiko mit dislozierter Claviculafraktur im mittleren Drittel rechts sowie zusätzlich Thoraxkontusion mit Rippenfrakturen (◘ Abb. 1).
- Vorschlag zur osteosynthetischen Versorgung der Claviculafraktur durch die mexikanischen Ärzte.
- Transfer in die Schweiz, Einholung einer Zweitmeinung am Universitätsspital. Weiterführung der konservativen Therapie empfohlen.

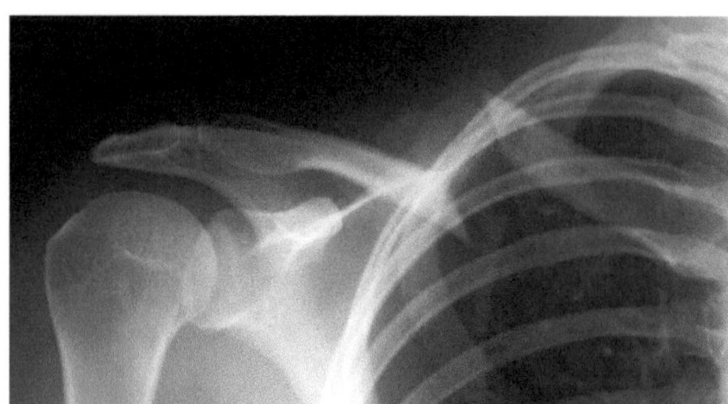

◘ Abb. 1

- Wegen persistierender Schmerzen im alten Frakturbereich Einholung einer Drittmeinung an unserer Klinik am 30.08.2007.
- Diagnose einer Clavicula-Pseudarthrose. Operative Sanierung empfohlen (◘ Abb. 2).

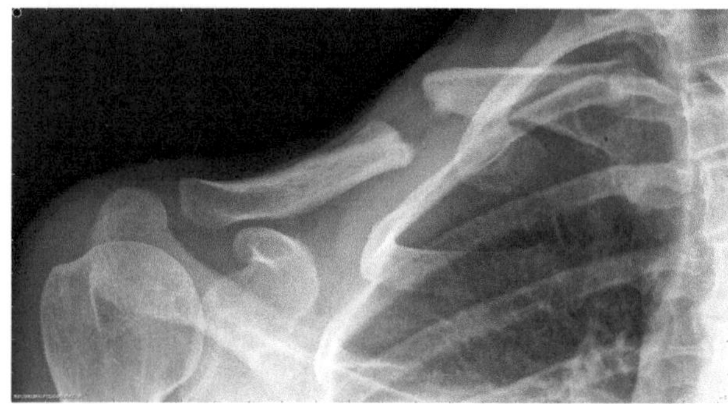

◘ Abb. 2

■ Problemstellung

- Schmerzhafte Clavicula-Pseudarthrose im mittleren Drittel rechts.
- Große Diastase der Fragmente.
- Patientin jung, Vaskularisierung gut, keine Voroperationen.

- **Operative Korrektur**
  - Am 26.10.2007 Pseudarthroseanfrischung/-Resektion. Beckenspaninterposition, Spongiosaplastik und Platten-Osteosynthese mit 3.5 mm LCP-anterior-superior 10-Loch-Claviculaplatte (◘ Abb. 3: postoperativ, ◘ Abb. 4a,b: 7 Wochen postoperativ).

- **Verlauf**
  - Funktionelle Nachbehandlung mit Einschränkung der Abduktion/Elevation nicht über die Horizontale für 6 Wochen.
  - 3 Monate nach Intervention Freigabe zur Belastung.
  - Konsultation auf Wunsch der Patientin am 18.06.2009.

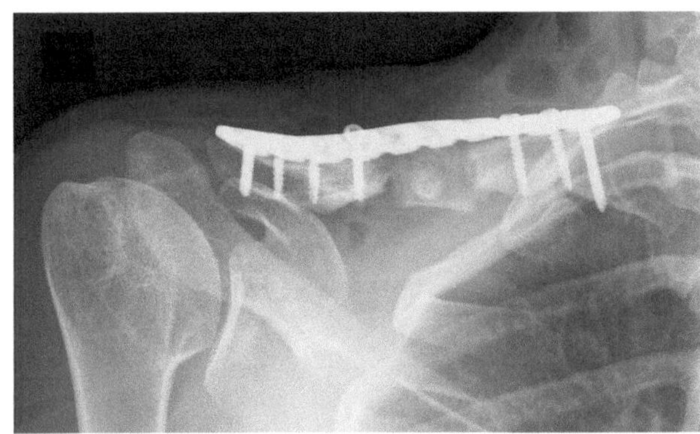

◘ Abb. 3

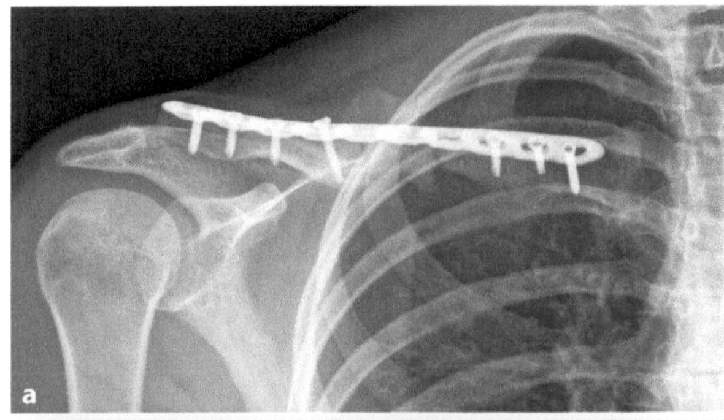

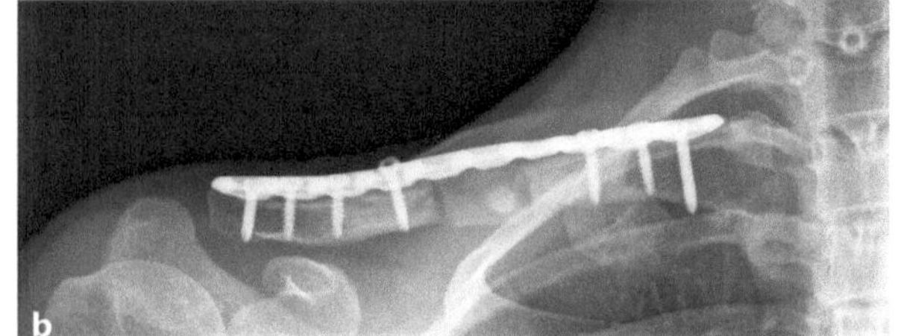

◘ Abb. 4a,b

  - Die junge Frau wünscht aus ästhetischen Gründen die Metallentfernung (◘ Abb. 5a,b).
  - Metallentfernung am 02.11.2009 bei Restitutio ad integrum.

- **Diskussion**
  - Die primäre osteosynthetische Versorgung dieser Claviculafraktur ist aus unserer Sicht trotz oder gar wegen der Thoraxkontusion mit Rippenfrakturen zu befürworten.
  - Auch die deutliche Diastase mit fehlendem knöchernem Kontakt spricht für die Primär-Osteosynthese.
  - In Anbetracht des jungen Alters sowie der kurzen Schrägfraktur hätte sich eine minimal-invasive Osteosynthese mit elastischem Titannagel aufgedrängt. Womöglich wäre der Patientin dadurch dieser aufwändige operative Eingriff erspart geblieben.

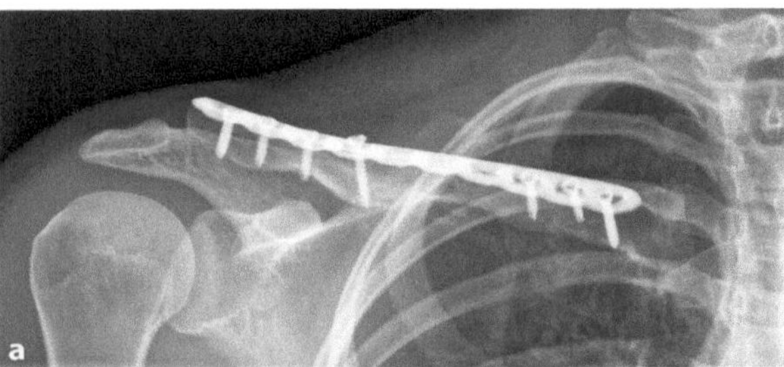

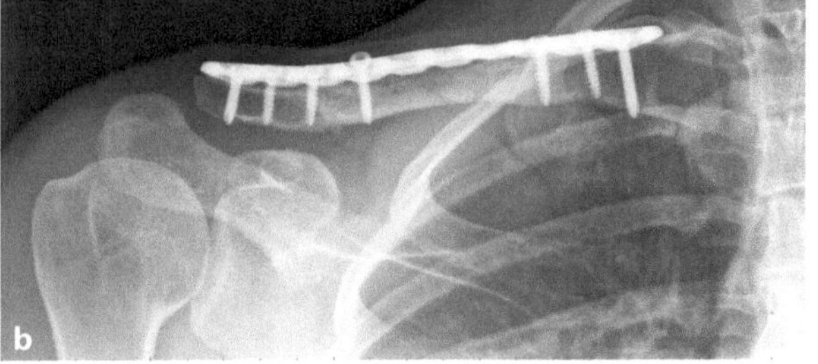

◘ Abb. 5a,b

Fall 61: Symptomatische Delayed-union einer Claviculafraktur Übergang mittleres-laterales Drittel

Rainer-Peter Meyer, Fabrizio Moro, Hans-Kaspar Schwyzer

R.-P. Meyer et al., *100 Clavicula-Pseudarthrosen*, https://doi.org/10.1007/978-3-662-55345-9_62

Anamnese

- Am 21.10.2006 Sturz der damals 47-jährigen Fahrlehrerin auf nasser Fahrbahn mit dem Motorrad, Claviculafraktur rechts mittleres Drittel mit Zwischenfragmenten, konservative Therapie im Landeskrankenhaus empfohlen.
- Am 04.12.2006 Einholung einer Zweitmeinung an unserer Klinik wegen persistierender Beschwerden im rechten Claviculabereich. Schulterbeweglichkeit rechts schmerzbedingt endständig eingeschränkt, Druckdolenz über dem Frakturkallus rechte Clavicula mittleres Drittel. Radiologisch angedeutete reparative Vorgänge (◘ Abb. 1a,b). Zuwarten für weitere 2 Monate empfohlen.

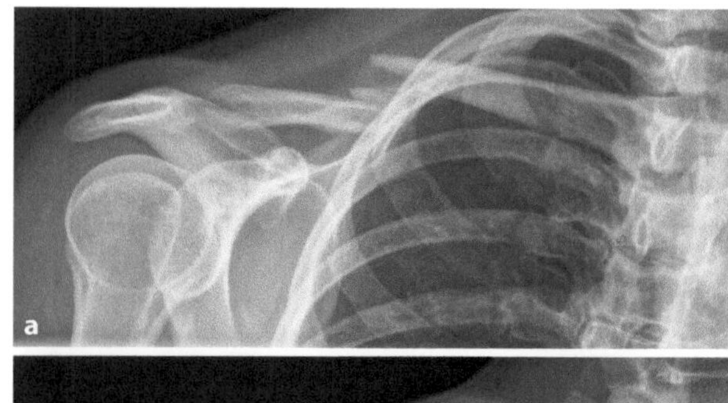

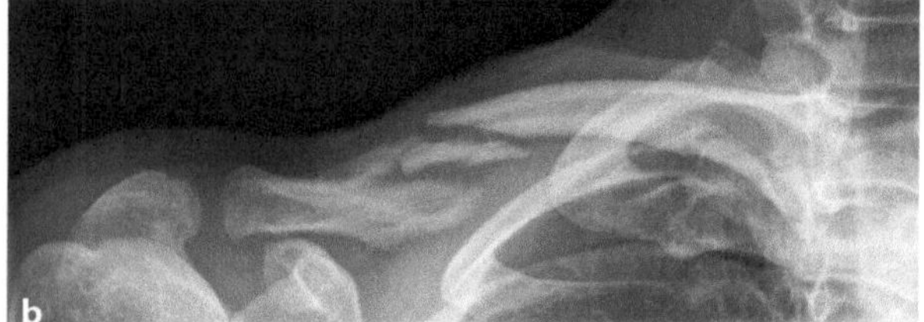

◘ **Abb. 1a,b**

- Am 25.01.2007 persistierende Schmerzen im rechten Claviculabereich. Radiologisch Pseudarthrosebildung teils vermutlich zusätzlich durch das lose Intermediärfragment gefördert (◘ Abb. 2a,b). Indikation zur chirurgischen Revision gestellt.

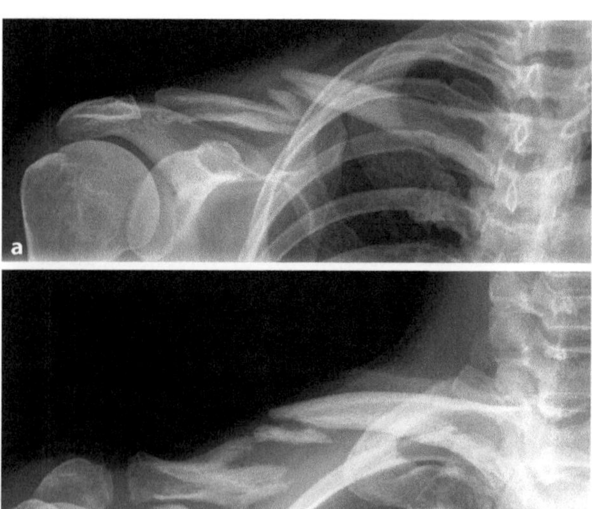

◘ **Abb. 2a,b**

Problemstellung

- Zunehmend schmerzhafte Clavicula-Pseudarthrose rechts mit Behinderung als Fahrlehrerin.
- Sportkarenz seit Monaten.

Chirurgische Intervention

- Am 09.03.2007, 4½ Monate nach Frakturierung, Pseudarthrose-Resektion/-Anfrischung, autologe Spongiosaplastik und Platten-Osteosynthese mit 3.5 mm 10-Loch-LCP-Platte sowie zusätzlicher isolierter 2.7 mm-Kortikalis-Zugschraube rechte Clavicula (◘ Abb. 3a,b).
- Postoperativ physiotherapeutisch geführte Remobilisation rechte Schulter, nicht über die Horizontale.

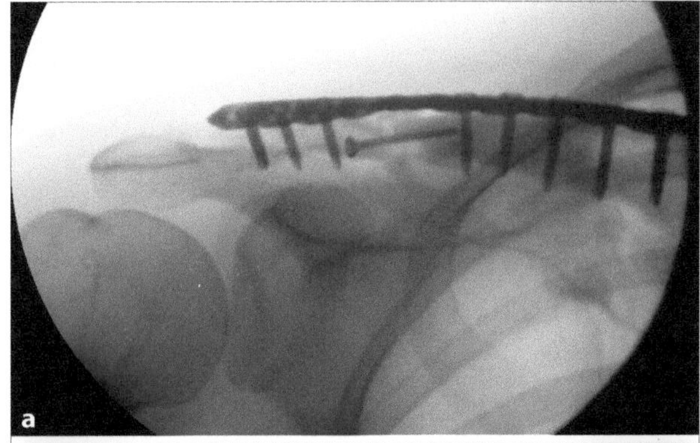

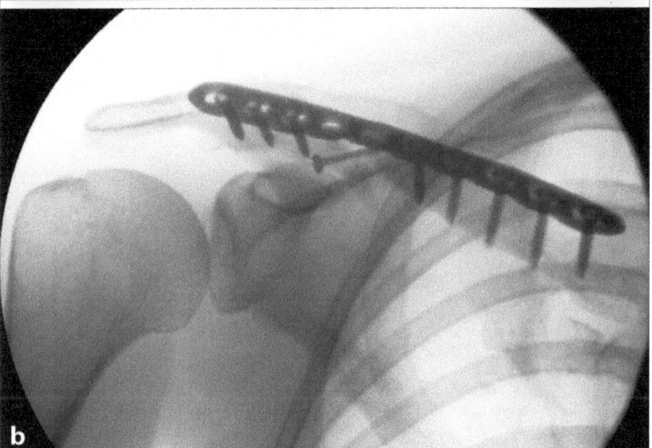

◘ **Abb. 3a,b**

Verlauf

- 6 Wochen postoperativ Patientin beschwerdearm, Schulterbeweglichkeit symmetrisch. Radiologisch korrekt liegendes Osteosynthesematerial, Claviculalänge ausgeglichen, reparative Vorgänge im Pseudarthrosebereich (◘ Abb. 4a,b). Wiederaufnahme der Arbeit zu 50 %.

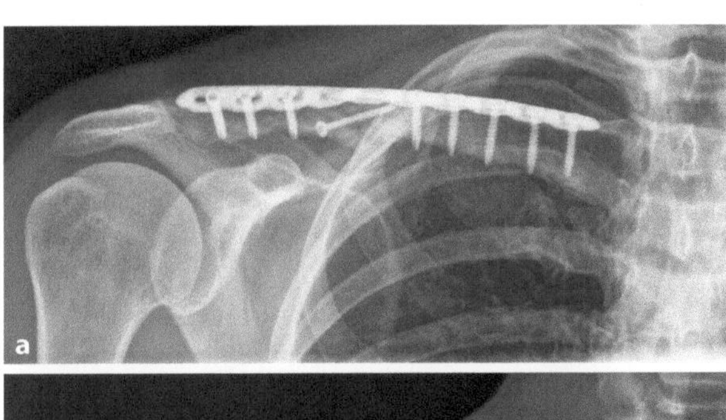

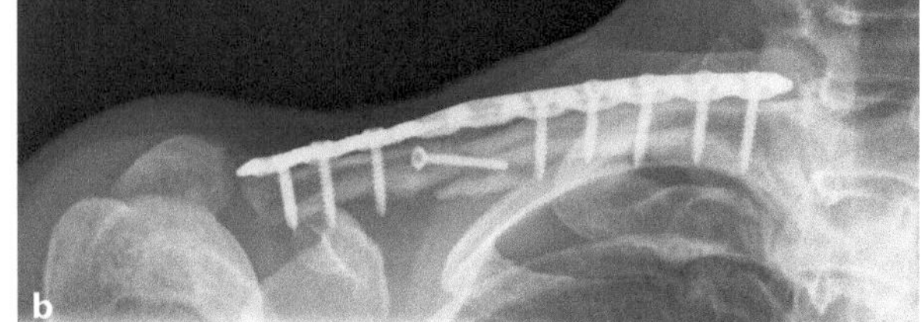

◘ **Abb. 4a,b**

- 14 Monate postoperativ Restitutio subjektiv und objektiv. Plattenlager subkutan palpierbar, nicht druckdolent. Radiologisch Osteosynthesematerial stabil, Pseudarthrose durchgebaut (◘ Abb. 5a,b). Metallentfernung von Patientin gewünscht.
- Metallentfernung rechte Clavicula am 04.08.2008, 1½ Jahre nach Primärintervention.

Diskussion

- Die primär erlittene Verletzung stellt nach unserer Meinung eine klare Operationsindikation dar. Es zeigt sich eine ad latus-Fehlstellung um Schaftbreite. Zusätzlich interponiert ein intermediäres ausgebrochenes Knochenfragment, welches die Überbrückung der Hauptfragmente behindert.
- Auch hier lässt sich die Dislokation des medialen Fragmentes durch den Zug der Halsmuskulatur erklären. Das laterale Fragment bleibt vor Ort – gefesselt durch die coracoclaviculären Ligamente und das Ligamentum acromioclaviculare. Allein dieser Tatbestand verhindert Das-sich-Annähern der Fragmente und fördert somit die Pseudarthrose-Entwicklung.

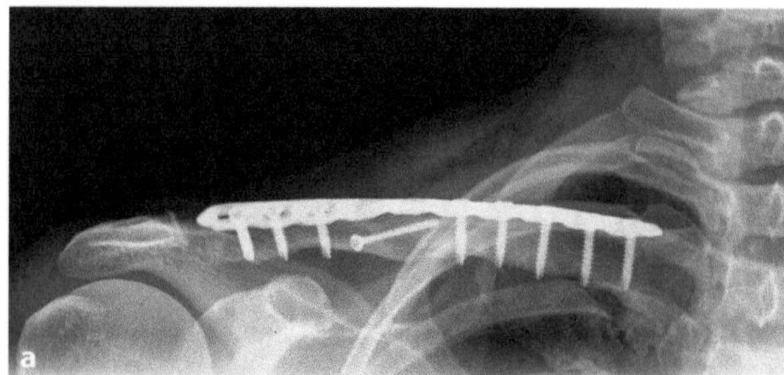

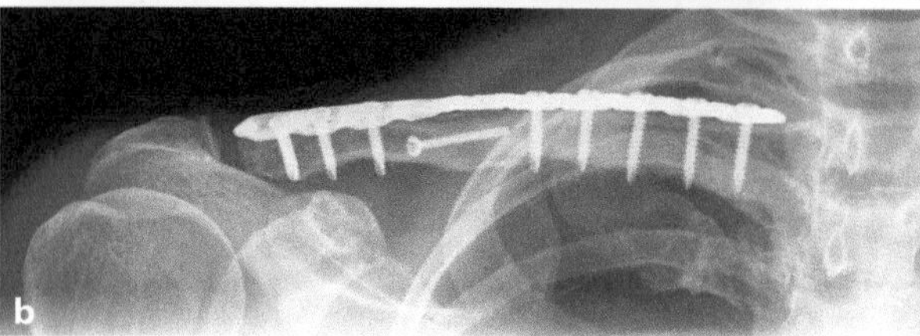

◘ Abb. 5a,b

Ihre Notizen

Fall 62: Laterale Clavicula-Pseudarthrose – zunehmend symptomatisch

Rainer-Peter Meyer, Fabrizio Moro, Hans-Kaspar Schwyzer

R.-P. Meyer et al., *100 Clavicula-Pseudarthrosen*, https://doi.org/10.1007/978-3-662-55345-9_63

Anamnese

- Am 02.05.2007 schwerer Verkehrsunfall des damals 52-jährigen Mannes, multiple Verletzungen mit unter anderem lateraler Claviculafraktur links. In Anbetracht der Gesamtsituation bei Polyblessur konservative Therapie.
- Verbleibende Restbeschwerden im Schulterbereich links ein halbes Jahr nach dem Unfallereignis. Überweisung an uns.
- Anlässlich der Konsultation an unserer Klinik am 13.12.2007, knapp 8 Monate nach Fraktur, Belastungsschmerzen im linken Schultergürtel bei endständig reduzierter Schulterbeweglichkeit. Radiologisch Dehiszenz zwischen dem lateralen Claviculafragment und dem Hautfragment mit Dislokation um gut halbe Schaftbreite nach dorsal (Abb. 1a,b). Chirurgische Sanierung vorgeschlagen, vom Patienten abgelehnt wegen anderer Probleme nach Polytrauma.

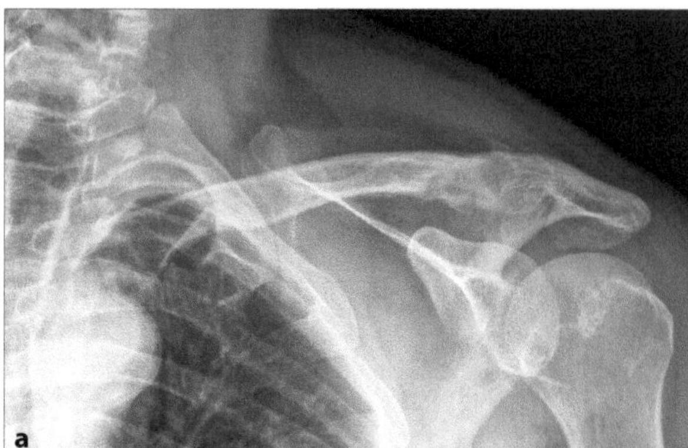

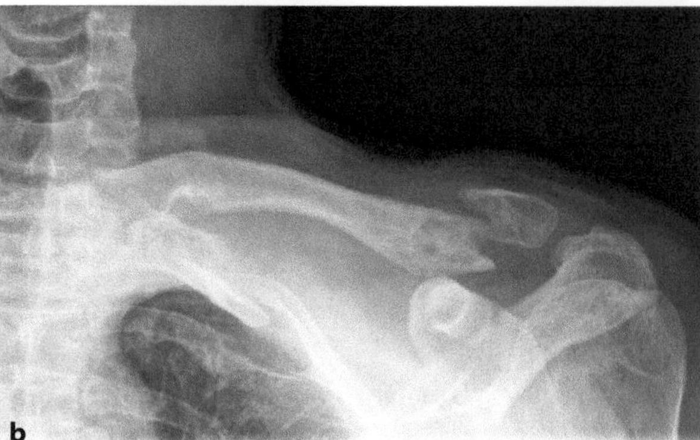

Abb. 1a,b

- Am 09.07.2008 erneute Kontrolle durch uns bei bekannter lateraler Clavicula-Pseudarthrose links. Schmerzzunahme im linken Schultergürtel bei Flexion/Abduktion, deutliche Druckdolenz über der lateralen Clavicula links. Radiologisch großer Pseudarthrosespalt mit Dislokation des Hauptfragmentes bei intaktem Acromioclaviculargelenk (◘ Abb. 2a,b). Erneut chirurgische Sanierung empfohlen, erneut abgelehnt.

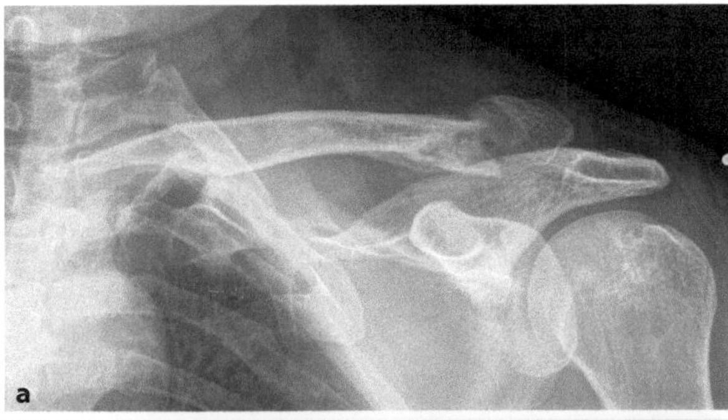

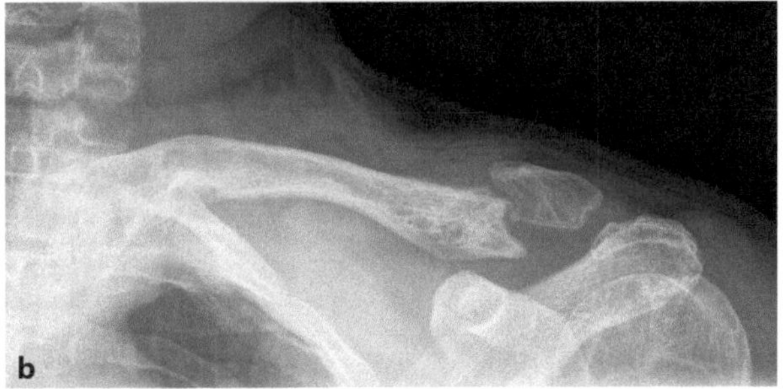

◘ **Abb. 2a,b**

- Am 10.12.2008 Kontrolle auf Wunsch des Patienten bei zunehmend schmerzhafter Clavicula-Pseudarthrose lateral links. Schmerzhafte Bewegungseinschränkung. Radiologisch unveränderter Befund (◘ Abb. 3a,b). Chirurgische Sanierung vom Patienten nun akzeptiert.

Problemstellung

- Zunehmend schmerzhafte Clavicula-Pseudarthrose lateral links bei Polytrauma vorerst klinisch im Hintergrund und konservativ therapiert.
- Kompromittierte Wiederaufnahme der Arbeit.

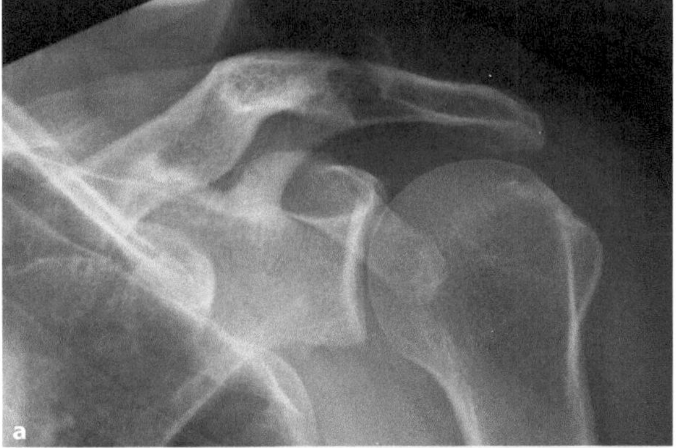

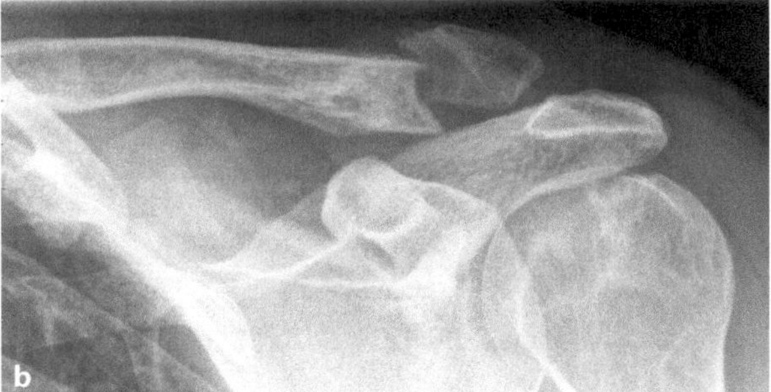

◘ **Abb. 3a,b**

Chirurgische Intervention

- Am 30.01.2009, 1 Jahr und 9 Monate nach Fraktur, chirurgische Revision mit Pseudarthrose-Resektion, kortikospongiöses Knocheninterponat vom linken Beckenkamm und Osteosynthese mit 3.5 mm LCP-Hakenplatte (▣ Abb. 4).
- Postoperativ Ortho-Gilet mit aktiv-assistierter Remobilisation, für 6 Wochen nicht über die Horizontale.

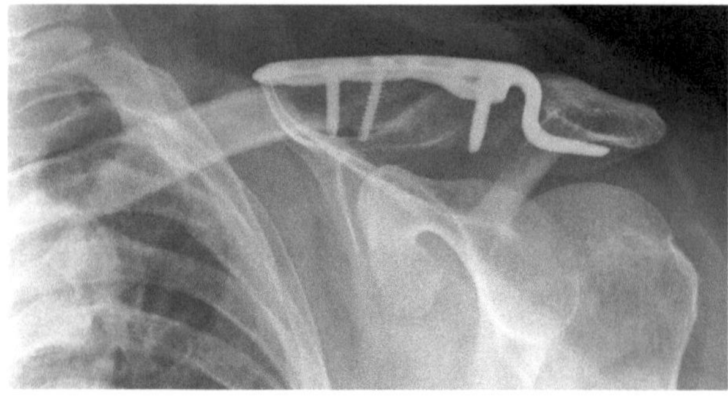

▣ Abb. 4

Verlauf

- Gute 6 Wochen nach Intervention anhaltende Bewegungsschmerzen im linken Schultergürtel, endständig eingeschränkte Bewegungsamplitude. Radiologisch korrekte Lage der Hakenplatte, Resorptionszone im Bereiche des Interponats, Pseudarthrose persistierend (▣ Abb. 5). Vorerst abwartende Haltung.

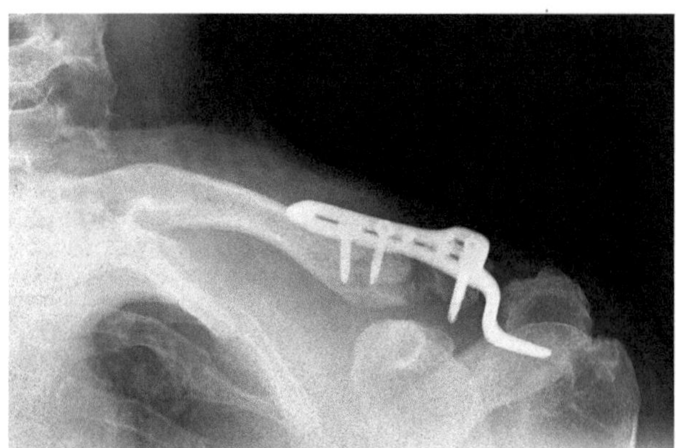

▣ Abb. 5

- 4 Monate postoperativ persistierende, belastungsabhängige Schmerzen subacromial links, radiologisch Hakenplatte in situ, nicht konsolidierte Pseudarthrose und partielle Lockerung des Osteosynthesematerials (▣ Abb. 6a,b). Metallentfernung mit Entfernung des Pseudarthrosefragmentes geplant.
- Am 09.07.2009 Hakenplatte entfernt, Resektion des mobilen lateralen Claviculaanteiles und des Interponats.
- 6 Wochen nach Intervention Patient von Seiten der linken Schulter weitgehend beschwerdefrei und zufrieden, keine weiteren Kontrollen vorgesehen.

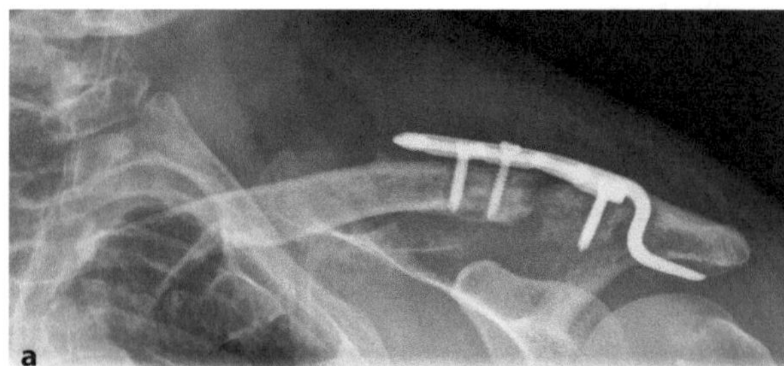

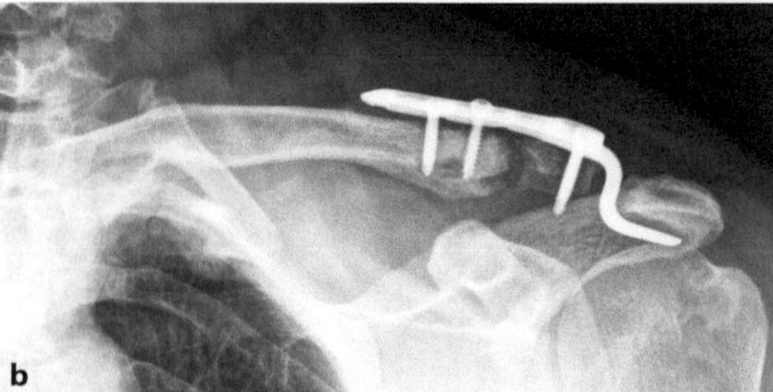

▣ Abb. 6a,b

Diskussion

- Die Versorgung der lateralen Claviculafraktur mit Hakenplatte bei kurzem lateralem Fragment wird immer wieder durchgeführt mit oft unbefriedigendem Verlauf wie auch dieses Beispiel eindrücklich dokumentiert. Viel Aufwand mit wenig Ertrag, was zu zwei Eingriffen führte mit letztendlich Resektion des lateralen Claviculafragmentes.
- Eigentlich hätte die Größe des lateralen Claviculafragmentes eine osteosynthetische Versorgung erlaubt.

Ihre Notizen

Fall 63: Symptomatische Clavicula-Pseudarthrose mit Fehlstellung mittleres Drittel

Rainer-Peter Meyer, Fabrizio Moro, Hans-Kaspar Schwyzer

R.-P. Meyer et al., *100 Clavicula-Pseudarthrosen*, https://doi.org/10.1007/978-3-662-55345-9_64

Anamnese

- Am 07.07.2007 Sturz der damals 50½ -jährigen Frau mit dem Motorrad. Claviculafraktur rechts mittleres Schaftdrittel, konservative Therapie im erstkonsultierten Krankenhaus und Bestätigung des konservativen Vorgehens im zweiten konsultierten Krankenhaus.
- Am 24.01.2008, 7 Monate nach dem Unfall, Konsultation an unserer Klinik wegen persistierender Beschwerden im rechten Claviculabereich. Klinisch deutliche und schmerzhafte Krepitation über der rechten Clavicula auf Frakturhöhe, Schulterbeweglichkeit über die Horizontale rechts schmerzbedingt eingeschränkt. Radiologisch Status nach Clavicula-Schrägfraktur im mittleren Schaftdrittel mit Dislokation um gut Schaftbreite, ossäre Reaktion zwischen den Frakturenden ohne Durchbau (◘ Abb. 1a,b). Indikation zur chirurgischen Pseudarthrosesanierung gestellt.

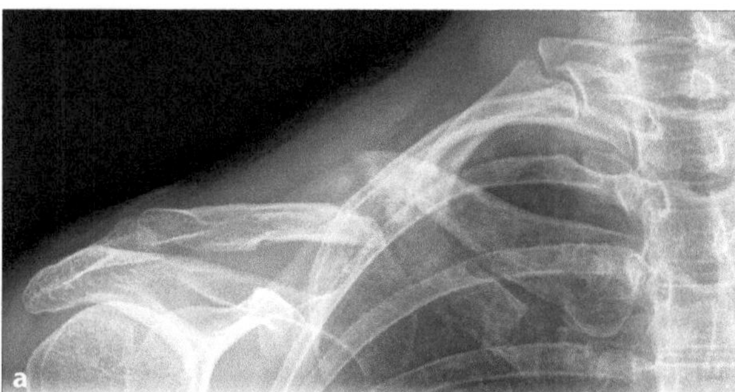

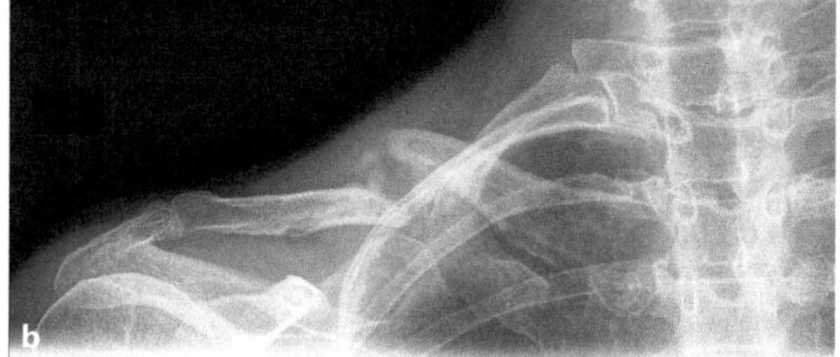

◘ Abb. 1a,b

Problemstellung

- Schmerzhaft eingeschränkte Schulterbeweglichkeit rechts bei rechtsseitiger Clavicula-Pseudarthrose.
- Keine sportliche Aktivität mehr möglich.

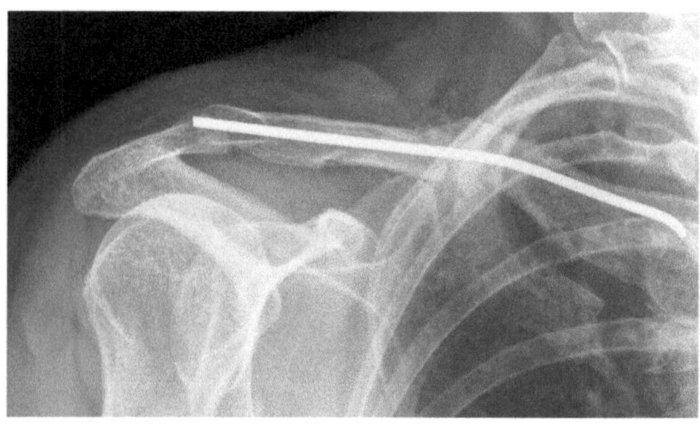

◘ Abb. 2

Operative Intervention

- Am 16.04.2008, 9½ Monate nach Fraktur, Pseudarthrose-Revision mit Entfernen des Pseudarthrosegewebes und Anfrischen der Frakturenden bei alter Schrägfraktur. Eröffnen des Markraumes mit Pfriem, gute Durchblutung beider Pseudarthroseenden. Indikation zur Stabilisierung mit elastischem Titan-Nagel (ETN) gegeben. Einführen eines 2.5 mm Titan-Nagels, Spongiosaanlagerung, Entnahme vom rechten Beckenkamm, Osteosuture (◘ Abb. 2).
- Postoperativ Ortho-Gilet für 6 Wochen bei begleitender Bewegungstherapie nicht über die Horizontale.

Verlauf

- 6 Wochen postoperativ freie Schulterbeweglichkeit rechts bis zur Horizontalen. Leichtgradig palpierbarer elastischer Titan-Nagel über dem dorsalen Acromion ohne Hautreizung bei bewusstem Vorstehen des Nagels. Radiologisch deutlich beginnende Kallusbildung, unveränderte Lage des Titan-Nagels, unveränderte Stellung der Clavicula (◘ Abb. 3a,b).

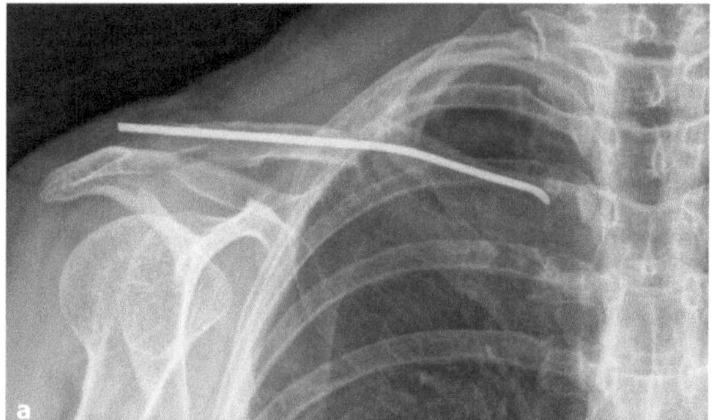

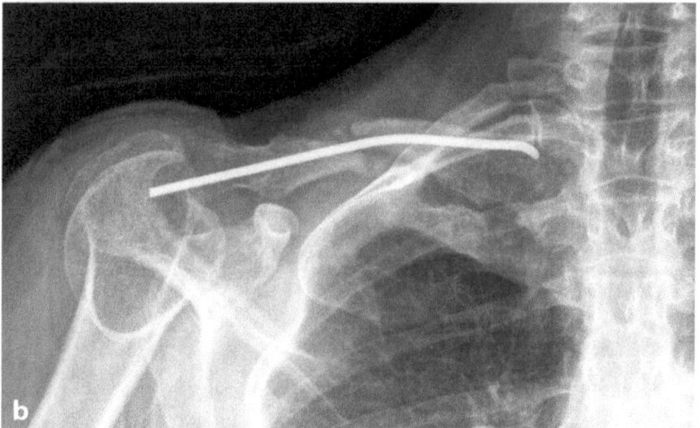

◘ **Abb. 3a,b**

- 3 Monate nach dem Eingriff deutliche Verbesserung der Schulterbeweglichkeit rechts, nur noch diskret schmerzhaft. Radiologisch korrekte Lage des Titan-Nagels, deutlicher Durchbau der Pseudarthrose (◘ Abb. 4a,b).

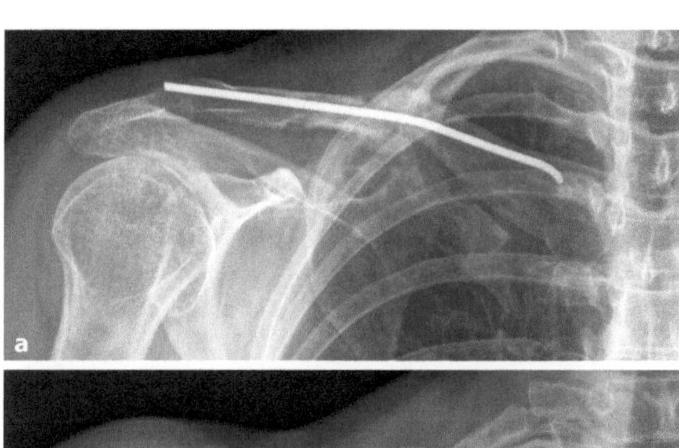

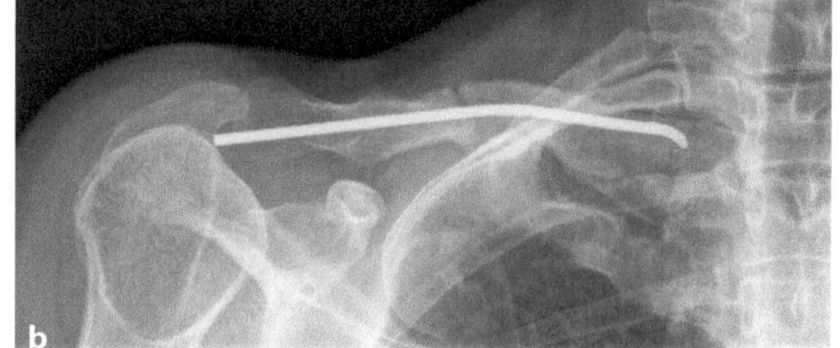

◘ **Abb. 4a,b**

- 6 Monate postoperativ Patientin zufrieden und sportlich wieder aktiv. Subjektiv störender Titan-Nagel mit subkutan vorstehendem lateralem Ende dorsal des Acromioclaviculargelenkes. Radiologisch Pseudarthrose durchgebaut, in situ liegender elastischer Titan-Nagel (◘ Abb. 5a,b). Nagelentfernung vorgeschlagen.

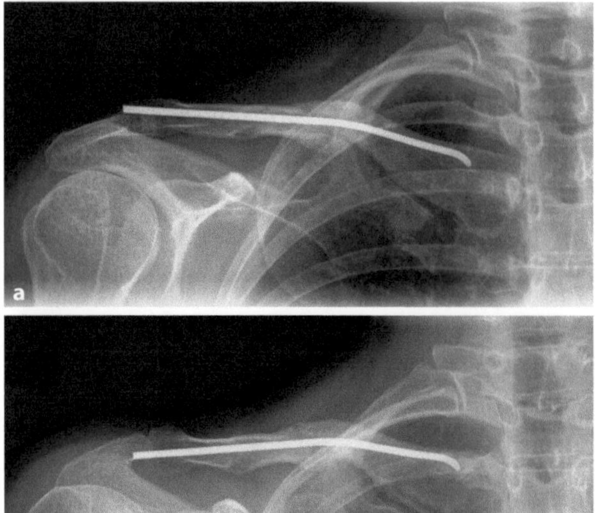

◘ **Abb. 5a,b**

- Am 25.11.2008, 7½ Monate nach Erstintervention, ambulante Titan-Nagel-Entfernung ohne postoperative Restriktionen (◘ Abb. 6a,b).

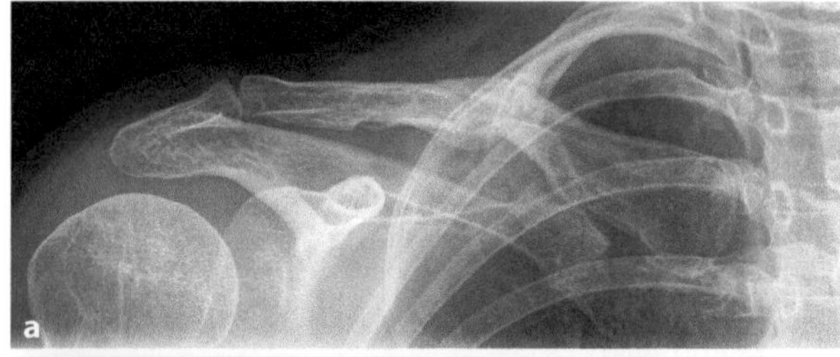

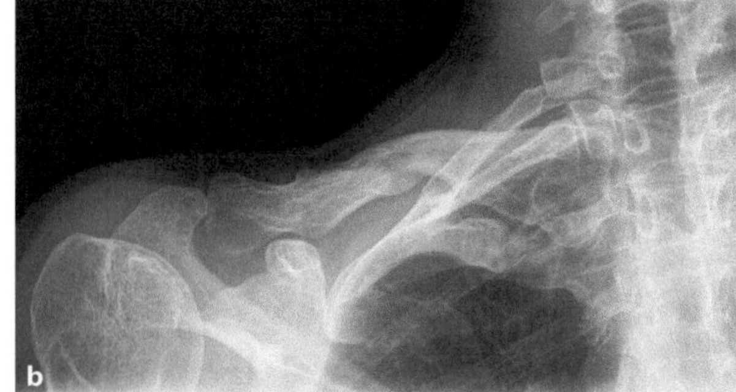

◘ **Abb. 6a,b**

▪ Diskussion

- Eine ungewöhnliche osteosynthetische Versorgung einer Clavicula-Pseudarthrose wird hier präsentiert. Die Pseudarthrose konnte durch eine minimal-invasive Variante zur Abheilung gebracht werden.
- Ob wir heute den gleichen Weg für diese osteosynthetische Versorgung begehen würden, ist retrospektiv kritisch zu analysieren.

Ihre Notizen

Fall 64: Clavicula-Pseudarthrose mittleres Drittel mit gleichseitiger vorbestehender asymptomatischer lateraler Clavicula-Pseudarthrose

Rainer-Peter Meyer, Fabrizio Moro, Hans-Kaspar Schwyzer

R.-P. Meyer et al., *100 Clavicula-Pseudarthrosen*, https://doi.org/10.1007/978-3-662-55345-9_65

▪ Anamnese

- Treppensturz am 29.07.2007 der damals 56-jährigen Frau: Claviculafraktur mittleres Drittel links (◘ Abb. 1a,b). konservative Therapie mit Rucksackverband. Bei persistierenden Beschwerden und erheblicher Fehlstellung der linken Clavicula Beurteilung durch uns gewünscht.

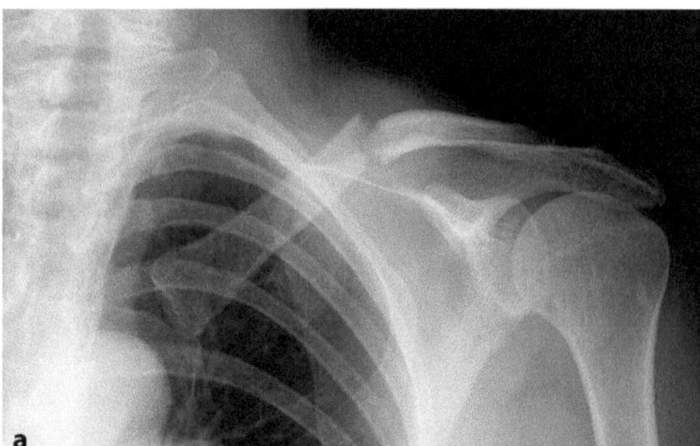

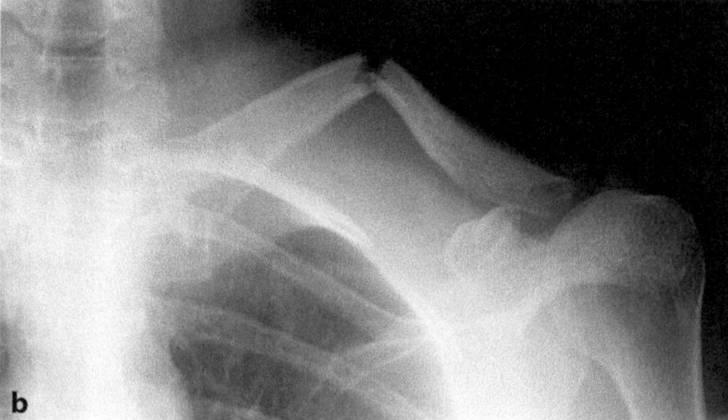

◘ Abb. 1a,b

- Am 11.02.2008, knapp 7 Monate nach dem Unfall, Konsultation an unserer Klinik: Deutliche Fehlstellung der linken Clavicula im mittleren Drittel, mäßige Druckdolenz daselbst. Lateraler Claviculabereich klinisch unauffällig, Acromioclaviculargelenk stabil. Radiologisch Claviculafraktur mit instabiler Pseudarthrose im mittleren Drittel links sowie vorbestehender asymptomatischer lateraler Clavicula-Pseudarthrose links (■ Abb. 2a,b). Indikation zur Sanierung der Pseudarthrose im mittleren Drittel bei Belassen der symptomlosen straffen Clavicula-Pseudarthrose lateral links gestellt.

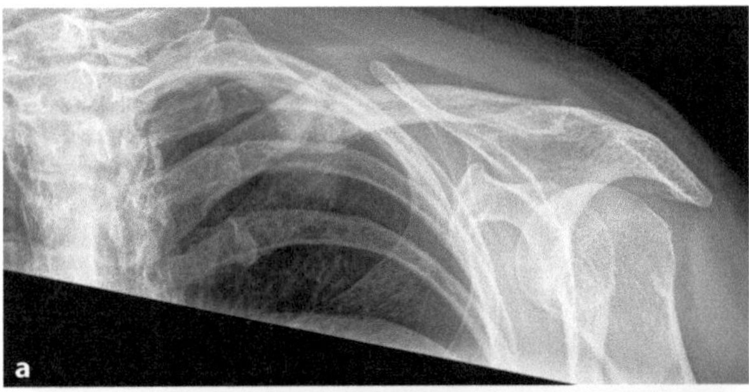

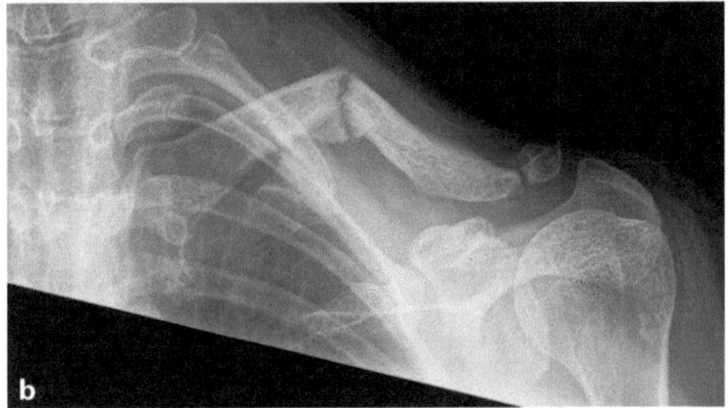

■ Abb. 2a,b

Problemstellung

- Dislozierte, ästhetisch störende, mäßig schmerzhafte Clavicula-Pseudarthrose mittleres Drittel links.
- Vorbestehende symptomlose laterale straffe Clavicula-Pseudarthrose links.

Chirurgische Intervention

- Am 29.04.2008, 9 Monate nach Fraktur, Sanierung der Clavicula-Pseudarthrose im mittleren Drittel links mit Korrektur-Osteotomie, Pseudarthrose-Resektion/-Anfrischung und Osteosynthese mit 3.5 mm 7-Loch-Rekonstruktionsplatte (■ Abb. 3a,b).
- Postoperativ Ortho-Gilet für 4 Wochen mit begleitender Physiotherapie, in den ersten 6 Wochen nicht über die Horizontale.

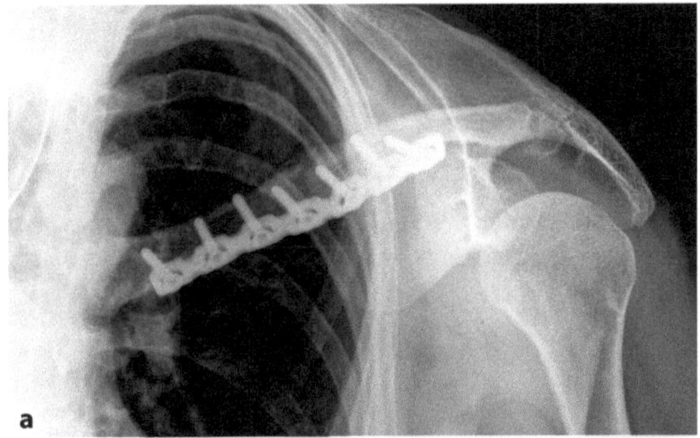

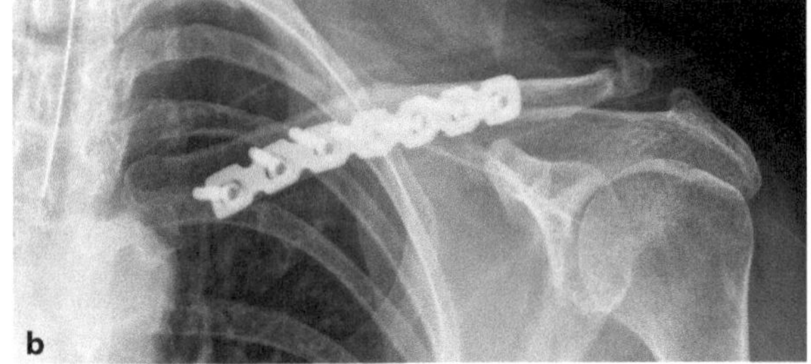

■ Abb. 3a,b

Verlauf

- 7 Wochen postoperativ Schulterfunktion links noch endgradig eingeschränkt, eine postoperativ festgehaltene passagere Arm-Plexusirritation restituiert. Radiologisch Clavicula anatomisch rekonstruiert, Clavicula-Pseudarthrose im mittleren Drittel noch unscharf begrenzt, laterale straffe Clavicula-Pseudarthrose unverändert (◘ Abb. 4a,b). Bewegungsfreigabe.

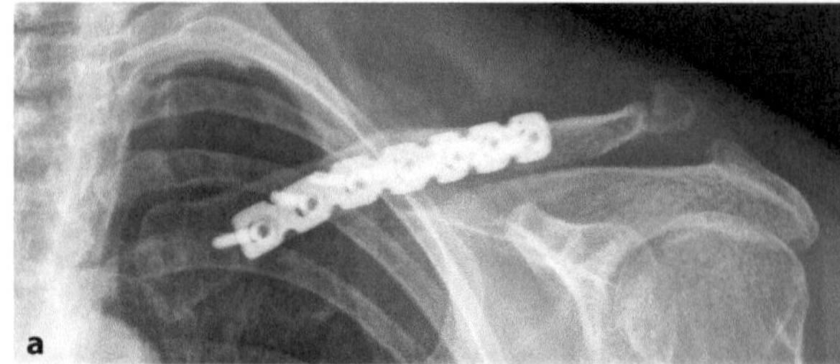

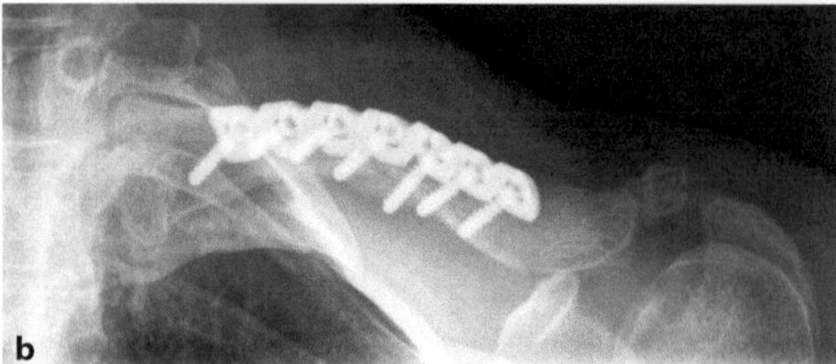

◘ Abb. 4a,b

- 3 Monate nach dem Eingriff Patientin beschwerdefrei, Schulterbeweglichkeit symmetrisch, laterale Clavicula/-Acromioclaviculargelenksregion klinisch unauffällig. Radiologisch Pseudarthrose im mittleren Drittel konsolidiert, die straffe laterale Pseudarthrose unverändert stabil (◘ Abb. 5a,b). Metallentfernung frühestens 1 Jahr nach dem Eingriff fakultativ.

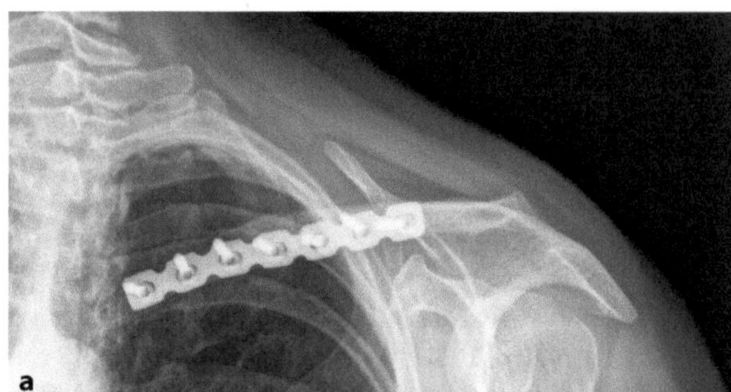

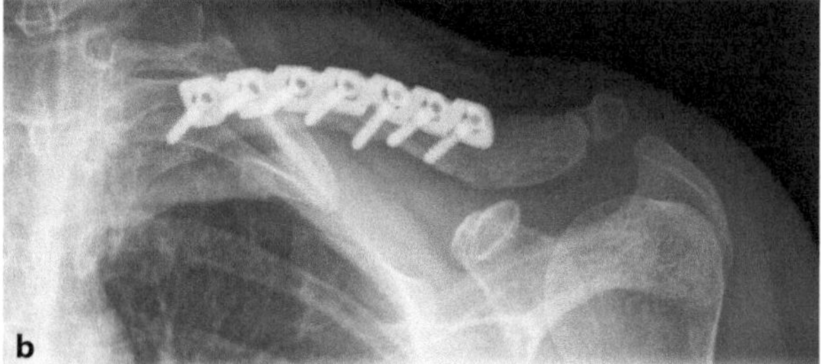

◘ Abb. 5a,b

Diskussion

Die initiale Fehlstellung 1 Tag nach der erlittenen Verletzung – radiologisch dokumentiert (◘ Abb. 1a,b – wäre per se schon eine Indikation für die chirurgische Primärintervention gewesen.

Ihre Notizen

Fall 65: Symptomatische laterale Clavicula-Pseudarthrose

Rainer-Peter Meyer, Fabrizio Moro, Hans-Kaspar Schwyzer

R.-P. Meyer et al., *100 Clavicula-Pseudarthrosen*, https://doi.org/10.1007/978-3-662-55345-9_66

▪ Anamnese

- Sturz mit dem Fahrrad am 18.08.2007 des damals knapp 51-jährigen Mannes. Konsultation an einem auswärtigen Krankenhaus, Diagnose einer lateralen Claviculafraktur rechts, konservative Therapie initiiert. Keine weiteren Nachkontrollen. Persistierende Beschwerden im lateralen Clavicula-Acromioclaviculargelenk-Bereich rechts, insbesondere bei sportlicher Aktivität. Beruflich als Kaufmann nicht behindert und voll arbeitsfähig.
- Hausärztliche Konsultation am 15.03.2009, Abklärung mittels Arthro-MRI rechte Schulter: Nicht verheilte, dislozierte Claviculafraktur im lateralen Drittel. Überweisung an unsere Klinik zur Weiterbehandlung.
- Am 16.06.2009 Einschätzung durch uns. Deutliche Asymmetrie der oberen Thoraxapertur rechts im Vergleich zu links, laterale Clavicula mit druckdolenter Buckelbildung, Schmerzen bei Abduktion über die Horizontale. Radiologisch atrophe Pseudarthrose rechte Clavicula Übergang mittleres-laterales Drittel (▪ Abb. 1a,b). Indikation zur chirurgischen Sanierung gestellt.

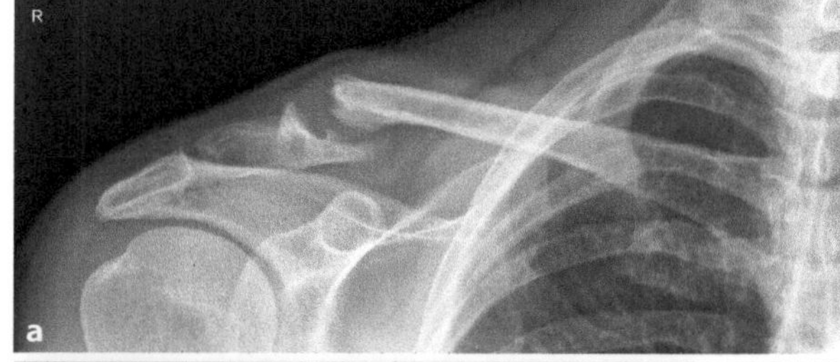

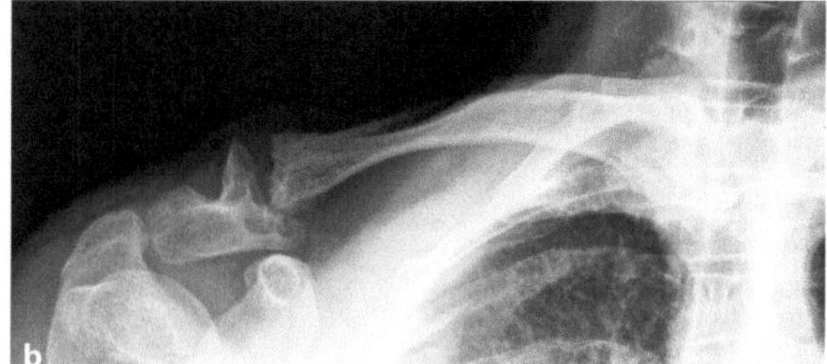

▪ **Abb. 1a,b**

Problemstellung

- Seit 2½ Jahren Schmerzen im rechten Schulterbereich bei vernachlässigter lateraler Clavicula-Pseudarthrose.
- Zunehmend reduzierte sportliche Aktivität.

Operative Intervention

- Am 01.03.2010, 2½ Jahre nach dem Unfall, offene Reposition, Anfrischen der Pseudarthrose, Spongiosaplastik und Interposition eines tricorticalen Beckenspans sowie Osteosynthese mit anatomisch vorgeformter Claviculaplatte rechts (◘ Abb. 2a,b).
- Postoperativ Ortho-Gilet für 4-6 Wochen, aktiv-assistierte Bewegungstherapie nicht über die Horizontale.

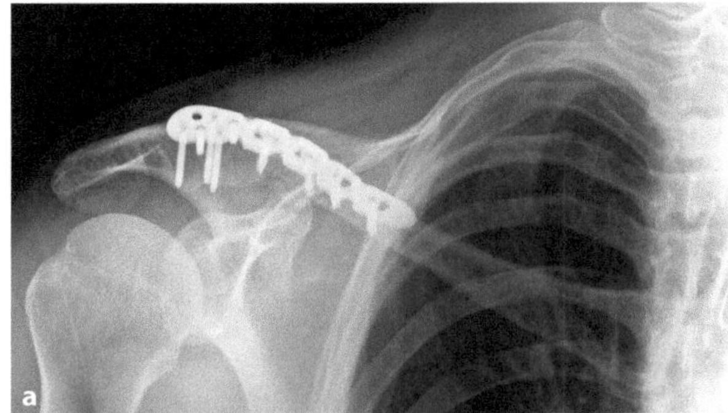

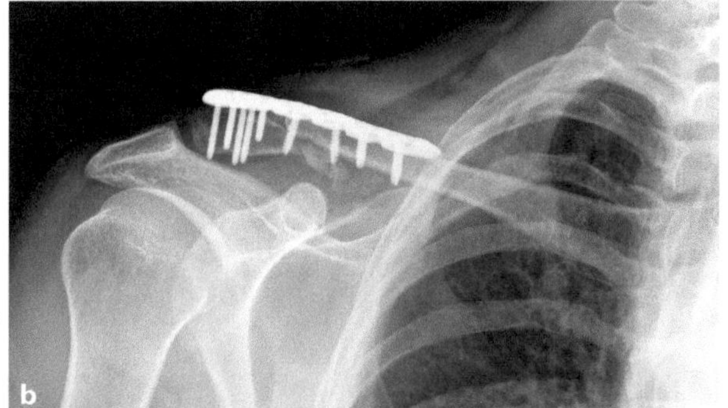

◘ Abb. 2a,b

Verlauf

- 6 Wochen postoperativ nahezu freie, symmetrische Schulterbeweglichkeit. Radiologisch ausgeglichene Claviculalänge, sich abzeichnende reparative Vorgänge bei zunehmender Integration des interponierten Beckenspans. Pseudarthrosespalt noch flau einsehbar (◘ Abb. 3a,b).

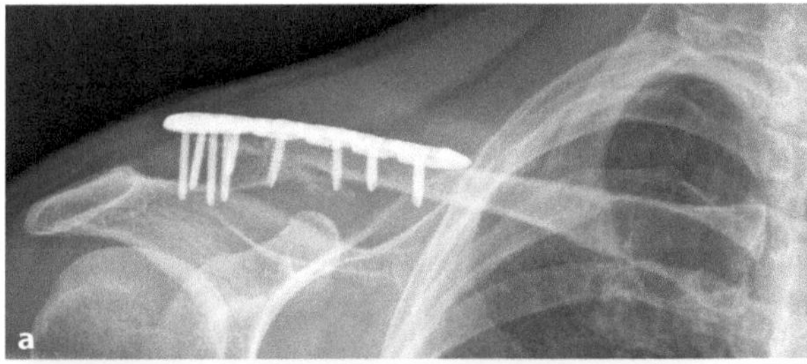

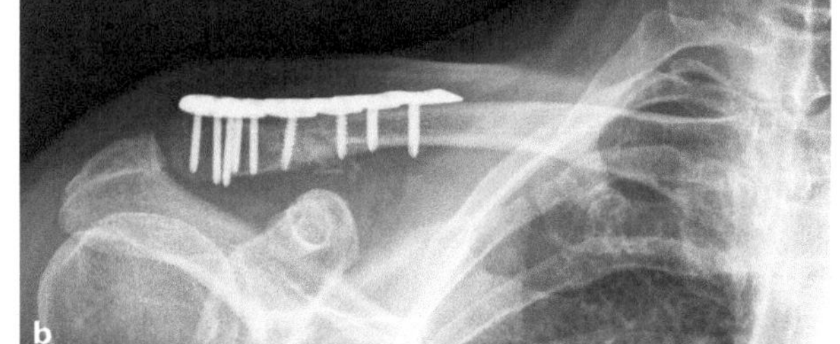

◘ Abb. 3a,b

- 3 Monate nach dem Eingriff schmerzfreie, symmetrische Schulterbeweglichkeit. Radiologisch komplett integrierter tricorticaler Beckenspan, Pseudarthrosespalt nicht mehr einsehbar, Osteosynthesematerial ohne Lockerungszeichen (◘ Abb. 4a,b).

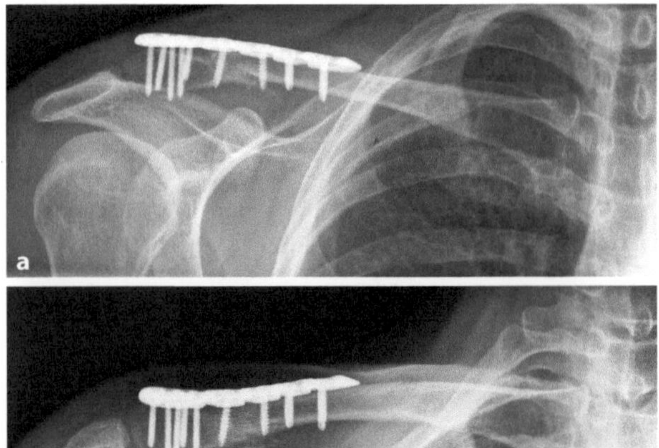

◘ Abb. 4a,b

- 1 Jahr nach Intervention Restitutio. Radiologisch ausgeglichene Claviculalänge, Pseudarthrose abgeheilt, korrekte Lage des Osteosynthesematerials (◘ Abb. 5a,b). Osteosynthesematerial-Entfernung empfohlen.

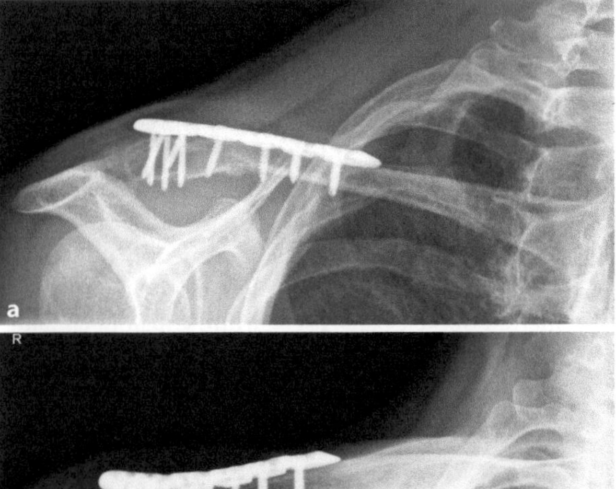

◘ Abb. 5a,b

- Am 16.05.2011, 14½ Monate nach dem Primäreingriff, Osteosynthesematerial entfernt (■ Abb. 6). Keine weiteren Kontrollen mehr unsererseits.

■ Diskussion

- Nicht selten sind die lateralen Claviculafrakturen, selbst bei Ausbildung einer Pseudarthrose, symptomarm und bedürfen somit keiner Therapie. Dieser Patient wurde 2½ Jahre nach der Diagnose einer lateralen Clavicula-Pseudarthrose symptomatisch und im Anschluss an den durchgeführten Eingriff symptomfrei.
- Nur die symptomatischen Clavicula-Pseudarthrosen sollten operativ angegangen werden.

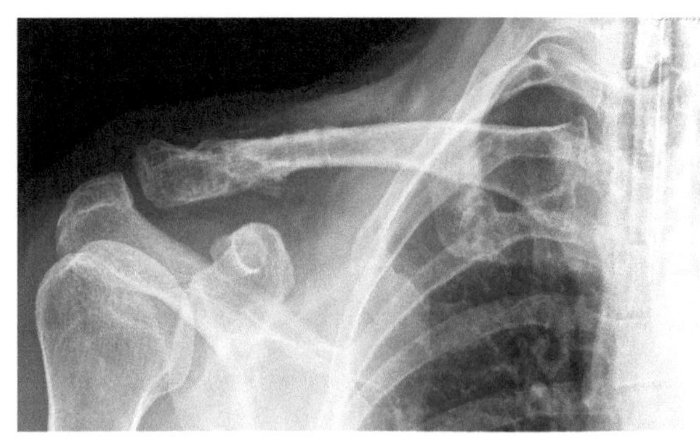

■ Abb. 6

Fall 66: Schmerzhafte laterale Clavicula-Pseudarthrose

Rainer-Peter Meyer, Fabrizio Moro, Hans-Kaspar Schwyzer

R.-P. Meyer et al., *100 Clavicula-Pseudarthrosen*, https://doi.org/10.1007/978-3-662-55345-9_67

Anamnese

- Am 25.09.2007 Kollision der 27-jährigen Radfahrerin mit einem PKW und Frakturierung der Clavicula links im äußersten lateralen Drittel.
- Konservative Therapie mit Armschlinge für 2 Wochen, in etwa einer Nicht-Therapie entsprechend.
- Zunehmende Beschwerden im lateralen Claviculabereich links mit sich aufschaukelnden, myofascialen Schmerzen mit Ausstrahlungen in den Nackenbereich links.
- Am 12.03.2008 Konsultation an unserer Klinik. Diagnose einer lateralen Clavicula-Pseudarthrose links konventionell radiologisch (◘ Abb. 1a,b) und computertomographisch bestätigt (◘ Abb. 2a,b). Indikation zur chirurgischen Revision gestellt.

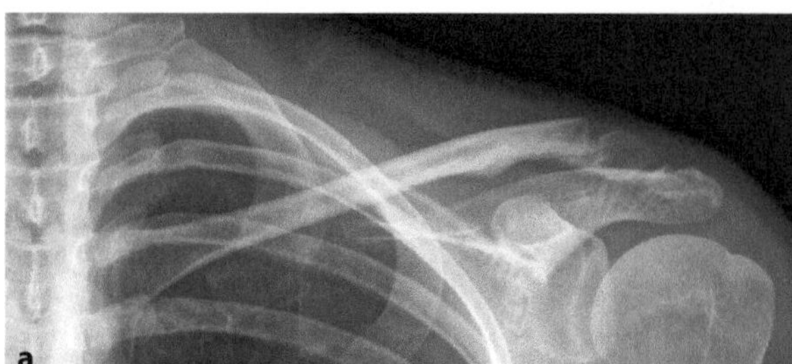

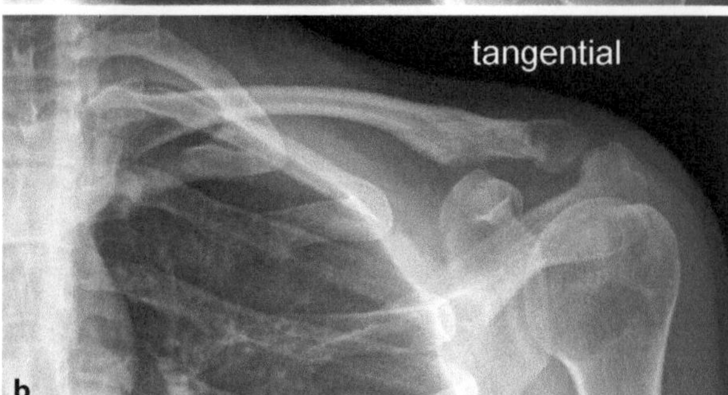

◘ Abb. 1a,b

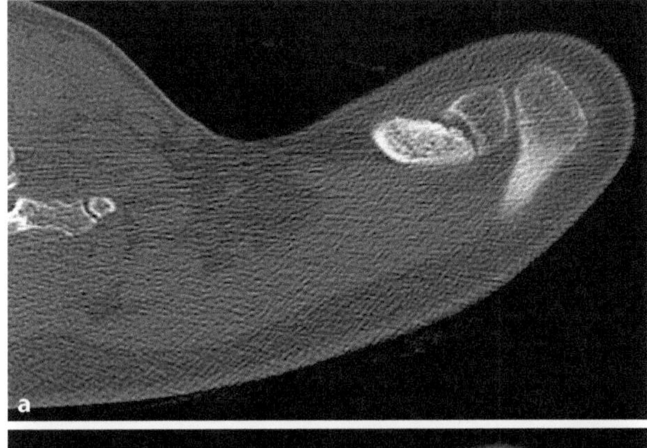

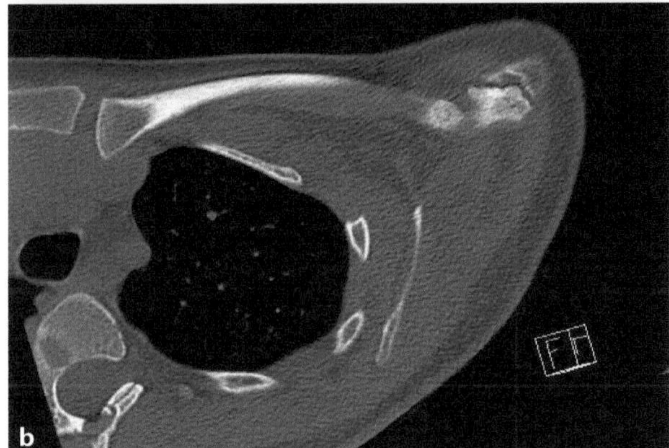

■ Abb. 2a,b

Problemstellung

- Behindernde Beschwerden im Beruf als Architektin.
- Bei dieser jungen Frau keine sportliche Aktivität mehr möglich.

Operative Revision

- Am 09.06.2008, 9 Monate nach Frakturierung, offene Reposition, Pseudarthrose-Resektion und Osteosynthese der lateralen Clavicula links mit 3.5/2.7 mm-LCP-distaler Humerus-Platte, Zugschraubenfixation des Drehkeilfragmentes, Interposition eines tricorticalen Beckenspans in die posteriore Defektzone, Spongiosaplastik (■ Abb. 3).
- Postoperativ Ortho-Gilet für 4 Wochen, assistierte Bewegungstherapie nicht über die Horizontale.

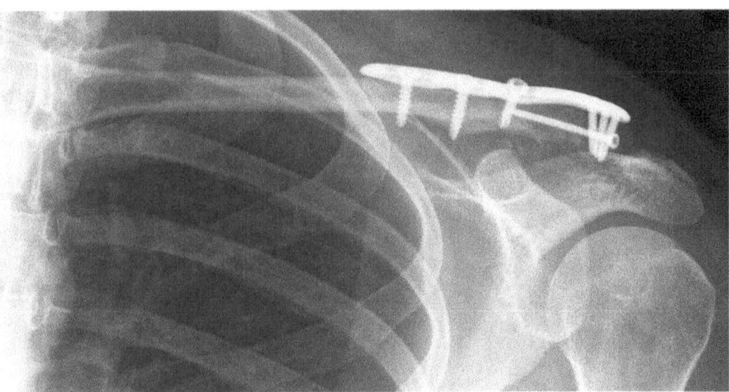

■ Abb. 3

Verlauf

- 6 Wochen nach dem Eingriff noch diskrete Restbeschwerden, Schulterbeweglichkeit symmetrisch. Radiologisch korrekte Implantatlage, Osteosynthesematerial stabil (Abb. 4a,b).

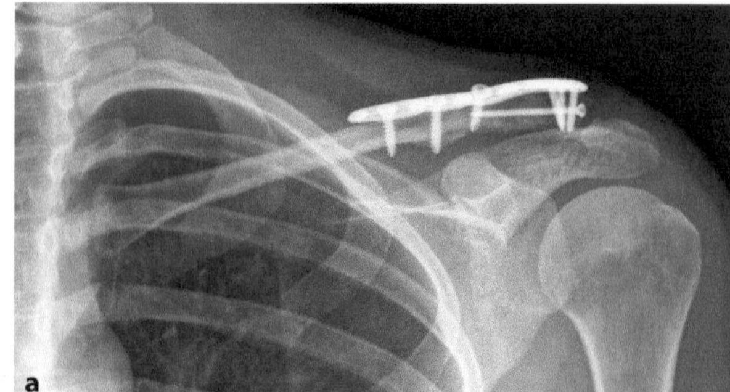

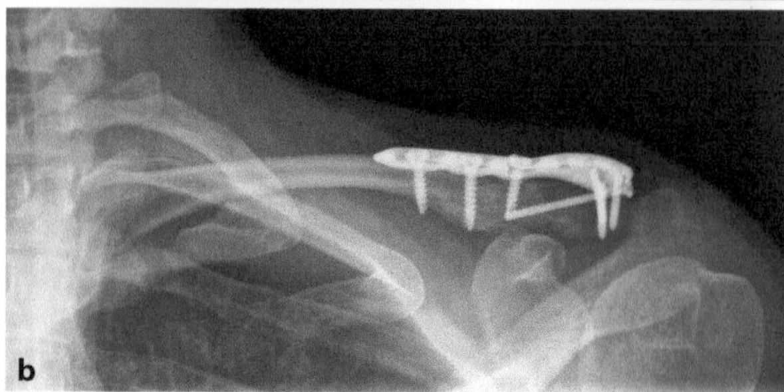

Abb. 4a,b

- 6 Monate postoperativ weitgehende Restitutio bei leicht „ziehender" Narbe. Radiologisch Pseudarthrose durchgebaut (Abb. 5a,b).

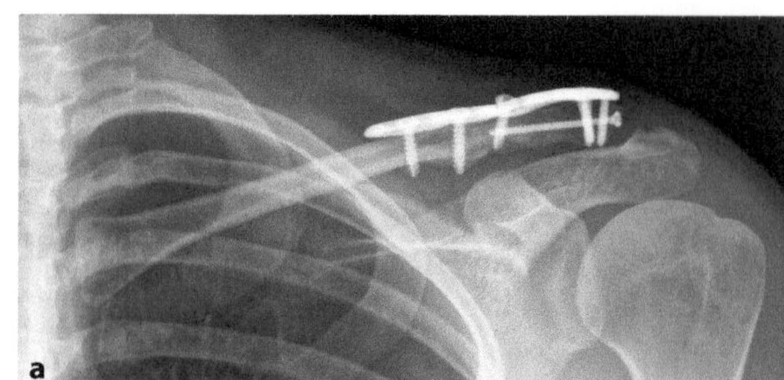

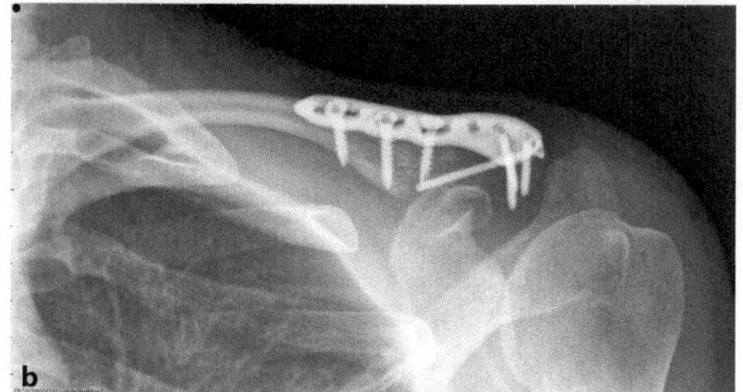

Abb. 5a,b

- Metallentfernung mit Narbenkorrektur am 25.09.2009, das heißt 1 Jahr und 3 Monate nach Intervention. Die latero-posteriore Zugschraube ist knöchern überdeckt und wird belassen (◘ Abb. 6a,b).

▪ Diskussion

- Die lateralen Claviculafrakturen – selbst die extraartikulären Typ I-Verletzungen nach Neer mit intakten coracoclaviculären Bändern – neigen oft zur Pseudarthrosebildung. Dies zeigt der vorliegende Fall exemplarisch.
- Grundsätzlich ist die Domäne dieser Verletzung eine konservative Therapie. Die Patientin muss jedoch klinisch und radiologisch nachkontrolliert werden wegen des doch beachtlichen Pseudarthrose-Risikos.

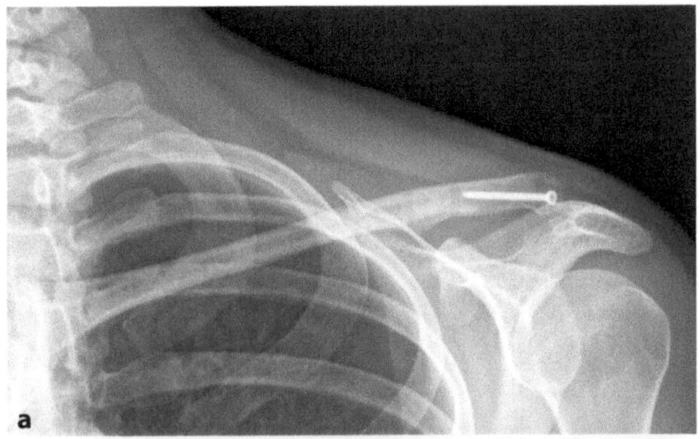

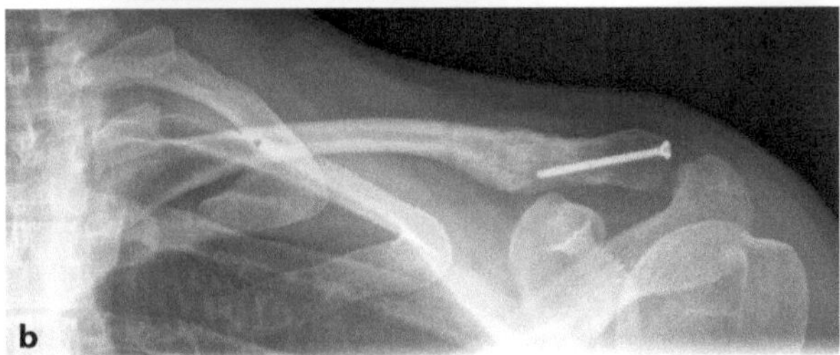

◘ Abb. 6a,b

Fall 67: Symptomatische atrophe Clavicula-Pseudarthrose im mittleren Drittel

Rainer-Peter Meyer, Fabrizio Moro, Hans-Kaspar Schwyzer

R.-P. Meyer et al., *100 Clavicula-Pseudarthrosen,* https://doi.org/10.1007/978-3-662-55345-9_68

▪ Anamnese

Anlässlich einer Rehabilitationskur der 46½ -jährigen Frau wegen einer Schenkelhalsfraktur links und Stockgehens Sturz mit Claviculafraktur mittleres Drittel links.

- Konservative Therapie an auswärtigem Krankenhaus veranlasst.
- Vorstellung der Patientin am 05.11.2007, das heißt 19 Monate nach der Claviculafraktur links, an unserer Klinik.
- Diagnose einer atrophen Clavicula-Pseudarthrose im mittleren Drittel mit kaudalem Drehkeil und Diastase der Fragmente, konventionell radiologisch und in der Computertomographie bestätigt (◘ Abb. 1a,b, ◘ Abb. 2). Bei symptomatischer Pseudarthrose Indikation zur chirurgischen Sanierung gegeben.

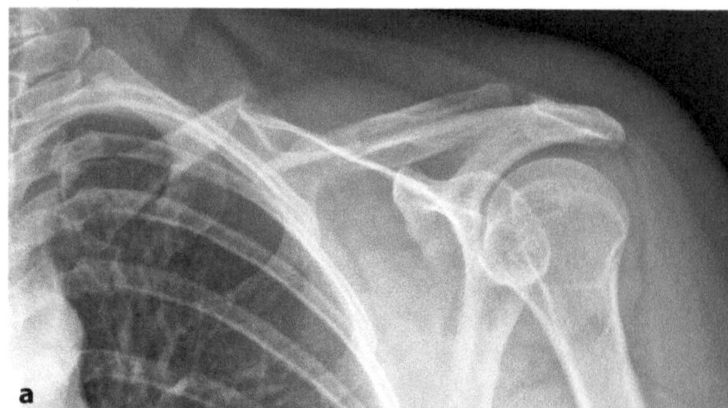

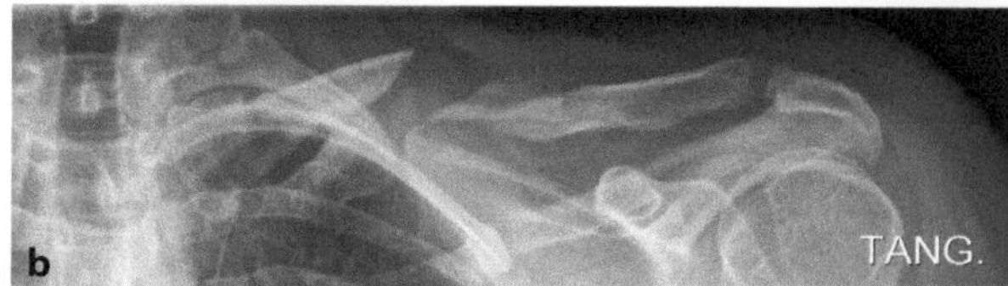

◘ Abb. 1a,b

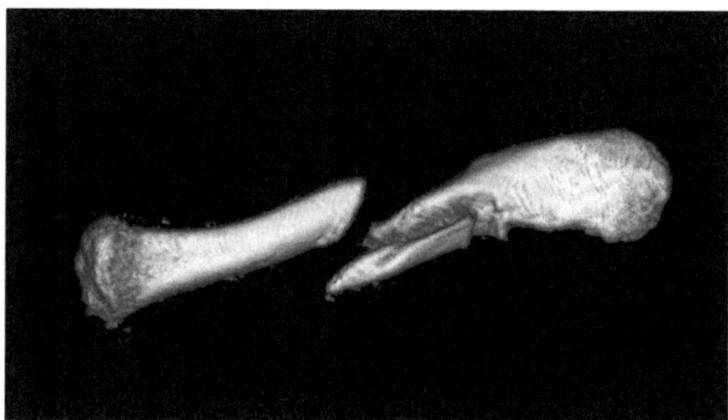

◘ Abb. 2

Problemstellung

- Schmerzhafte, atrophe Clavicula-Pseudarthrose links ohne Anzeichen einer Konsolidation nach gut 1½ Jahren.
- Zusätzlich gehandikapte Patientin mit psychischen und physischen Problemen.
- Ungenügende Kooperation bei Alkohol- und Nikotinabusus zu erwarten.

Operative Korrektur

- Am 11.02.2008 Pseudarthrose-Anfrischung, Spongiosaplastik und Beckenspaninterponat sowie Platten-Osteosynthese mit 3.5 mm-LCP 11-Loch-Platte Clavicula links. Postoperativ radiologisch korrekte Reposition mit ausgewogener Claviculalänge (◘ Abb. 3a,b).
- Funktionelle Nachbehandlung mit aktiv-assistierten Bewegungsübungen nicht über die Horizontale. Ortho-Gilet für 6 Wochen.

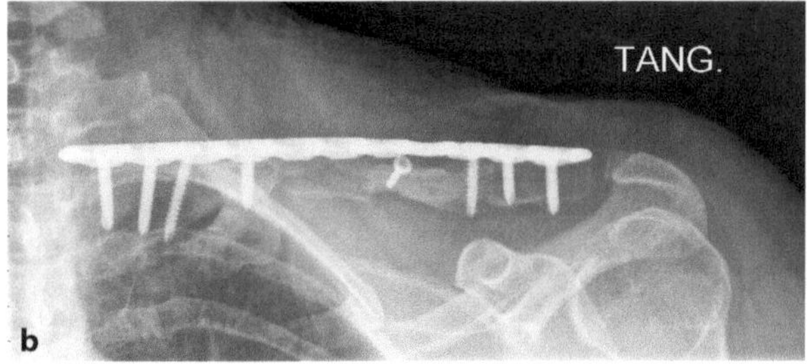

◘ Abb. 3a,b

Verlauf

- 6 Wochen nach Intervention endphasig noch leicht eingeschränkte Schulterbeweglichkeit links. Radiologisch stabiles Osteosynthesematerial, sich abzeichnende reparative Vorgänge (◘ Abb. 4a,b).

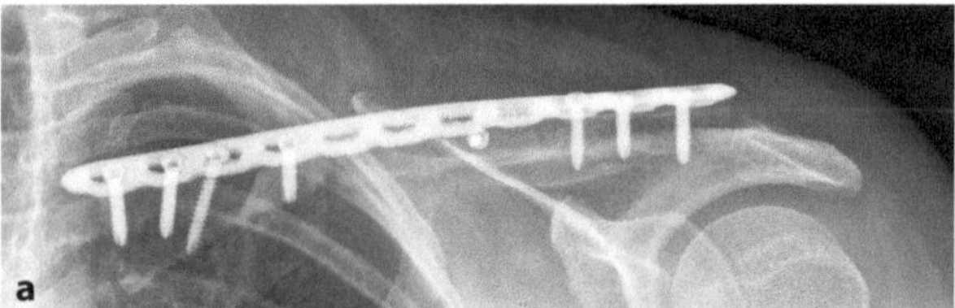

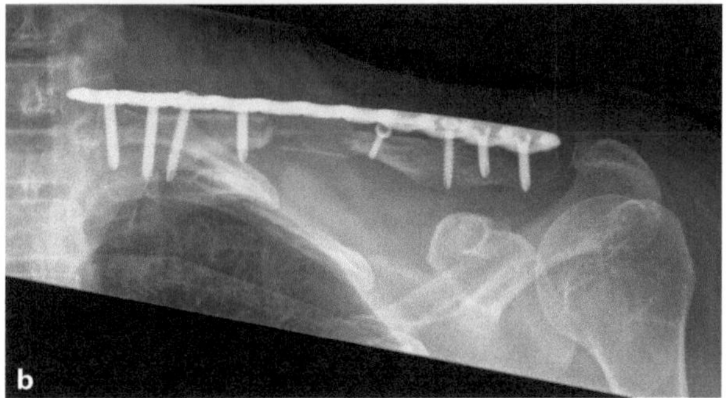

◘ Abb. 4a,b

- 6 Monate postoperativ Patientin weitgehend beschwerdefrei. Palpatorisch geringfügige Berührungsempfindlichkeit über dem Plattenlager. Schultergelenksbeweglichkeit praktisch symmetrisch. Radiologisch keine Lockerungszeichen des Osteosynthesematerials, unveränderte Stellungsverhältnisse, gut eingebauter Beckenspan (◘ Abb. 5a,b).

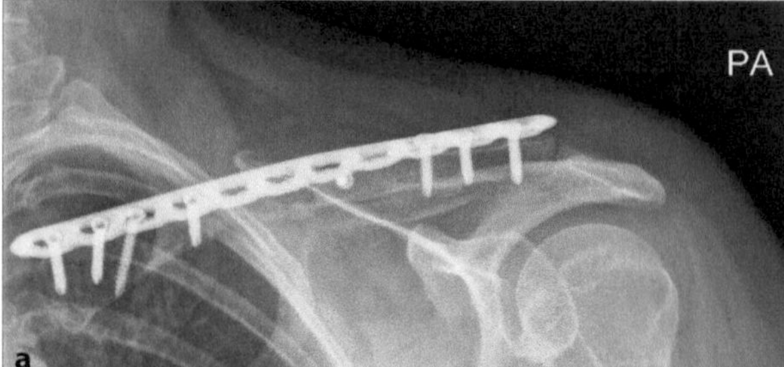

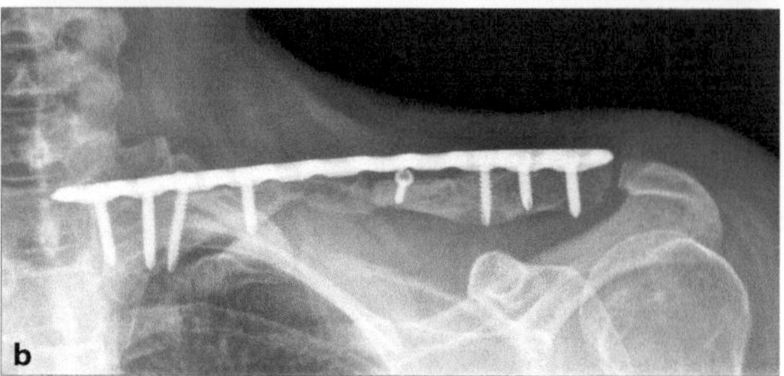

◘ Abb. 5a,b

- 1 Jahr nach dem Eingriff subjektiv und objektiv Restitutio mit seitengleicher Schulterfunktion. Die Platte ist durch die Haut palpierbar, stört die Patientin jedoch nicht. Radiologisch Pseudarthrose abgeheilt, Osteosynthesematerial unverändert stabil (◘ Abb. 6a,b).
- Eine weitere Kontrolle wurde mit der Patientin 1½ Jahre nach der Intervention vereinbart im Hinblick auf eine allfällige Metallentfernung. Die Patientin hat diesen Termin nicht wahrgenommen.

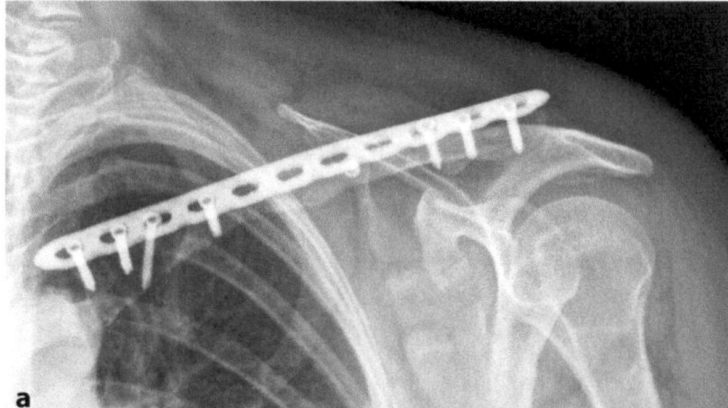

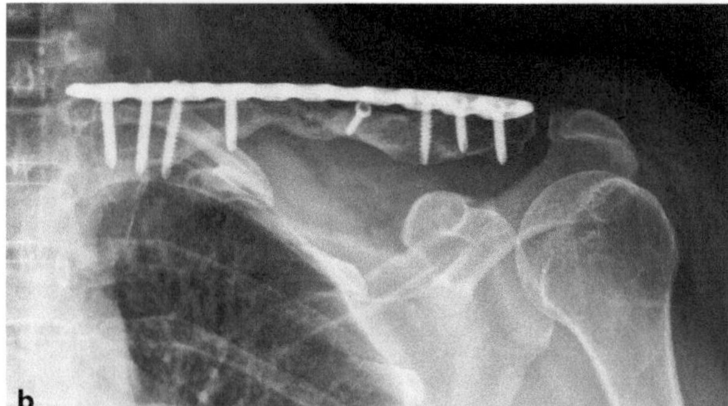

◘ Abb. 6a,b

Diskussion

- Retrospektiv bestand nach unserer Auffassung hier eine klare primäre Operationsindikation.
- In Kenntnis der Vorgeschichte der Patientin hat man sich nachvollziehbar für eine konservative Therapie entschieden.
- Dass es letztendlich zu einer Non-Union gekommen ist, erstaunt jedoch nicht.

Ihre Notizen

Fall 68: Symptomatische oligotrophe Clavicula-Pseudarthrose Übergang mittleres-laterales Schaftdrittel

Rainer-Peter Meyer, Fabrizio Moro, Hans-Kaspar Schwyzer

R.-P. Meyer et al., *100 Clavicula-Pseudarthrosen*, https://doi.org/10.1007/978-3-662-55345-9_69

Anamnese

- Sturz des 27-jährigen Mannes beim Skilaufen am 08.03.2008 mit kurzer Schrägfraktur der Clavicula Übergang mittleres-laterales Drittel rechts.
- Konservative Therapie veranlasst – mit allerdings „lockeren" Richtlinien.
- Zunehmende Schmerzen im alten Frakturbereich beim Fahrradfahren.
- Am 24.09.2008 Konsultation an der sportmedizinischen Abteilung unserer Klinik mit der Diagnose einer Clavicula-Pseudarthrose rechts (◘ Abb. 1a,b).

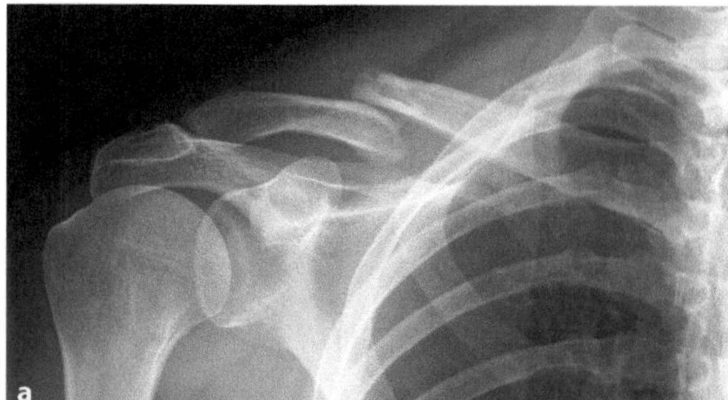

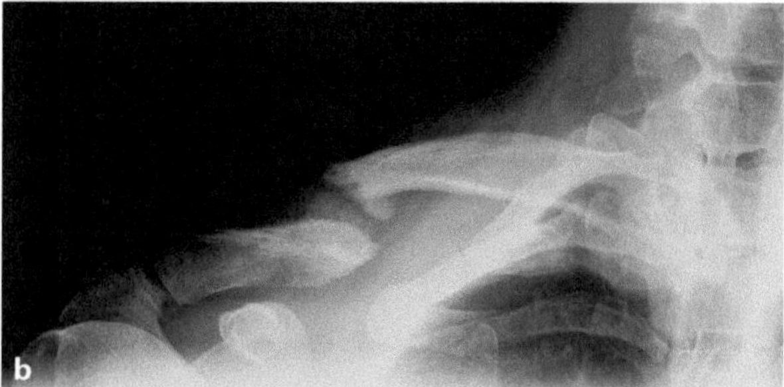

◘ **Abb. 1a,b**

Problemstellung

- Zunehmende Beschwerden im Pseudarthrosebereich sowohl bei sportlicher Aktivität wie auch im Alltag.
- Subjektiv Gefühl einer „falschen Beweglichkeit" in der rechten Clavicula.

Operative Intervention

- Am 21.11.2008 offene Reposition, Pseudarthrose-Anfrischung/Resektion, Beckenspaninterposition, Spongiosaplastik und Platten-Osteosynthese mit einer 9-Loch-3.5 mm-LCP-Rekonstruktionsplatte rechte Clavicula (◘ Abb. 2).
- Postoperativ Ortho-Gilet für 6 Wochen, begleitende Physiotherapie mit aktiv-assistierten Bewegungsübungen nicht über die Horizontale.

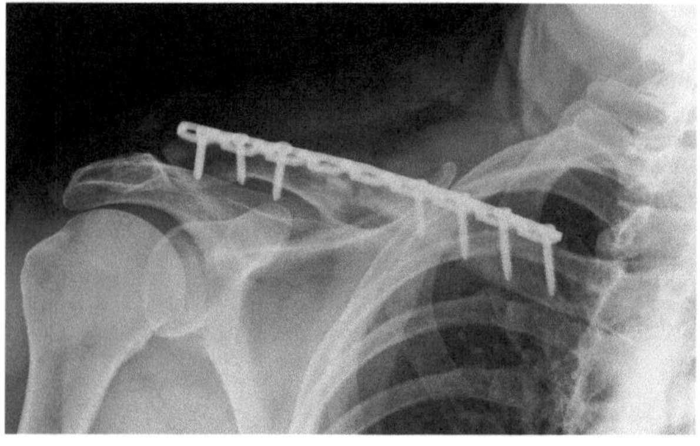

◘ **Abb. 2**

Verlauf

- 6 Wochen nach Intervention weitgehende Beschwerdefreiheit bei noch eingeschränkter Schultergelenksbeweglichkeit nach 6-wöchiger Ruhigstellung im Ortho-Gilet. Radiologisch stabiles Osteosynthesematerial mit ausgeglichener Länge der Clavicula, sich integrierendes Beckenspaninterponat (◘ Abb. 3a,b). Freigabe der Schulterbeweglichkeit, jedoch ohne Belastung.

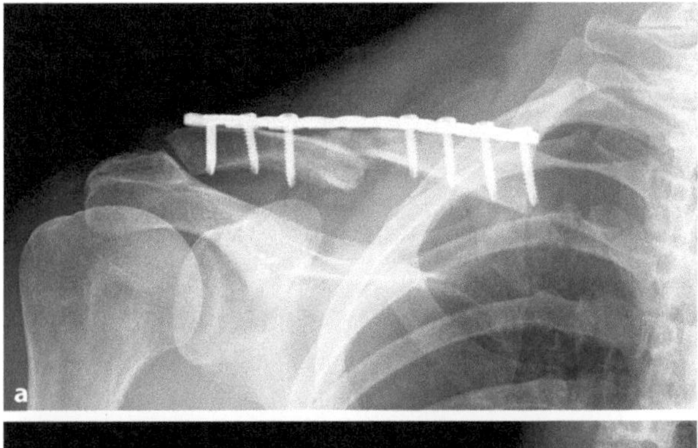

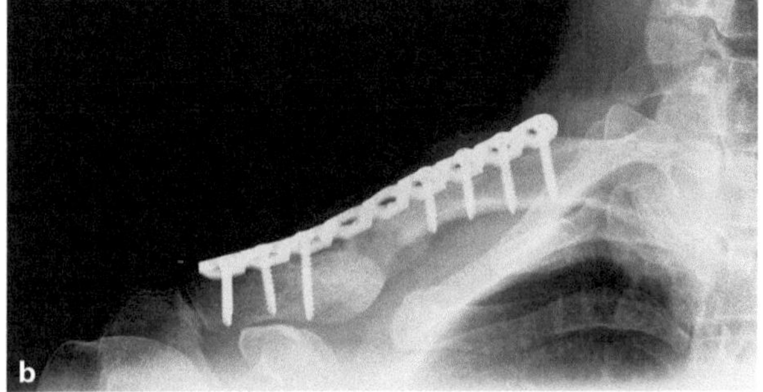

◘ Abb. 3a,b

- 6 Monate nach dem Eingriff ist der Patient beschwerdefrei und sportlich voll aktiv. Radiologisch Beckenspan inkorporiert, ossäre Konsolidation abgeschlossen (◘ Abb. 4a,b).

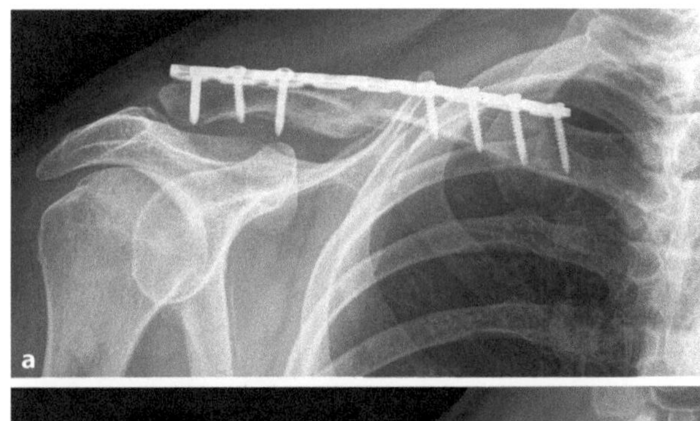

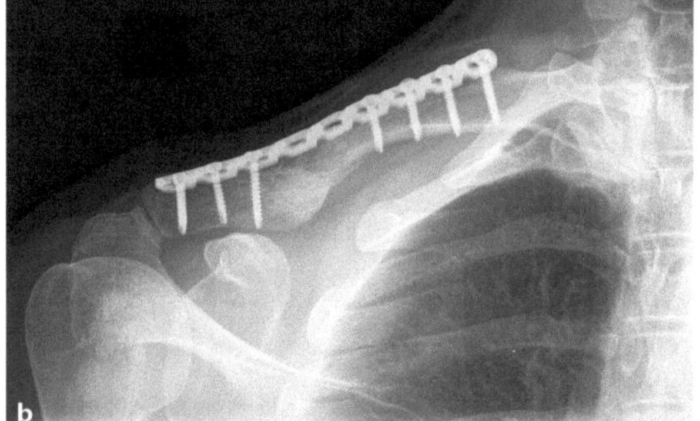

◘ Abb. 4a,b

- 18 Monate nach Osteosynthese klinisch und radiologisch zeitgerechter Verlauf. Radiologisch komplett inkorporierter Beckenspan, Clavicula-Länge ausgeglichen, gutes Remodelling (◘ Abb. 5a,b).
- Bei Restitutio wird am 15.11.2010 die Metallentfernung durchgeführt.

▪ Diskussion

- Auf dem primären Röntgenbild der Pseudarthrose (◘ Abb. 1a) imponiert eine ad latus-Verschiebung um Schaftbreite und eine geringe Verkürzung der Clavicula.
- Dies resultiert aus der Fesselung des lateralen Fragmentes durch die coracoclaviculären Bänder. Das mediale Fragment disloziert sekundär durch den Zug des Musculus sternocleidomastoideus.
- Die Claviculafrakturen im Übergang mittleres-laterales Drittel sind deshalb nach unserer Erfahrung Pseudarthrose-gefährdet.
- Deshalb erachten wir die Frakturversorgung bei dieser Frakturmorphologie als gerechtfertigt – unabhängig von den Osteosyntheseverfahren – ob minimal-invasiv mittels elastischen Nagels oder mit konventioneller Platten-Osteosynthese.

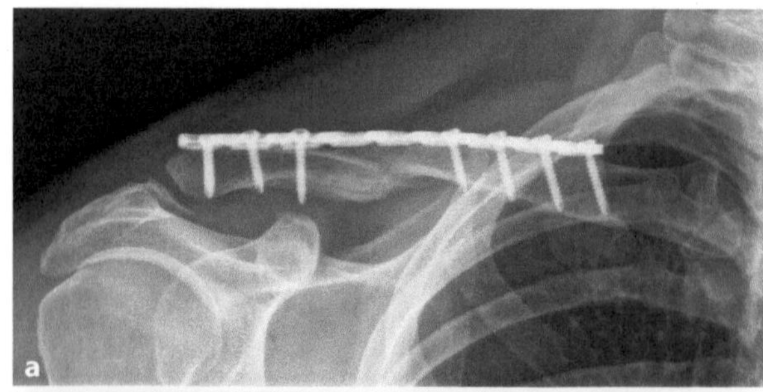

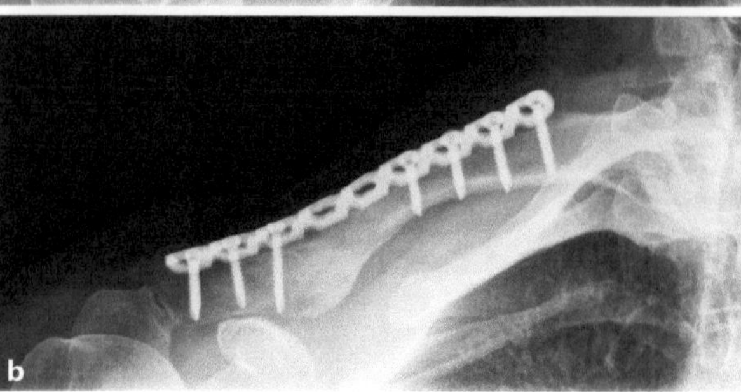

◘ Abb. 5a,b

Ihre Notizen

Fall 69: Symptomatische Clavicula-Pseudarthrose mit Verkürzung

Rainer-Peter Meyer, Fabrizio Moro, Hans-Kaspar Schwyzer

R.-P. Meyer et al., *100 Clavicula-Pseudarthrosen*, https://doi.org/10.1007/978-3-662-55345-9_70

Anamnese

- Stolpersturz der 38-jährigen Frau am 02.11.2008 mit Claviculafraktur mittleres Drittel links. Konservative Therapie.
- Vorerst problemlose Situation für etwa 1½ Jahre bei geringer physischer Belastung als Hausfrau.
- 2 Jahre nach dem Unfallereignis zunehmende Schmerzen mit Kraftreduktion und Bewegungseinbuße. Radiologisch Clavicula-Pseudarthrose links mittleres Drittel mit deutlicher Verkürzung um ca. 2 cm (◘ Abb. 1a,b). Indikation zur chirurgischen Revision gestellt.

Problemstellung

- Progrediente Schulter-Arm-Schmerzen links mit tendomyotischen Ausstrahlungen in die linksseitige Nackenmuskulatur.
- Krafteinbuße und Bewegungseinschränkung im Schultergürtel links.

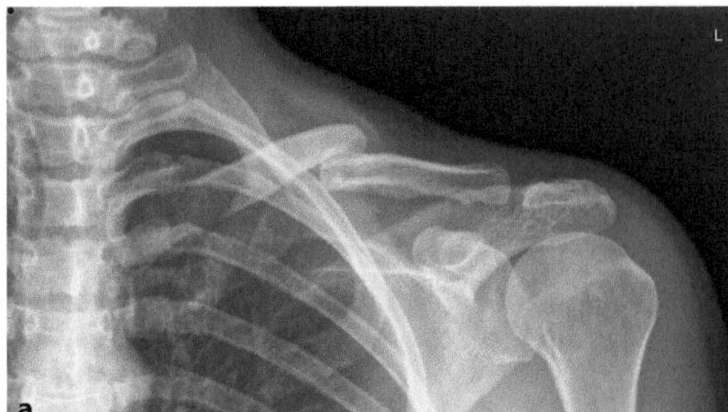

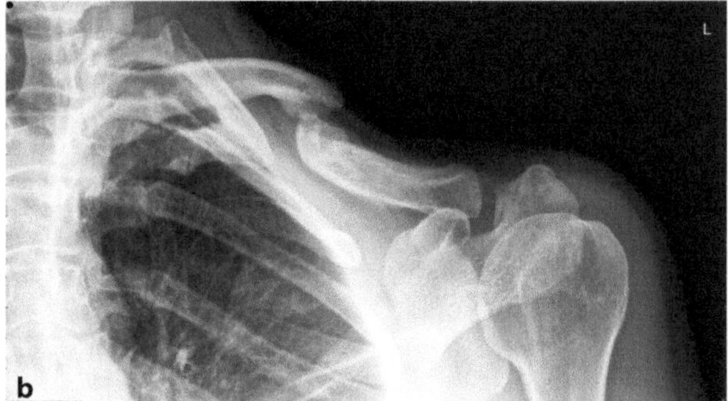

◘ Abb. 1a,b

Chirurgische Intervention

- Am 08.12.2010, gute 2 Jahre nach dem Unfallereignis, Pseudarthrose-Resektion und Anfrischung der Pseudarthrose-Endigungen, Platten-Osteosynthese mit 7-Loch-LCP-Rekonstruktionsplatte, Anlagerung von Spongiosa (◘ Abb. 2).
- Postoperativ funktionelle Nachsorge mit begleitender Physiotherapie, Bewegungsamplitude nicht über die Horizontale.

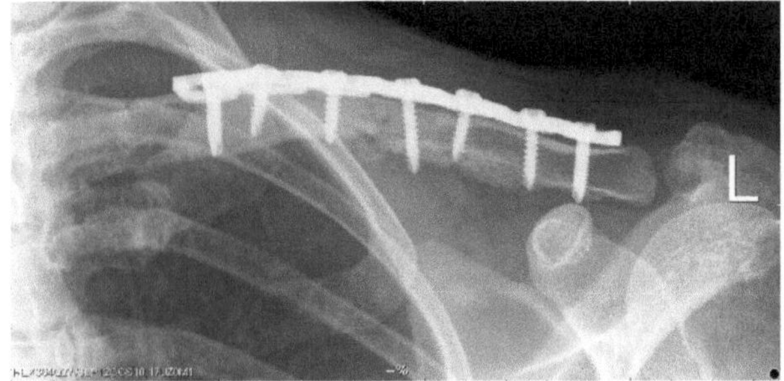

◘ Abb. 2

Verlauf

- 6 Wochen nach dem Eingriff weitgehend normalisierte, freie Schulterbeweglichkeit links. Radiologisch stabile, unveränderte Implantatlage bei guter Fragmentadaptation (◘ Abb. 3a,b).

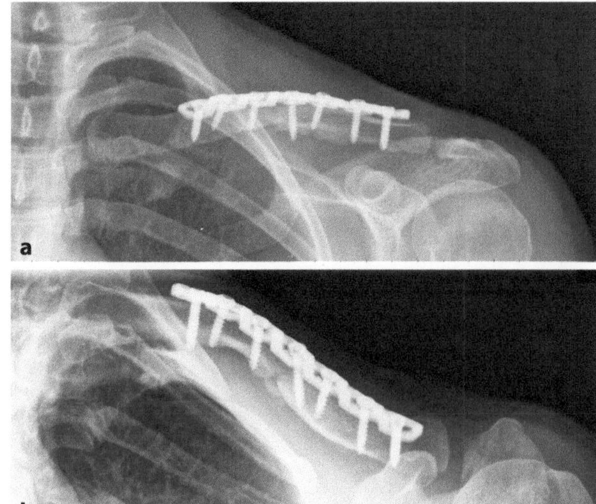

◘ Abb. 3a,b

- 6 Monate postoperativ freie symmetrische Schulterfunktion, Plattenlager druckempfindlich. Radiologisch Pseudarthrose durchgebaut bei stabilem Osteosynthesematerial (◘ Abb. 4a,b).

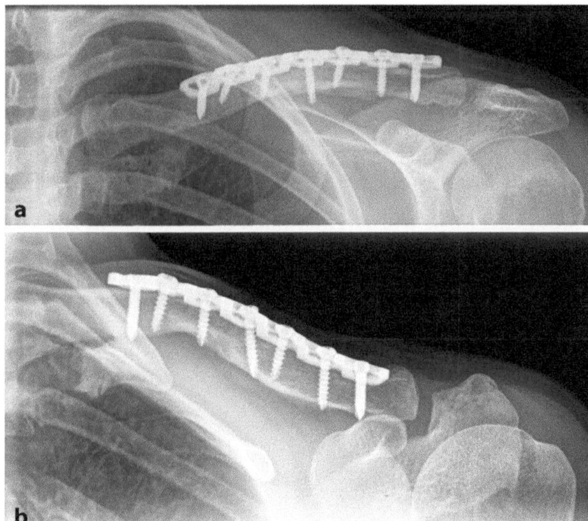

◘ Abb. 4a,b

- 10 Monate nach Pseudarthrose-Sanierung schmerzfreie Schulterfunktion, Druckdolenz über der deutlich palpierbaren Platte. Radiologisch Pseudarthrose konsolidiert bei gutem Remodelling (◘ Abb. 5a,b).

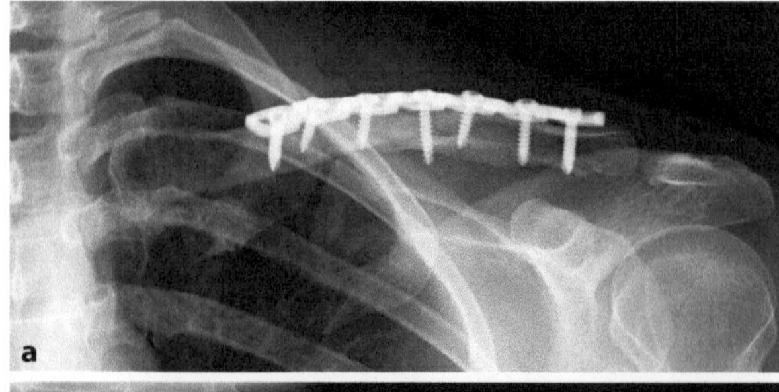

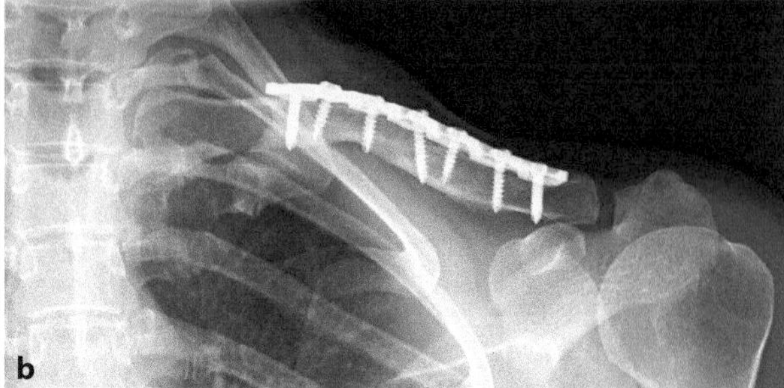

◘ Abb. 5a,b

- Metallentfernung am 20.11.2012, knapp 2 Jahre nach Intervention (◘ Abb. 6a,b).

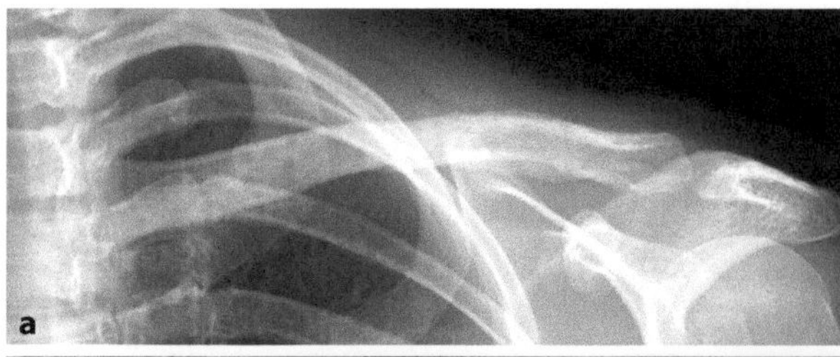

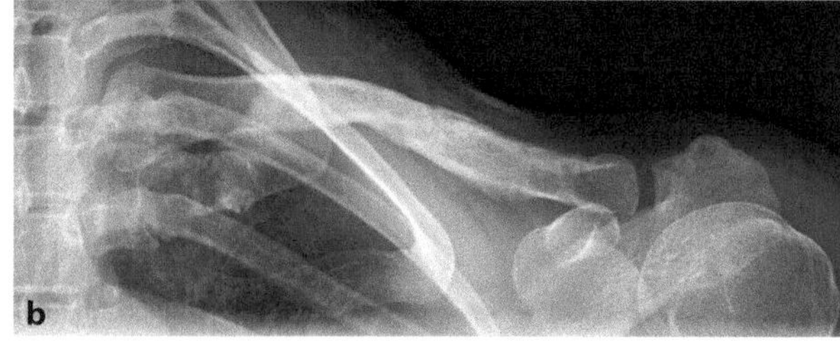

◘ Abb. 6a,b

Diskussion

Möglicherweise wurden hier nach dem Entscheid zur konservativen Therapie die notwendigen dichten klinischen und radiologischen Nachkontrollen vernachlässigt.

Ihre Notizen

Fall 70: Symptomatische laterale Clavicula-Pseudarthrose nach primärer Kirschnerdraht-Osteosynthese

Rainer-Peter Meyer, Fabrizio Moro, Hans-Kaspar Schwyzer

R.-P. Meyer et al., *100 Clavicula-Pseudarthrosen*, https://doi.org/10.1007/978-3-662-55345-9_71

Anamnese

- Sturz des 46-jährigen Skifahrers in Österreich am 09.02.2009. Laterale Claviculafraktur links (◘ Abb. 1). Gleichentags chirurgische Versorgung auswärts mit Rekonstruktion des coracoclaviculären Bandapparates und transartikulärer Kirschnerdrahtfixation der Claviculafraktur links (◘ Abb. 2).

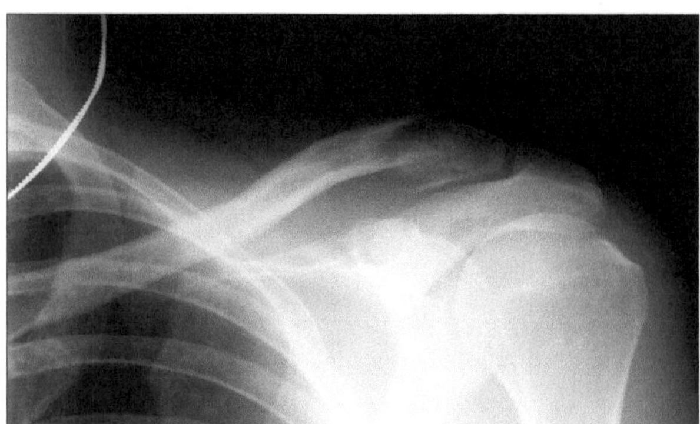

◘ **Abb. 1**

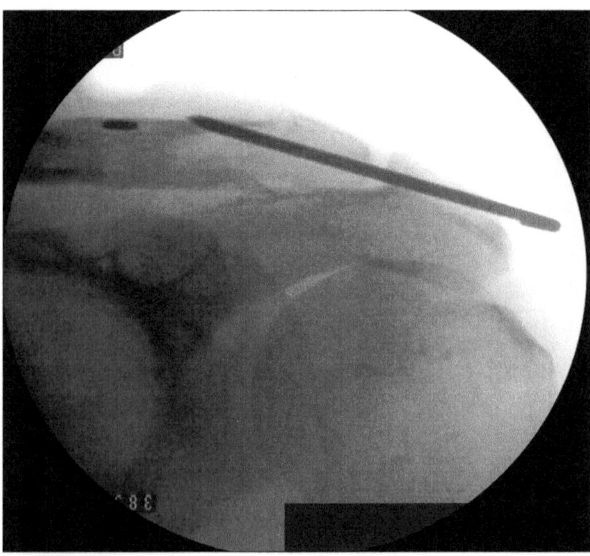

◘ **Abb. 2**

- Übergabe des Patienten an uns zur Nachsorge am 26.02.2009. Wundheilungsstörung, im Vergleich zur postoperativen Aufnahme vom 09.02.2009 Migration des Kirschnerdrahtes nach lateral. Fraktursystem mit geringgradigem Repositionsverlust (◻ Abb. 3a,b). Antibiotikatherapie, expektatives Vorgehen empfohlen.
- 18.03.2009 ambulante Kirschnerdrahtentfernung bei noch geringfügiger Wundsekretion.

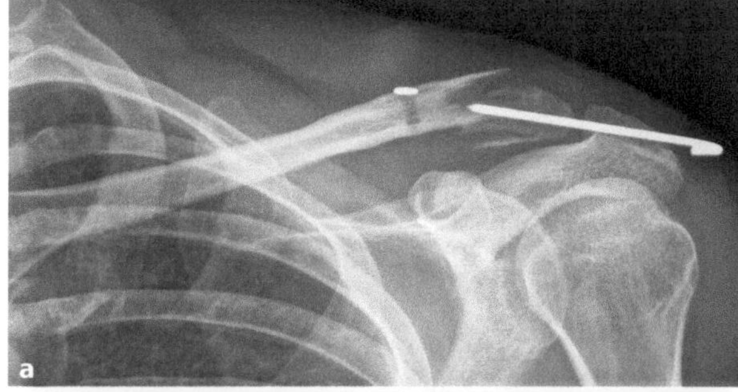

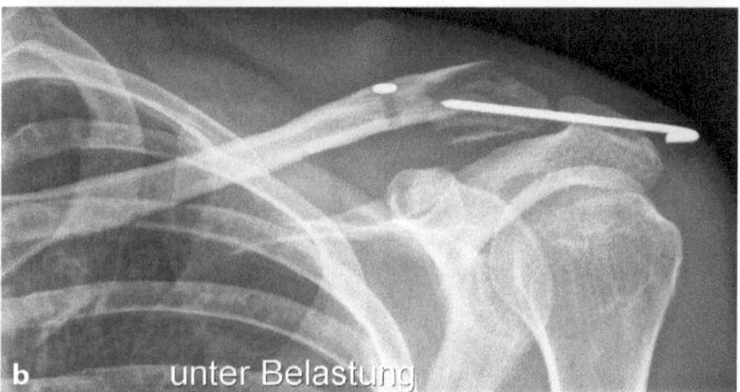

◻ **Abb. 3a,b**

- 02.04.2009 Wundheilungsstörung abgeklungen, Schulterbeweglichkeit links endständig in Abduktion noch um ca. 15° reduziert. Radiologisch in akzeptabler Stellung konsolidierende laterale Claviculafraktur (◻ Abb. 4a,b).

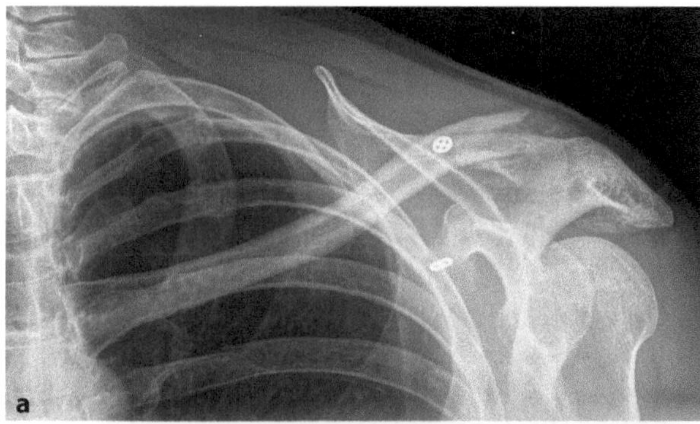

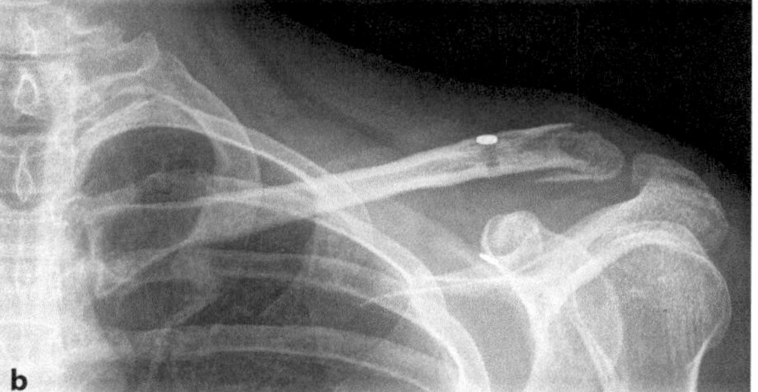

◻ **Abb. 4a,b**

- 6 Monate nach Primärintervention Patient beschwerdefrei und sportlich aktiv. Schulterbeweglichkeit symmetrisch, leichte Druckdolenz über der lateralen Clavicula links. Radiologisch zunehmende Konsolidation der lateralen Claviculafraktur mit gutem Alignement und leichter Distalkippung des lateralen Fragmentes (◘ Abb. 5a,b). Kontrollen bei Bedarf.

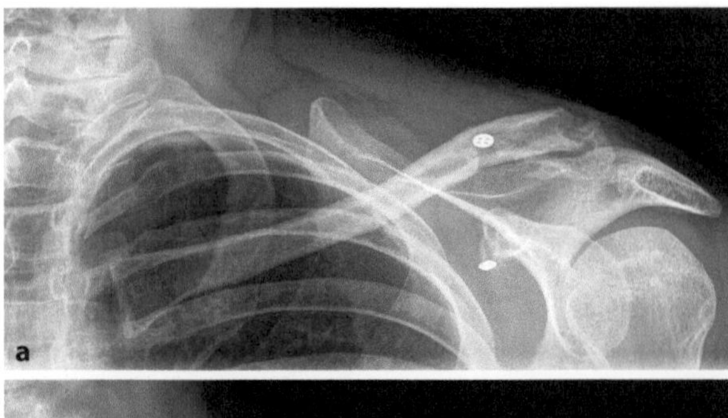

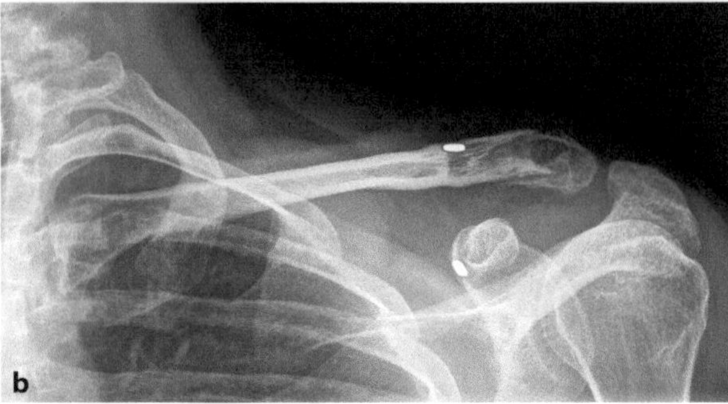

◘ **Abb. 5a,b**

- Am 17.08.2015, das heißt gut 5½ Jahre nach dem Unfallereignis, Kontrolle durch uns wegen erneuter Schmerzen im linken Schulterbereich bei sportlicher Belastung. Maximale Abduktion/Elevation der linken Schulter schmerzauslösend, Druckdolenz im alten Frakturbereich der linken Clavicula lateral. Radiologisch Pseudarthrose der lateralen Clavicula mit Sklerosierung der Pseudarthroseränder in den konventionellen Aufnahmen (◘ Abb. 6a,b), computertomographisch bestätigt (◘ Abb. 7a,b). Indikation zur chirurgischen Revision gestellt.

Problemstellung

- Symptomatisch-Werden der lateralen Pseudarthrose links mehr als 5½ Jahre nach Frakturierung.
- Behinderung im Alltag, sportliche Aktivität deutlich reduziert.

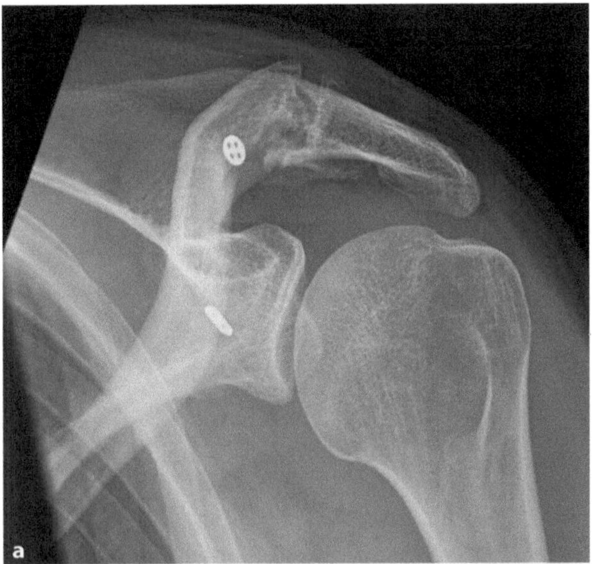

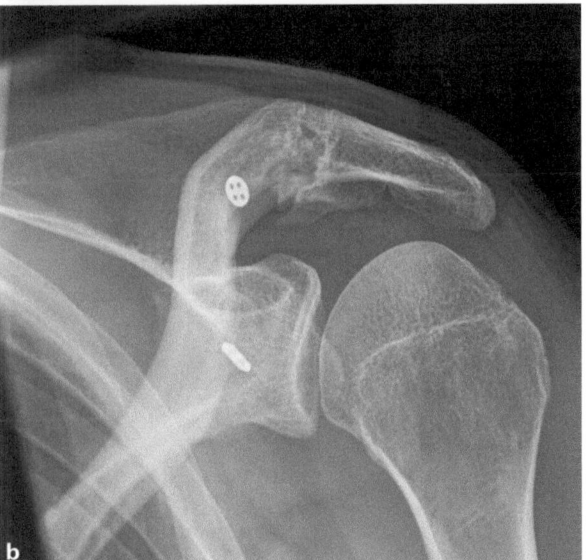

◘ **Abb. 6a,b**

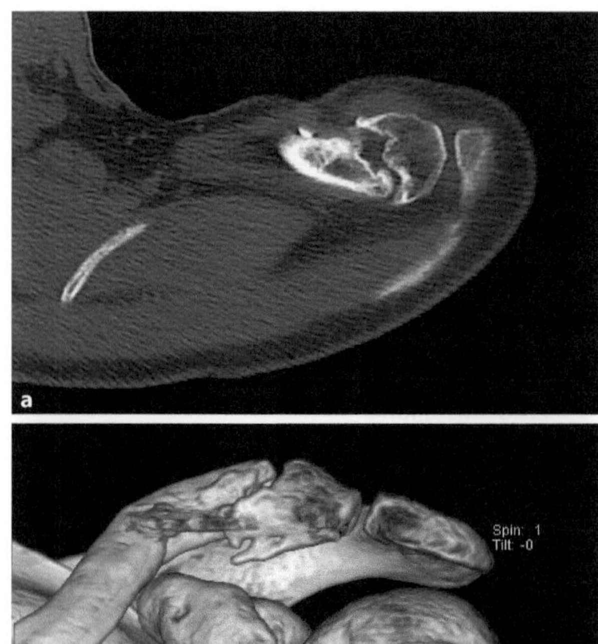

■ Abb. 7a,b

▪ Chirurgische Intervention

- Am 08.10.2015 Clavicula-Revision links mit Pseudarthrose-Resektion-Anfrischung, Interposition eines tricorticalen Beckenspans, Spongiosaplastik und Doppelplatten-Osteosynthese orthogonal mit distaler LCP-3-Loch-Humerusplatte und 6-Loch-Viertelrohrplatte (■ Abb. 8a,b).
- Postoperativ Ortho-Gilet für 3 Wochen mit begleitender aktiv-assistierter Mobilisation, für 6 Wochen nicht über die Horizontale.

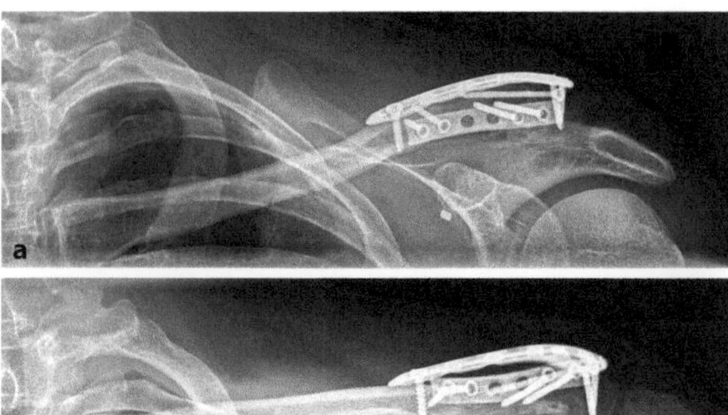

■ Abb. 8a,b

Verlauf

- 6 Wochen postoperativ weitgehend freie Schulterbeweglichkeit links. Radiologisch Osteosynthesematerial stabil, korrektes Alignement (■ Abb. 9a,b). Freigabe der Schulter mit dosiert aufbauendem Krafttraining.

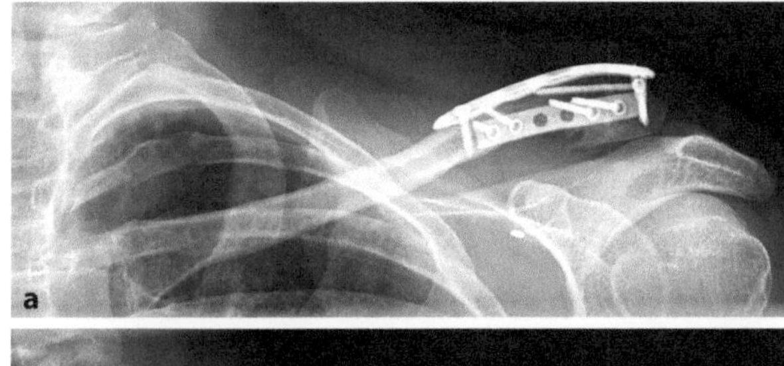

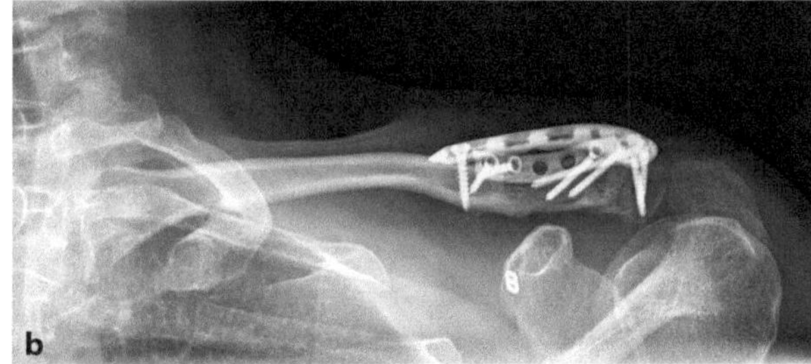

■ Abb. 9a,b

- 3 Monate postoperativ Patient beschwerdefrei. Schulterbeweglichkeit symmetrisch. Radiologisch korrekte Lage des Osteosynthesematerials, regelrechtes Alignement (■ Abb. 10a,b).

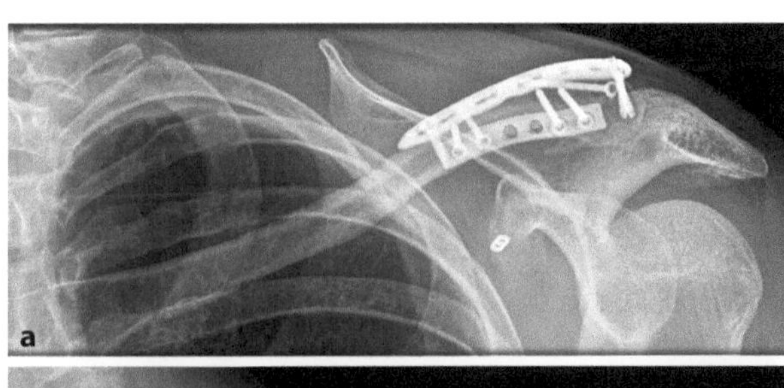

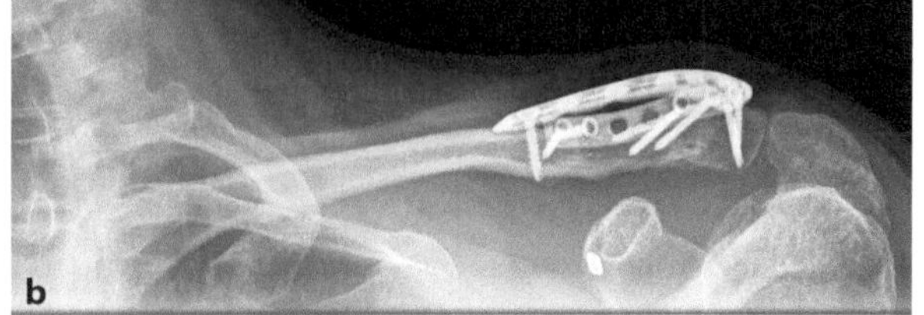

■ Abb. 10a,b

- 6 Monate postoperativ unveränderte klinische Situation bei radiologisch abgeheilter Pseudarthrose und stabilem Osteosynthesematerial (■ Abb. 11a,b).

Diskussion

- Die primär durchgeführte Osteosynthese ist insuffizient. Der weitere Verlauf mit Ausbildung einer Pseudarthrose erstaunt daher nicht.
- Ungewöhnlich und immer wieder von uns auch beobachtet ist der Tatbestand, dass die lateralen Clavicula-Pseudarthrosen nicht selten über Jahre asymptomatisch bleiben, wie auch bei diesem Patienten, der erst nach 5 Jahren operativ versorgt werden musste.

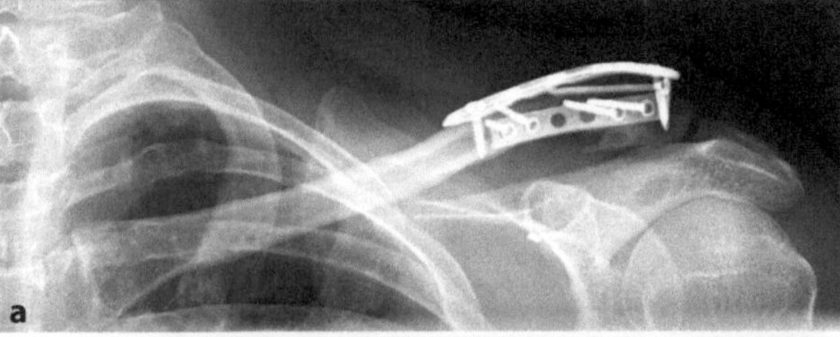

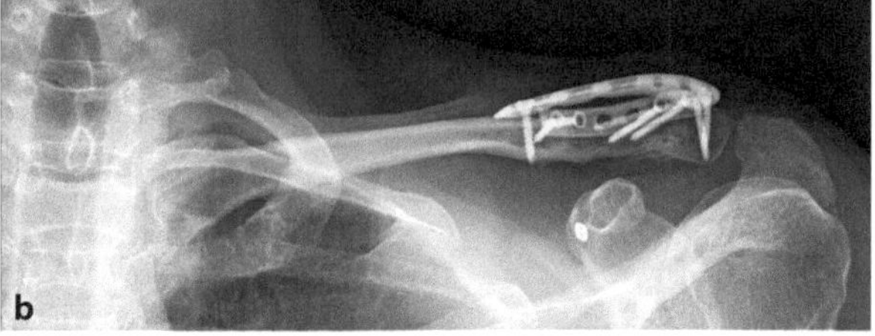

■ Abb. 11a,b

Fall 71: Laterale Clavicula-Pseudarthrose nach Hakenplatten-Osteosynthese

Rainer-Peter Meyer, Fabrizio Moro, Hans-Kaspar Schwyzer

R.-P. Meyer et al., *100 Clavicula-Pseudarthrosen*, https://doi.org/10.1007/978-3-662-55345-9_72

Anamnese

- Die 54-jährige Frau stürzt am 29.05.2009 auf der Treppe, zieht sich dabei eine laterale Claviculafraktur rechts zu. Osteosynthetische Versorgung auswärts mit Hakenplatte am 05.06.2009.
- Postoperativ retraktile Capsulitis, Mobilisation in Narkose mit arthroskopischer Synovektomie und vorderer Capsulotomie bei gleichzeitiger Metallentfernung am 28.10.2009 bei fehlender knöcherner Konsolidation der Fraktur.
- Bei persistierender Bewegungseinschränkung und Pseudarthrose der lateralen Clavicula rechts mit Hochstand des medialen Fragmentes Zuweisung an unsere Klinik zur weiteren Behandlung am 22.02.2010.
- Nach Ausschluss einer wesentlichen Binnen- respektive Rotatorenmanschetten-Läsion an der rechten Schulter mit Arthro-MRI Indikation zur Re-Osteosynthese. Die Pseudarthrose bestätigt sich im MRI (◘ Abb. 1a,b).
- Planung eines zweizeitigen Vorgehens mit: - 1. Re-Osteosynthese zur Sanierung der lateralen Clavicula-Pseudarthrose rechts. - 2. Nach Konsolidation der Pseudarthrose bei allfälliger persistierender Bewegungseinschränkung arthroskopische Arthrolyse der rechten Schulter mit zirkulärer Kapsulotomie.

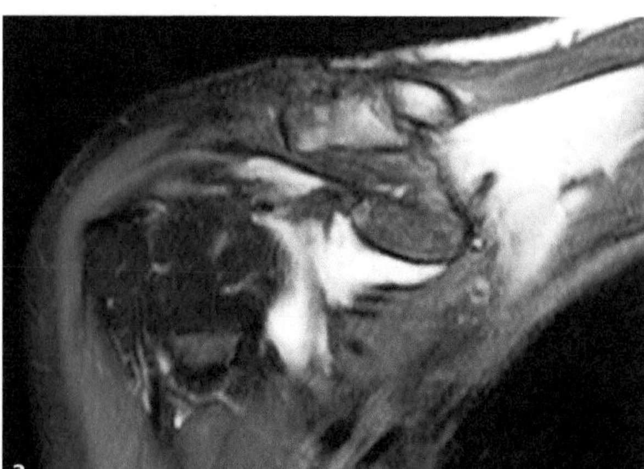

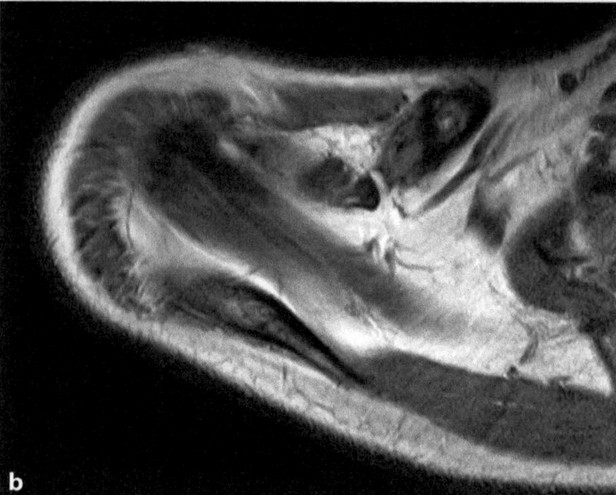

◘ **Abb. 1a,b**

Problemstellung

- Die Hakenplatte ist wegen der mechanischen Kompromittierung des Subakromialraumes ein ungünstiges Implantat.
- Die häufig schmerzbedingt erzwungene vorzeitige Entfernung der Hakenplatte berücksichtigt den physiologischen Konsolidierungsprozess ungenügend.

Operative Intervention

- Am 17.03.2010 Osteosynthese der lateralen Clavicula-Pseudarthrose rechts mit 3.7/3.5 mm, radialer, distaler Humerusplatte mit lateraler Abstützung, corticospongiöse Beckenspaninterposition und Spongiosaplastik (▪ Abb. 2a,b).
- Postoperativ Ortho-Gilet für 4 Wochen bei aktiv-assistiver Mobilisation bis auf Schulterhöhe.

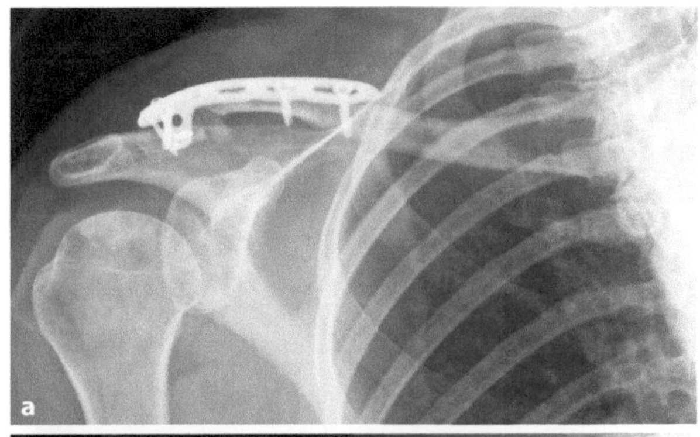

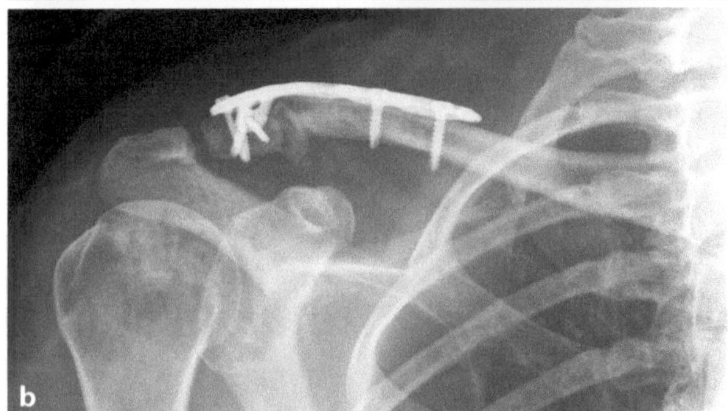

▪ **Abb. 2a,b**

Verlauf

- 6 Wochen nach Intervention weitgehend freie Schulterbeweglichkeit. Radiologisch fester, korrekter Sitz des Osteosynthesematerials bei guter Ausrichtung des AC-Gelenkes (▪ Abb. 3a,b).

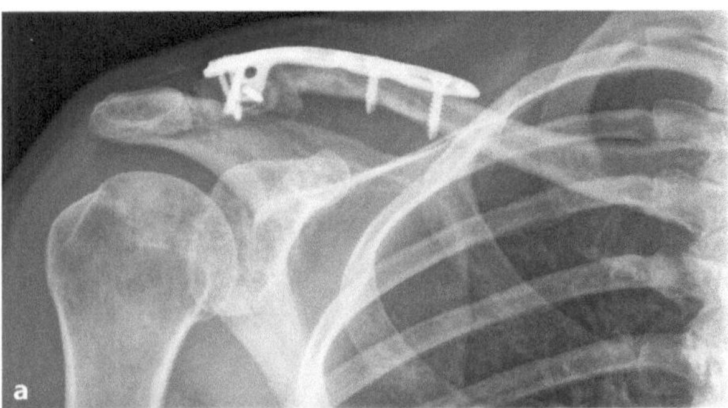

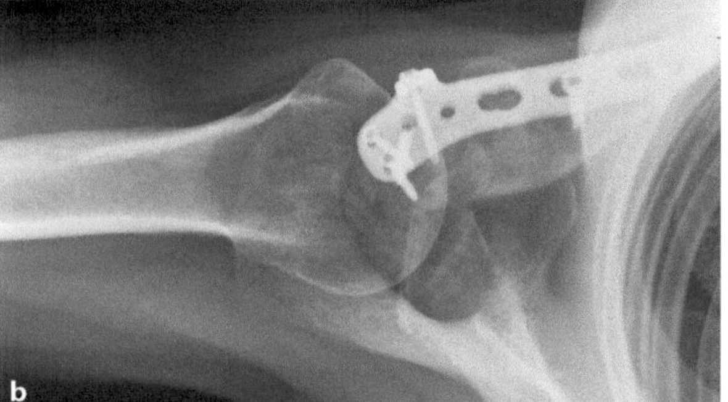

▪ **Abb. 3a,b**

- 6 Monate nach Re-Osteosynthese freie, symmetrische Schulterbeweglichkeit. Röntgenkontrolle: durchgebaute Pseudarthrose mit guter Integration des Beckenspans, fester Plattensitz, AC-Gelenk frei projiziert (◘ Abb. 4a,b).

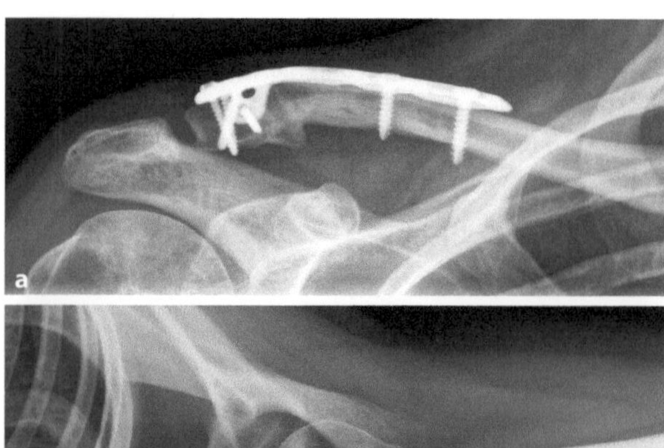

◘ Abb. 4a,b

- 10 Monate postoperativ weitgehende Restitutio bei störender Platte. Radiologisch vollständiger Durchbau der lateralen Pseudarthrose, unveränderter Plattensitz (◘ Abb. 5a,b).
- 29.03.2011 Entfernung des Osteosynthesematerials.

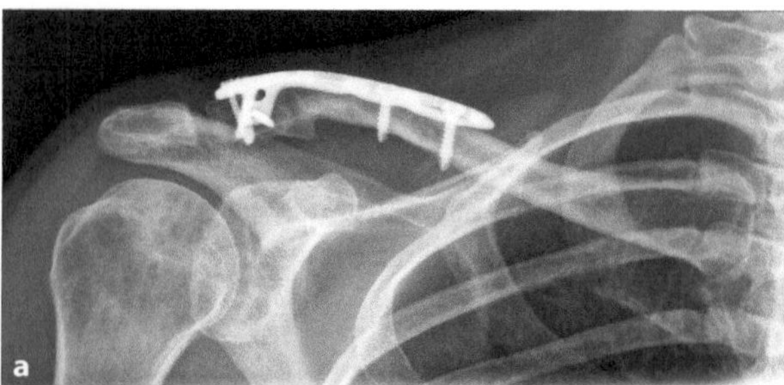

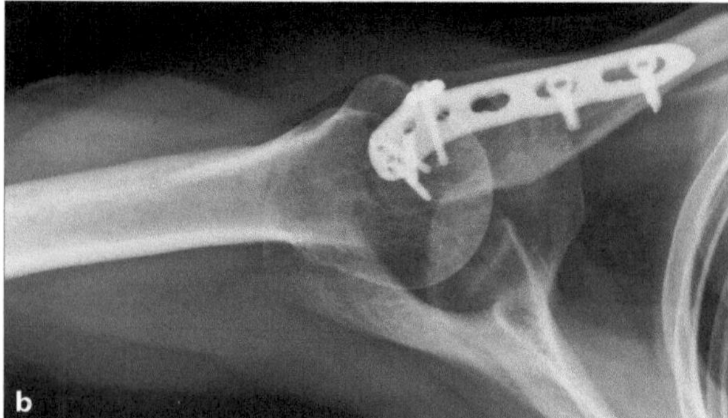

◘ Abb. 5a,b

Diskussion

- Die laterale Claviculafraktur wird häufig bei kurzem Fragment mit einer Hakenplatte versorgt. Häufig resultiert daraus jedoch eine Pseudarthrose. Einerseits muss ja die Hakenplatte früh entfernt werden, da sie subacromial mechanisch stört. Daraus resultiert eine ungenügende Konsolidierungszeit für die laterale Claviculafraktur. Daher sind Pseudarthrosen nicht selten, was wir in unserem Alltag häufig bestätigt sehen.
- Durch die Entwicklung von winkelstabilen Implantaten mit Low-Profile-Design und der Option, verschiedene Schraubengrößen zu gebrauchen, stellt heute nach unserer Erfahrung die Osteosynthese solcher lateraler Claviculafrakturen mit kurzem Fragment kein Problem mehr dar.
- Das kurze laterale Fragment kann so mit mehreren kleinen Schrauben (2.7 mm) gefasst werden, wie dies hier an unserem Beispiel gut zur Darstellung kommt.
- Durch das gewählte Osteosynthesematerial – hier in diesem Fall eine primär für die distalen Humerusfrakturen konzipierte Platte – gelang es, das laterale Fragment mit insgesamt vier Schrauben zu sichern.

Ihre Notizen

Fall 72: Symptomatische Clavicula-Pseudarthrose mittleres Drittel nach primärer Titan-Nagel-Osteosynthese

Rainer-Peter Meyer, Fabrizio Moro, Hans-Kaspar Schwyzer

R.-P. Meyer et al., *100 Clavicula-Pseudarthrosen*, https://doi.org/10.1007/978-3-662-55345-9_73

Anamnese

- Am 10.09.2009 Sturz des 62-jährigen Mannes mit dem Fahrrad, dislozierte Claviculafraktur rechts, notfallmäßige Konsultation an unserer Klinik.
- 14.09.2009 Beurteilung durch uns: Deutliche Stufenbildung an der rechten Clavicula mit Verkürzung. Radiologisch dislozierte Claviculafraktur rechts mit Zwischenfragment (Röntgenbilder nicht mehr greifbar). Indikation zur operativen Stabilisierung gestellt.

Problemstellung

- Ausgesprochen sportlicher Mann.
- Rasche Restitution beruflich und sportlich wichtig.

Erste chirurgische Intervention

- Am 17.09.2009 blutige Reposition der Claviculafraktur rechts, Einführen eines Titannagels von lateral unter Bildwandlerkontrolle, Fesselung eines intermediären Fragmentes mit Osteosuture (◘ Abb. 1a,b).
- Postoperativ funktionelle Nachsorge, Abduktion/Elevation nicht über die Horizontale.

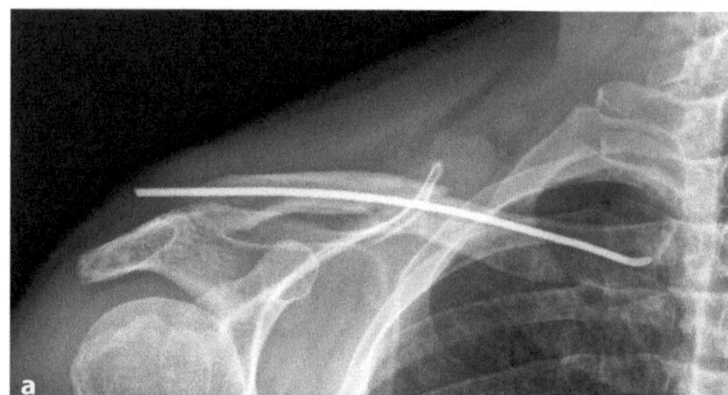

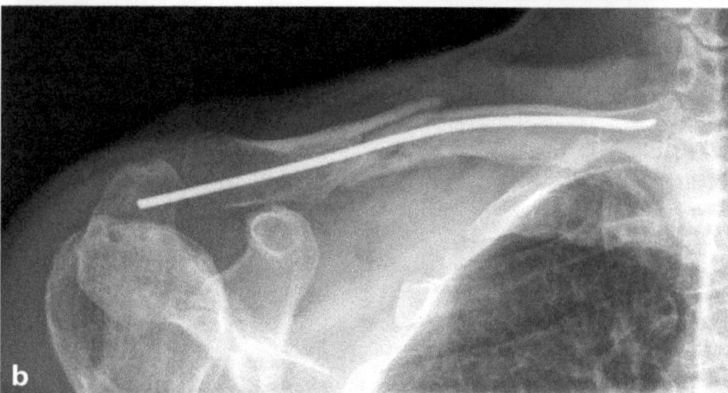

◘ **Abb. 1a,b**

Verlauf

- 4 Wochen postoperativ vorzeitige Meldung des Patienten an unserer Klinik wegen drohender Hautperforation durch den Titannagel lateral bei Teleskopierung der Claviculafraktur mit kompensatorischer Überlänge des Nagels.
- Am 21.10.2009 Kürzung des Titannagels in Kurznarkose.
- Notfalleintritt am 01.11.2009: Trotz Kürzung des Titannagels Hautperforation. Nagelentfernung gleichentags, das heißt 6 Wochen nach Primär-Intervention (▪ Abb. 2a,b).

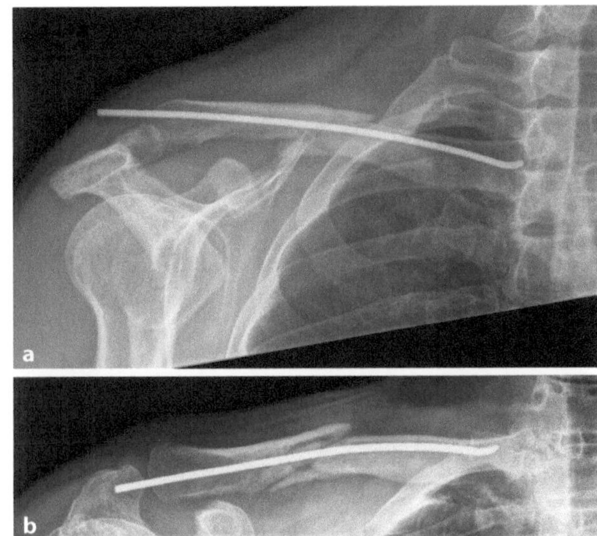

▪ Abb. 2a,b

- Knapp 3 Wochen nach erzwungener, verfrühter Nagelentfernung etwas vermehrt Schmerzen mit Krepitieren über der Fraktur. Radiologisch unveränderte Stellungsverhältnisse, keine sekundäre Dislokation der Claviculafraktur (▪ Abb. 3a,b). Zuwarten bei Schonung empfohlen.

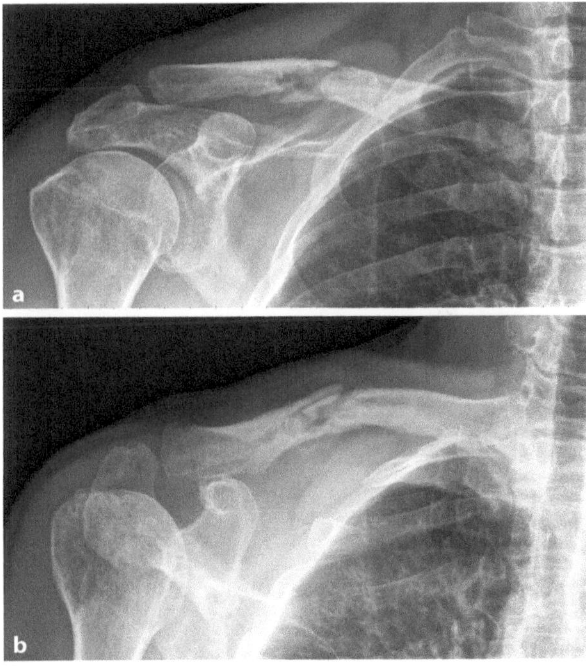

▪ Abb. 3a,b

- 3 Monate nach Fraktur palpatorisch Verhärtung über der Frakturzone, persistierendes Knacken. Radiologisch unveränderte Situation bei vermehrter Lyse im Frakturspalt (■ Abb. 4a,b). Weiterhin Zuwarten.

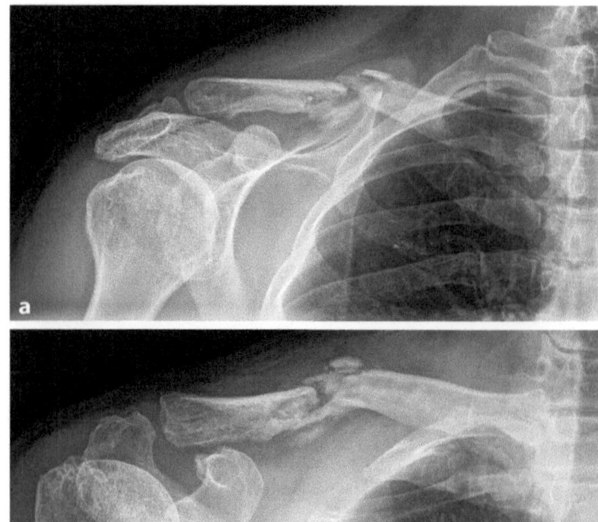

■ Abb. 4a,b

- 4 Monate nach dem Unfall subjektive Besserung, Patient sportlich wieder aktiv. Radiologisch zunehmende Kallusbildung bei Verdacht auf Delayed-Union (■ Abb. 5a,b). Patient plädiert für Abwarten.

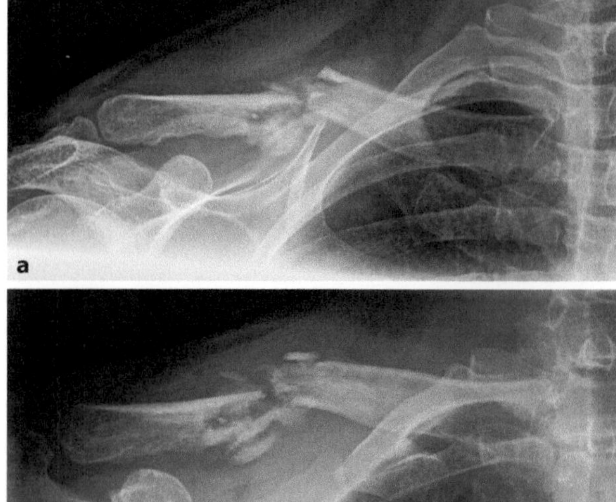

■ Abb. 5a,b

- 6 Monate post Trauma unveränderte Situation klinisch und radiologisch, fraglich leichte knöcherne Überbrückung postero-inferior (◘ Abb. 6a,b). Kontrolle in einem Jahr mit Computertomographie der rechten Clavicula vereinbart.

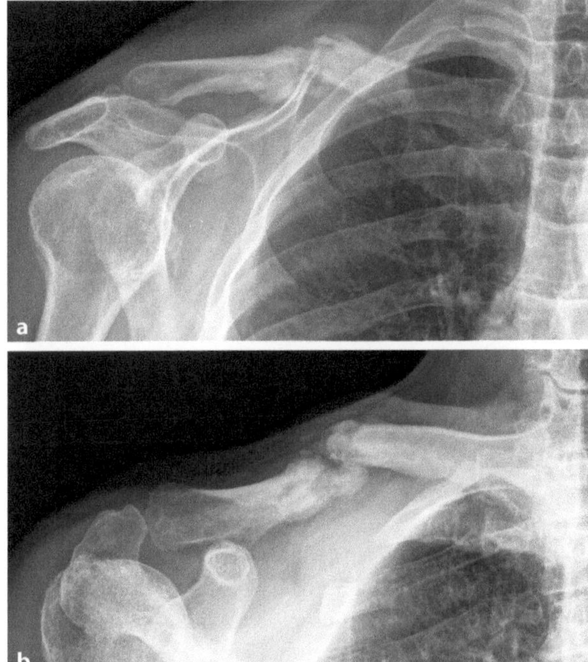

◘ Abb. 6a,b

- 1 Jahr nach dem Eingriff zunehmende Beschwerden insbesondere beim Sport. Lokal kaum Druckdolenz. Radiologisch fraglich etwas vermehrte Konsolidation (◘ Abb. 7a,b). Klärung mit Computertomographie: Pseudarthrose mit Stückfragment, keine Konsolidierung (◘ Abb. 8). Revision der Pseudarthrose mit Platten-Osteosynthese vorgeschlagen.

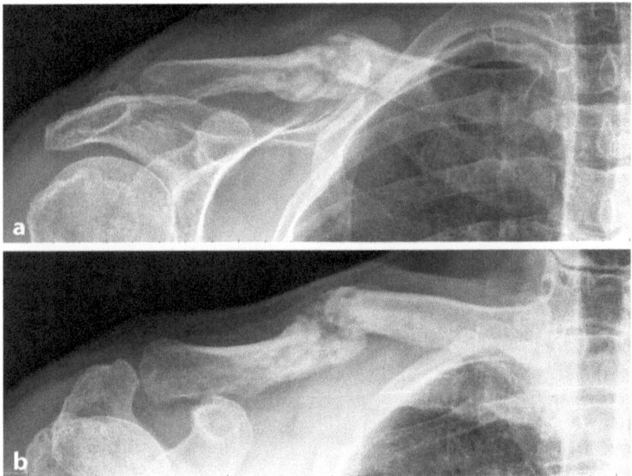

◘ Abb. 7a,b

Problemstellung

- 1 Jahr nach Claviculafraktur und Titannagelschienung symptomatisch werdende Pseudarthrose.
- Beruflich und sportlich handicapiert.

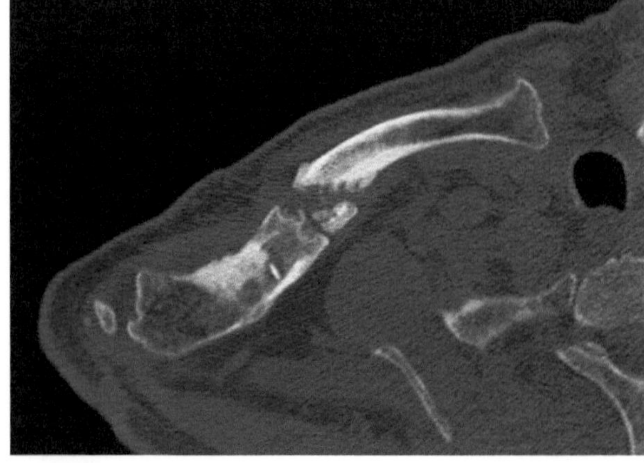

Abb. 8

Zweite chirurgische Intervention

- Am 19.11.2010, 14 Monate nach Claviculafraktur, offene Pseudarthrose-Resektion/Anfrischung, Interposition eines tricorticalen Beckenspans, Spongiosaanlagerung und Osteosynthese mit 3.5 mm anatomisch vorgeformter 8-Loch-Claviculaplatte (Abb. 9).
- Postoperativ aktiv-assistierte Mobilisation bis zur Horizontalen.

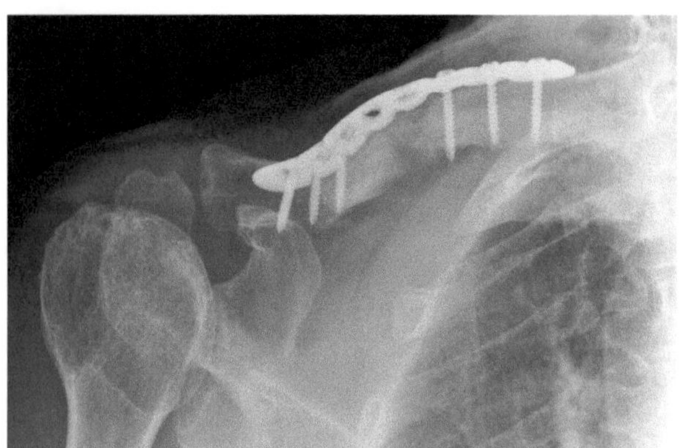

Abb. 9

Verlauf

- 6 Wochen postoperativ Patient beschwerdearm, Schulterbeweglichkeit frei bis zur Horizontalen. Radiologisch Osteosynthesematerial stabil, Knochenspan in Position mit beginnender Konsolidation (Abb. 10a,b).

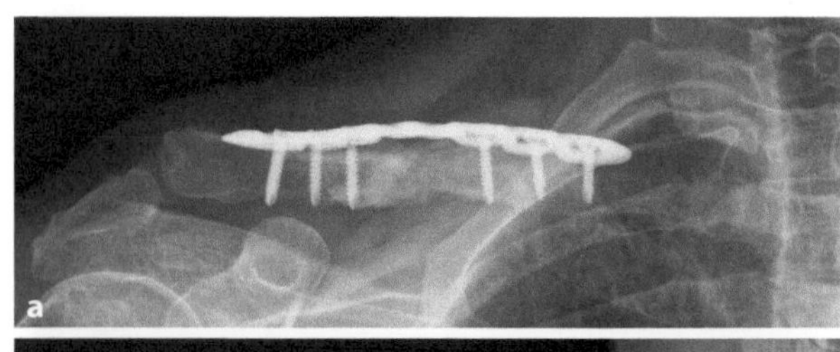

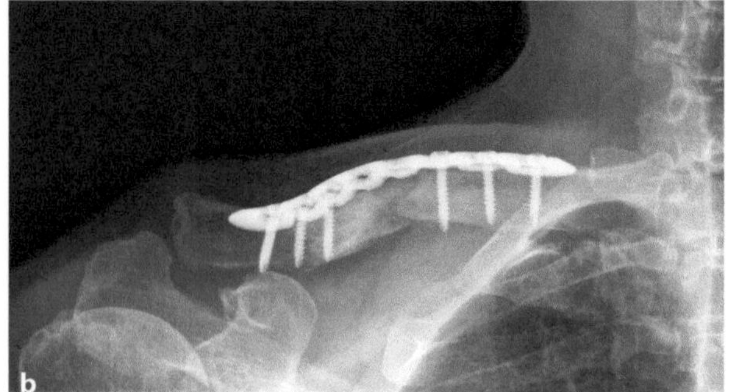

Abb. 10a,b

- 3 Monate nach dem Eingriff Patient schmerzfrei, Schulterbeweglichkeit symmetrisch. Radiologisch Beckenspan weitgehend integriert bei noch sichtbarem Pseudarthrosespalt (◘ Abb. 11a,b). Freigabe der rechten Schulter.

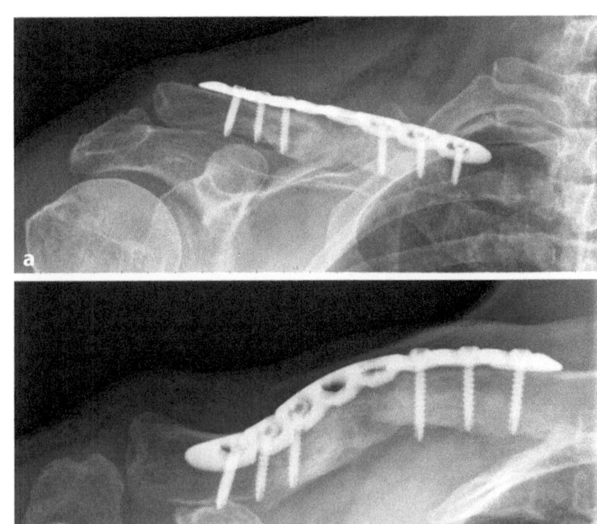

◘ Abb. 11a,b

- 7 Monate postoperativ Patient beschwerdefrei und sportlich aktiv. Radiologisch Pseudarthrose geheilt bei stabilem Osteosynthesematerial (◘ Abb. 12a,b). Kontrolle 1½ Jahre nach Platten-Osteosynthese mit der Frage der Metallentfernung vereinbart.

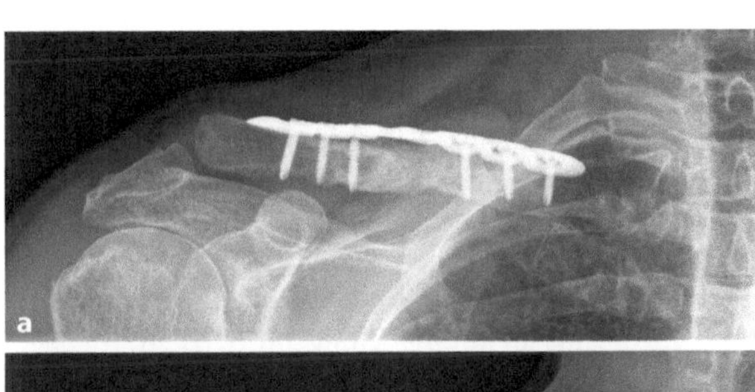

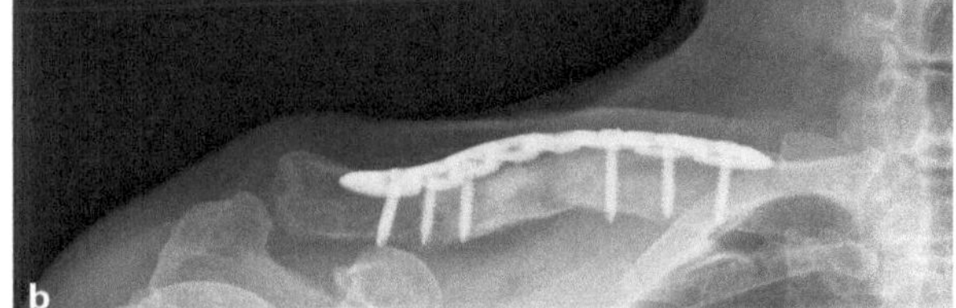

◘ Abb. 12a,b

Diskussion

- Wenn überhaupt die elastische Feder-Nagel-Osteosynthese bei einer Claviculafraktur nach unserer Erfahrung in Frage kommt, dann sind es Querfrakturen oder kurze Schrägfrakturen im mittleren Drittel.
- Retrospektiv haben wir hier – kritisch betrachtet – eine Fehlindikation gestellt. Frühzeitig kommt es zu einer Teleskopierung mit einer daraus resultierenden Verkürzung und Wanderung des Titannagels. Die initial drohende Hautperforation konnte durch die Kürzung des Titannagels vorerst kurzfristig beherrscht werden. Die insuffiziente Verankerung mit fehlender 3-Punkt-Abstützung verhindert ein weiteres Teleskopieren mit dann definitiver Hautperforation jedoch nicht.
- Wir haben zwar die korrekte Indikation zur operativen Intervention gestellt, das initial verwendete Operationsverfahren war hier aber falsch!

Fall 73: Symptomatische Clavicula-Pseudarthrose mittleres Drittel nach zweimaliger Plattenosteosynthese mit zweimaligem Plattenbruch und Propionibacterium-acnes-Infekt

Rainer-Peter Meyer, Fabrizio Moro, Hans-Kaspar Schwyzer

R.-P. Meyer et al., *100 Clavicula-Pseudarthrosen*, https://doi.org/10.1007/978-3-662-55345-9_74

Anamnese

- Am 28.09.2009 Verkehrsunfall des damals 26½-jährigen Mannes mit Claviculafraktur mittleres Drittel rechts. Platten-Osteosynthese mit 3.5 mm 8-Loch-Rekonstruktionsplatte rechte Clavicula auswärts.
- Am 23.10.2009 Plattenbruch ohne eigentliches Unfallereignis bei allerdings erheblicher Inkooperation des Patienten.
- Am 15.03.2010 Re-Osteosynthese rechte Clavicula mit 8-Loch-winkelstabiler Claviculaplatte und Tutoplast-Apposition auswärts.
- Am 22.03.2011 erneut Plattenbruch Clavicula rechts beim Einschlagen eines Pfahles.
- Vorstellung an unserer Klinik am 19.04.2011: Schmerzhafte Schulterbeweglichkeit rechts, reizlose Narbenverhältnisse bei gut palpierbarem Plattenlager mit falscher Beweglichkeit der rechten Clavicula. Radiologisch Plattenbruch im mittleren Clavicula-Drittel auf Höhe der alten Fraktur mit deutlich hypotropher Pseudarthrose und Knochendefekt von ca. 1 cm (◘ Abb. 1), durch Computertomographie bestätigt (◘ Abb. 2). Indikation zur chirurgischen Revision gestellt.

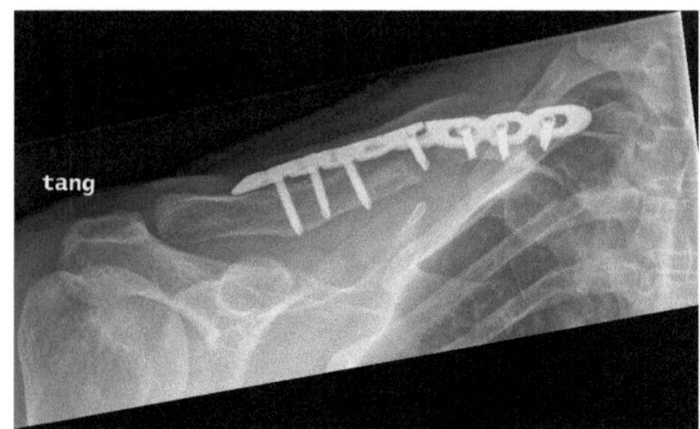

◘ Abb. 1

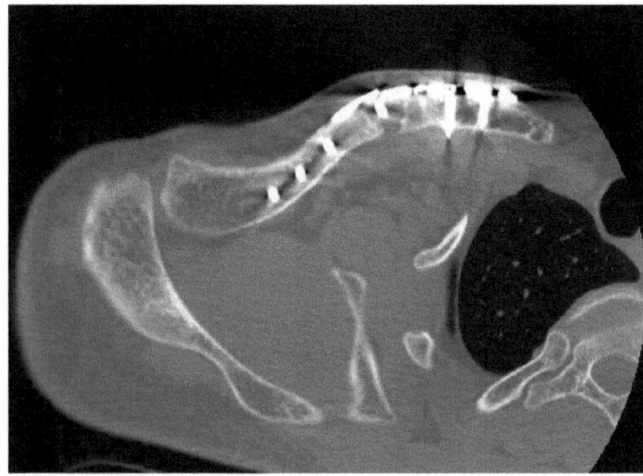

◘ Abb. 2

Problemstellung

- Zweimalige Platten-Osteosynthese der rechten Clavicula mit zweimaligem Plattenbruch und Verdacht auf low grade-Infektion.
- Über 6 Monate 100 % arbeitsunfähig.

Operative Intervention

- Am 03.06.2011 chirurgische Revision rechte Clavicula mit Metallentfernung, Pseudarthrose-Resektion/-Anfrischung, Interposition eines tricorticalen Beckenspans, Spongiosaplastik und Platten-Osteosynthese mit anatomisch vorgeformter anteriorer 12-Loch-LCP-VA-Claviculaplatte sowie multiplen Gewebsprobeentnahmen (■ Abb. 3).
- Postoperativ Ortho-Gilet für 6 Wochen mit begleitender Physiotherapie und enger Führung des Patienten.

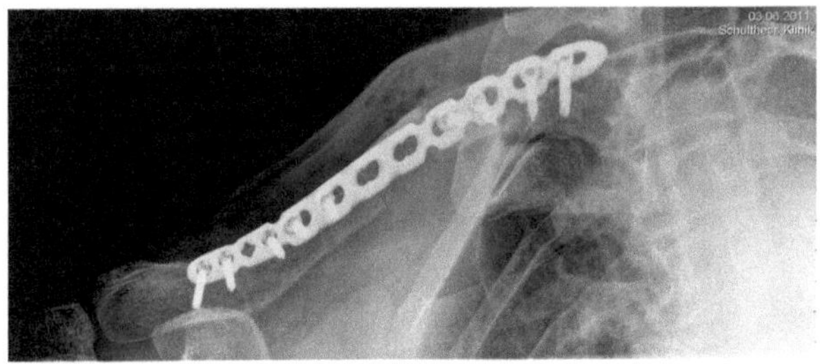

■ Abb. 3

Verlauf

- Am 15.06.2011, 2 Wochen nach Intervention, Bestätigung des low grade-Infektes mit Propionibacterium acnes, entsprechende Anpassung der Antibiotikatherapie.
- 6 Wochen postoperativ Schulterbeweglichkeit schmerzfrei bis zur Horizontalen, Narbe reizlos. Radiologisch stabiles Osteosynthesematerial, Knochenspan in situ (■ Abb. 4a,b).

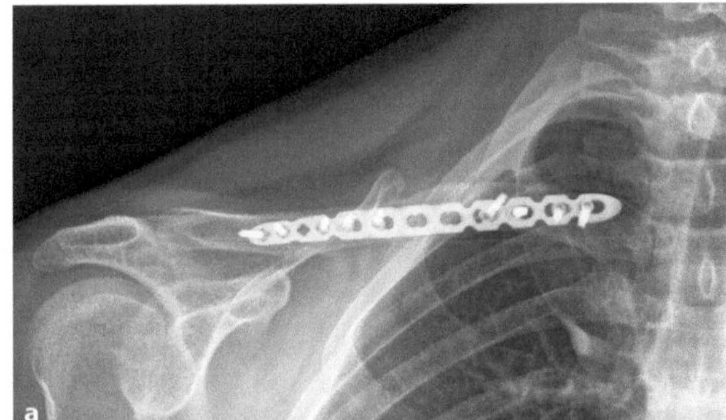

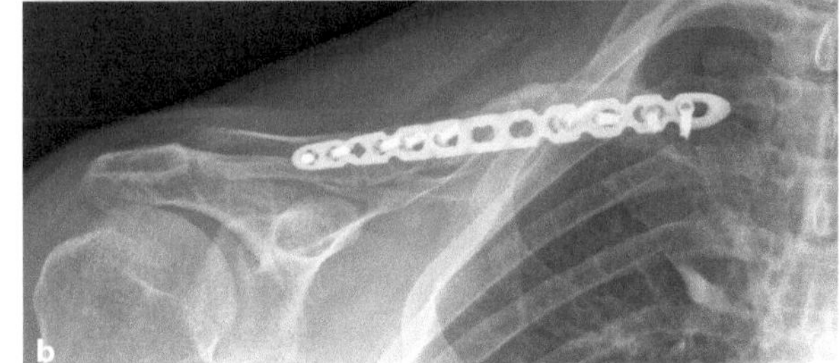

■ Abb. 4a,b

- 3 Monate nach Intervention freie, symmetrische Schulterbeweglichkeit. Radiologisch Osteosynthesematerial stabil, Beckenspan weitgehend inkorporiert (◘ Abb. 5a,b), Antibiotikatherapie sistiert.

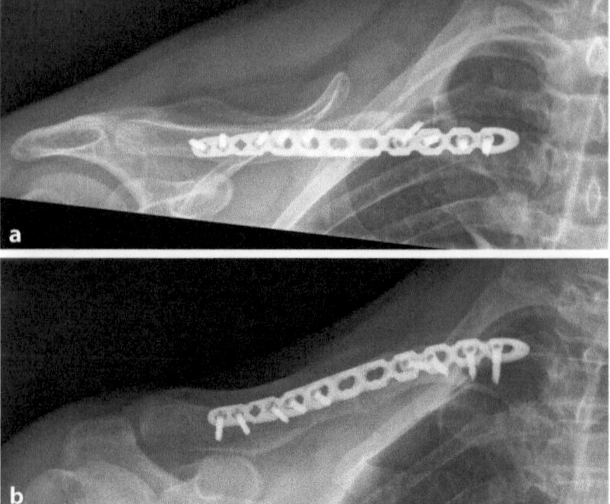

◘ Abb. 5a,b

- 2½ Jahre nach Pseudarthrose-Sanierung an der rechten Clavicula klinische und radiologische Restitutio. Patient als Monteur 100 % arbeitsfähig. Radiologisch Pseudarthrose konsolidiert. Im Längenvergleich identische Claviculamaße (◘ Abb. 6a,b). Metallentfernung empfohlen.

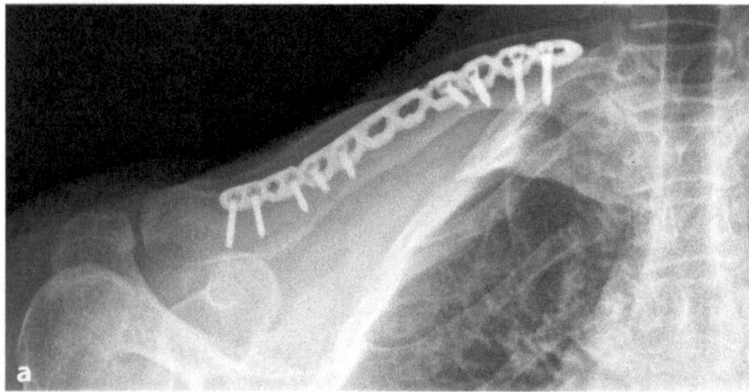

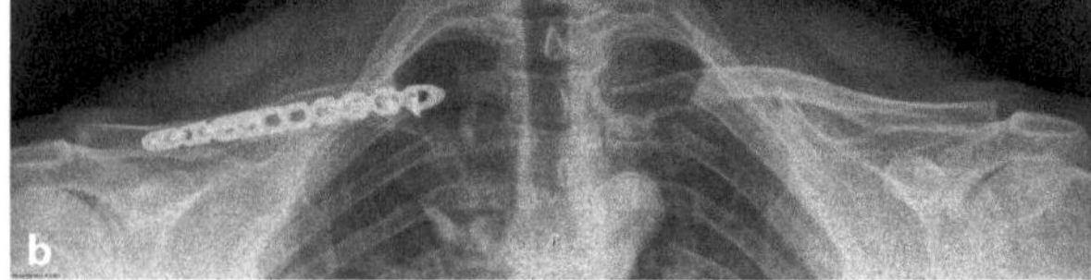

◘ Abb. 6a,b

Diskussion

- Retrospektiv suggeriert der frühzeitige Plattenbruch eine ungenügende Stabilisation der Fraktur. Beim Zweiteingriff wurde statt autologe homologe Spongiosa Tutoplast verwendet. In diesen Situationen hätten wir die autologe Spongiosaplastik durchgeführt, weil das osteogene Potenzial sicherlich höher ist.
- Die von uns durchgeführte Revision mit Interposition eines tricorticalen Beckenspans und neuer Plattenlage anterior hat die Defekt-Pseudarthrose zur Abheilung gebracht.
- Schicksalshaft war sicher auch der low grade-Infekt, der zur Störung des biologischen Heilungsprozesses beigetragen hat.

Ihre Notizen

Fall 74: Symptomatische Clavicula-Pseudarthrose mittleres Drittel

Rainer-Peter Meyer, Fabrizio Moro, Hans-Kaspar Schwyzer

R.-P. Meyer et al., *100 Clavicula-Pseudarthrosen*, https://doi.org/10.1007/978-3-662-55345-9_75

Anamnese

- Der gut 20-jährige Sportler stürzt am 14.12.2009 mit dem Snowboard, Claviculafraktur links mittleres Drittel mit ventraler Knickbildung, konservative Therapie an einem auswärtigen Krankenhaus empfohlen.
- 6 Monate nach dem Unfall persistierende Restbeschwerden im linken Schulter-Clavicula-Bereich bei dem ausgesprochen aktiven Sportler, schmerzbedingte Bewegungseinschränkung. Überweisung an unsere Klinik zur Einschätzung und Therapie.
- Am 19.07.2010 Beurteilung durch uns: erhebliche Fehlstellung der linken Clavicula im mittleren Drittel, deutliche Druckdolenz im alten Frakturbereich mit falscher Beweglichkeit, Acromioclaviculargelenk unauffällig. Radiologisch hypertrophe Clavicula-Pseudarthrose mittleres Drittel (◘ Abb. 1a,b). Indikation zur chirurgischen Sanierung gestellt.

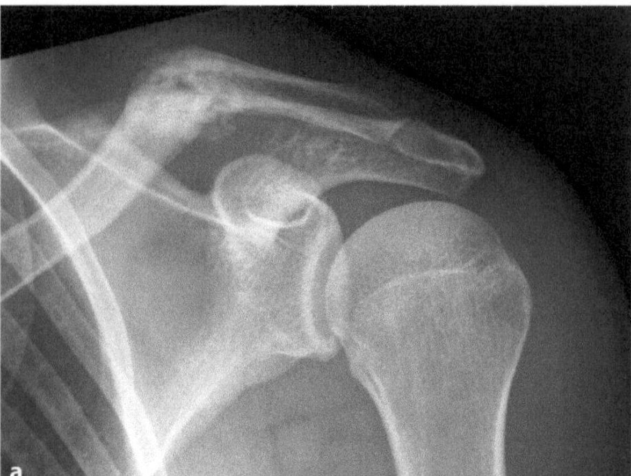

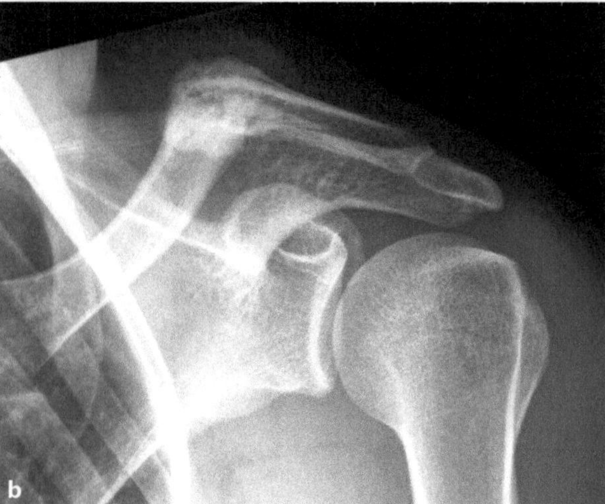

◘ **Abb. 1a,b**

Problemstellung

- 7 Monate nach Claviculafraktur zunehmende Beschwerden mit Behinderung im beruflichen Alltag als Bauzeichner.
- Behinderung in der sportlichen Aktivität des 21-jährigen sportlichen Mannes.

Chirurgische Intervention

- Am 22.10.2010, 10 Monate nach dem Unfall, chirurgische Revision mit Pseudarthrose-Resektion-Anfrischung, Anlagerung von Beckenkammspongiosa und Osteosynthese mit vorgeformter 3.5 mm 8-Loch-LCP-Platte (Abb. 2).
- Postoperativ Ortho-Gilet als Komforttherapie, begleitende Physiotherapie, für 6 Wochen nicht über die Horizontale.

Verlauf

- 6 Wochen nach dem Eingriff Patient beschwerdearm, freie Elevation/Abduktion linke Schulter. Radiologisch stabile Platte, Beginn der Konsolidation im Pseudarthrose-Bereich (Abb. 3a,b). Patient zu 50 % arbeitsfähig.

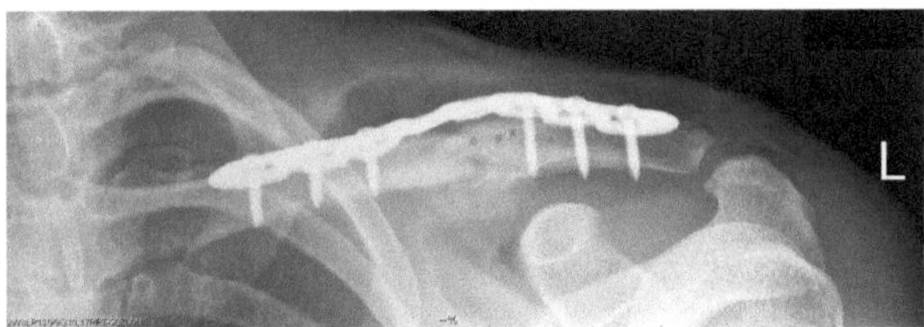

Abb. 2

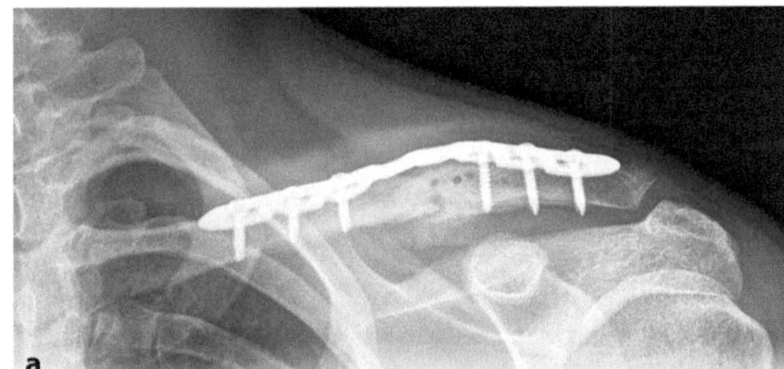

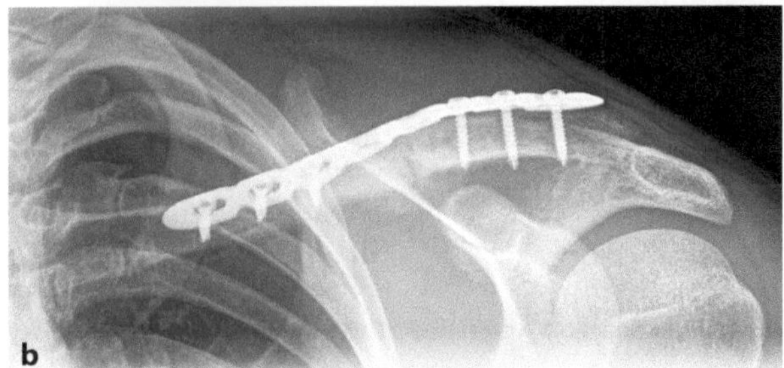

Abb. 3a,b

- 6 Monate postoperativ Patient schmerzfrei und voll arbeits-/sportfähig. Schulterbeweglichkeit frei und symmetrisch. Radiologisch Pseudarthrose durchgebaut, Platte reizlos in situ (◘ Abb. 4a,b).
- Metallentfernung frühestens 12 Monate nach Osteosynthese.

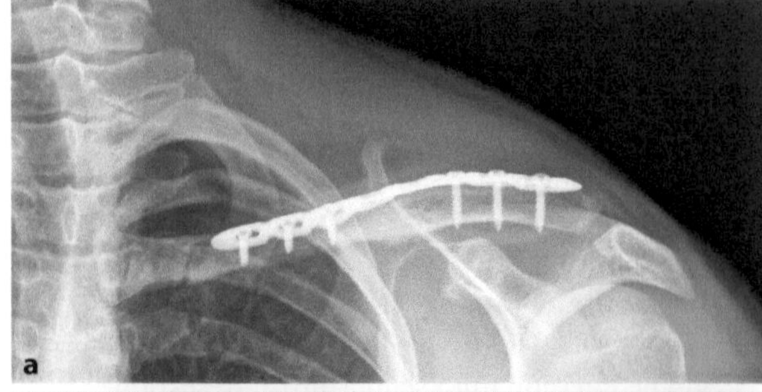

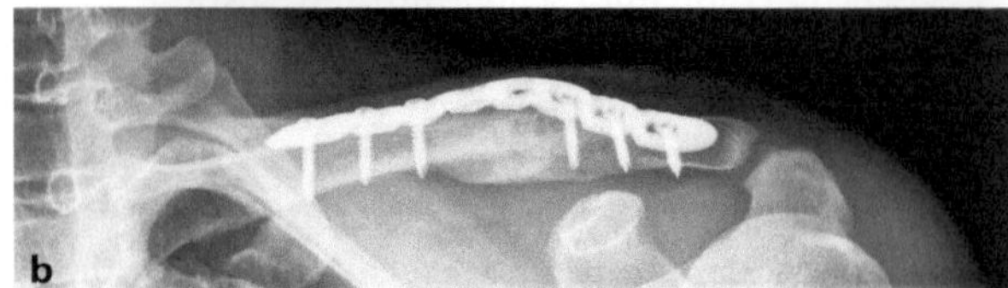

◘ Abb. 4a,b

- Gut 5 Jahre nach Intervention Kontrolle auf Wunsch des Patienten. Osteosynthesematerial beim Kampfsport störend. Klinisch und radiologisch Restitutio. Pseudarthrose radiologisch nicht mehr fassbar (◘ Abb. 5a,b).
- Metallentfernung wurde auf Wunsch des Patienten für Juni 2016 geplant.

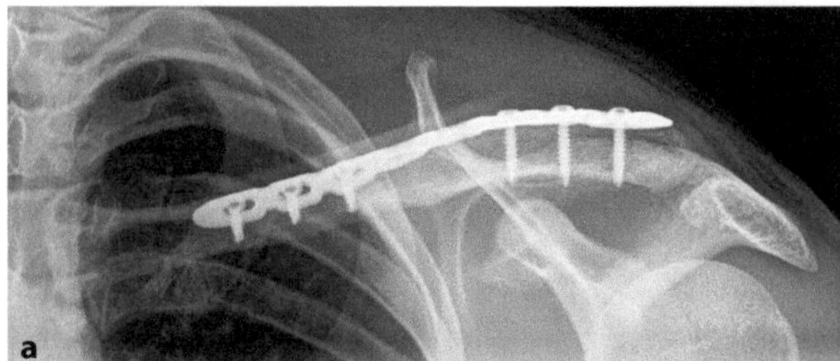

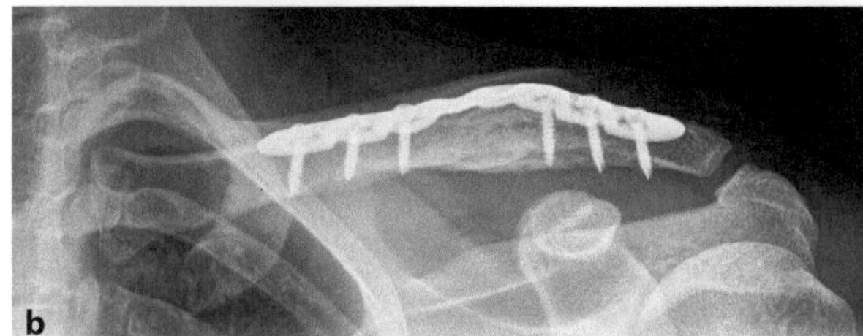

◘ Abb. 5a,b

Diskussion

Trotz der hypertrophen Clavicula-Pseudarthrose haben wir uns für eine zusätzliche Spongiosaplastik mit Anfrischen der Pseudarthroseränder entschlossen. Rein theoretisch hätte wahrscheinlich auch die Osteosynthese allein genügt. Der Aufwand für eine Spongiosaplastik ist jedoch gering, und die biologische Stimulation immer wertvoll.

Ihre Notizen

Fall 75: Symptomatische laterale Clavicula-Pseudarthrose nach konservativer Therapie

Rainer-Peter Meyer, Fabrizio Moro, Hans-Kaspar Schwyzer

R.-P. Meyer et al., *100 Clavicula-Pseudarthrosen*, https://doi.org/10.1007/978-3-662-55345-9_76

Anamnese

- Am 12.03.2010 Sturz des 42-jährigen Mannes beim Skilaufen mit Claviculafraktur lateral links. Konservative Therapie, persistierende Beschwerden, weiterführende Abklärung im Dezember 2010 mit Diagnose einer Clavicula-Pseudarthrose links. Überweisung an uns zur allfälligen chirurgischen Therapie.
- Am 16.12.2010 Beurteilung an unserer Klinik: Exquisite Druckdolenz im Bereich der lateralen Clavicula links, Acromioclaviculargelenk klinisch unauffällig. Radiologisch Pseudarthrose der lateralen Clavicula, kein Hinweis für zusätzliche Läsion der coracoclaviculären Bänder (Abb. 1a,b). Indikation zur operativen Pseudarthrose-Sanierung gestellt.

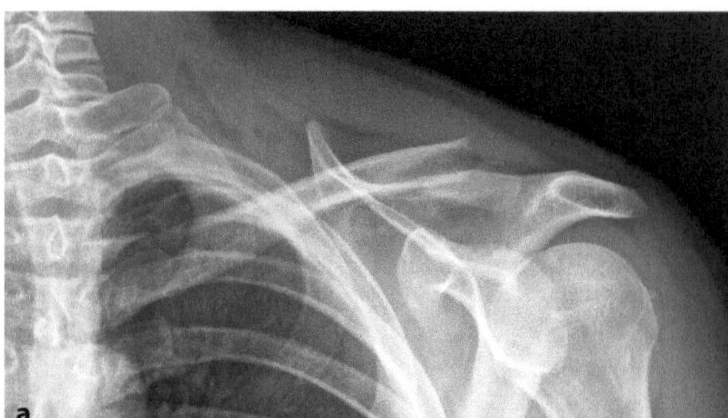

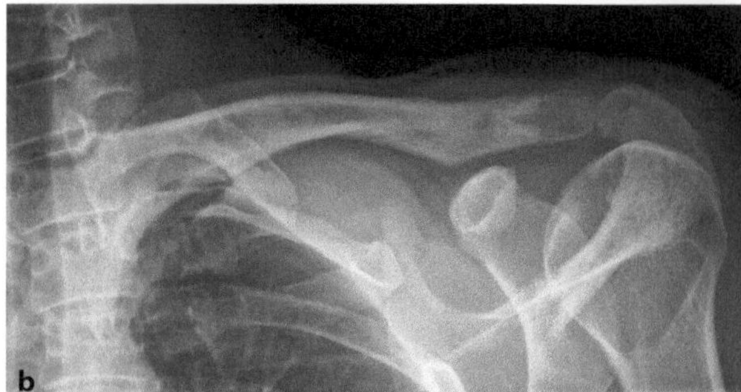

Abb. 1a,b

Problemstellung

- Über 10 Monate zunehmende Schulterschmerzen links bei vorerst verkannter Entwicklung einer Clavicula-Pseudarthrose.
- Als Heizungstechniker beruflich behindert.

Chirurgische Intervention

- Am 21.01.2011, 10 Monate nach Fraktur, offene Pseudarthrose-Resektion/-Anfrischung, Spongiosaplastik und Platten-Osteosynthese mit 3.5 mm 3-Loch-LCP- distale Humerusplatte mit lateraler Abstützung und Zugschraube linke Clavicula (Abb. 2).
- Postoperativ Ortho-Gilet mit begleitender Physiotherapie, Abduktion nicht über die Horizontale.

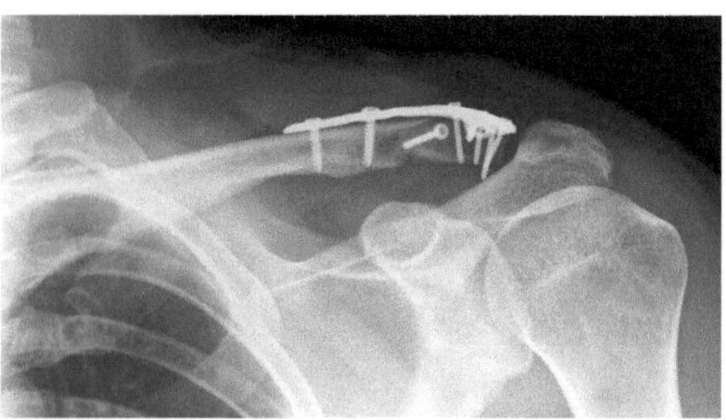

Abb. 2

Verlauf

- 6 Wochen postoperativ deutliche Schmerzreduktion bei guter Schulterbeweglichkeit links. Radiologisch weit fortgeschrittener Durchbau der Pseudarthrose, korrektes Alignement, ausgeglichene Länge der Clavicula (■ Abb. 3a,b).

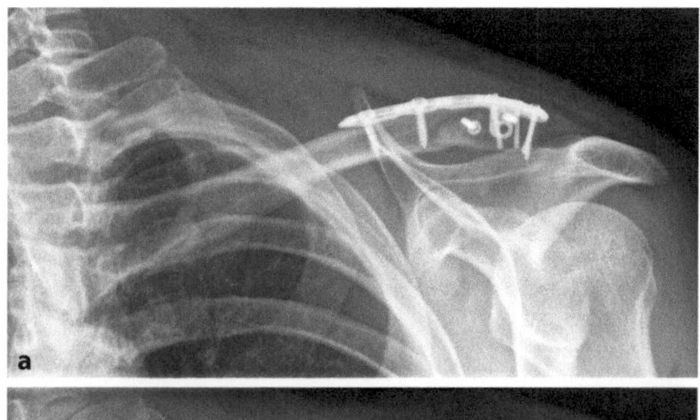

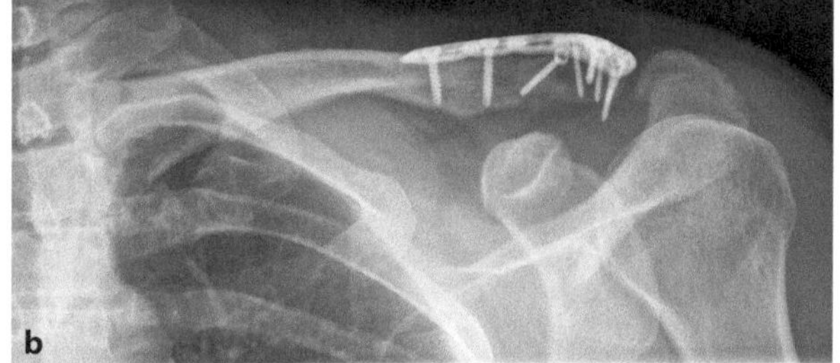

■ **Abb. 3a,b**

- 3 Monate nach dem Eingriff freie, symmetrische Schulterbeweglichkeit, kaum Schmerzen. Radiologisch Pseudarthrose abgeheilt, korrekte Zentrierung im Acromioclaviculargelenk, Osteosynthesematerial stabil (■ Abb. 4a,b). Kontrolle 1 Jahr nach Intervention geplant im Hinblick auf eine allfällige Metallentfernung.

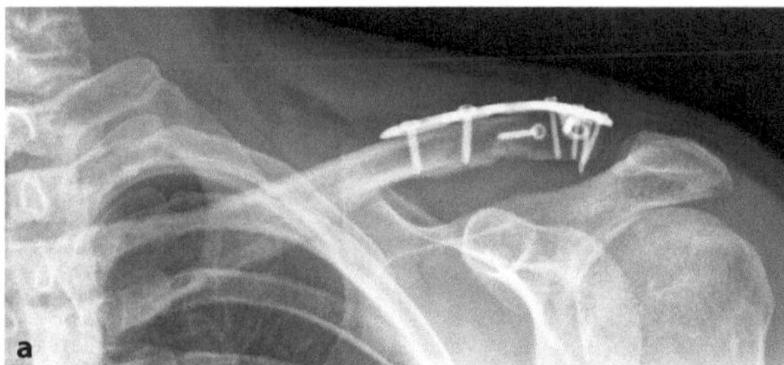

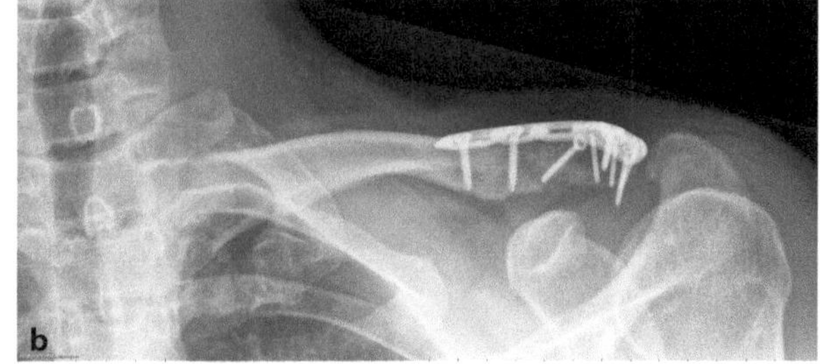

■ **Abb. 4a,b**

- 7 Monate postoperativ vorzeitige Meldung des Patienten wegen Schulterschmerzen links mit deutlicher Bewegungsreduktion. Linke Clavicula klinisch unauffällig, keine Druckdolenz im alten Pseudarthrosebereich, anteriorer Schulterschmerz links im Sulcus bicipitalis bei Tenosynovitis der langen Bicepssehne. Radiologisch Clavicula-Pseudarthrose durchgebaut, Osteosynthesematerial reizlos in situ (◘ Abb. 5a,b). Cortison-Instillation glenohumeral links mit gutem Effekt sowohl betreffend Schulterbeweglichkeit wie betreffend der langen Bicepssehnenschmerzen links.

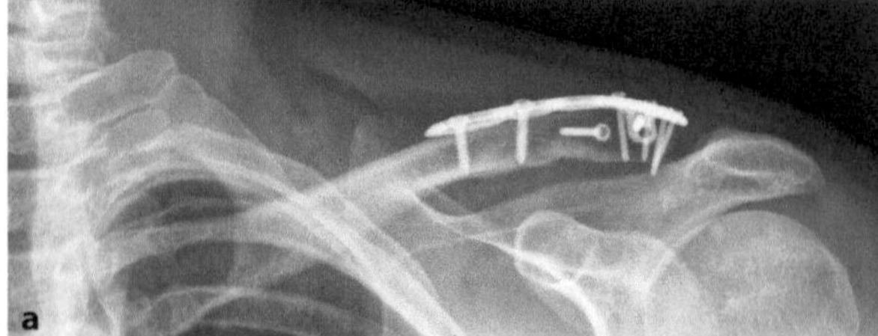

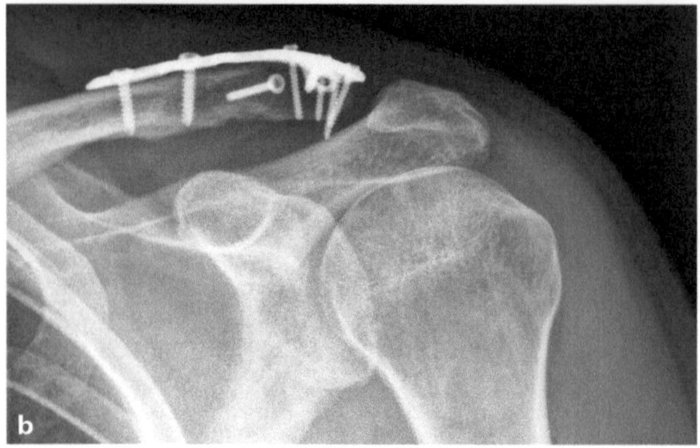

◘ Abb. 5a,b

- 1 Jahr nach Intervention endständig eingeschränkte Schulterfunktion links in Flexion und Abduktion von ca. 20°, auch Außen-/Innenrotation leicht reduziert. Linke Clavicula-Acromioclaviculargelenksregion klinisch und radiologisch unauffällig (◘ Abb. 6).
- Am 02.07.2012, 1½ Jahre nach dem Eingriff Metallentfernung linke Clavicula bei gleichzeitiger arthroskopischer anteriorer Arthrolyse linke Schulter mit Tenodese der langen Bicepssehne.
- 6 Monate nach dem Zweiteingriff freie, symmetrische Schulterbeweglichkeit, Patient beschwerdefrei und voll arbeits- und sportfähig.

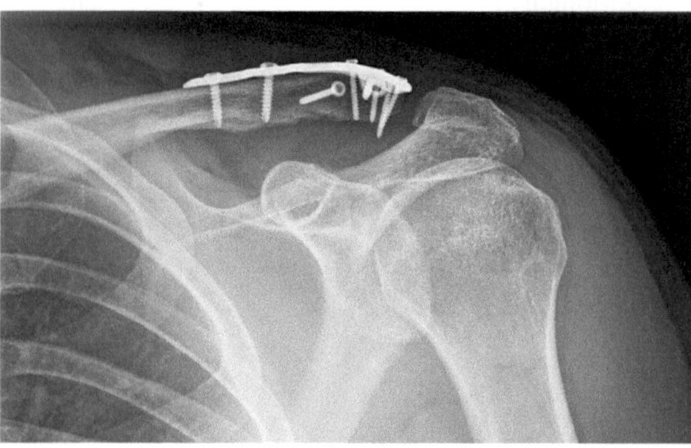

◘ Abb. 6

Diskussion

- Ein Plattensystem, primär konzipiert für die Versorgung der distalen Humerusfrakturen, hat sich in unserer klinischen alltäglichen Erfahrung äußerst gut bewährt für die primäre Versorgung der lateralen Claviculafrakturen wie auch für die lateralen Clavicula-Pseudarthrosen.

Ihre Notizen

Fall 76: Symptomatische Clavicula-Pseudarthrose nach konservativer Therapie einer Claviculafraktur im Übergang mittleres-laterales Drittel

Rainer-Peter Meyer, Fabrizio Moro, Hans-Kaspar Schwyzer

R.-P. Meyer et al., *100 Clavicula-Pseudarthrosen*, https://doi.org/10.1007/978-3-662-55345-9_77

Anamnese

- Am 21.08.2010 Motorradunfall des 58-jährigen Mannes mit Rippenfrakturen rechts, multiplen Kontusionen und wenig dislozierter Claviculafraktur rechts im Bereich mittleres-laterales Drittel mit kurzem intermediärem Fragment.
- Vorschlag einer primär konservativen Therapie durch uns wegen geringer Fragmentdislokation und fehlender, relevanter Verkürzung (◘ Abb. 1a,b).

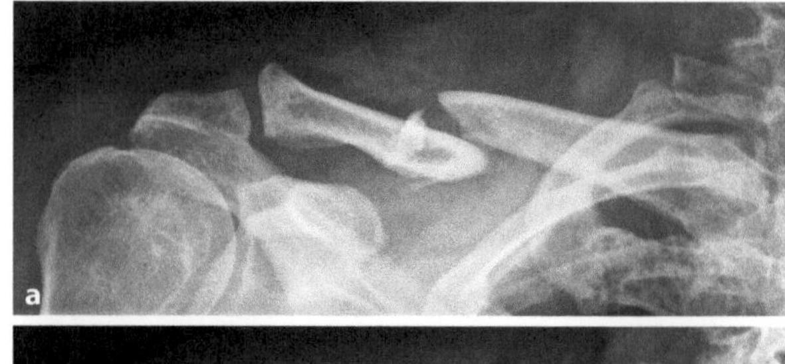

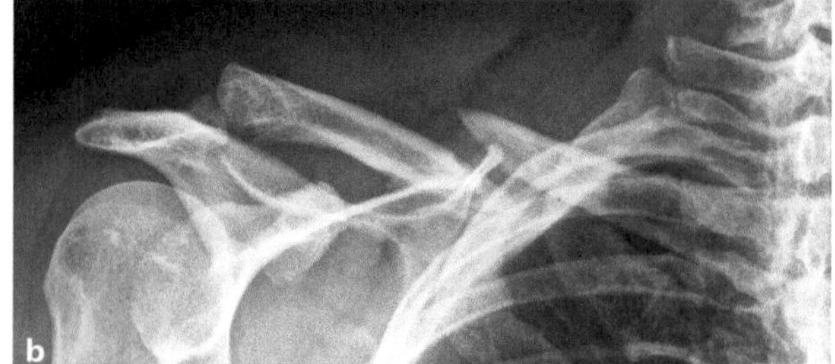

◘ Abb. 1a,b

- 6 Wochen nach Fraktur klinisch palpatorisch Weichteil-Plus über der Frakturzone. Radiologisch noch keine reparativen Vorgänge nachweisbar. Fragmentstellung unverändert (◘ Abb. 2a,b).

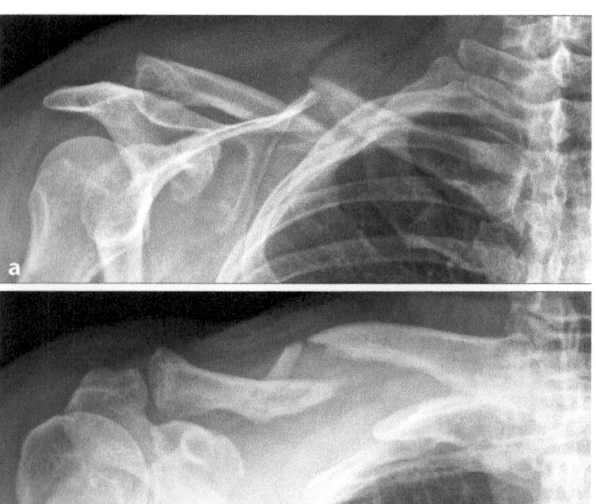

◘ Abb. 2a,b

- 5 Monate nach dem Unfall symptomatische Non-Union. Radiologisch keine reparativen Vorgänge fassbar (◘ Abb. 3a,b). Ein aktives chirurgisches Vorgehen wird empfohlen.

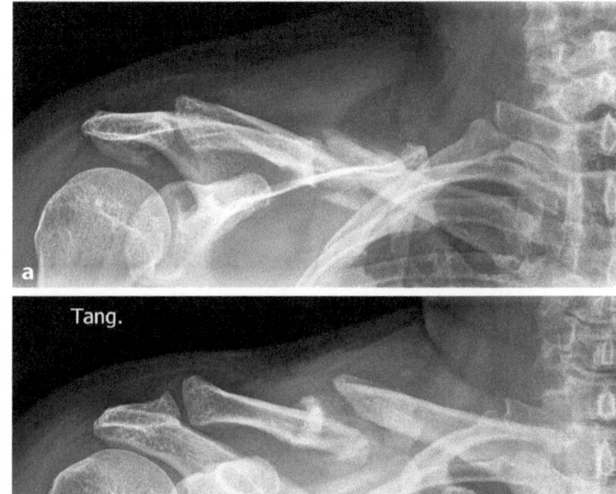

◘ **Abb. 3a,b**

- Verzögerung der Intervention aus beruflichen Gründen. Die Röntgenkontrolle vom 09.06.2011 zeigt das Vollbild einer Clavicula-Pseudarthrose im mittleren Drittel rechts (◘ Abb. 4a,b).

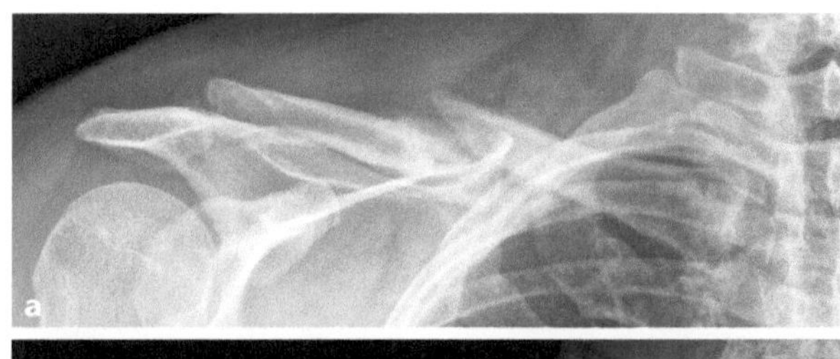

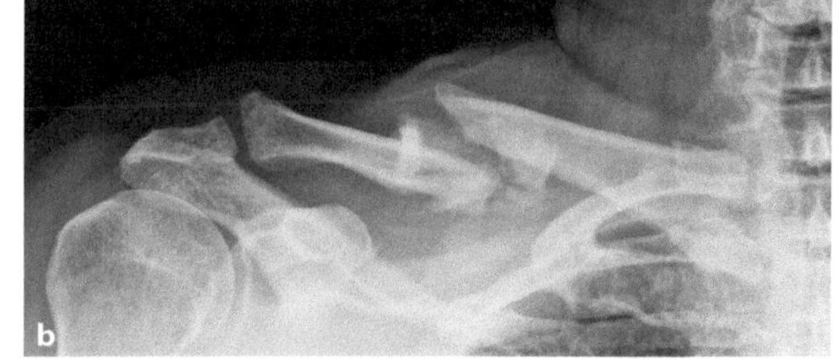

◘ **Abb. 4a,b**

▪ Problemstellung

- Über nahezu ein Jahr sich hinziehende Schmerzen im rechten Schulterbereich.
- Entsprechende Handikaps im Beruf und Sport.

▪ Operative Intervention

- Am 11.07.2011 Sanierung der symptomatischen Clavicula-Pseudarthrose rechts mit offener Reposition, Pseudarthrose-Anfrischung, Beckenspaninterposition, Spongiosaplastik und Platten-Osteosynthese mit anatomisch vorgeformter 8-Loch-3.5 mm-LCP-SA (superior-anterior)-Claviculaplatte (◘ Abb. 5).
- Postoperativ Ortho-Gilet für 4 Wochen mit aktiv-assistierten Bewegungsübungen nicht über die Horizontale in den ersten 6 Wochen.

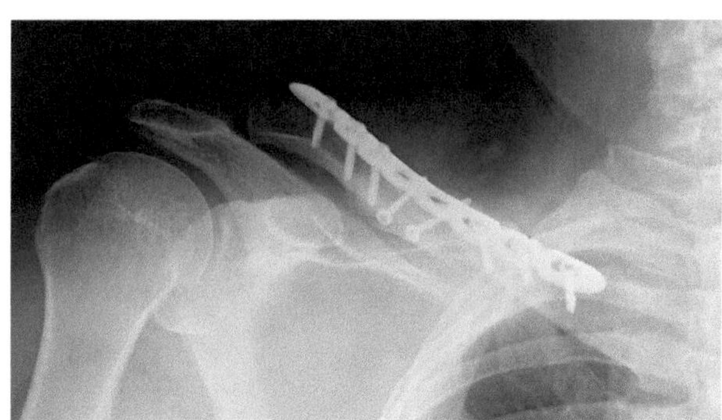

◘ **Abb. 5**

Verlauf

- 6 Wochen postoperativ praktisch freie und symmetrische Schulterfunktion. Radiologisch korrekt liegendes Osteosynthesematerial, sich abzeichnende reparative Vorgänge, Clavicula-Länge ausgeglichen (▫ Abb. 6a,b).

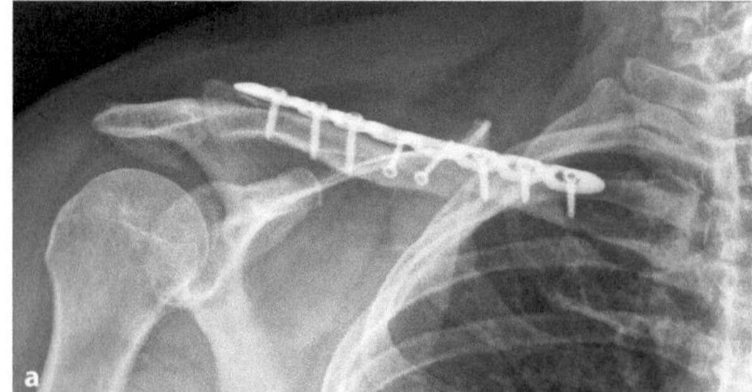

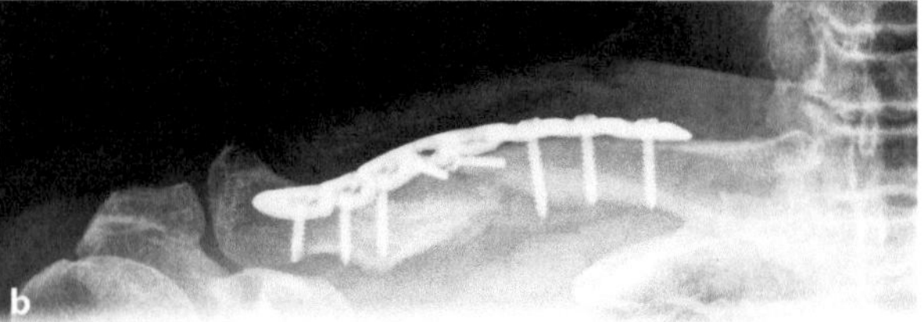

▫ Abb. 6a,b

- 6 Monate nach Intervention subjektiv und objektiv gutes funktionelles Resultat. Radiologisch Pseudarthrose ausgeheilt, Osteosynthesematerial stabil (▫ Abb. 7a,b).

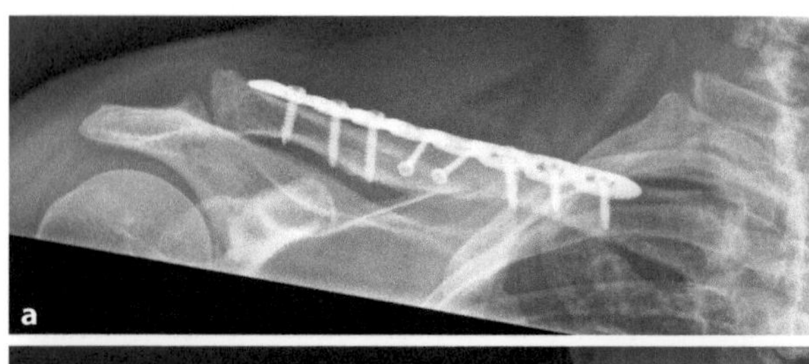

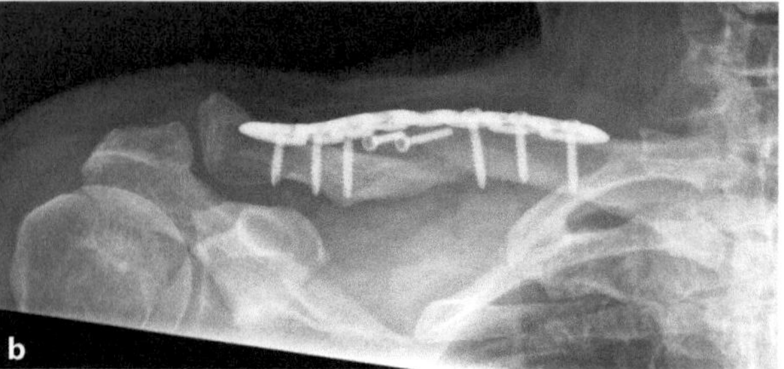

▫ Abb. 7a,b

- 1 Jahr postoperativ klinisch und radiologisch korrekte Situation. Im Röntgenbild ausgeglichenes Alignement der Clavicula mit regelrechten Stellungsverhältnissen (◘ Abb. 8a,b).

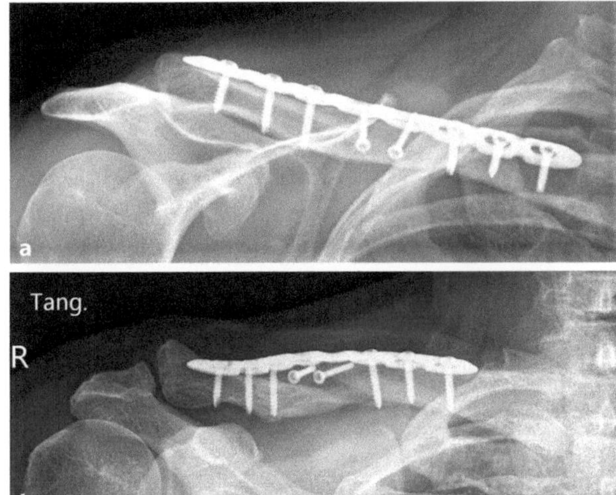

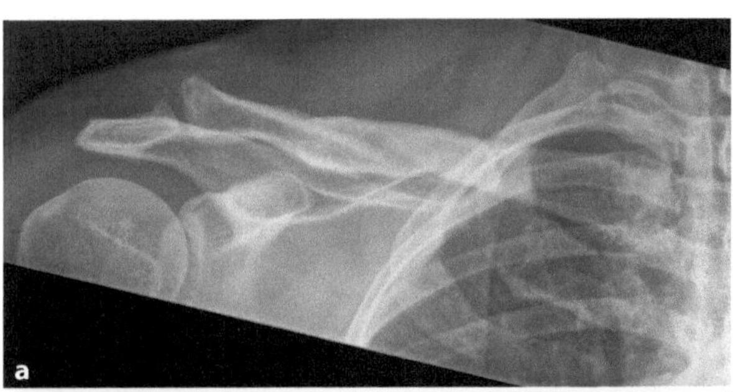

◘ **Abb. 8a,b**

- Am 02.11.2012 erfolgt die Metallentfernung auf Wunsch des Patienten, da er sich durch das liegende Osteosynthesematerial gestört fühlt (◘ Abb. 9a,b).

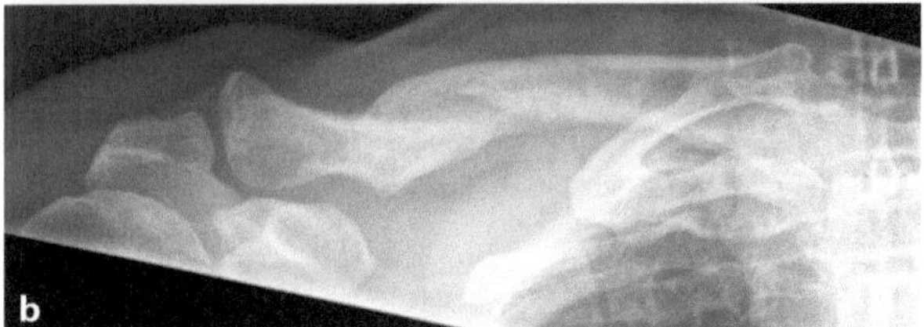

◘ **Abb. 9a,b**

▪ Diskussion

Retrospektiv hätte die Fraktur primär operiert werden sollen, und zwar aus folgenden Gründen:

- 1. Wegen des intermediären verkippten Fragmentes mit Sperreffekt.
- 2. Wegen der ad latus-Verschiebung im Schaftbereich bedingt durch den Zug des Musculus sternocleidomastoideus, welcher das mediale Fragment nach kranial zieht.

Die intraoperative Aufnahme zeigt das technische Vorgehen bei der Versorgung dieser Pseudarthrose. Bedingt durch die Tatsache, dass sich die Pseudarthrose genau auf Kulminationshöhe der physiologischen Claviculakrümmung befindet, entscheiden wir uns bei der osteosynthetischen Versorgung zu den folgenden taktischen Schritten:

- Teleskopieren der Fragmente, wodurch ein kortikaler Kontakt der Clavicula-Endigungen resultiert.
- Der tricortical-entnommene Beckenspan wird spangenförmig modelliert und dann so angebracht, dass durch den Span beide Claviculafragmente überbrückt werden können.
- Die Fixation des Spans erfolgt mit je einer 2.7 mm-Corticalisschraube ins mediale respektive laterale Fragment.
- An den Spanenden wird zusätzlich medial und lateral weiche Spongiosa angelagert (◘ Abb. 10).

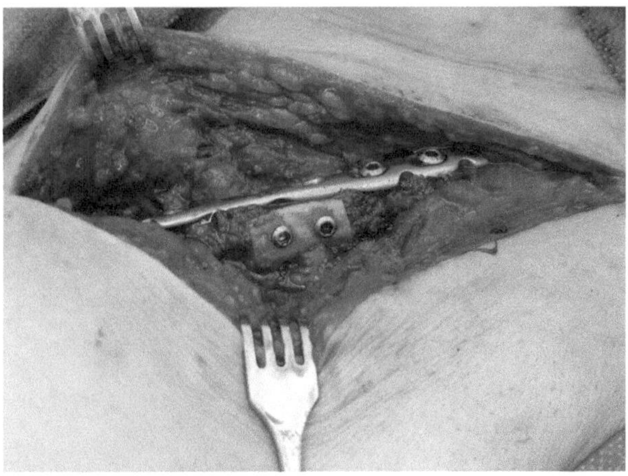

◘ **Abb. 10**

Fall 77: Symptomatische Clavicula-Pseudarthrose im mittleren Drittel nach Osteosynthese mit elastischem Titan-Nagel

Rainer-Peter Meyer, Fabrizio Moro, Hans-Kaspar Schwyzer

R.-P. Meyer et al., *100 Clavicula-Pseudarthrosen*, https://doi.org/10.1007/978-3-662-55345-9_78

Anamnese

- Fahrradsturz der 32½-jährigen Frau am 23.05.2011, Claviculafraktur links Übergang mittleres-laterales Drittel, wenig disloziert (◘ Abb. 1a,b), konservative Therapie, Ortho-Gilet, Pendelübungen.

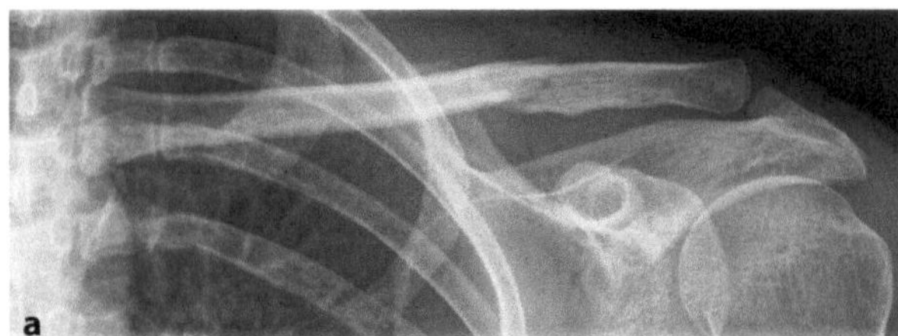

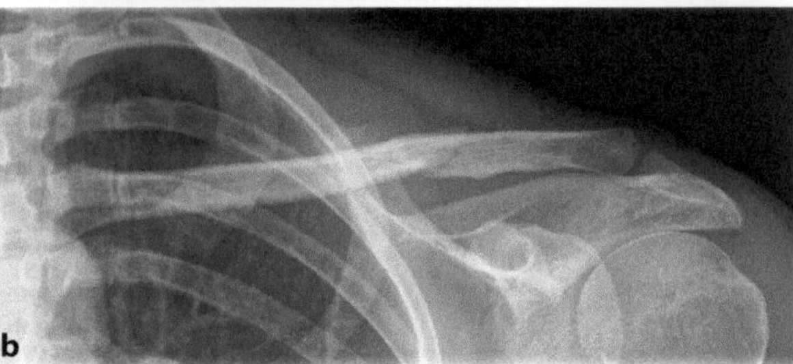

◘ **Abb. 1a,b**

- 31.05.2011 Sturz bei der Arbeit, deutliche Schmerzzunahme im linken Claviculabereich. Radiologisch nun um Schaftbreite dislozierte Clavicula-Schaftfraktur links (◘ Abb. 2a,b). Osteosynthetische Versorgung empfohlen.

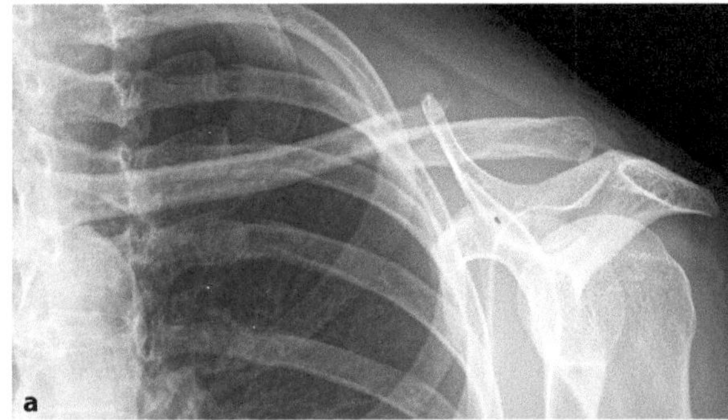

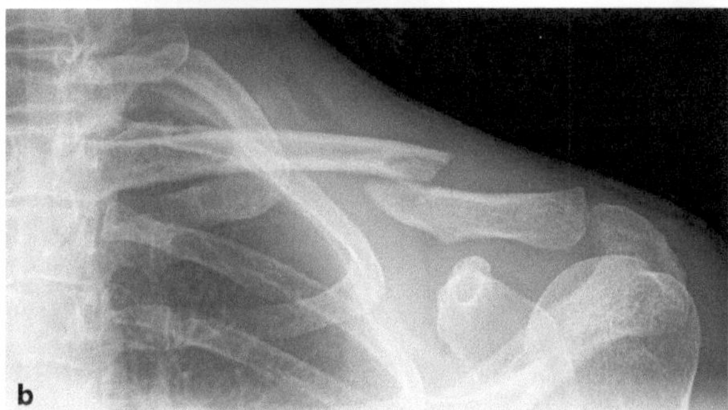

◘ Abb. 2a,b

Problemstellung

- Junge, sportliche Frau mit um Schaftbreite dislozierter Claviculafraktur im mittleren Drittel mit Verkürzung.
- Patientin arbeitet in einer Sportorganisation mit entsprechender sportlicher Ausrichtung.

Erste chirurgische Intervention

- Am 03.06.2011 offene Reposition der 10 Tage alten Claviculafraktur links und Schienung mit 2.5 mm Titan-Nagel, von medial eingeführt (◘ Abb. 3).
- Postoperativ Ortho-Gilet für 2 Wochen bei funktioneller Nachbehandlung, Abduktion nicht über die Horizontale für die ersten 6 Wochen.

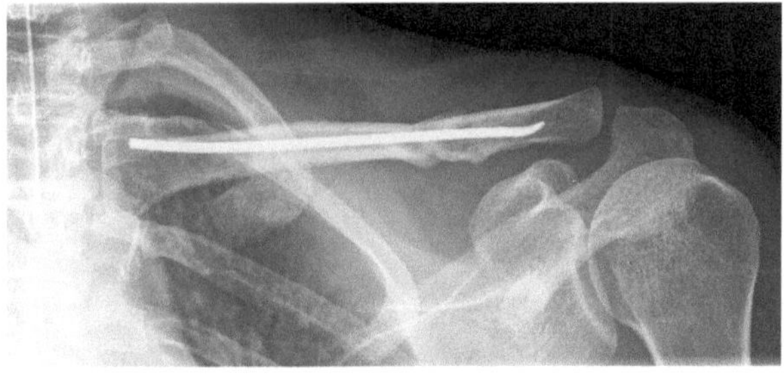

◘ Abb. 3

Verlauf

- 6 Wochen postoperativ ausgeglichene Claviculalänge, nahezu symmetrische Schulterfunktion. Radiologisch beginnende reparative Vorgänge mit deutlicher periostaler Kallusbildung (◘ Abb. 4a,b). Freigabe der Bewegungsamplitude ohne Kraftaufbau.

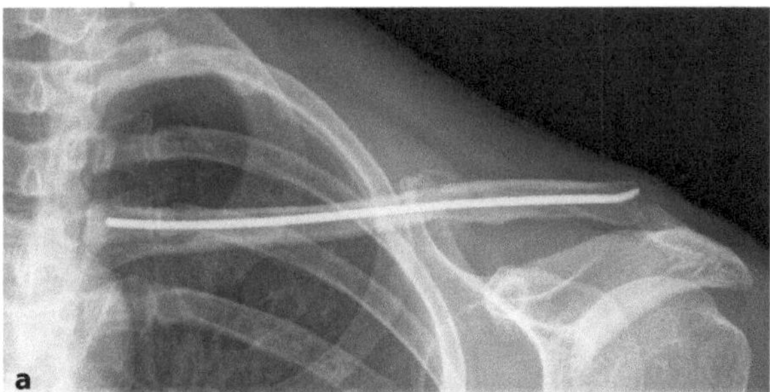

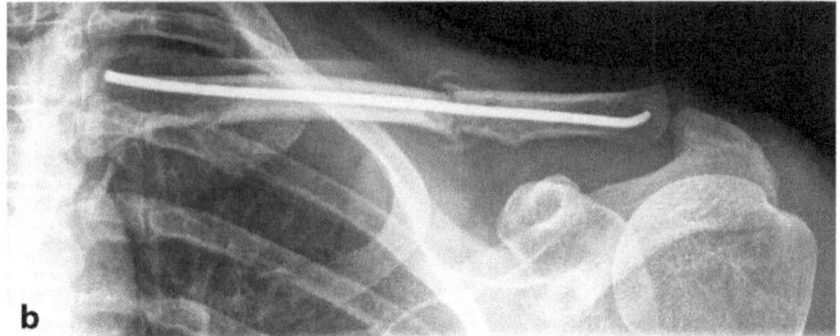

◘ Abb. 4a,b

- 3 Monate postoperativ freie symmetrische Schulterfunktion, Nagelspitze im Bereich der lateralen Clavicula dorsal palpierbar. Radiologisch minime Migration des Nagels nach lateral, weit fortgeschrittener Frakturdurchbau (◘ Abb. 5a,b). Nagelentfernung frühestens 6 Monate postoperativ geplant.

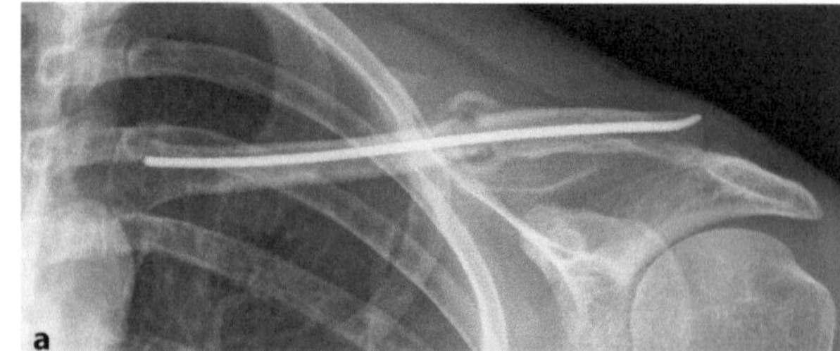

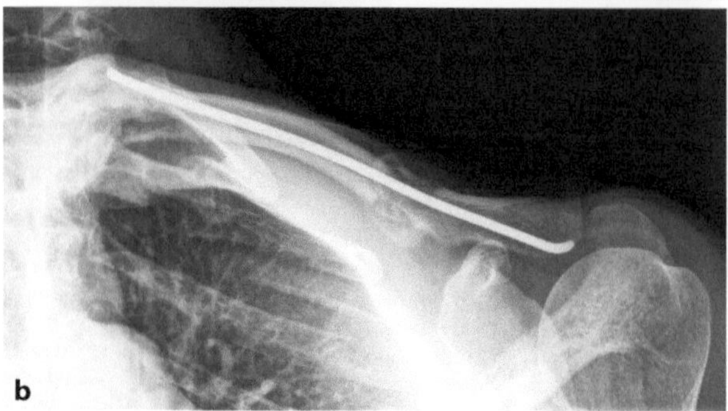

◘ Abb. 5a,b

- 6 Monate nach dem Eingriff keine Druckdolenz der kräftigen gut palpierbaren Kallusmasse. Radiologisch deutlich dichter gewordener Kallus (◘ Abb. 6a,b). Nagelentfernung geplant.
- Am 28.11.2011 Nagelentfernung 6 Monate nach dem Primäreingriff an der linken Clavicula.

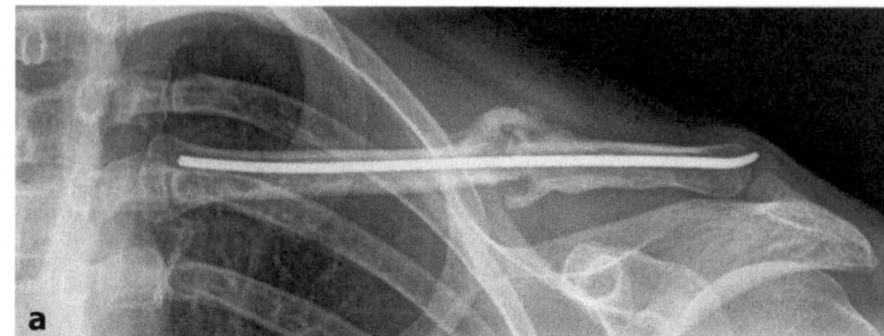

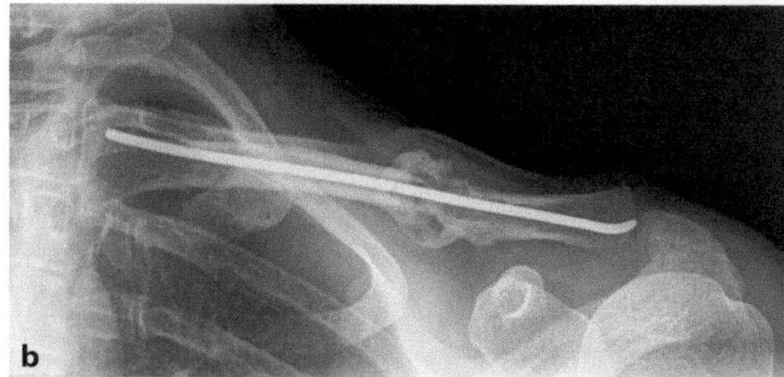

◘ Abb. 6a,b

- 5 Monate nach Nagelentfernung Restbeschwerden im alten Frakturbereich mit druckdolentem hypertrophem Kallus. Radiologisch keine sichere Überbrückung der Fraktur (◘ Abb. 7a,b), in der Computertomographie hypertrophe Pseudarthrose dokumentiert (◘ Abb. 8), chirurgische Revision empfohlen. Bei geringer Symptomatik und Sportfähigkeit weiteres Zuwarten legitim.

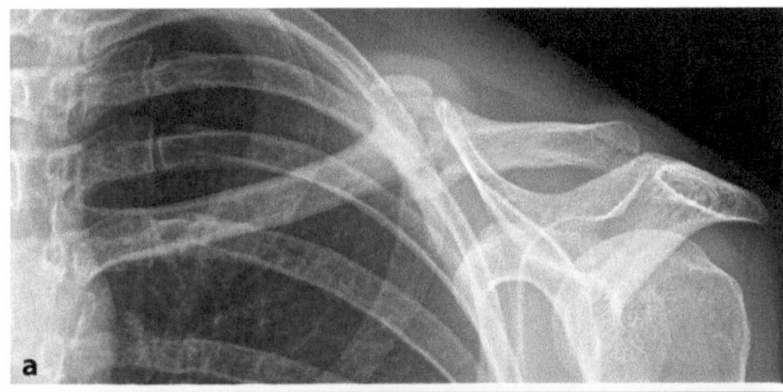

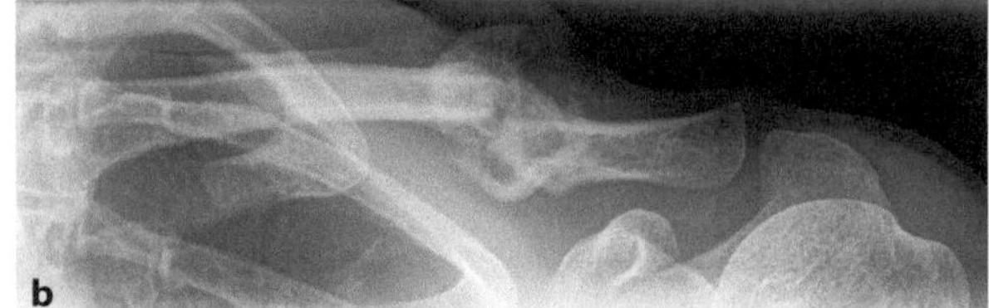

◘ Abb. 7a,b

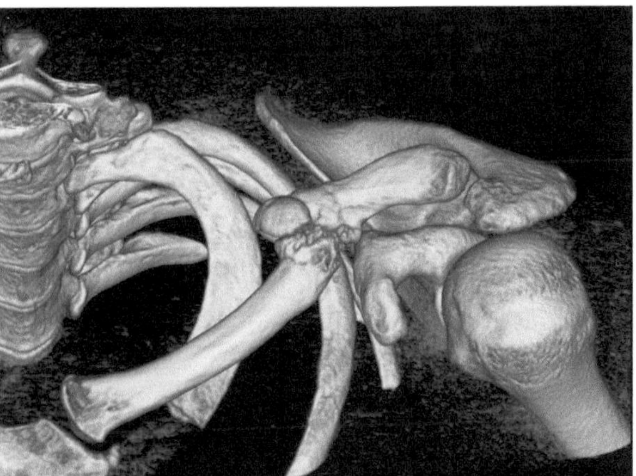

◘ Abb. 8

- 15 Monate nach Erstintervention zusehends symptomatisch werdende Clavicula-Pseudarthrose links. Radiologisch kein knöcherner Durchbau, beginnende Resorption des hypertrophen Kallus (◘ Abb. 9a,b). Operative Revision empfohlen.

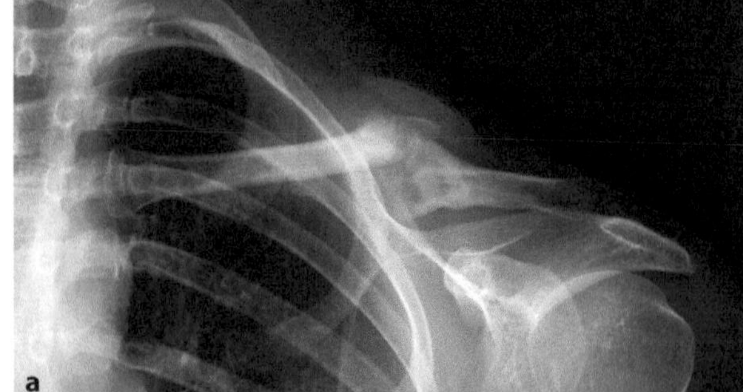

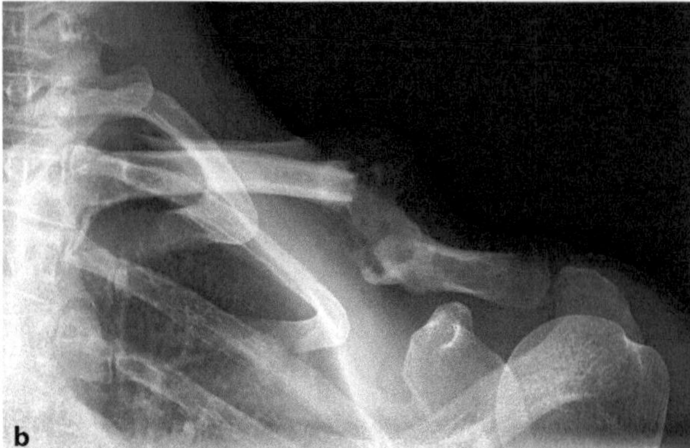

◘ Abb. 9a,b

■ **Zweite chirurgische Intervention**

- Am 19.10.2012, 1½ Jahre nach Titan-Nagel-Osteosynthese der linken Clavicula, offene Revision mit Pseudarthrose-Resektion/-Anfrischung, Interposition eines tricorticalen Beckenspans, Spongiosaanlagerung und Osteosynthese mit anatomisch vorgeformter 8-Loch-LCP-Claviculaplatte links (◘ Abb. 10).
- Postoperativ Ortho-Gilet für 6 Wochen, begleitende Physiotherapie, Abduktion nicht über die Horizontale.

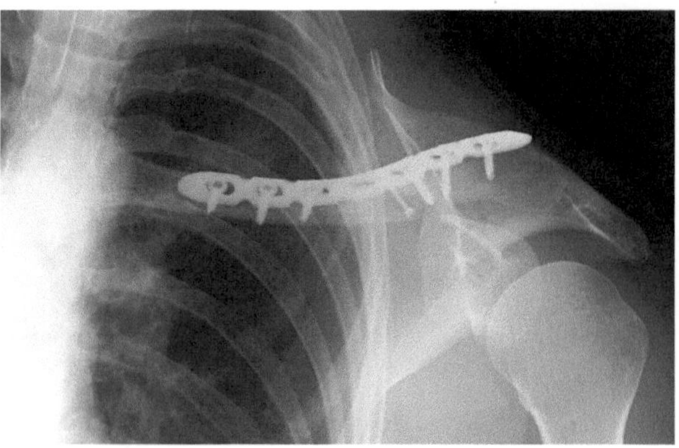

◘ Abb. 10

Verlauf

- 6 Wochen postoperativ freie, symmetrische Schulterbeweglichkeit. Radiologisch ausgeglichene Claviculalänge, Osteosynthesematerial stabil, sich abzeichnende reparative Vorgänge im Pseudarthrosebereich (◘ Abb. 11a,b). Beginn mit dosiertem Kraftaufbau.

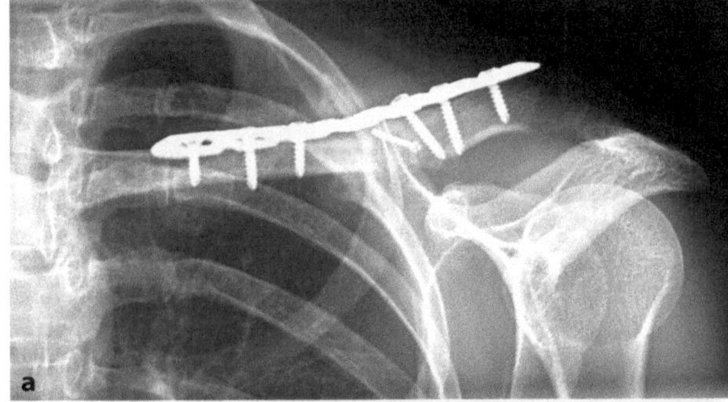

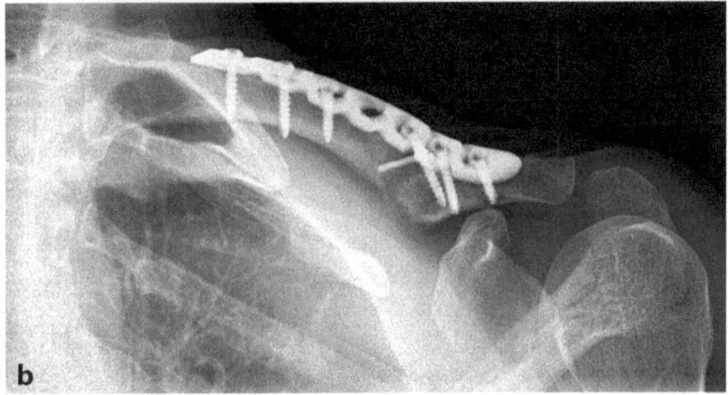

◘ Abb. 11a,b

- 6 Monate nach Zweitintervention Patientin schmerzfrei, Schulterbeweglichkeit symmetrisch, volle Sportfähigkeit. Radiologisch Pseudarthrose konsolidiert, nicht mehr einsehbar, korrektes Alignement, gutes Remodelling (◘ Abb. 12a,b). Metallentfernung frühestens 16–18 Monate postoperativ.
- Am 08.05.2014 Metallentfernung linke Clavicula, 1½ Jahre nach dem Zweiteingriff bei Restitutio.

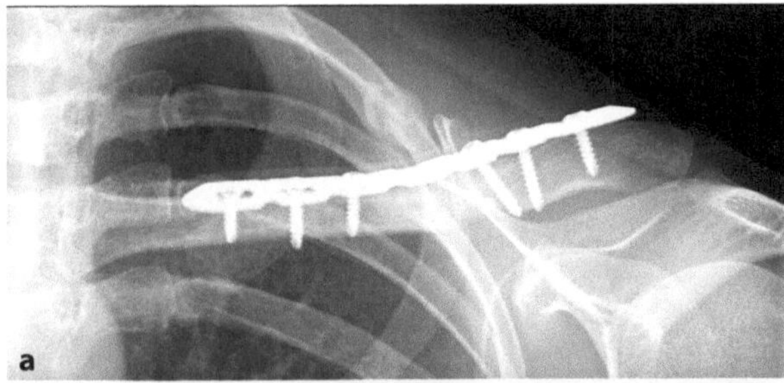

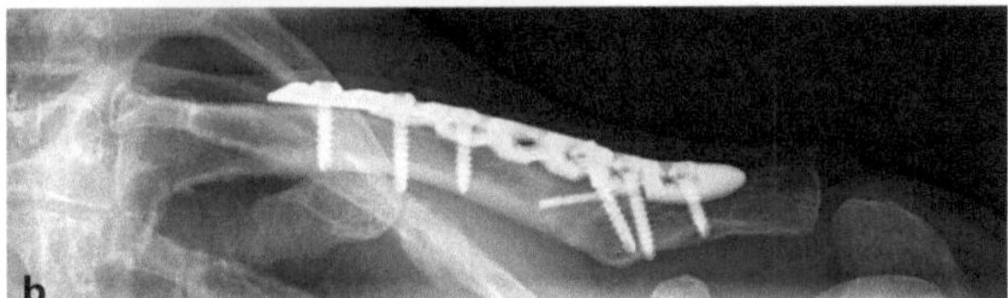

◘ Abb. 12a,b

Diskussion

Aus eigener, bitterer Erfahrung ist die Osteosynthese mit elastischem Titan-Nagel nach unserer Meinung nur bei Frakturen im mittleren Drittel eine gute Alternative zur Platten-Osteosynthese. Es bedingt aber eine ausgewogene, symmetrische Überbrückung der Fraktur mit dem Nagel, was an diesem Beispiel – eindrücklich demonstriert – nicht der Fall war. Zwei Drittel des Nagels liegen medial, lediglich ein Drittel des Nagels überbrückt die Fraktur und fasst das laterale Fragment ungenügend. Konsequenzen bekannt.

Fall 78: Delayed Union einer Claviculafraktur mittleres Drittel bei Status nach Platten-Osteosynthese mit Plattenausriss

Rainer-Peter Meyer, Fabrizio Moro, Hans-Kaspar Schwyzer

R.-P. Meyer et al., *100 Clavicula-Pseudarthrosen*, https://doi.org/10.1007/978-3-662-55345-9_79

Anamnese

- Sturz mit dem Motorrad des damals 51-jährigen Mannes am 31.05.2011: Mehrfragmentäre Claviculafraktur mittleres Drittel links (◘ Abb. 1a,b).
- Am 15.06.2011 Platten-Osteosynthese mit 3.5 mm 9-Loch-Rekonstruktionsplatte auswärts.

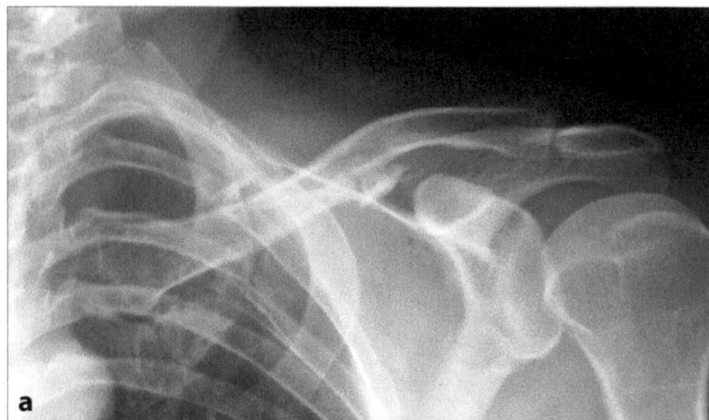

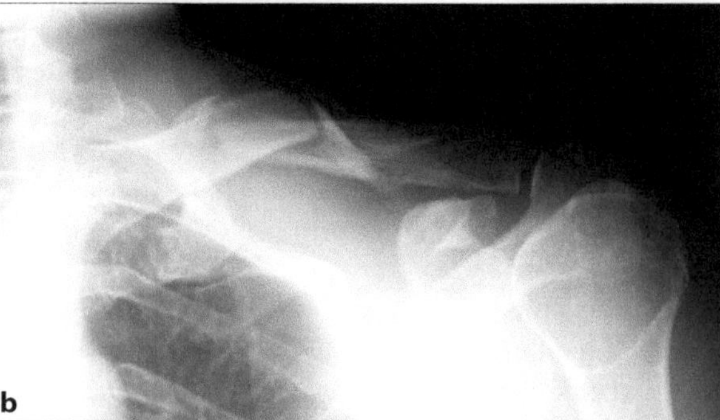

◘ **Abb. 1a,b**

- Am 28.07.2011 Notfallkonsultation an unserer Klinik wegen Schmerzen im Operationsbereich. Hochstand der medialen Plattenendigung mit Druckdolenz und Krepitation. Radiologisch Plattenausriss mit Claviculaverkürzung und Dislokation der Fraktur (◘ Abb. 2a,b). Indikation zur Re-Osteosynthese der linken Clavicula gegeben.

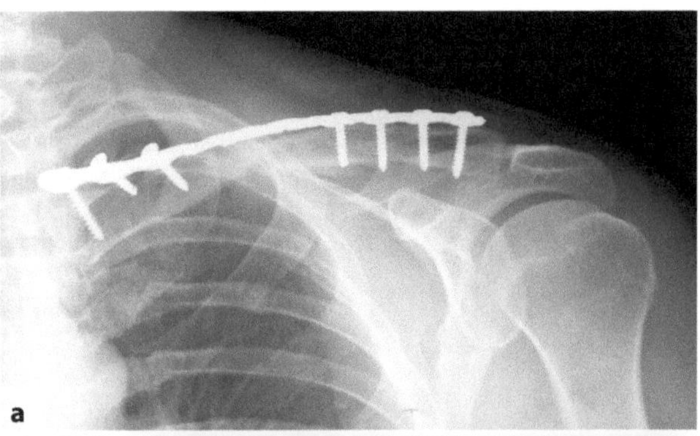

a

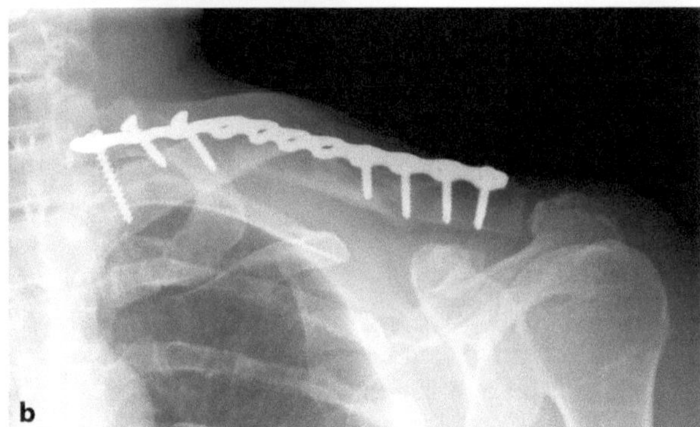

b

◘ Abb. 2a,b

Problemstellung

- Schmerzhafter Plattenausriss linke Clavicula nach Osteosynthese mit Krepitation.
- Schwäche im linken Arm mit Arbeitsunfähigkeit als Spediteur.

Operative Intervention

- Am 03.08.2011 chirurgische Revision linke Clavicula: Metallentfernung, Re-Osteosynthese mit 11-Loch 3.5 mm VA-LCP-Rekonstruktionsplatte, Auffüllen der Defektzone mit Beckenspongiosa und Fixation von zwei Frakturfragmenten mit Osteosuturen (◘ Abb. 3).
- Postoperativ Ortho-Gilet für 6 Wochen, aktiv-assistive Bewegungstherapie nicht über die Horizontale.

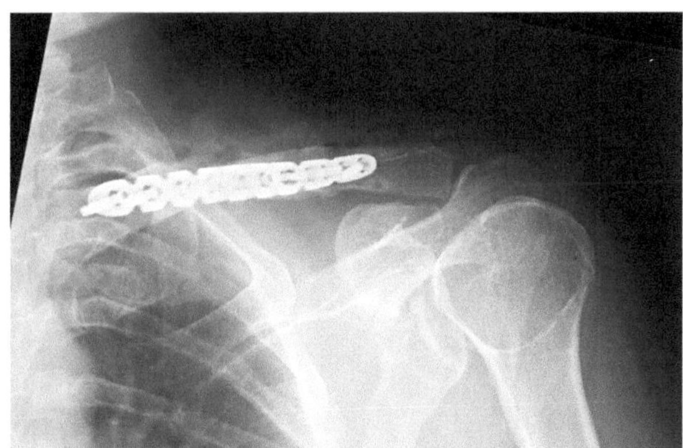

◘ Abb. 3

Verlauf

- 6 Wochen postoperativ stark eingeschränkte Schulterbeweglichkeit links bei postoperativ aufgetretener retraktiler Capsulitis. Radiologisch stabiles Osteosynthesematerial bei beginnendem Frakturdurchbau (◘ Abb. 4a,b). Cortisoninstillation glenohumeral.

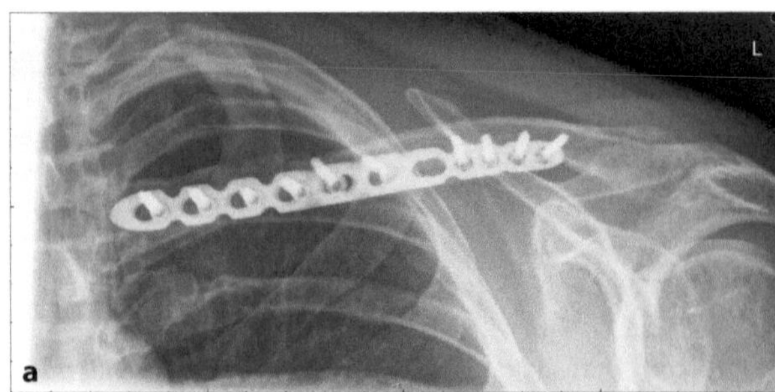

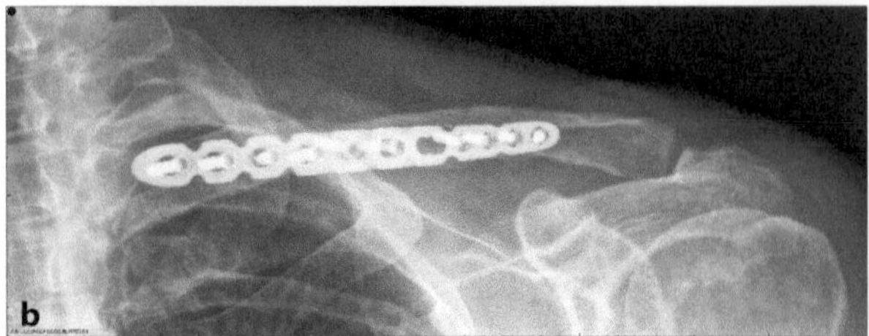

◘ Abb. 4a,b

- 3 Monate nach dem Zweiteingriff normalisierte Schulterbeweglichkeit. Radiologisch Claviculafraktur konsolidiert (◘ Abb. 5a,b).

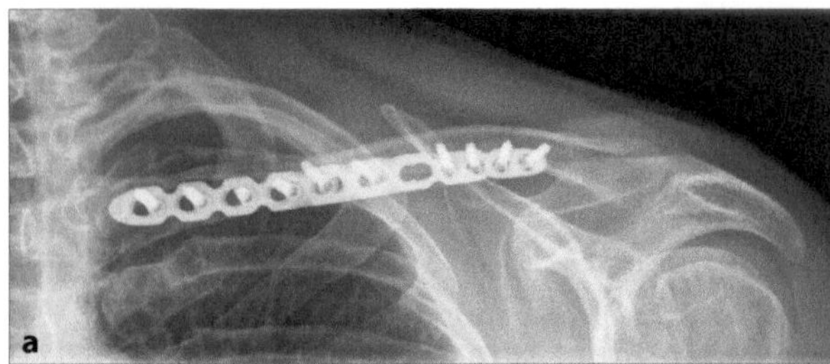

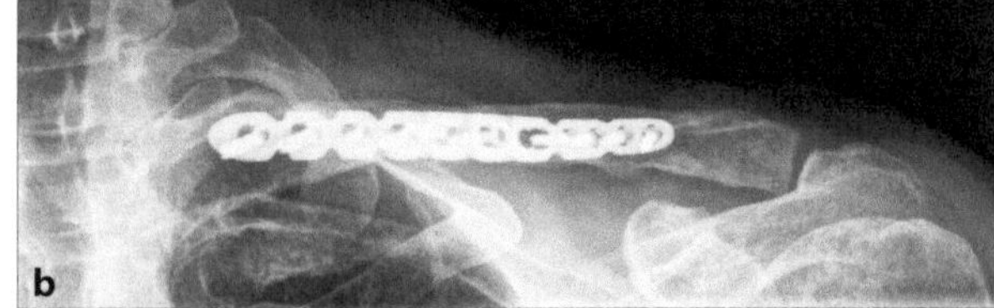

◘ Abb. 5a,b

- 14 Monate nach Re-Osteosynthese subjektiv und objektiv Restitutio. Schulterbeweglichkeit frei und symmetrisch, Platte nicht störend. Radiologisch konsolidierte Fraktur bei stabilem Osteosynthesematerial (◘ Abb. 6a,b). Metallentfernung nur bei mechanischer Behinderung.

Diskussion

- Die mehrfragmentäre Claviculafraktur wurde hier nach dem Prinzip einer Überbrückungs-Osteosynthese versorgt. Hierfür hätte aber korrekterweise ein winkelstabiles Implantat verwendet werden müssen mit Besetzung der Plattenlöcher medial und lateral mit winkelstabilen Schrauben.
- Grundsätzlich ist es korrekt, mit der No-Touch-Technik die mehrfragmentäre Frakturzone zu überbrücken. Dies bedingt jedoch die Wahl eines winkelstabilen Implantates, welches als Fixateur interne mit gewollten Mikro-Bewegungen in der Frakturzone wirkt, was eine indirekte Frakturheilung provoziert.

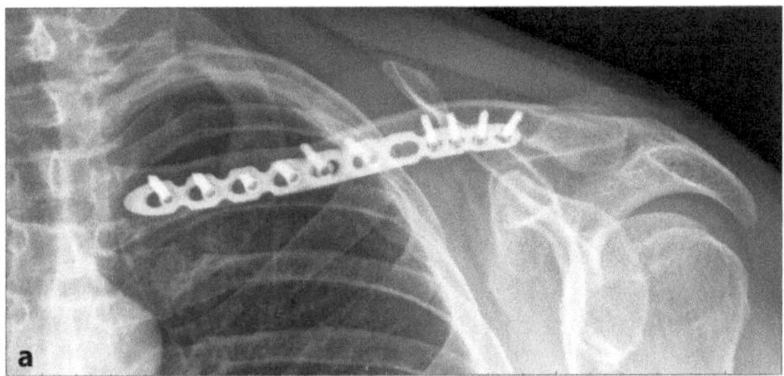

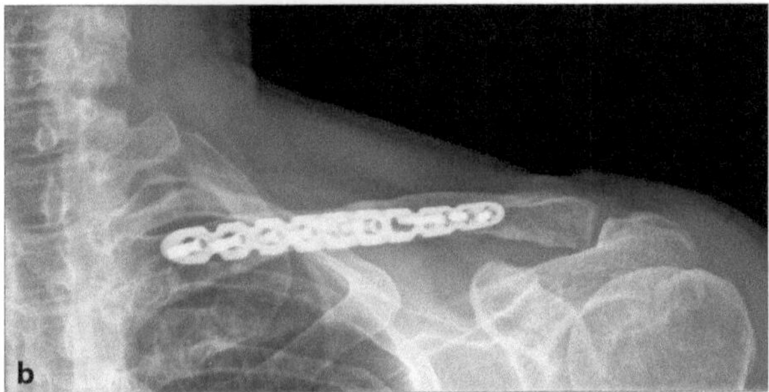

◘ **Abb. 6a,b**

Fall 79: Schmerzhafte Clavicula-Pseudarthrose nach zweimaligem Osteosynthese-Versuch mit Plattenausriss

Rainer-Peter Meyer, Fabrizio Moro, Hans-Kaspar Schwyzer

R.-P. Meyer et al., *100 Clavicula-Pseudarthrosen*, https://doi.org/10.1007/978-3-662-55345-9_80

Anamnese

- Treppensturz des 55-jährigen Mannes am 27.10.2011: Clavicula-Schrägfraktur mit intermediärem Fragment im Übergang mittleres-laterales Drittel rechts (◘ Abb. 1a,b). Platten-Osteosynthese am 29.10.2011 auswärts (◘ Abb. 2a,b). Plattenausriss am 25.01.2012 (◘ Abb. 3a,b) und Re-Osteosynthese am 27.01.2012 am selben Krankenhaus vom selben Operateur (◘ Abb. 4a,b).

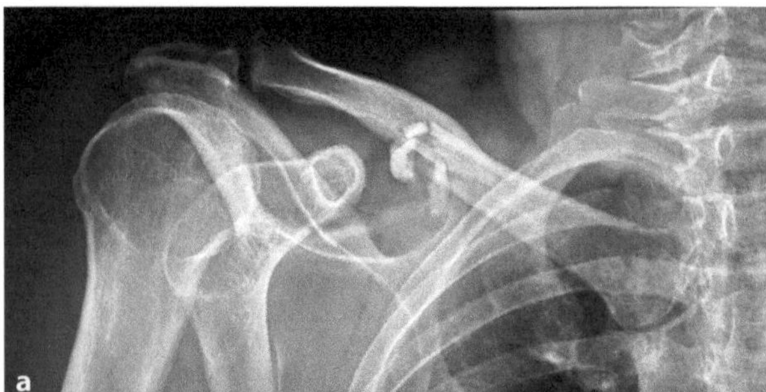

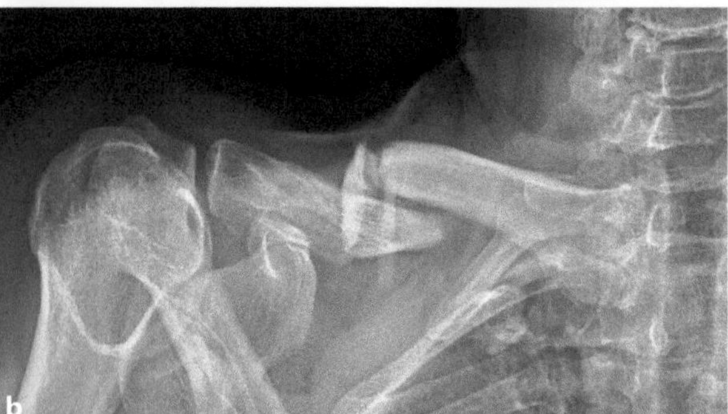

◘ **Abb. 1a,b**

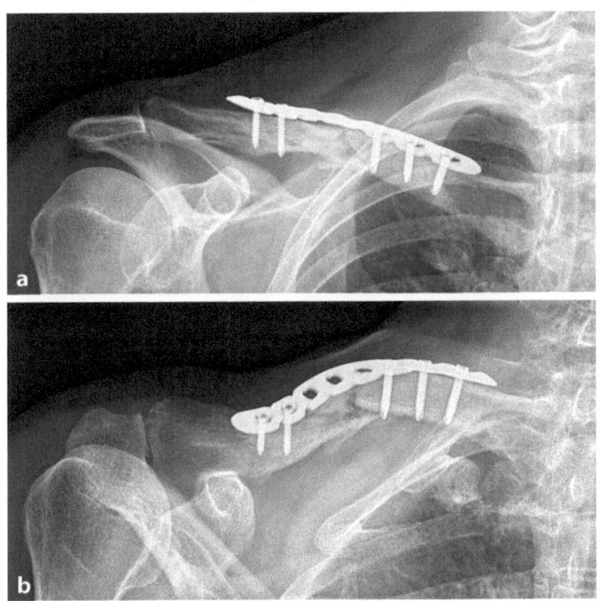

Abb. 2a,b

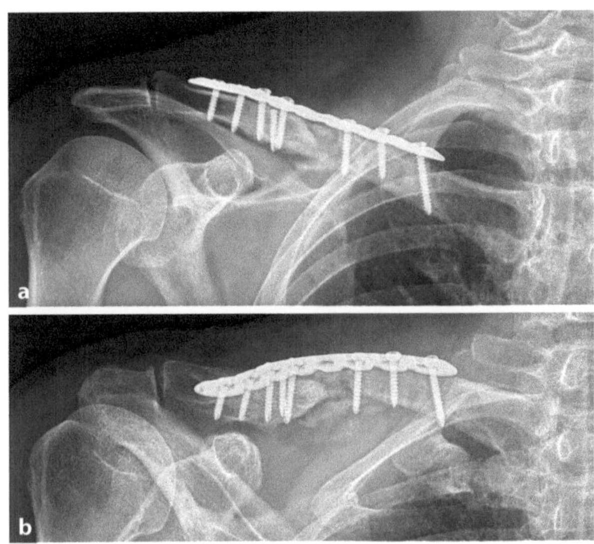

Abb. 4a,b

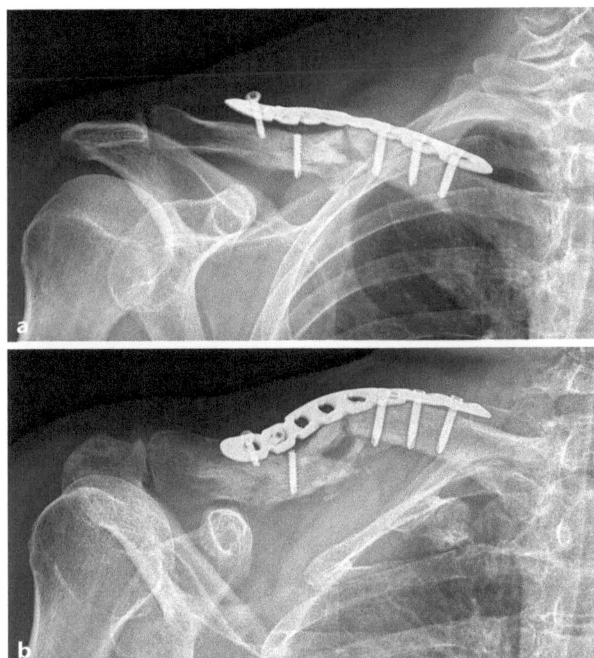

Abb. 3a,b

- Im postoperativen Röntgenverlauf Nicht-Konsolidierung der Fraktur bei instabiler Osteosynthese und sich resorbierendem Zwischenfragment (■ Abb. 5a,b).
- Vorstellung an unserer Klinik am 25.05.2012, das heißt 7 Monate nach Claviculafraktur. Indikation zur Pseudarthrose-Revision gestellt.

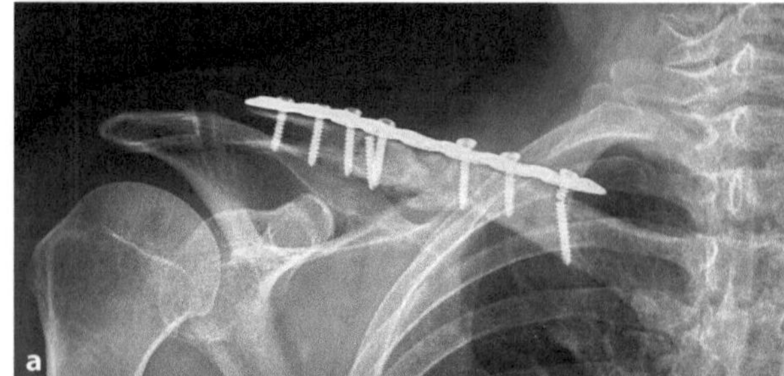
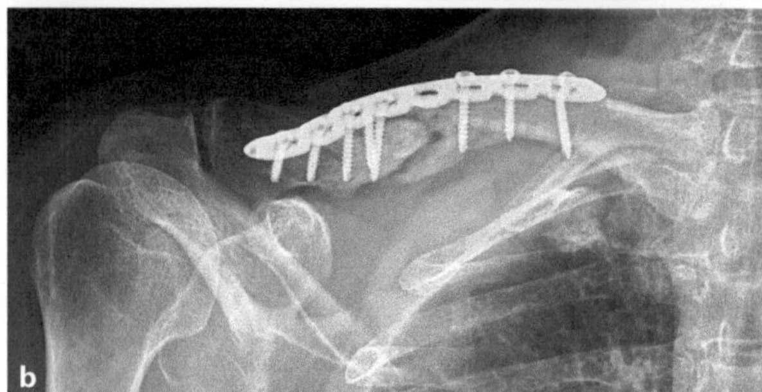

■ **Abb. 5a,b**

Problemstellung

- Schmerzhafte Clavicula-Pseudarthrose rechts nach zweimaliger Osteosynthese mit zweimaligem Plattenausriss.
- 8-monatiger Arbeitsausfall.

Operative Revision

- Am 22.06.2012, das heißt 8 Monate nach Unfall, Revision der rechten Clavicula mit Osteosynthesematerial-Entfernung, Biopsieentnahme, Sonikation des Osteosynthesemateriales, Anfrischen der Pseudarthrose, Interposition eines bicorticalen Beckenspans, Spongiosaplastik und Re-Osteosynthese mit VA- 7-Loch-Claviculaplatte (■ Abb. 6a,b).
- Postoperativ Ortho-Gilet als Komforttherapie für 4 Wochen bei begleitender Physiotherapie nicht über die Horizontale.

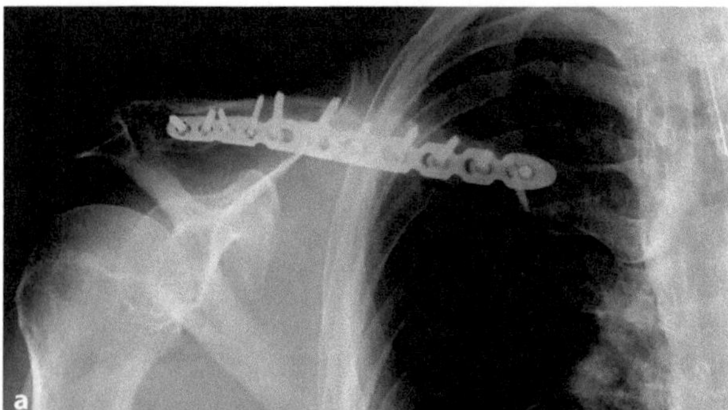
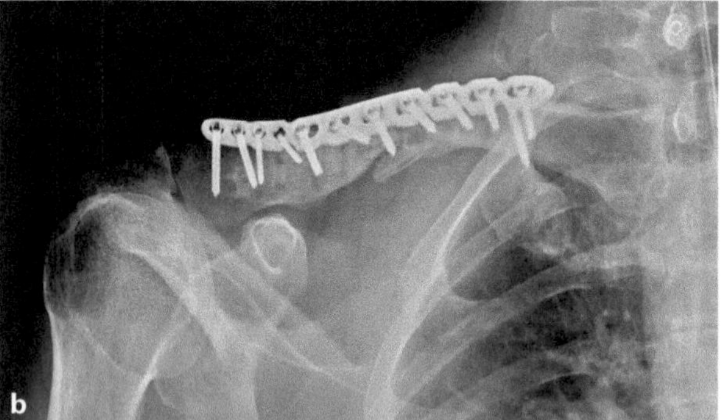

■ **Abb. 6a,b**

Verlauf

- 2 Wochen postoperativ reizlose Narbe, sämtliche intraoperativ entnommenen Biopsien inklusive Sonikation mit Low-grad-Infekt: Propioni acnes-Bakterien. Duale Antibiotikatherapie für 8 Wochen nach Weisung des Infektiologen entsprechend adaptiert.
- 6 Wochen nach dem Eingriff reizlose Narbe, zunehmend sich normalisierende Schulterbeweglichkeit rechts. Radiologisch stabiles Osteosynthesematerial, reparative Vorgänge bei anteriorer Plattenlage bedingt beurteilbar (■ Abb. 7a,b).

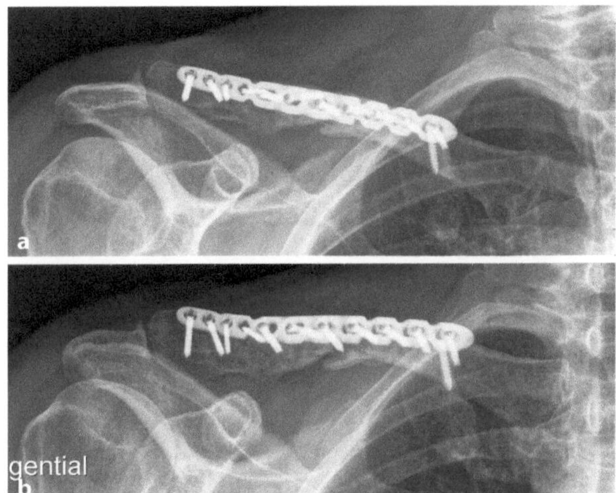

■ **Abb. 7a,b**

- 6 Monate nach Intervention Patient beschwerdefrei, Schulterfunktion symmetrisch. Radiologisch Pseudarthrose konsolidiert, Osteosynthesematerial in situ, reizlos (■ Abb. 8a,b).

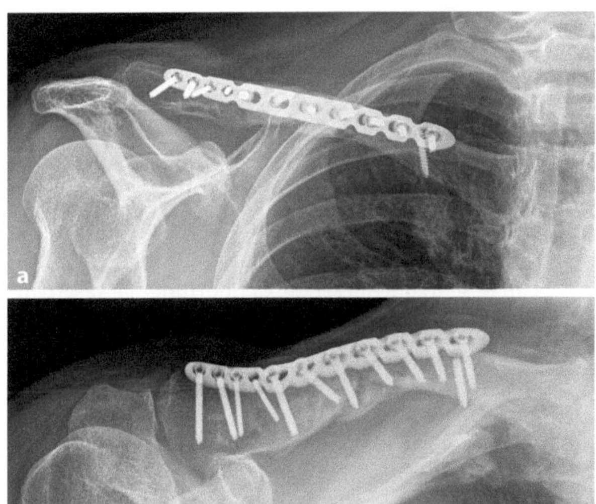

■ **Abb. 8a,b**

- 16 Monate postoperativ Kontrolle im Hinblick auf die Osteosynthesematerialentfernung. Patient beschwerdefrei, beruflich und sportlich voll integriert. Radiologisch: Osteosynthesematerial stabil, Claviculalänge ausgeglichen, Pseudarthrose konsolidiert mit abgeschlossenem Re-Modelling (◘ Abb. 9a,b).
- Metallentfernung am 05.12.2013, 1½ Jahre nach der dritten Intervention.

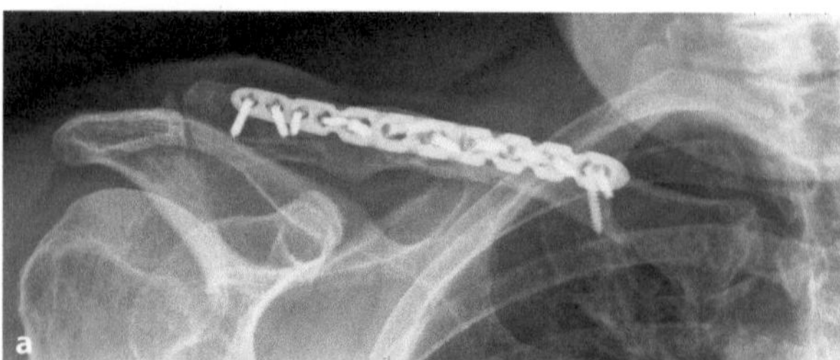

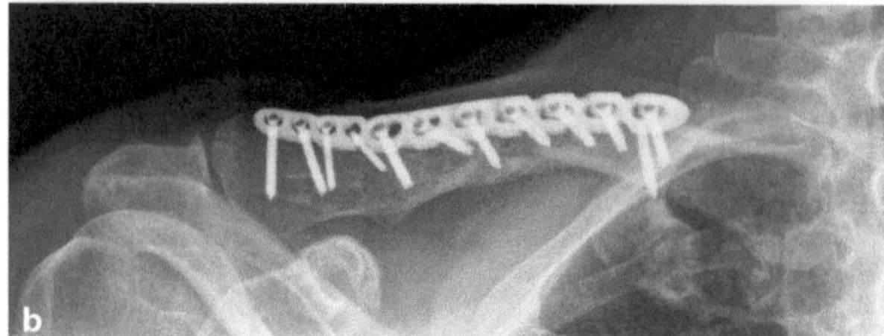

◘ Abb. 9a,b

Diskussion

- Bei der retrospektiven Durchsicht der radiologischen Bildgebung war die Indikation für eine primäre Osteosynthese klar gegeben, deren Ausführung mit der gewählten Platte korrekt. Vielleicht hätte man bei dem gewählten Osteosyntheseverfahren im Sinne einer Überbrückungs-Osteosynthese die Platte initial länger wählen müssen. Im lateralen Fragment hätte man die Schraubenlöcher mit winkelstabilen Schrauben besetzen sollen. So wäre eine korrekte Überbrückungs-Osteosynthese im Sinne einer „Bridging plate" möglich gewesen. Insofern erstaunt es nicht, dass ausgerechnet die nicht winkelstabilen Schrauben ausreißen und brechen.
- Bei der Re-Osteosynthese wurde die Platte länger gewählt, aber nun sämtliche Plattenlöcher mit Corticalis-Schrauben besetzt. Im Sinne einer Kompressions-Osteosynthese wäre wohl die winkelstabile Schraubenbesetzung opportuner gewesen, und begleitend wäre eine Spongiosaplastik notwendig.
- Eine Biopsieentnahme hätte nach unserer Meinung beim zweiten Eingriff zum Ausschluss eines Low-grade-Infektes mit Propioni durchgeführt werden sollen. Dieser Keim ist bei Schultereingriffen häufig assoziiert und wird immer wieder unterschätzt.
- Bei dem von uns durchgeführten Dritteingriff wurden diese Aspekte dann berücksichtigt.

Ihre Notizen

Fall 80: Symptomatische Clavicula-Pseudarthrose Übergang mittleres-laterales Drittel nach konservativer Therapie

Rainer-Peter Meyer, Fabrizio Moro, Hans-Kaspar Schwyzer

R.-P. Meyer et al., *100 Clavicula-Pseudarthrosen*, https://doi.org/10.1007/978-3-662-55345-9_81

Anamnese

- Am 06.01.2012 Stolpersturz der damals 59-jährigen Frau mit Claviculafraktur Übergang mittleres-laterales Drittel rechts. Nach diversen Pros und Kontras bezüglich operativer oder konservativer Therapie an einem auswärtigen Kantonsspital konservatives Vorgehen.
- Bei persistierenden, progredienten Schmerzen im rechten Schultergürtel mit Beeinträchtigung im Alltag und Verdacht auf Pseudarthrose Überweisung zur Therapieübernahme an uns.
- Am 21.06.2012, ein gutes halbes Jahr nach dem Unfallereignis, Konsultation an unserer Klinik: Deutliches Weichteilplus mit Verkürzung der oberen Schultergürtelapertur rechts, Druckdolenz über der Clavicula rechts, Schultergelenksbeweglichkeit symmetrisch. Radiologisch Pseudarthrose laterale Clavicula rechts mit ad latus-Verschiebung und entsprechender Verkürzung (◘ Abb. 1a,b). Indikation zur chirurgischen Revision gestellt.
- Nach einer Bedenkzeit von 6 Monaten Entschluss der Patientin zur Operation bei persistierenden Beschwerden. Klinisch und radiologisch unveränderte Situation.

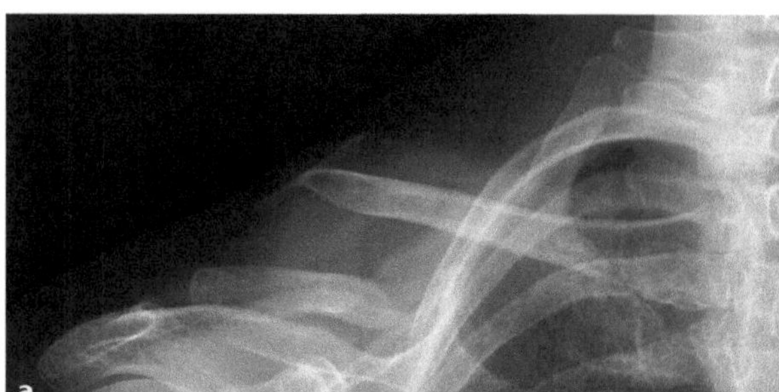

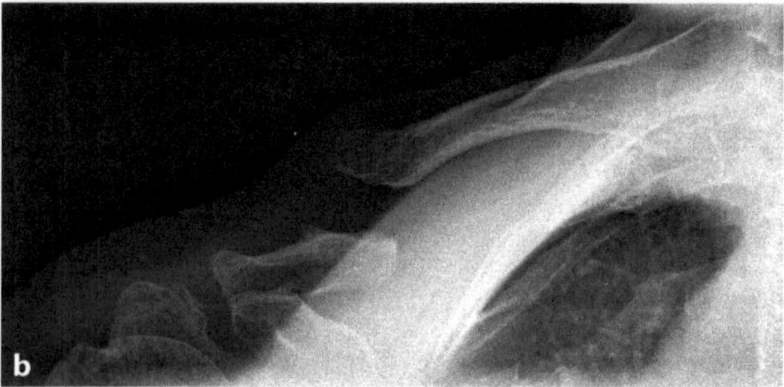

◘ Abb. 1a,b

- **Problemstellung**
  - Zunehmend schmerzhafte, ästhetisch störende Clavicula-Pseudarthrose rechts.
  - Beeinträchtigung der Arbeitsfähigkeit als Köchin.

- **Chirurgische Intervention**
  - Am 23.01.2013, ein gutes Jahr nach dem Unfallereignis, offene Reposition Clavicula rechts, Pseudarthrose-Resektion/-Anfrischung, Interposition eines bicorticalen Beckenspans, Spongiosaanlagerung und Osteosynthese mit anatomisch vorgeformter lateraler 5-Loch-Claviculaplatte (◘ Abb. 2a,b).
  - Postoperativ Ortho-Gilet für 2-3 Wochen als Komforttherapie, physiotherapeutisch geführte Rehabilitation mit Einschränkung der Flexion/Abduktion nicht über die Horizontale.

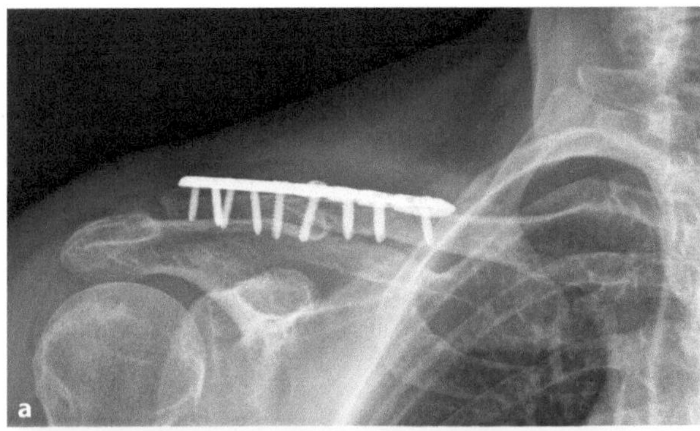

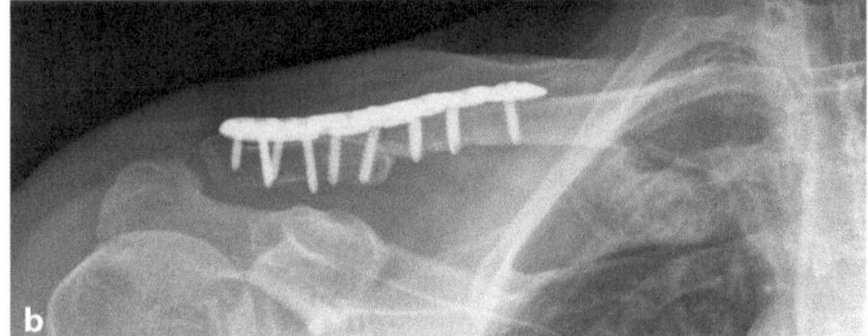

◘ **Abb. 2a,b**

- **Verlauf**
  - 6 Wochen postoperativ Schulterfunktion in Flexion/Abduktion bis 120° bei freier Rotation. Radiologisch stabiles Osteosynthesematerial bei ausgeglichenem Alignement, sich abzeichnende reparative Vorgänge (◘ Abb. 3a,b). Dosierter Kraftaufbau.

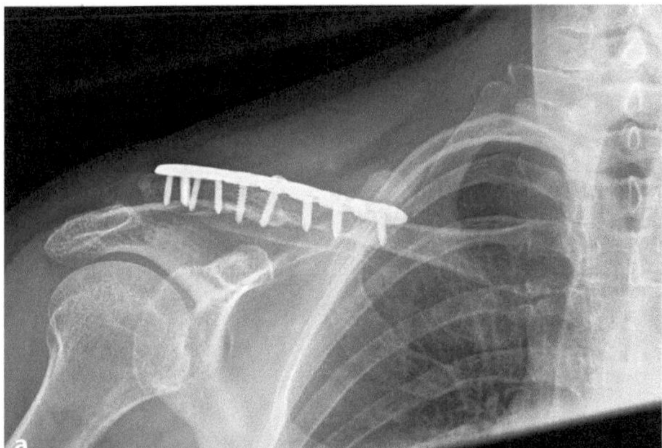

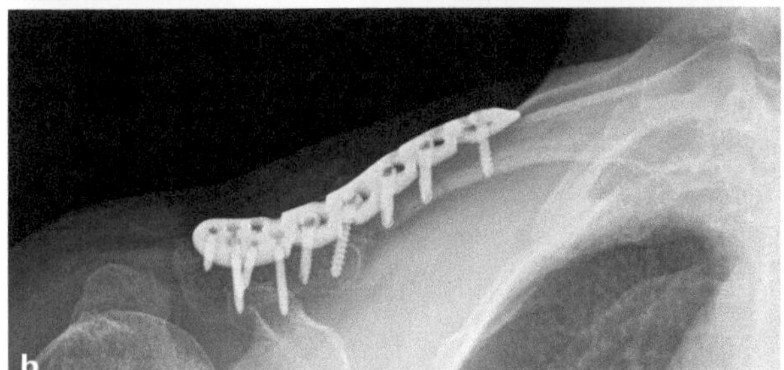

◘ **Abb. 3a,b**

- 3 Monate nach dem Eingriff Patientin beschwerdefrei, Schulterbeweglichkeit frei und symmetrisch. Radiologisch Pseudarthrose abgeheilt, reizlos in situ liegendes Osteosynthesematerial (◘ Abb. 4a,b). Wiederaufnahme der Arbeit zu 100 % im angestammten Beruf.

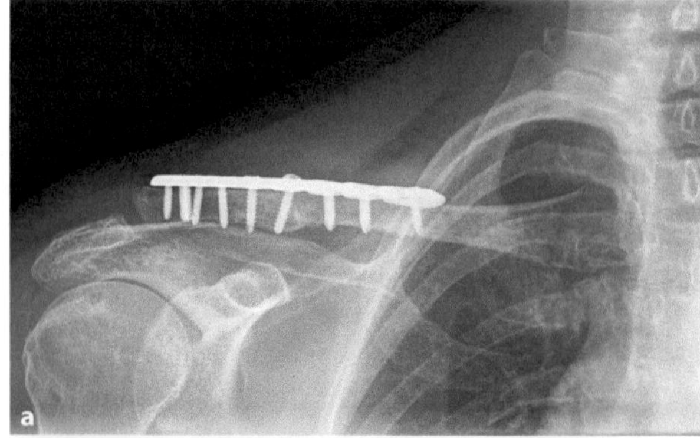

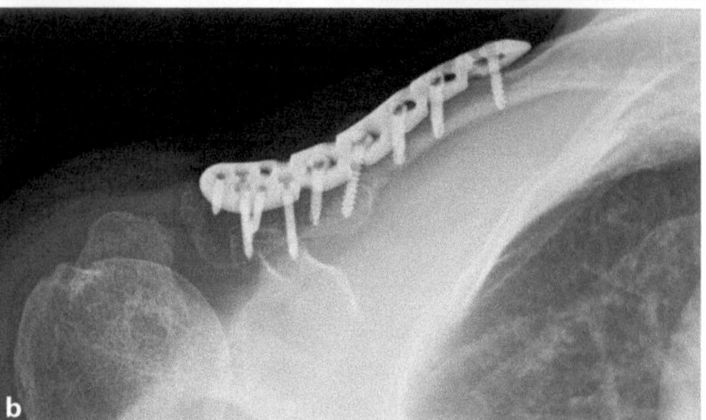

◘ Abb. 4a,b

- 7½ Monate nach Intervention Restitutio klinisch und radiologisch mit abgeschlossener Pseudarthroseheilung (◘ Abb. 5a,b).

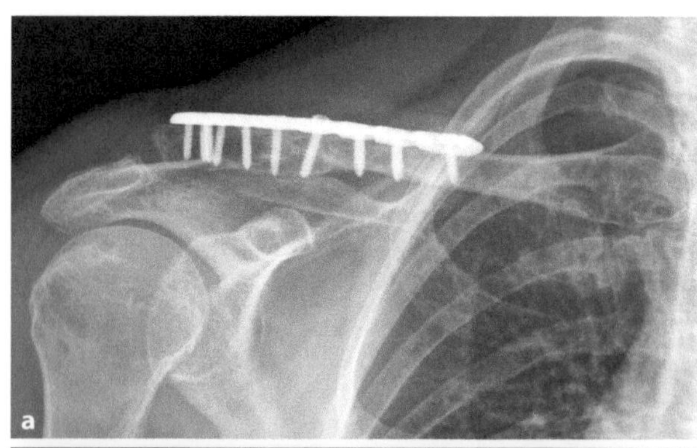

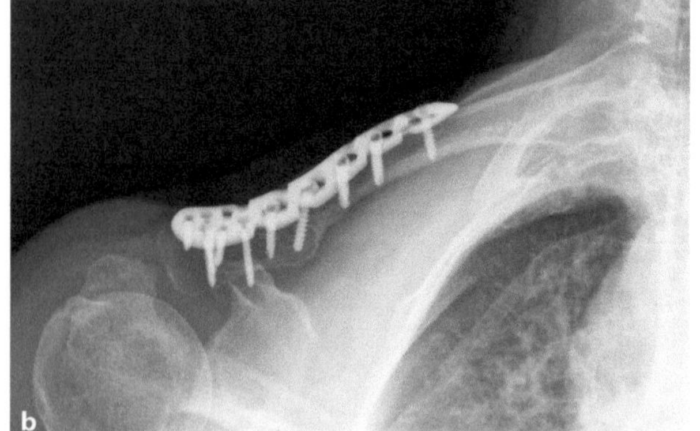

◘ Abb. 5a,b

- 13 Monate postoperativ klinische und radiologische Kontrolle im Hinblick auf eine allfällige Metallentfernung. Metall subjektiv störend (◻ Abb. 6a,b).
- Die Metallentfernung erfolgt am 02.06.2014, 1 Jahr und 4 Monate nach dem Primäreingriff.

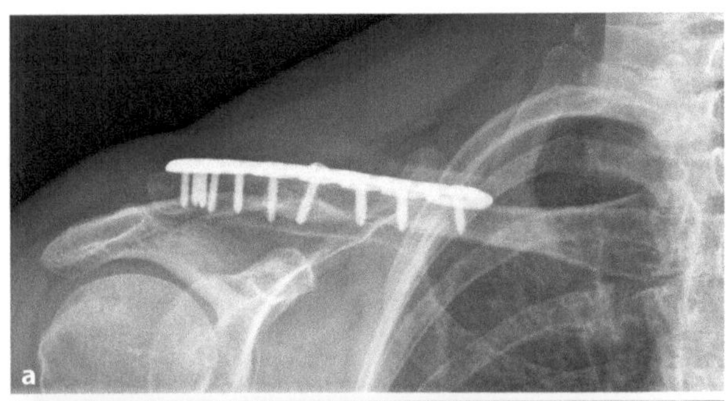

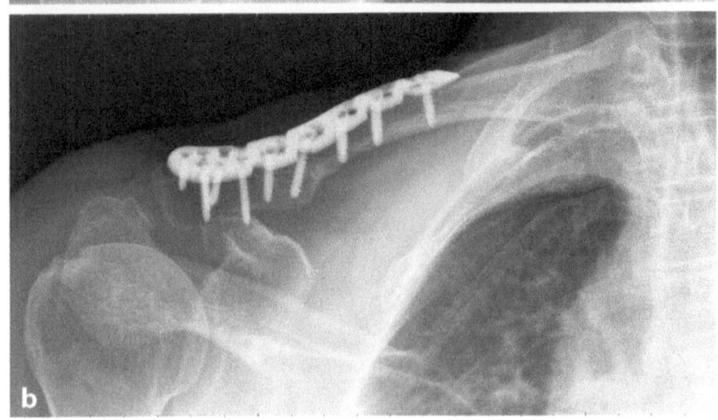

◻ **Abb. 6a,b**

Diskussion

Primär besteht hier eine klare Operationsindikation. Die widersprüchlichen Aussagen der erstbehandelnden Ärzte führte zu einer Verunsicherung der Patientin, weshalb sie sich gegen eine operative Intervention entschied.

Dieser Umstand ist bedauerlich und zeigt, dass diametral unterschiedliche Meinungen zu einer Verunsicherung der Patientin führen und somit auch zu einer Fehleinschätzung durch die Patientin. Sie ließ sich – verunsichert durch die Aussagen – primär nicht operieren, was zu einer symptomatischen Pseudarthrose führte.

Fall 81: Symptomatische Clavicula-Pseudarthrose rechts bei Status nach primärer Frakturschienung mit Titan-Nagel

Rainer-Peter Meyer, Fabrizio Moro, Hans-Kaspar Schwyzer

R.-P. Meyer et al., *100 Clavicula-Pseudarthrosen*, https://doi.org/10.1007/978-3-662-55345-9_82

Anamnese

- Am 19.01.2012 Sturz des 21-jährigen Skiläufers, Fraktur der rechten Clavicula mittleres Drittel rechts (◘ Abb. 1a,b). Operative Versorgung auswärts mit elastischem Titan-Nagel (TEN) 2.5 mm am 20.01.2012 mit offener Reposition und Einbringen des Titan-Nagels von medial (◘ Abb. 2a,b). Leichte Nagelmigration nach medial 5 Tage postoperativ (◘ Abb. 3a,b).

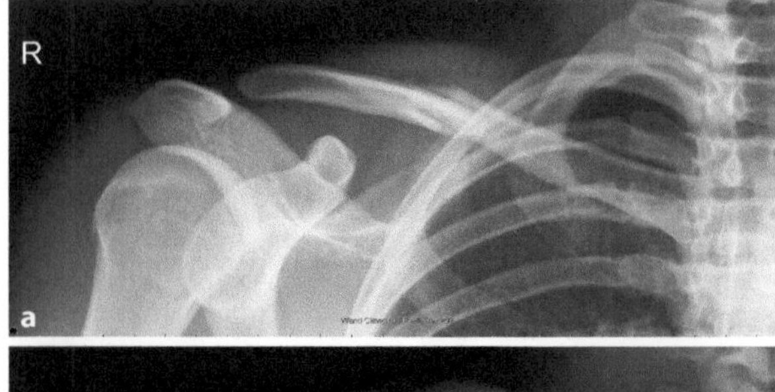

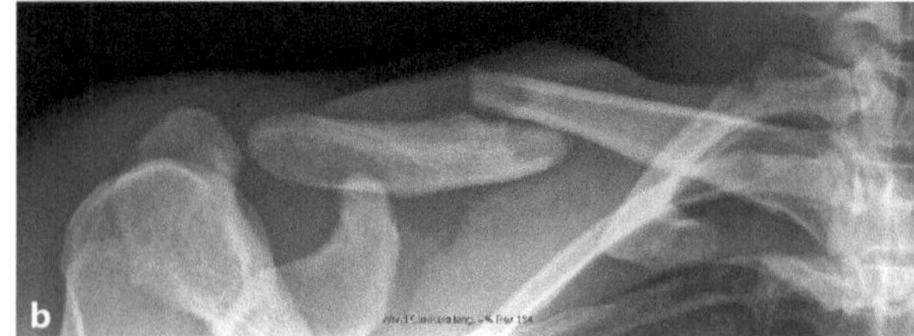

◘ Abb. 1a,b

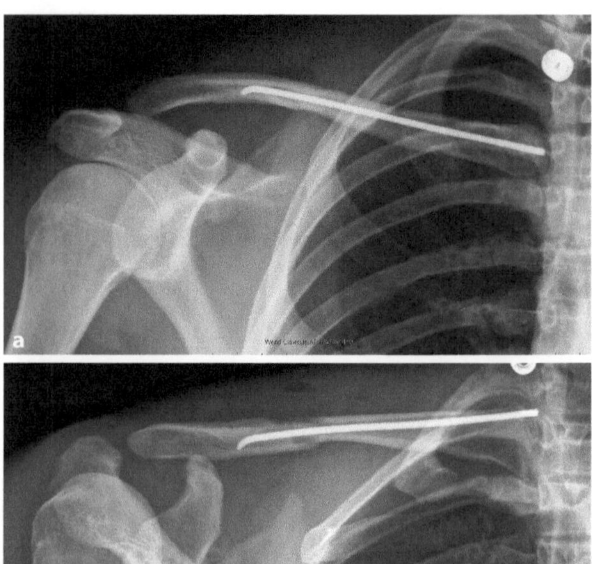

◘ Abb. 2a,b

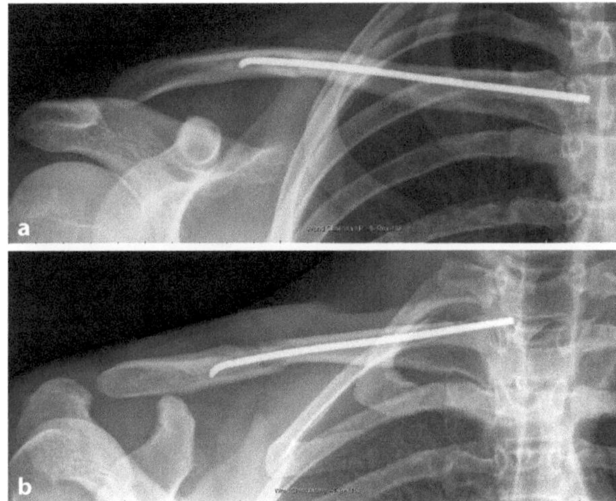

Abb. 3a,b

- Am 26.01.2012 Kürzung des TEN-Nagels bei Migration nach medial und Aufsetzen einer Abschlussbuchse (Abb. 4).

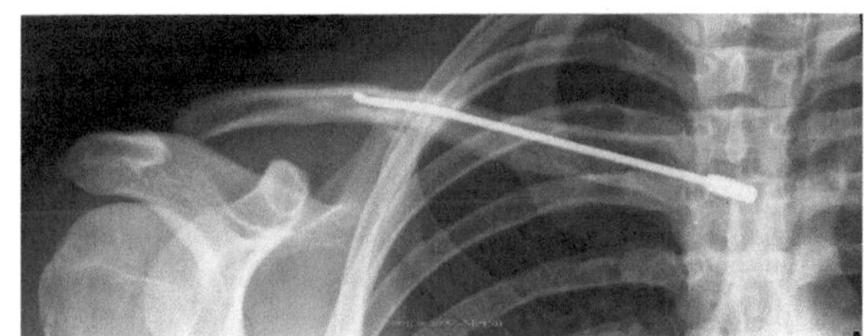

Abb. 4

- Sturz am 02.03.2012 auf Glatteis nun mit Claviculafraktur mittleres Drittel auch links (Abb. 5a,b). Konservativer Therapieversuch für 10 Tage, am 12.03.2012 osteosynthetische Versorgung auswärts ebenfalls mit elastischem Titan-Nagel 2.5 mm, bei offener Frakturreposition und Einführen des TEN von medial und primärem Aufsetzen der Abschlussbuchse (Abb. 6a,b).

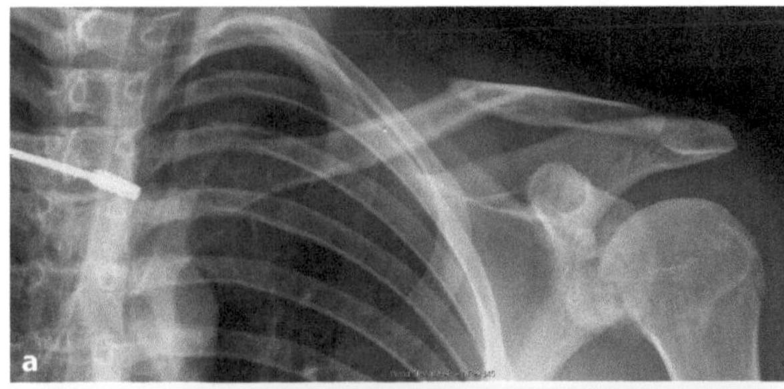

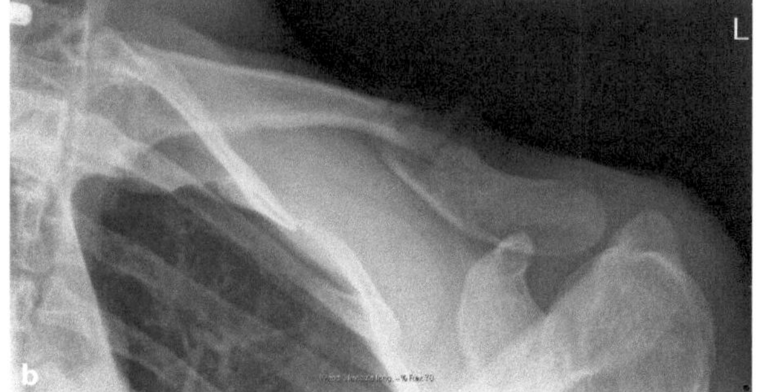

Abb. 5a,b

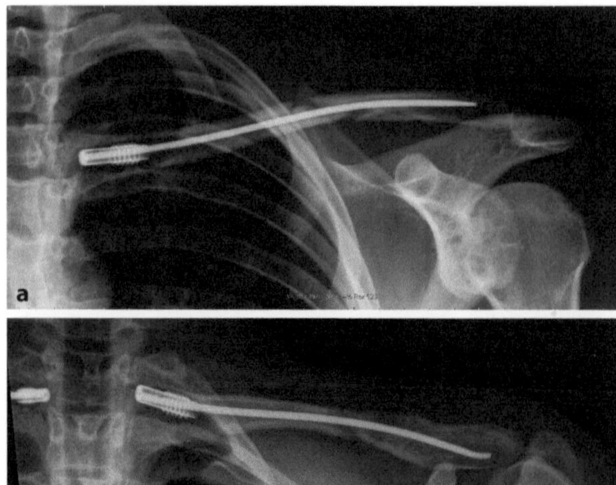

Abb. 6a,b

- Nagelentfernung beidseits am 01.06.2012 bei großem Unruhekallus Clavicula rechts mit knapp fassendem TEN im lateralen Fragment (Abb. 7a,b) und korrekt überbrückendem TEN links (Abb. 8a,b). Radiologischer Status unmittelbar nach Entfernung des Osteosynthesematerials beidseits (Abb. 9).
- Verdacht auf Entwicklung einer Clavicula-Pseudarthrose rechts. Überweisung an unsere Klinik auf Wunsch des Patienten zur Weiterbehandlung.

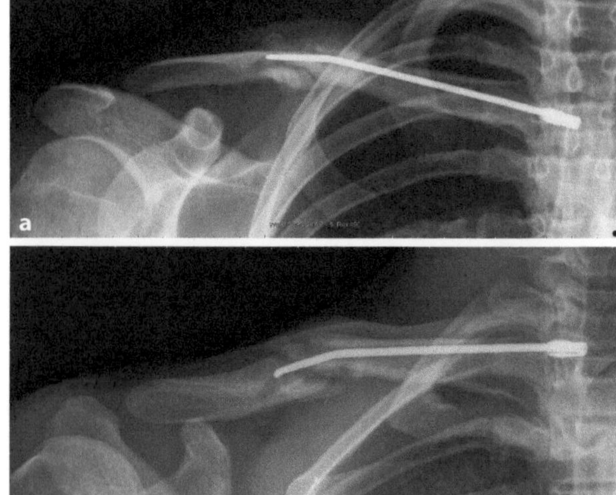

Abb. 7a,b

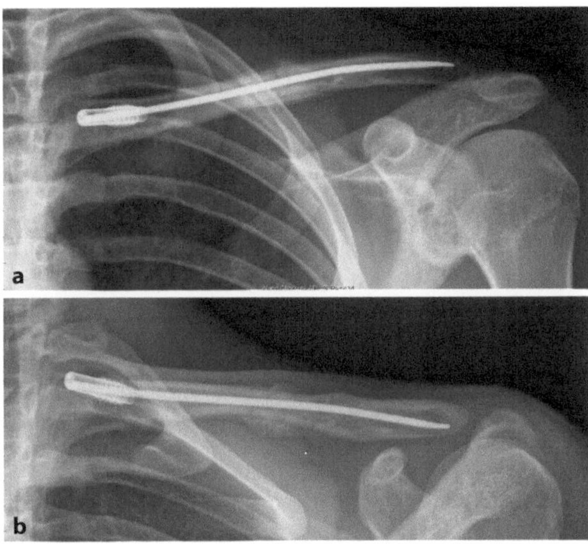

Abb. 8a,b

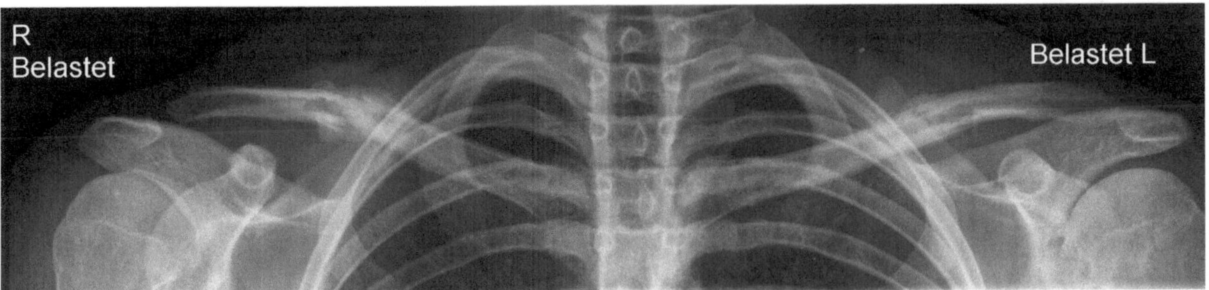

Abb. 9

- Am 05.07.2012, knapp 7 Monate nach Fraktur der rechten Clavicula, Konsultation an unserer Klinik: Schulterbeweglichkeit frei und symmetrisch. Rechts deutlich palpierbarer, druckdolenter Kallus im mittleren Claviculadrittel. Linke Clavicula klinisch unauffällig. Radiologisch auf den konventionellen Röntgenbildern und im Computertomogramm Bestätigung der hypertrophen Clavicula-Pseudarthrose rechts (◘ Abb. 10a–c). Indikation zur chirurgischen Sanierung gegeben.

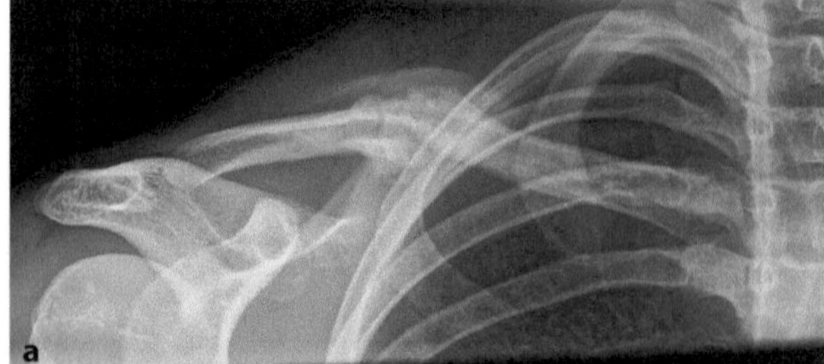

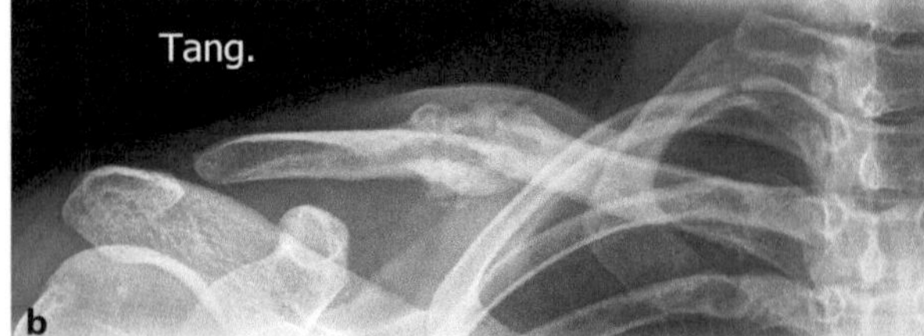

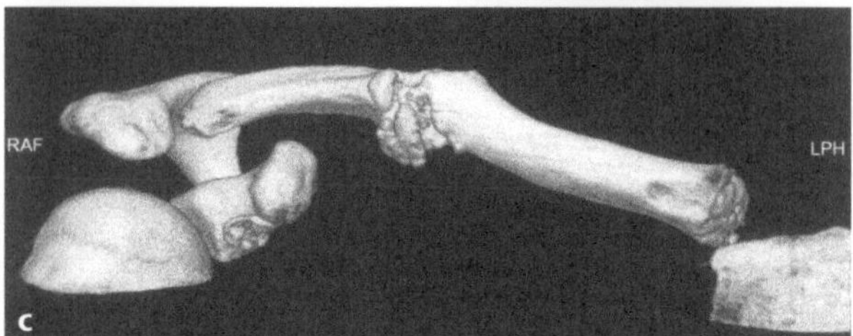

◘ Abb. 10a–c

Problemstellung

- Zunehmend schmerzhafte Clavicula-Pseudarthrose rechts.
- Der in der Sportartikelbranche arbeitende, ausgesprochen polysportive Mann beim Sport zunehmend handicapiert.

Chirurgische Intervention

- Am 03.09.2012, 9 Monate nach Primärverletzung, Pseudarthrose-Resektion/-Anfrischung, Interposition eines trikortikalen Beckenspans, Spongiosaanlagerung und Osteosynthese mit anatomisch vorgeformter 8-Loch-LCP-SA-Claviculaplatte rechts (◘ Abb. 11).
- Postoperativ Ortho-Gilet für 6 Wochen, aktiv-assistive Mobilisation bis zur Horizontalen physiotherapeutisch geführt.

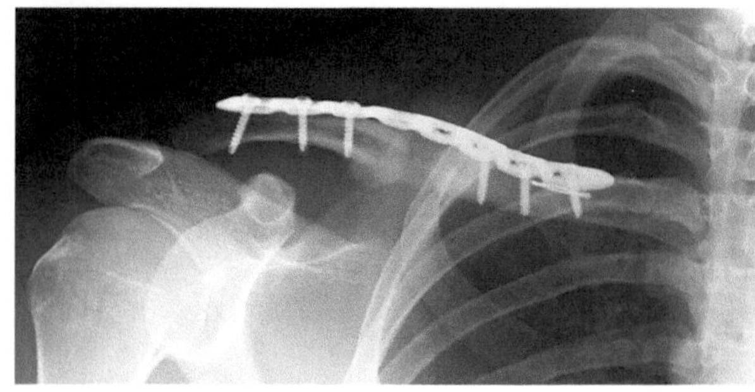

◘ Abb. 11

Verlauf

- 6 Wochen postoperativ Patient praktisch beschwerdefrei, gute Schulterfunktion rechts bis zur Horizontalen. Radiologisch stabiles Osteosynthesematerial, Beckenspan in situ (1■ Abb. 12a,b). Nächste klinische und radiologische Kontrolle 3 Monate postoperativ vereinbart.
- Der Patient erscheint unbegründet nicht mehr zu den geplanten Kontrollen 3, 6 und 12 Monate nach dem Eingriff.

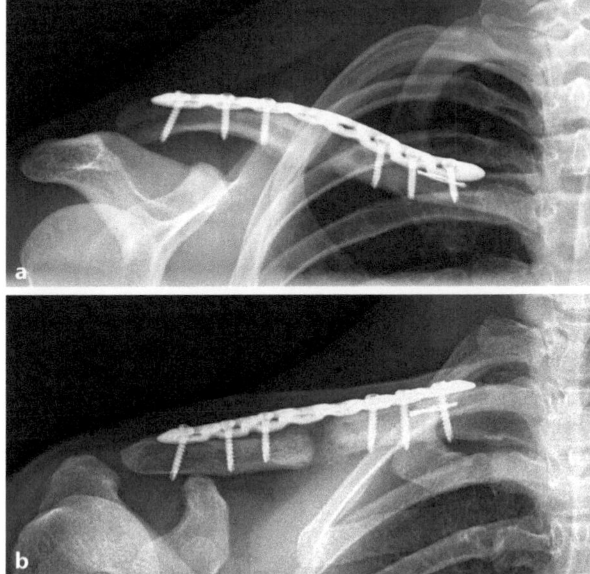

■ Abb. 12a,b

- Kontaktnahme mit dem Patienten 3½ Jahre nach Sanierung der Clavicula-Pseudarthrose rechts: Patient an beiden Schultergürteln beschwerdefrei, Schulterbeweglichkeit frei und seitengleich, Patient voll sportfähig. Radiologisch rechte Clavicula mit konsolidierter Pseudarthrose, Osteosynthesematerial stabil (■ Abb. 13a,b). Gelegentlich Metallentfernung empfohlen.

Diskussion

Mit dem elastischen Titan-Nagel hat sich in der Behandlung der Claviculafrakturen durchaus eine zusätzliche Option ergeben. An diesem Beispiel einer bilateralen Claviculafraktur mittleres Drittel, welche primär beidseits mit dem Titan-Nagel versorgt wurden, zeigen sich jedoch die Grenzen dieser Technik:

- einerseits die Problematik der Migration,
- andererseits die erschwerte Einführung, die zu einer ungenügenden Überbrückung der Fraktur führt.

Daraus resultiert biomechanisch eine Instabilität, welche zur Pseudarthrose führt.

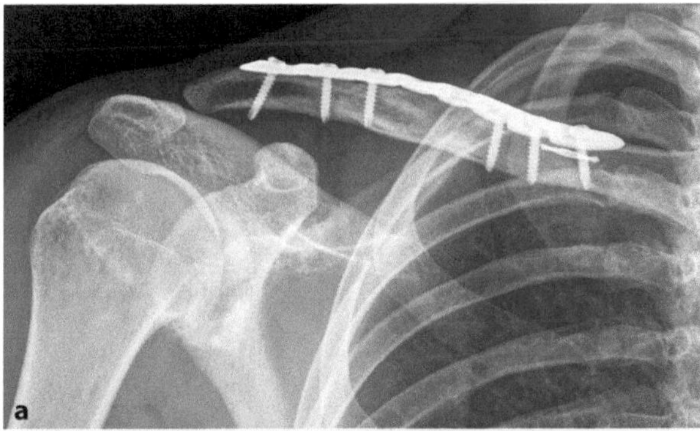

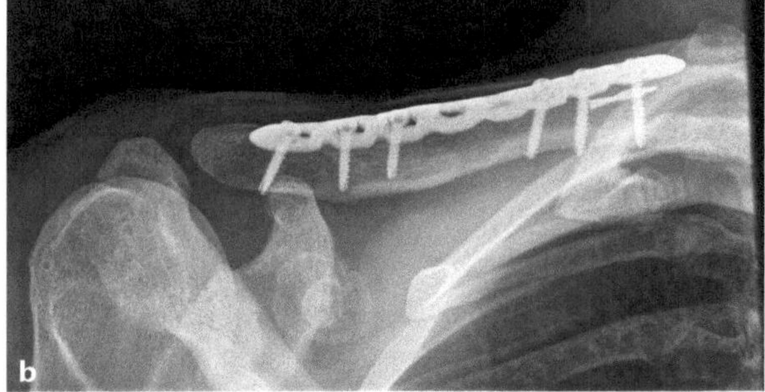

■ Abb. 13a,b

Fall 82: Symptomatische laterale Clavicula-Pseudarthrose

Rainer-Peter Meyer, Fabrizio Moro, Hans-Kaspar Schwyzer

R.-P. Meyer et al., *100 Clavicula-Pseudarthrosen*, https://doi.org/10.1007/978-3-662-55345-9_83

Anamnese

- Sturz mit dem Fahrrad des damals 53½-jährigen Mannes am 31.03.2012 mit lateraler Claviculafraktur links (▪ Abb. 1a,b). Konservative Therapie im Landeskrankenhaus empfohlen, regelmäßige klinische und radiologische Kontrollen, letzte Kontrolle 6 Wochen nach Unfall. Patient trotz Restbeschwerden als geheilt entlassen (▪ Abb. 2a,b).

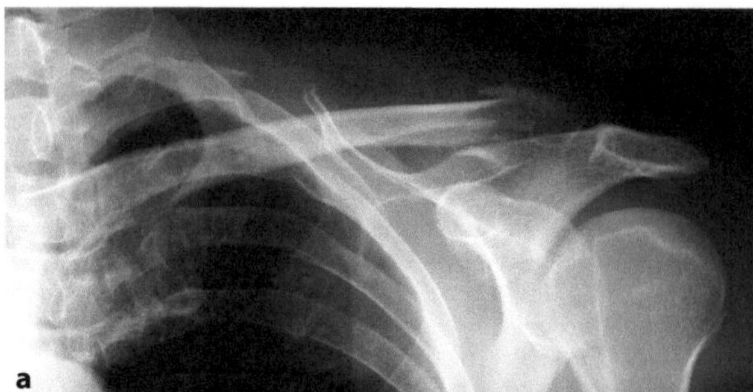

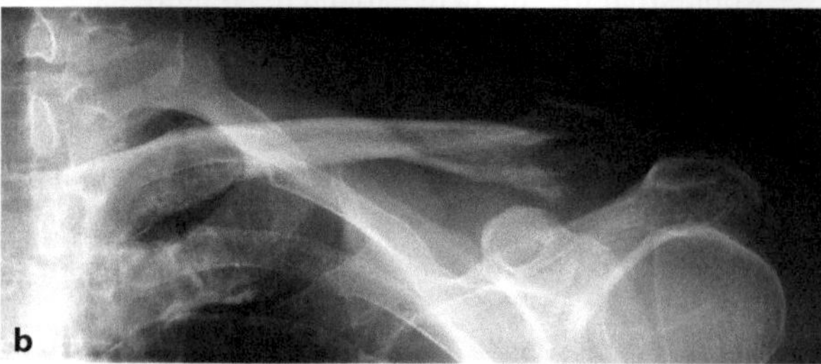

▪ **Abb. 1a,b**

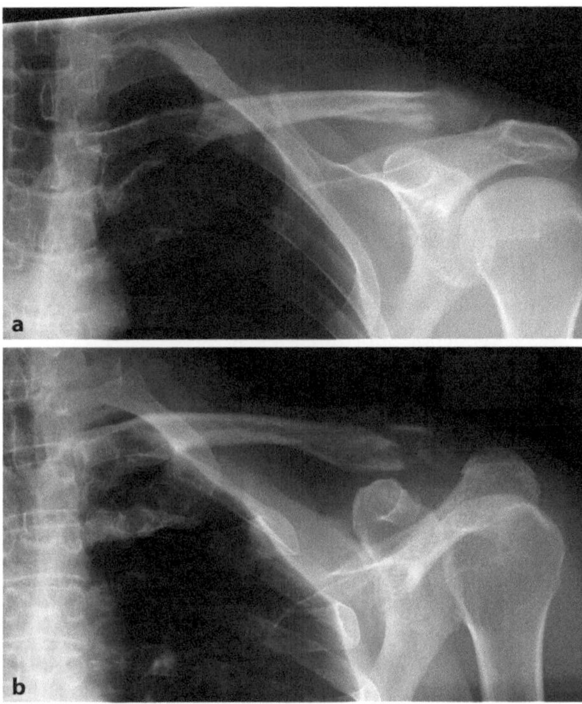

Abb. 2a,b

- Bei eingeschränkter Sportfähigkeit Meldung bei einem Sportarzt 4 Monate nach Fraktur. Computertomographische Untersuchung mit Delayed-Union der lateralen Claviculafraktur (Abb. 3a,b). Überweisung an uns zur Therapieübernahme.

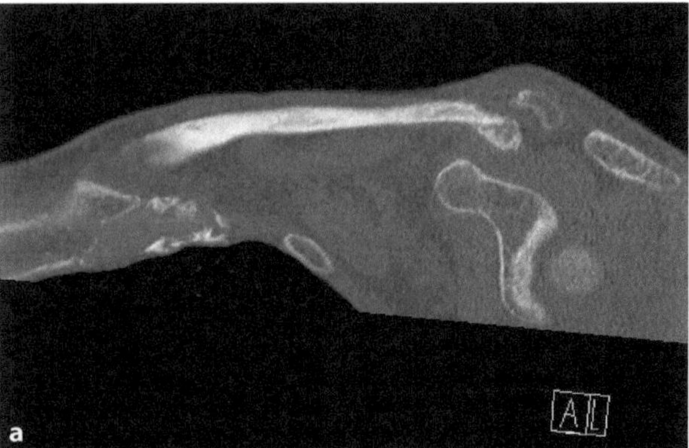

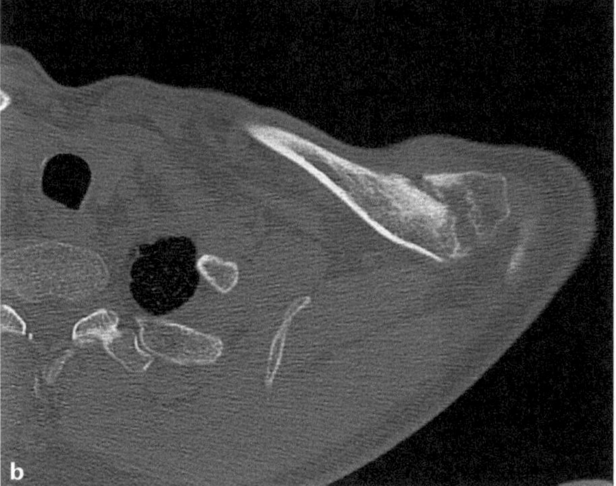

Abb. 3a,b

- Konsultation an unserer Klinik am 06.09.2012: Schulterbeweglichkeit links schmerzbedingt eingeschränkt, Druckdolenz und Krepitation über der lateralen Clavicula links. Radiologisch keine Hinweise für eine Konsolidation der Fraktur (Abb. 4, Zielaufnahme). Indikation zur chirurgischen Revision gestellt.

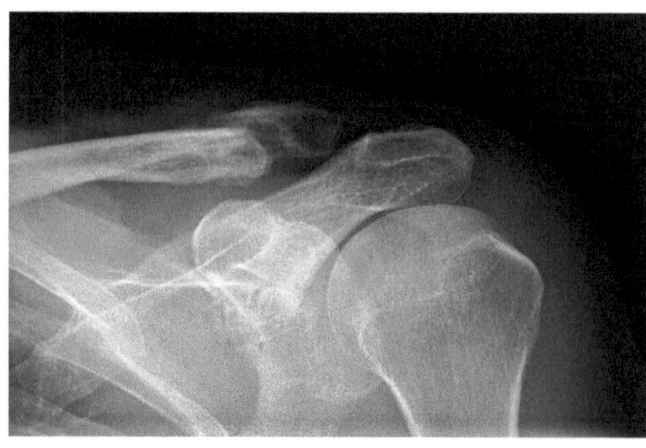

Abb. 4

Problemstellung

- Ein halbes Jahr nach lateraler Claviculafraktur persistierende Schmerzen, positionsbedingt auch nachts.
- Weitgehende Sportunfähigkeit.

Chirurgische Intervention

- Am 15.10.2012, 6½ Monate nach dem Unfallereignis, Pseudarthrose-Resektion-Anfrischung, Spongiosaplastik und Platten-Osteosynthese mit lateraler distaler 4-Loch-LCP-Humerusplatte linke Clavicula (Abb. 5a,b).
- Postoperativ Ortho-Gilet für 6 Wochen mit funktioneller Nachbehandlung bei Elevation/Abduktion nicht über die Horizontale.

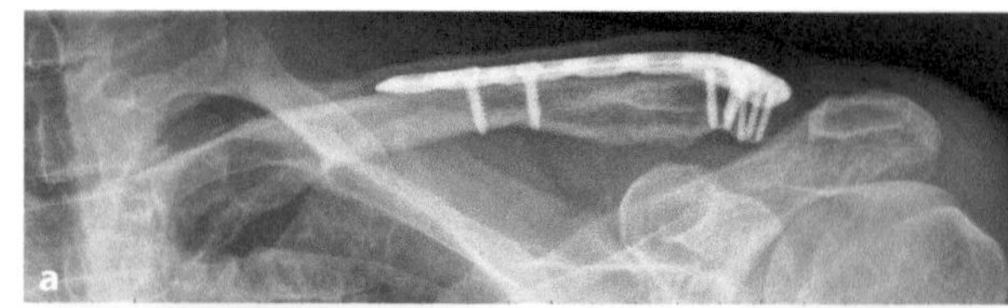

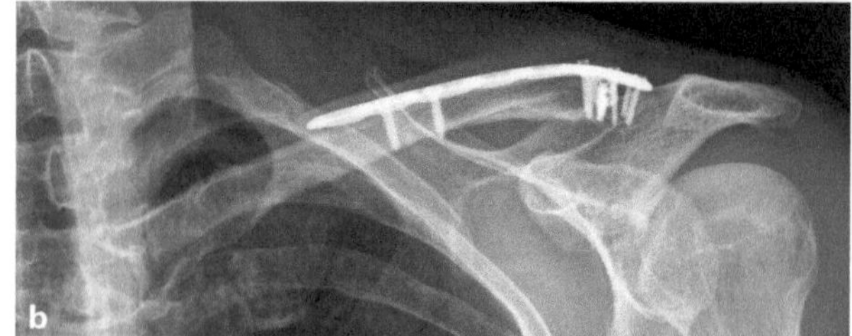

Abb. 5a,b

Verlauf

- 6 Wochen postoperativ freie Schulterbeweglichkeit links bis zum erlaubten Bewegungsausmaß, Flexion 120°, Abduktion 100°. Radiologisch Osteosynthesematerial in situ, keine Lockerungszeichen, ausgeglichene Claviculalänge, gutes Alignement acromioclavicular (Abb. 6a,b).

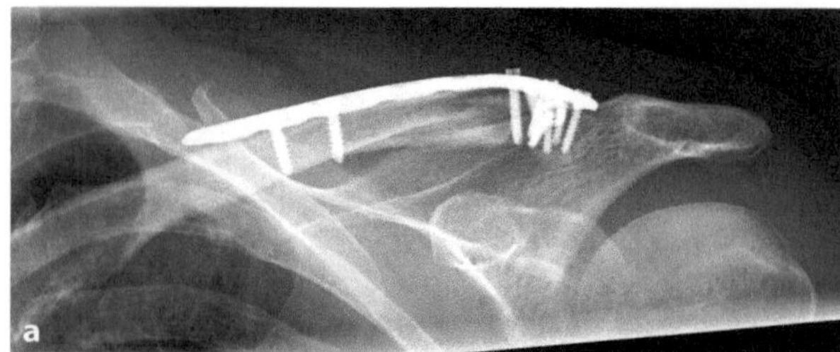

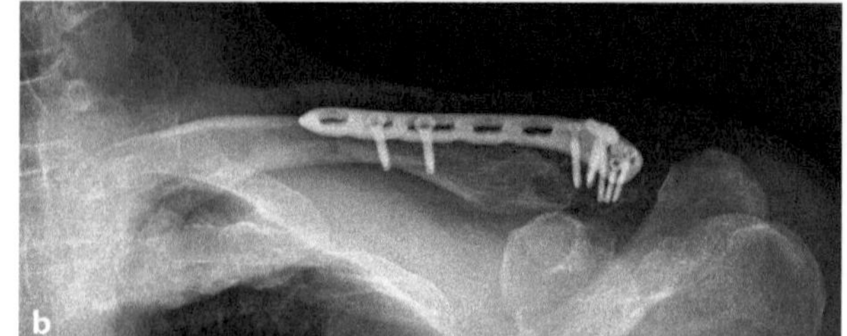

Abb. 6a,b

- 6 Monate nach Intervention Patient beschwerdefrei, Schulterbeweglichkeit frei und symmetrisch. Radiologisch Pseudarthrose konsolidiert (◘ Abb. 7a,b).

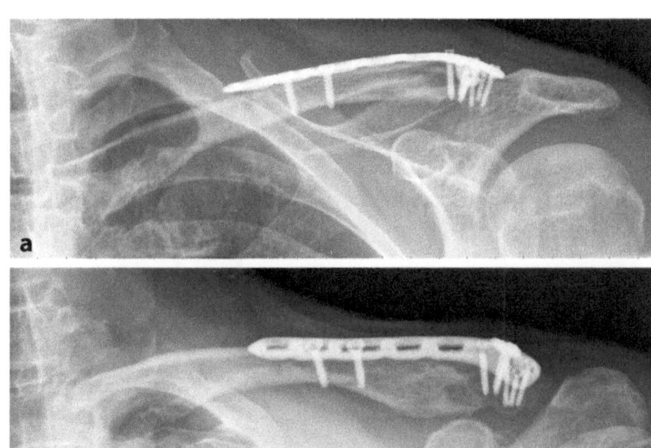

◘ **Abb. 7a,b**

- 1 Jahr postoperativ klinisch und radiologisch Restitutio (◘ Abb. 8 a,b). Metallentfernung möglich.
- Metallentfernung am 04.11.2013.

▪ Diskussion

- Dieser Fall widerspiegelt einmal mehr, wie solche laterale Claviculafrakturen unterschätzt werden. Die hohe Rate an Pseudarthrosen ist bekannt. Die Kürze des Fragmentes schreckt auch heute noch viele Chirurgen ab, diese Claviculafrakturen osteosynthetisch zu versorgen.
- In diesem Fall haben wir eine primär für die distalen Humerus-Osteosynthesen konzipierte Platte gebraucht. Dieses Plattensystem erlaubt eine Fixation des kurzen lateralen Fragmentes – wie an diesem Beispiel schön gezeigt – mit insgesamt 6 Schrauben.

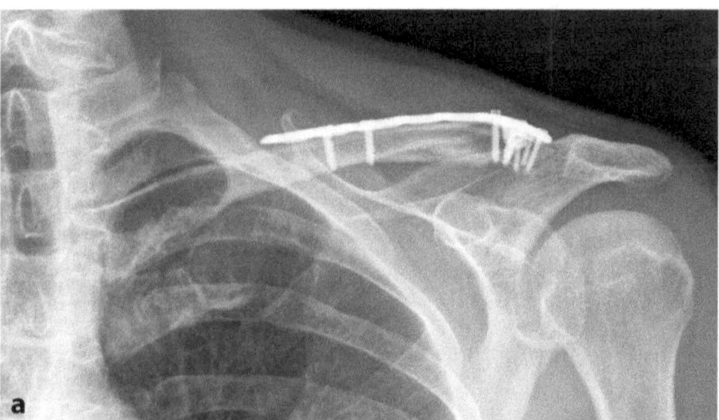

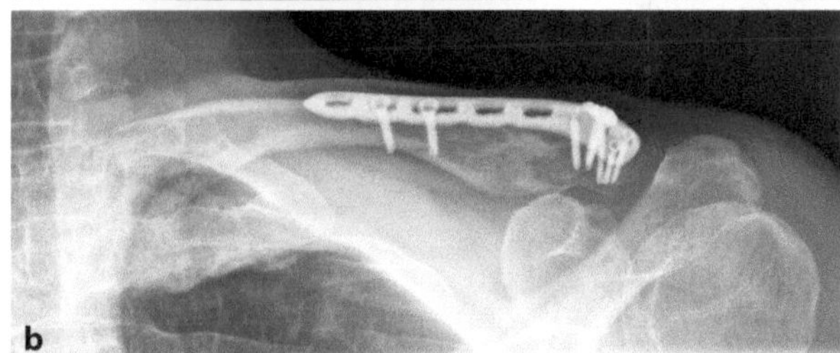

◘ **Abb. 8a,b**

Fall 83: Symptomatische Clavicula-Pseudarthrose Übergang mittleres-laterales Drittel

Rainer-Peter Meyer, Fabrizio Moro, Hans-Kaspar Schwyzer

R.-P. Meyer et al., *100 Clavicula-Pseudarthrosen*, https://doi.org/10.1007/978-3-662-55345-9_84

Anamnese

- Sturz des damals 41-jährigen Mannes bei der Arbeit als Deckenmonteur am 07.04.2012, Clavicula-Schrägfraktur mit kleinem Zwischenfragment im Übergang mittleres-laterales Drittel (◘ Abb. 1). Konservative Therapie bei engmaschiger klinischer und radiologischer Überwachung.

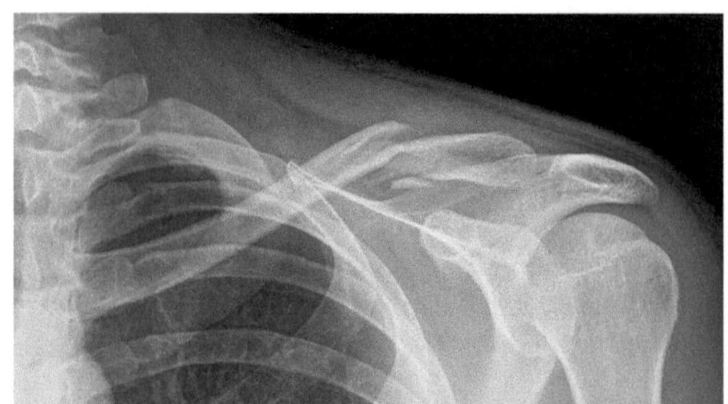

◘ Abb. 1

- Verzögerte Konsolidation auf den Röntgenaufnahmen 6 Wochen nach dem Unfall (◘ Abb. 2a,b), computertomographisch bestätigt (◘ Abb. 3a,b).
- Bei Delayed-union 8 Wochen nach Fraktur spekulativ weiteres Zuwarten wegen noch möglicher Konsolidation.

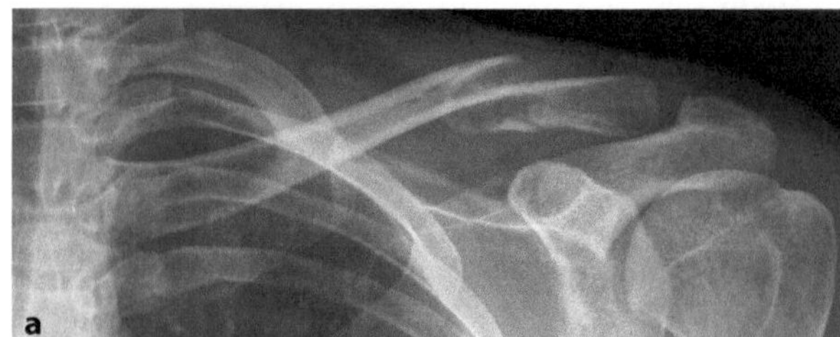

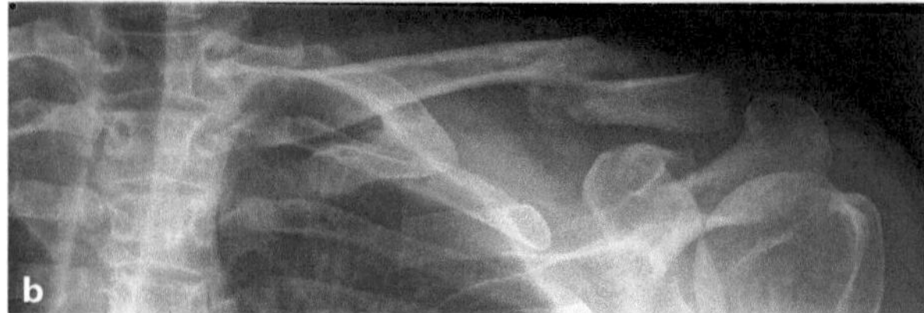

◘ Abb. 2a,b

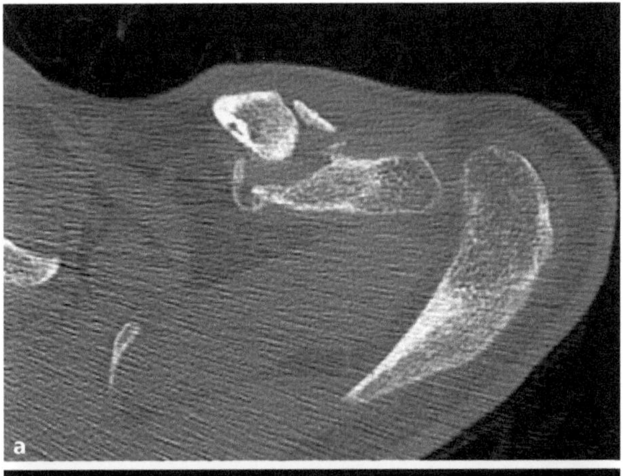

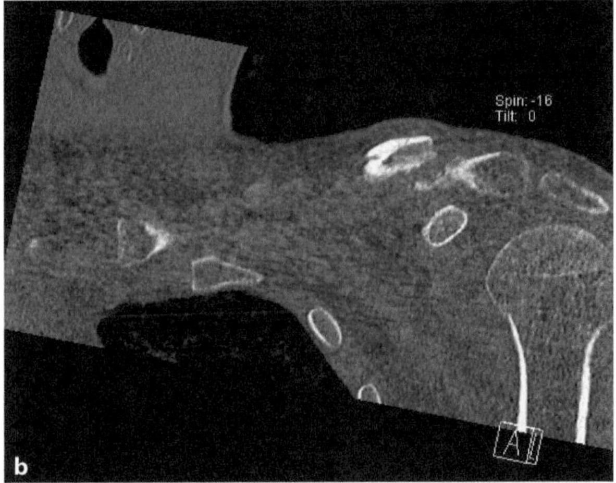

■ Abb. 3a,b

- 6 Monate nach dem Unfall persistierende Beschwerden mit deutlich schmerzhaftem Knacken über der Fraktur. Konventionelle Röntgenbilder mit fehlendem Frakturdurchbau (■ Abb. 4a,b). Pseudarthrose in der Computertomographie bestätigt (■ Abb. 5a,b). Indikation zur chirurgischen Sanierung gestellt.

Problemstellung

- Schmerzhafte Pseudarthrose der linken Clavicula mit Arbeitsausfall von 50 % als Deckenmonteur.
- Sportliche Aktivität nicht möglich.

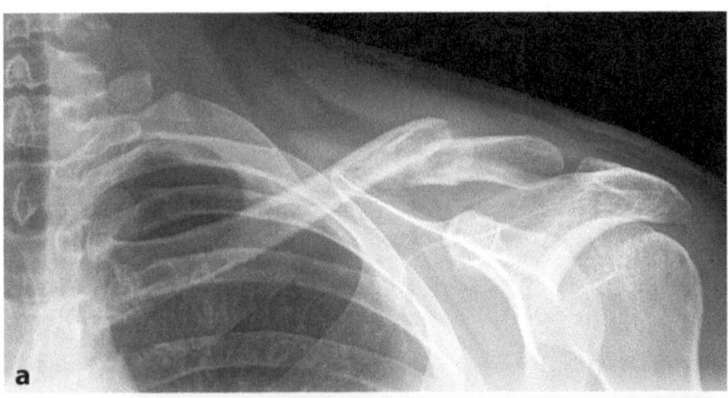

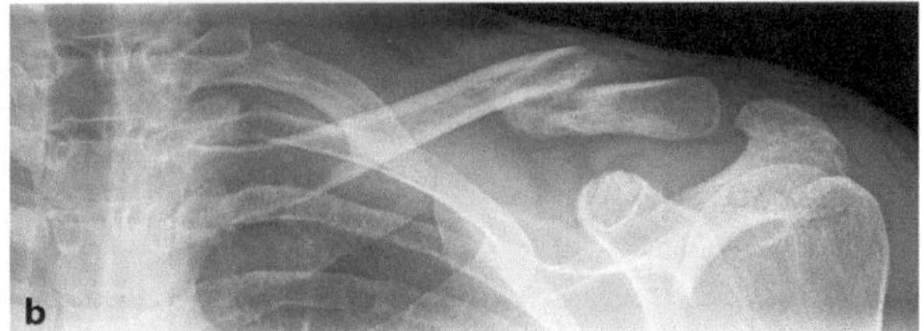

■ Abb. 4a,b

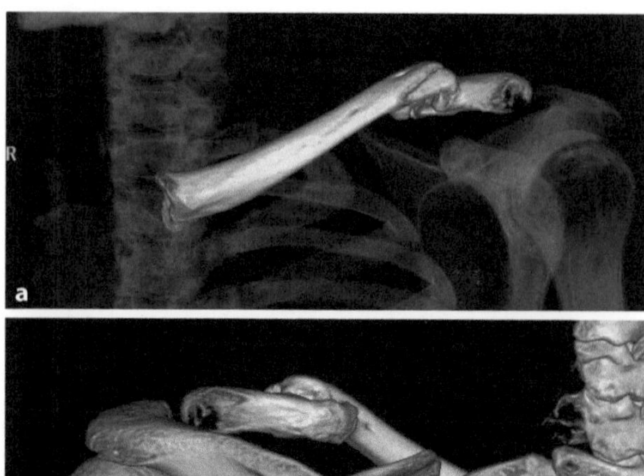

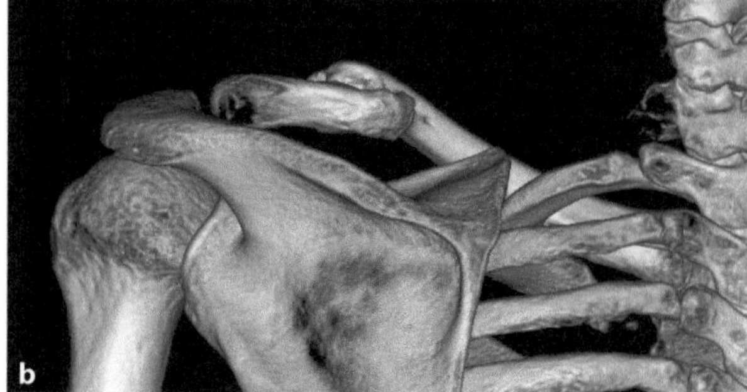

■ Abb. 5a,b

Chirurgische Intervention

- Am 29.10.2012, 7 Monate nach Fraktur, offene Reposition linke Clavicula, Pseudarthrose-Anfrischung-Resektion, Interposition eines trikortikalen Beckenspans, Spongiosaplastik und Platten-Osteosynthese mit lateraler 6-Loch-Claviculaplatte (■ Abb. 6a,b).
- Funktionelle Nachbehandlung mit Physiotherapie, Elevation nicht über die Horizontale.

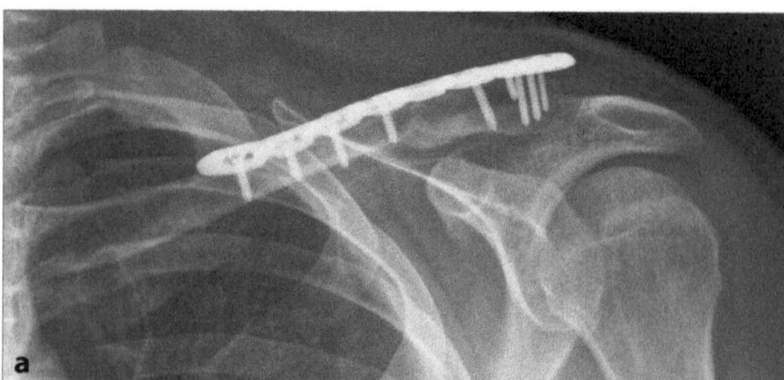

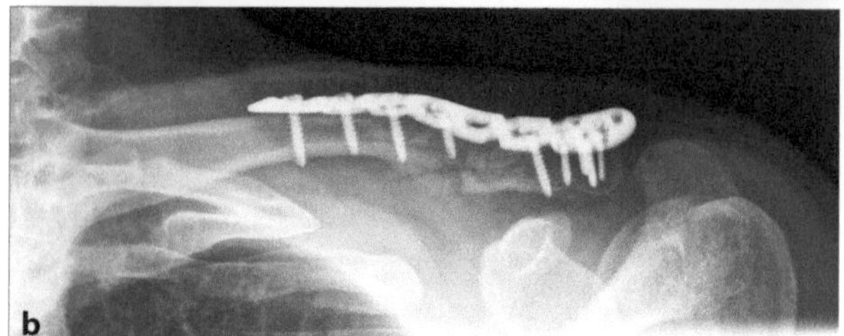

■ Abb. 6a,b

Verlauf

- 6 Wochen postoperativ Patient weitgehend schmerzfrei, Schulterfunktion frei und symmetrisch. Radiologisch Osteosynthesematerial reizlos in situ, Fortschreiten des Durchbaus der Pseudarthrose mit gutem Remodelling (◘ Abb. 7 a,b).

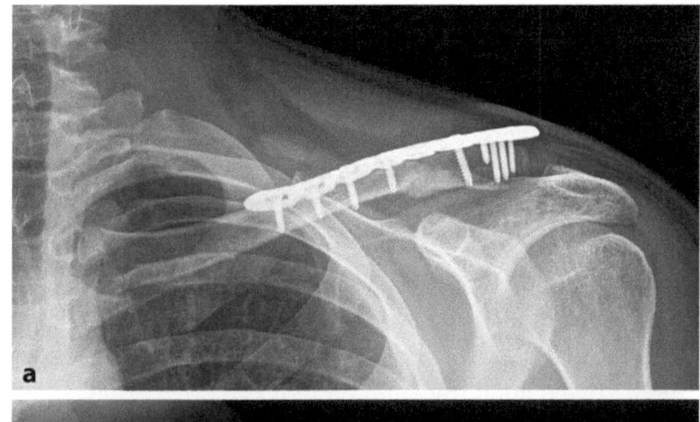

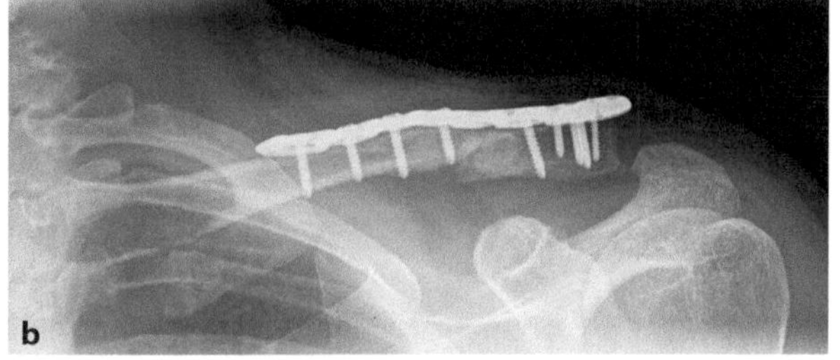

◘ Abb. 7a,b

- 6 Monate nach Intervention Restitutio mit vollumfänglicher Arbeitsfähigkeit im angestammten Beruf. Radiologisch Pseudarthrose nicht mehr einsehbar, Osteosynthesematerial stabil (◘ Abb. 8a,b).

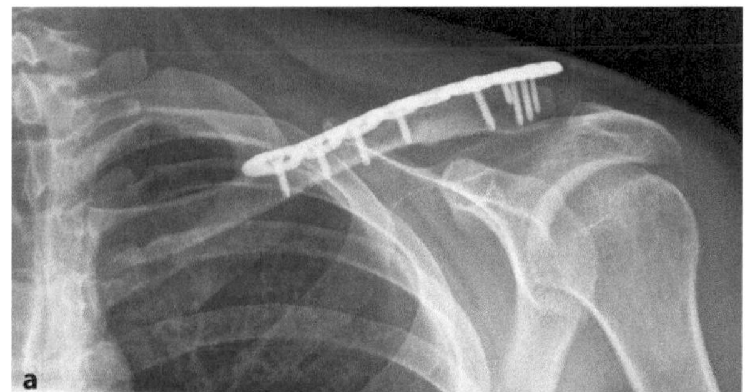

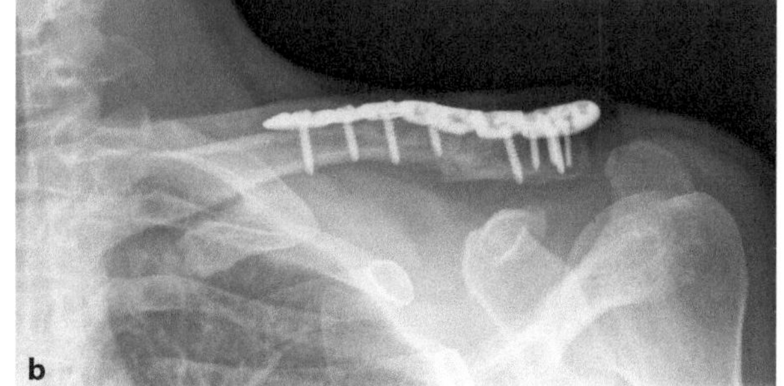

◘ Abb. 8a,b

- 1 Jahr postoperativ freie Schulterfunktion, Platte gut tastbar und subjektiv störend. Radiologisch ausgeglichene Länge der Clavicula mit schönem Remodelling bei abgeheilter Pseudarthrose (◘ Abb. 9a,b).
- Osteosynthesematerialentfernung am 13.01.2014, das heißt 14½ Monate nach der Primärintervention.

▪ Diskussion

Aus heutiger Sicht würden wir diese Fraktur bei Dislokation und Verkürzung primär osteosynthetisch versorgen, nicht zuletzt auch wegen in diesem Fall doch erheblichem Arbeitsausfall.

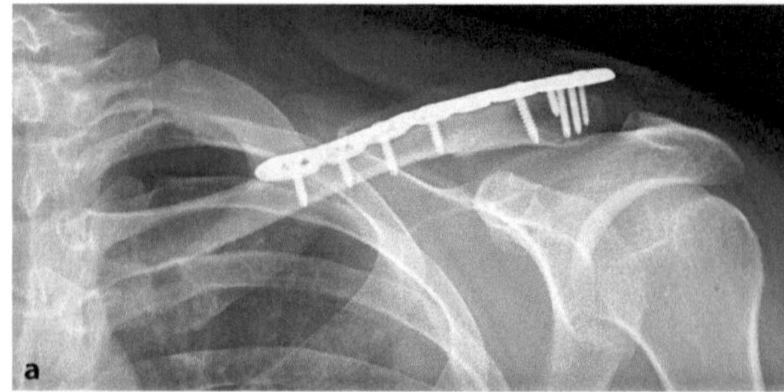

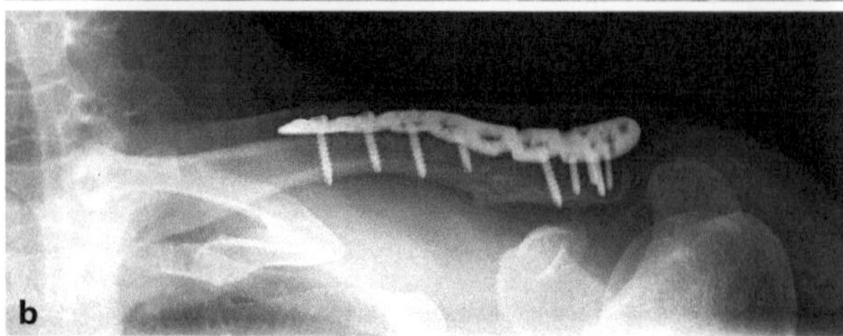

◘ Abb. 9a,b

Ihre Notizen

Fall 84: Schmerzhafte Clavicula-Pseudarthrose nach Osteosynthese mit sekundärem Plattenbruch und Propioni-Infekt

Rainer-Peter Meyer, Fabrizio Moro, Hans-Kaspar Schwyzer

R.-P. Meyer et al., *100 Clavicula-Pseudarthrosen*, https://doi.org/10.1007/978-3-662-55345-9_85

▪ Anamnese

- Sturz des gut 47-jährigen Sportlers mit dem Fahrrad am 27.05.2012: Clavicula-Schrägfraktur mittleres Drittel rechts (◘ Abb. 1), Scapulahalsfraktur rechts primär übersehen. Konservative Therapie vorgeschlagen.

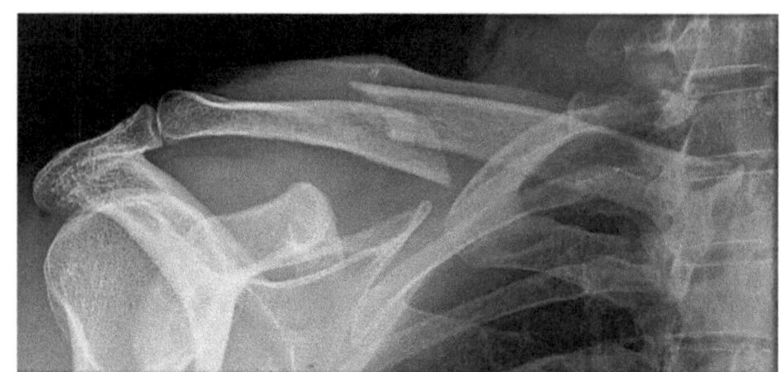

◘ **Abb. 1**

- 29.05.2012 auf Wunsch des Patienten Platten-Osteosynthese rechte Clavicula. Postoperative Immobilisation mit konsekutiver Schulterteilsteife rechts.
- Am 29.06.2012 mit Arthro-MRI kleine gelenksseitige Partialruptur der Rotatorenmanschette rechts festgehalten (◘ Abb. 2a–c). Scapulahalsfraktur erstmals im MRI diagnostiziert.

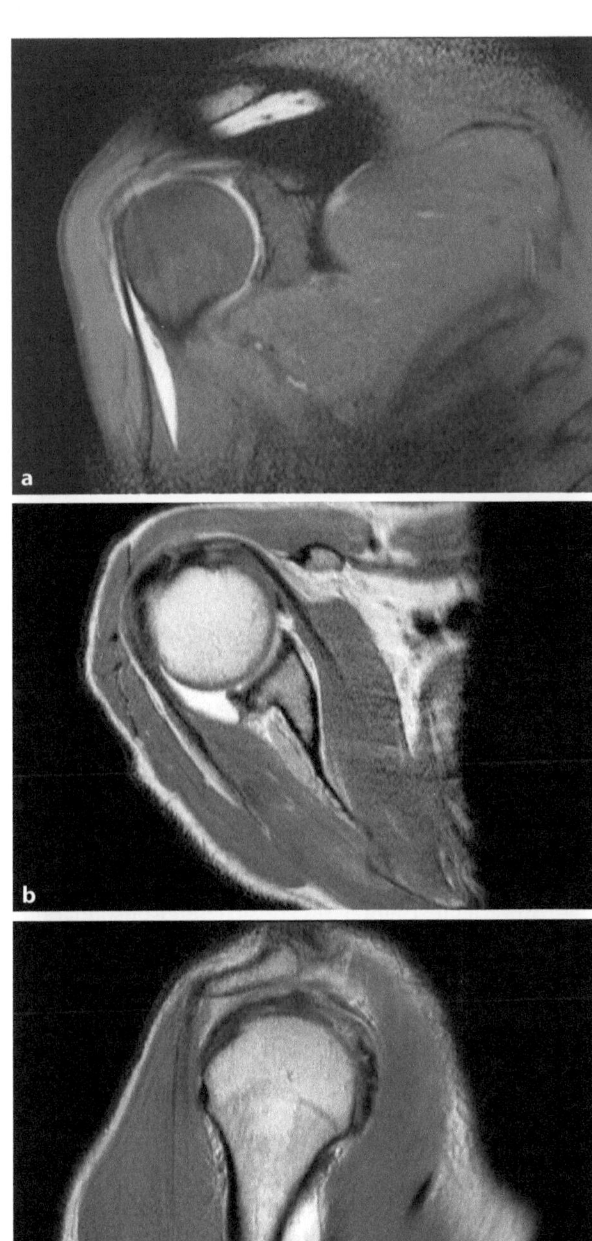

◘ Abb. 2a-c

- Am 04.07.2012 arthroskopische Revision des Cuffs rechts mit Tenodese der langen Bicepssehne bei persistierender Schultersteife. Supuration der claviculären Inzision.
- Am 24.09.2012 Beurteilung an unserer Klinik. Clavicula-Inzision medial adhärent, livide verfärbt, trocken. Schultergelenksbeweglichkeit rechts massiv reduziert: Abduktion 50°, Vorwärts-/Rückwärtsheben 80/0/30°, Außen-/Innenrotation in Neutralstellung 25/0/40°. Radiologisch anteriore Lage der Rekonstruktionsplatte an der rechten Clavicula. Frakturspalt noch sichtbar. Scapulahalsfraktur mit Angulation konsolidiert (■ Abb. 3a,b).

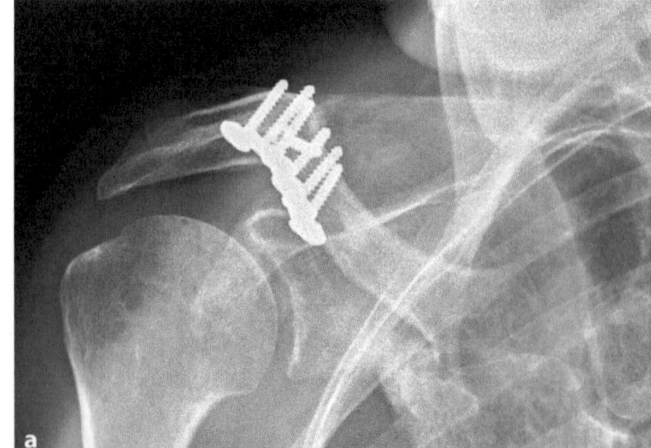

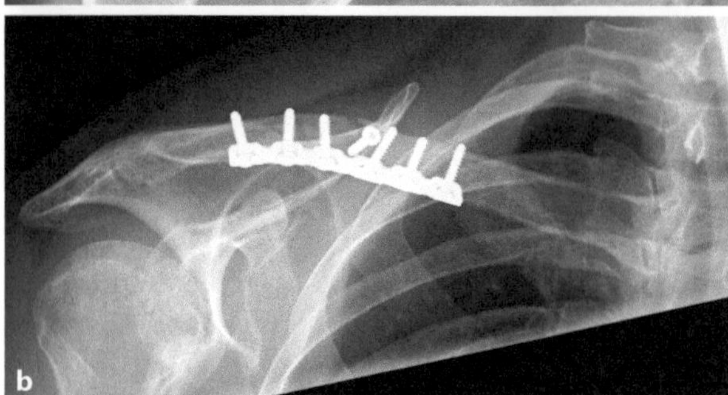

■ Abb. 3a,b

- Abwartende Haltung bis zur sicheren Konsolidation der Claviculafraktur, nicht zuletzt wegen der Sekundärheilung. Je nach Verlauf später arthroskopische Arthrolyse vorgesehen.
- Kontrolle am 18.02.2013 wegen progredienter Bewegungsschmerzen an der rechten Schulter mit Druckdolenz. Radiologisch dokumentierter Plattenbruch (■ Abb. 4a,b). SPECT-CT vom 13.03.2013 ohne Infektzeichen, tenodesierte lange Bicepssehne ausgerissen. Indikation zur einzeitigen Pseudarthrose-Sanierung gestellt.

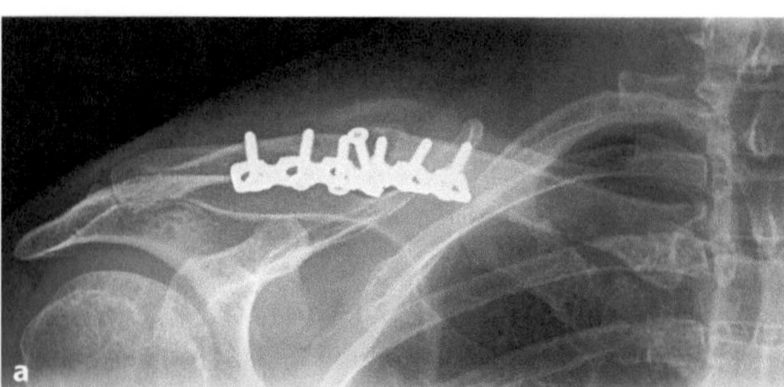

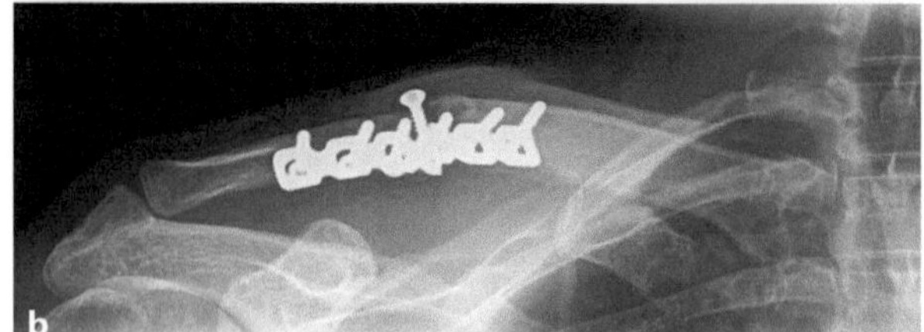

■ Abb. 4a,b

Problemstellung

- Schmerzhafte Clavicula-Pseudarthrose mit Plattenbruch 9 Monate nach Osteosynthese.
- Verdacht auf Low-grade-Infektion.

Operative Intervention

- Am 04.04.2013, knapp 1 Jahr nach dem Unfall, Revision rechte Clavicula: Osteosynthesematerialentfernung, Sonikation des entfernten Osteosynthesematerials und sieben Biopsieentnahmen. Pseudarthrose-Anfrischung, bicorticale Beckenspananlagerung anterior und superior, Spongiosaplastik und Re-Osteosynthese mit anatomisch vorgeformter 3.5 mm-8-Loch-LCP-Claviculaplatte (◘ Abb. 5). Intraoperativ nach Biopsieentnahme Antibiotikatherapie gemäß Vorschlag des Infektiologen.
- Postoperativ Ortho-Gilet für 6 Wochen mit aktiv-assistierter Physiotherapie nicht über 90°.

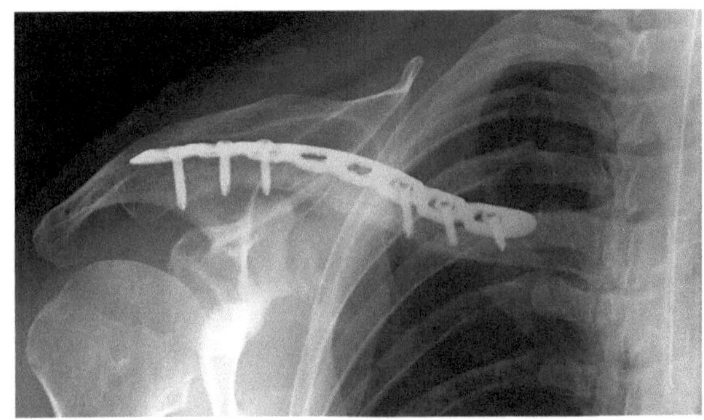

◘ Abb. 5

Verlauf

- 2 Wochen nach dem Eingriff nach Bebrütung in drei der sieben Proben Nachweis von Propioni acnes-Bakterien. Antibiotikatherapie gemäß den Infektiologen angepasst und für 3 Monate vorgesehen. Radiologisch korrekte Situation (◘ Abb. 6a,b).

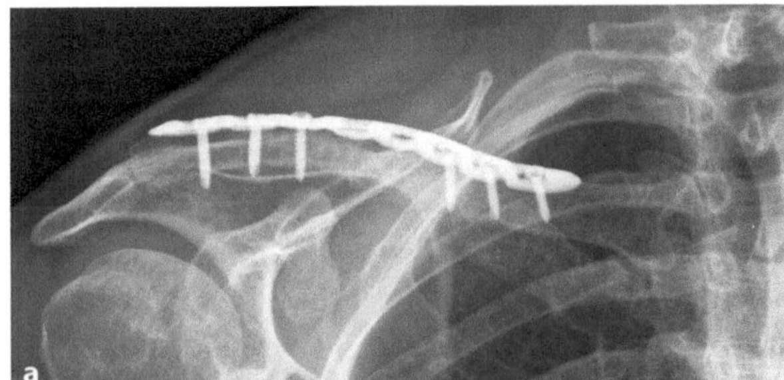

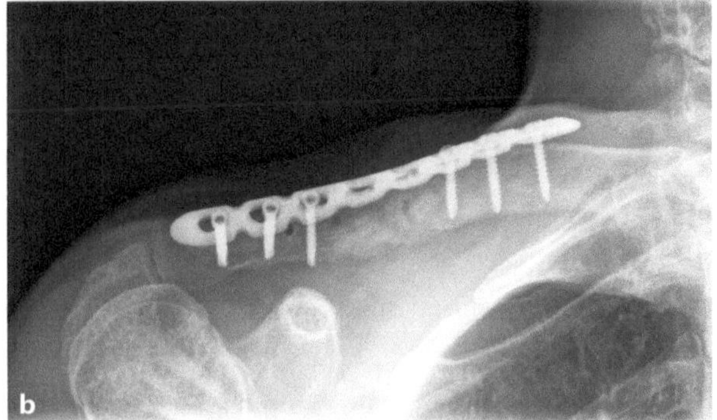

◘ Abb. 6a,b

- 6 Wochen postoperativ reizlose Narbenverhältnisse, befriedigende Schulterfunktion rechts. Radiologisch sich abzeichnende, reparative Vorgänge mit periostaler Überbrückung der Pseudarthrose. Osteosynthesematerial stabil (■ Abb. 7a,b).

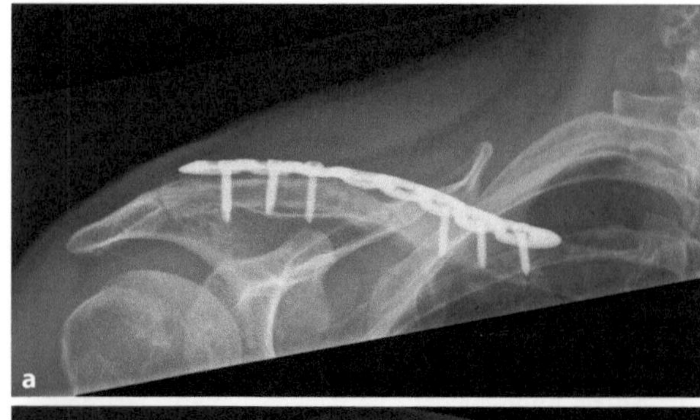

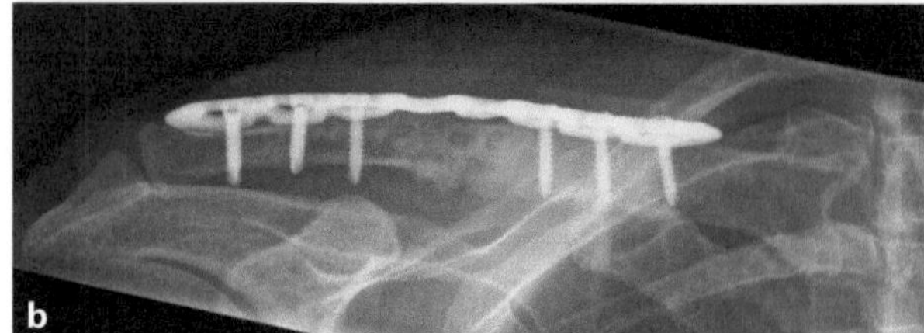

■ **Abb. 7a,b**

- 6 Monate nach Intervention subjektiv und objektiv ideale Situation. Patient beschwerdefrei. Schulterfunktion symmetrisch. Radiologisch Pseudarthrose durchgebaut mit gutem Remodelling. Osteosynthesematerial reizlos in situ (■ Abb. 8a,b). Labortechnisch keine Infektzeichen fassbar.

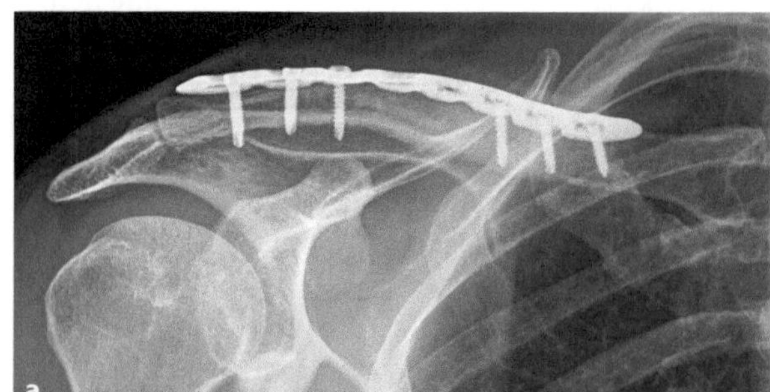

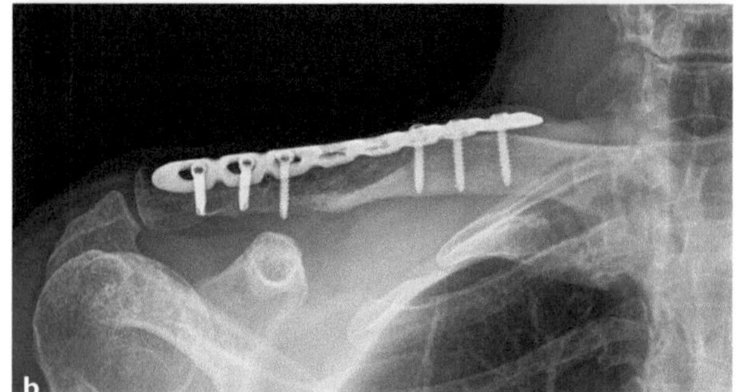

■ **Abb. 8a,b**

- 1 Jahr nach dem Eingriff Kontrolle wegen störenden Osteosynthesematerials. Radiologisch Pseudarthrose voll konsolidiert bei stabilem Osteosynthesematerial (■ Abb. 9a,b).
- Metallentfernung am 08.05.2014.

Diskussion

- Der Patient erlitt primär eine Schultergürtelverletzung mit Scapulahalsfraktur und zusätzlicher Claviculafraktur im mittleren Drittel. Hier liegt somit eine „double-disruption of superior shoulder suspensory complex“ (SSC) vor. Somit hätte die Claviculafraktur auch nach unserer Meinung primär stabilisiert werden sollen. Die auswärtig durchgeführte Osteosynthese war jedoch insuffizient bei zu kurz gewählter Plattenlänge.
- Der Verlauf zeigt, dass die Fraktur nicht konsolidiert. Es resultiert eine symptomatische Clavicula-Pseudarthrose mit Plattenbruch und Schraubenlockerung. Komplizierend kam noch ein Low-grade-Infekt mit Propioni acnes hinzu. Dies führte zur chirurgischen Revision, Re-Osteosynthese, Spongiosaplastik und Antibiotikabehandlung.
- Anhand des Keimspektrums konnte das Vorgehen so, das heißt einzeitig, gewählt werden. Hätten sich intraoperativ Zeichen einer chronischen Osteitis gezeigt, wären wir sicher zweizeitig vorgegangen.

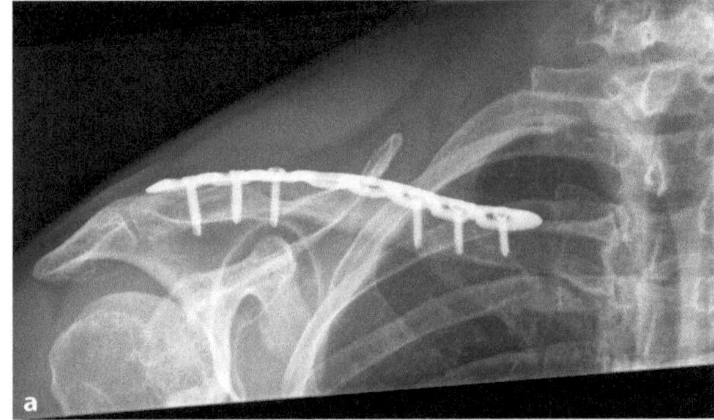

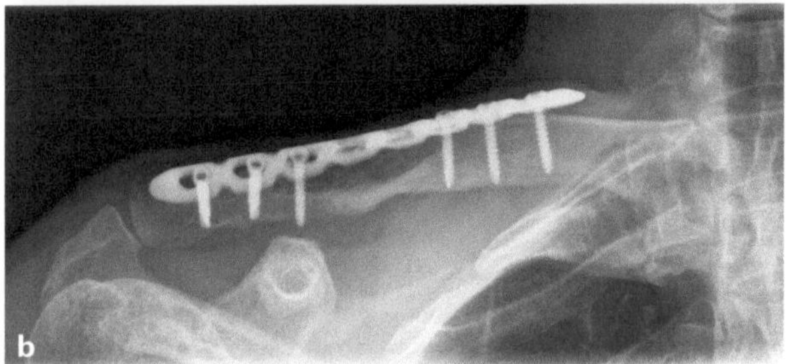

■ Abb. 9a,b

Fall 85: Schmerzhafte Clavicula-Pseudarthrose im mittleren Drittel

Rainer-Peter Meyer, Fabrizio Moro, Hans-Kaspar Schwyzer

R.-P. Meyer et al., *100 Clavicula-Pseudarthrosen*, https://doi.org/10.1007/978-3-662-55345-9_86

Anamnese

- Sturz der 58-jährigen Frau mit dem Fahrrad am 22.08.2012: Schwere Commotio cerebri und linksseitige mehrfragmentäre Claviculafraktur im mittleren Drittel. Konservative Therapie unter anderem wegen der Schädelverletzung.
- Persistierende Schmerzen über Jahre insbesondere bei sportlicher Aktivität sowie beim Rucksacktragen. Patientin spekuliert auf Spontanheilung.
- Am 26.03.2015, gut 2½ Jahre nach dem Unfall, Vorstellung an unserer Klinik mit schmerzhafter Pseudarthrose der rechten Clavicula.
- Deutliches Vorstehen der medialen Claviculaendigung im Übergang mittleres laterales Drittel mit falscher Beweglichkeit, kaum Druckdolenz. Radiologisch Clavicula-Pseudarthrose mit Diastase und erheblicher Fehlstellung. Konsolidiertes Zwischenfragment an der lateralen Clavicula (◘ Abb. 1a,b). Chirurgische Sanierung vorgeschlagen.

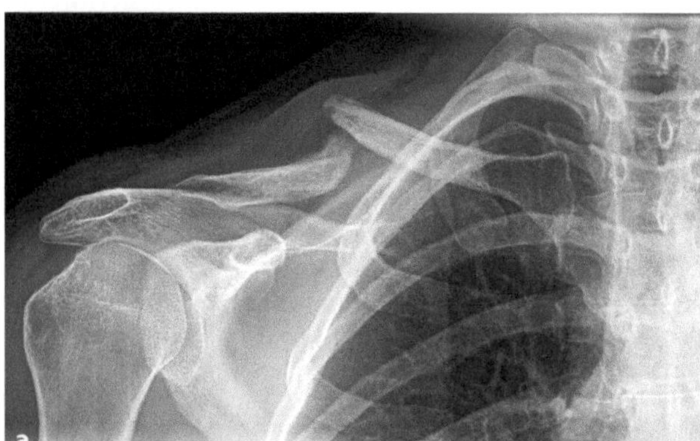

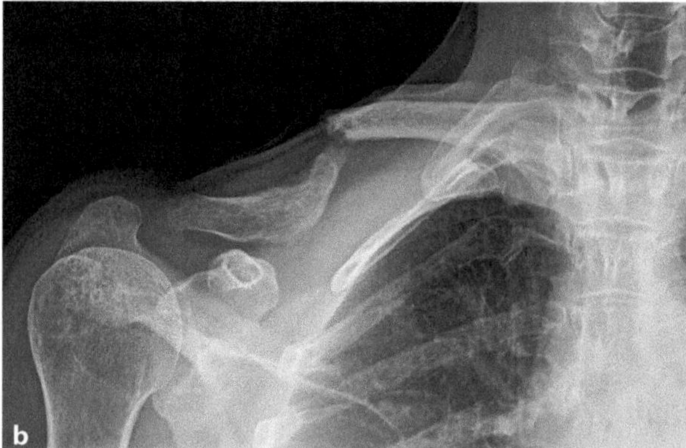

◘ **Abb. 1a,b**

Problemstellung

- Bei deutlicher Fehlstellung zunehmende schmerzhafte Clavicula-Pseudarthrose mit Beeinträchtigung der sportlichen Aktivität.
- Rucksacktragen für die passionierte Berggängerin erschwert.

Chirurgische Intervention

- am 13.11.2015, das heißt 3 Jahre und 3 Monate nach Frakturierung, offene Reposition der Clavicula rechts, Pseudarthrose-Resektion und –Anfrischung, Spongiosaplastik, Interposition eines tricorticalen Beckenspans, Osteosynthese mit antero-superiorer 8-Loch-Claviculaplatte mit Fixation des Spans durch isolierte 2.0 mm Corticalisschraube (◘ Abb. 2a,b).
- Ortho-Gilet für 6 Wochen mit begleitender Physiotherapie. Abduktion nicht über die Horizontale.

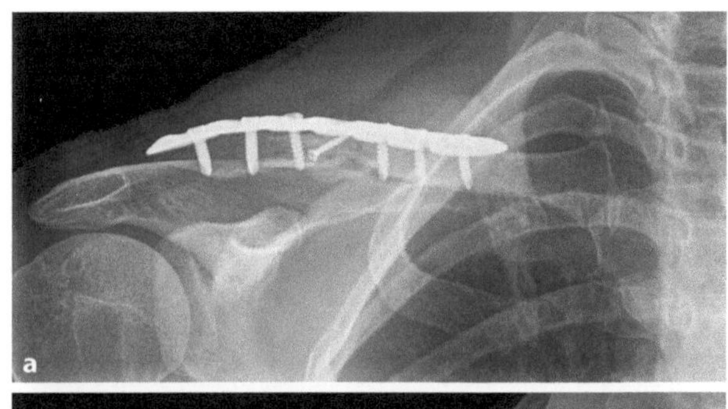

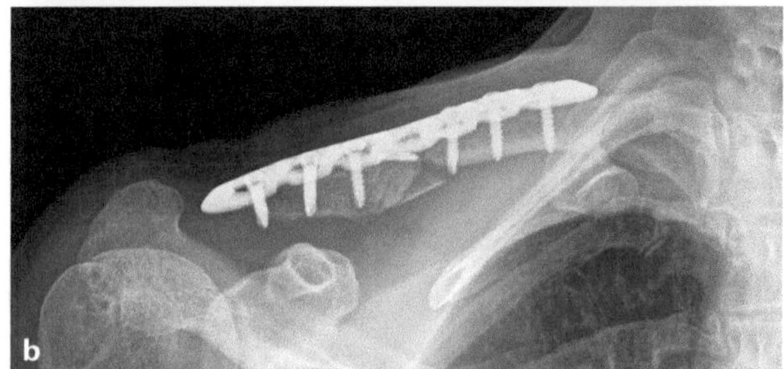

◘ Abb. 2a,b

Verlauf

- 6 Wochen postoperativ Patientin weitgehend beschwerdefrei mit nahezu seitengleicher Schulterbeweglichkeit. Radiologisch regelrechte Lage des Osteosynthesematerials, sich abzeichnende reparative Vorgänge (◘ Abb. 3a,b).

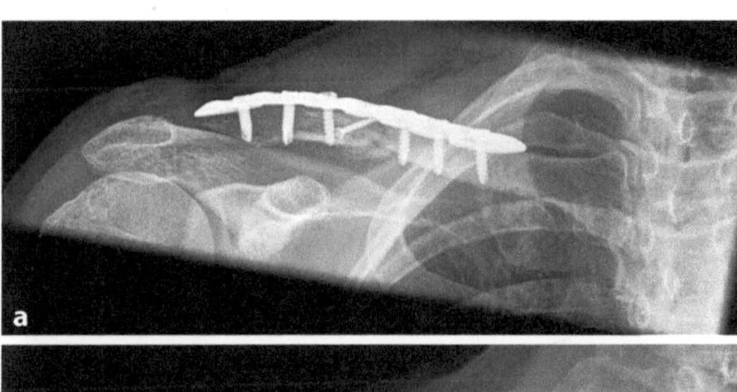

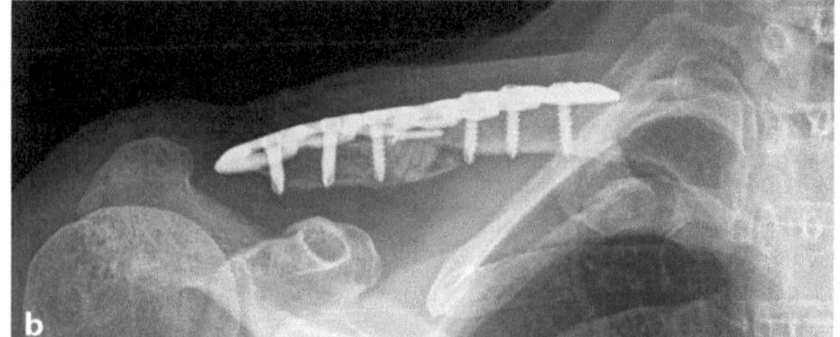

◘ Abb. 3a,b

- Knapp 3 Monate nach Intervention Patientin schmerzfrei mit freier Schulterbeweglichkeit. Radiologisch Pseudarthrose konsolidiert bei eingeheiltem Beckenspan (◘ Abb. 4a,b).
- Kontrolle 1½ Jahre postoperativ vereinbart. Metallentfernung bei weiterhin idealem Verlauf frühestens 18 Monate nach dem Eingriff.

Diskussion

- Primär hätte diese Claviculafraktur aus Sicht der anatomischen Morphologie osteosynthetisch versorgt werden sollen. Insofern erstaunt der Verlauf nicht.
- Ein zusätzlich bremsender Faktor war die gegenüber einer chirurgischen Therapie ausgesprochen defensiv eingestellte Patientin.

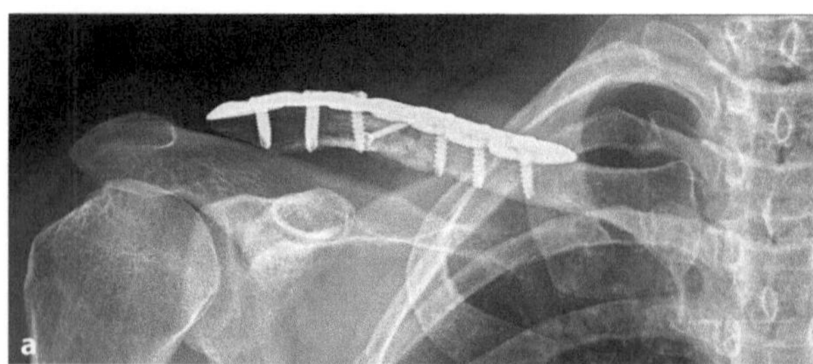

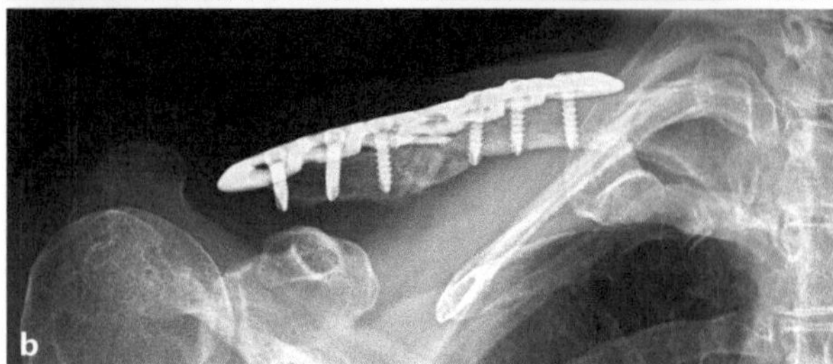

◘ Abb. 4a,b

Ihre Notizen

Fall 86: Re-Re-Re-Osteosynthese einer lateralen Clavicula-Pseudarthrose nach Primär-Osteosynthese

Rainer-Peter Meyer, Fabrizio Moro, Hans-Kaspar Schwyzer

R.-P. Meyer et al., *100 Clavicula-Pseudarthrosen*, https://doi.org/10.1007/978-3-662-55345-9_87

Anamnese

- Sturz der 50-jährigen Sportlerin am 31.03.2013 mit lateraler mehrfragmentärer Claviculafraktur rechts Übergang mittleres distales Drittel und zusätzlicher Läsion der coracoclaviculären Bänder (◘ Abb. 1a,b).
- Primäre osteosynthetische Versorgung mit Hakenplatte an einer Sportklinik.

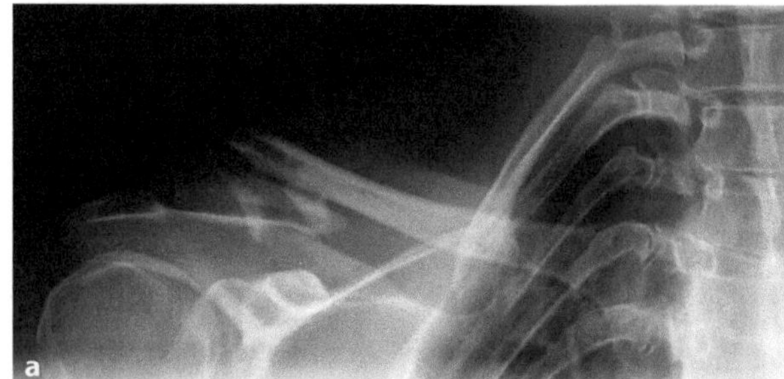

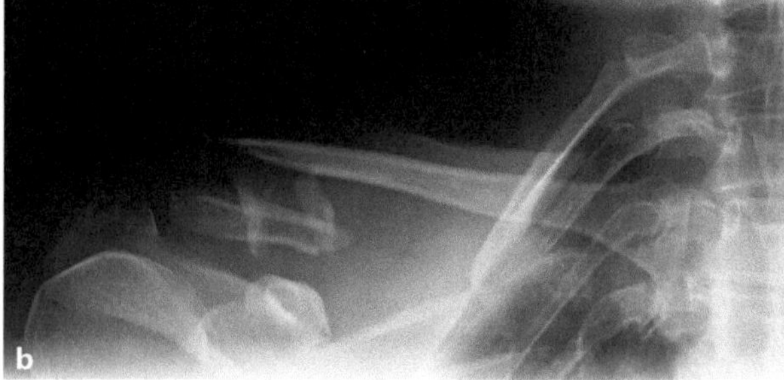

◘ **Abb. 1a,b**

- Unmittelbar postoperativ mediale Claviculafraktur rechts (◘ Abb. 2a,b).
- Unkonventionelle Re-Osteosynthese am 03.04.2013 mit Verlängerung der Hakenplatte durch ergänzende 5-Loch-Rekoplatte plus homologe Spongiosaplastik und Augmentation der coracoclaviculären Bänder durch Tight-rope-Fixation.
- Erneute Lockerung des Osteosynthesematerials als Hinweis auf eine instabile Osteosynthese mit Ausbruch der Hakenplatte 6 Wochen nach dem Zweiteingriff (◘ Abb. 3a,b).
- Einholung einer Zweitmeinung durch die Patientin am 31.05.2013 an unserer Klinik.

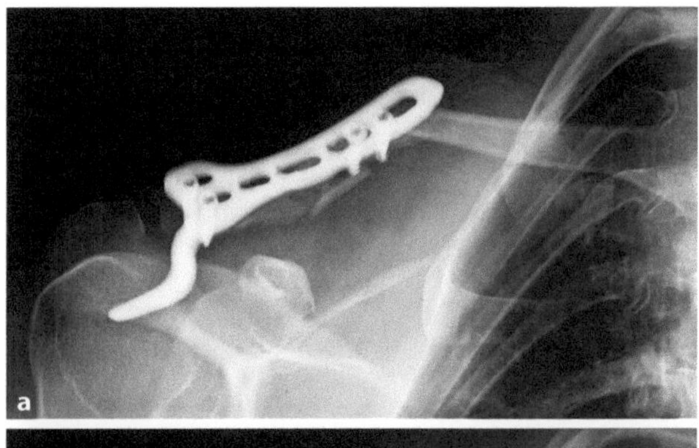

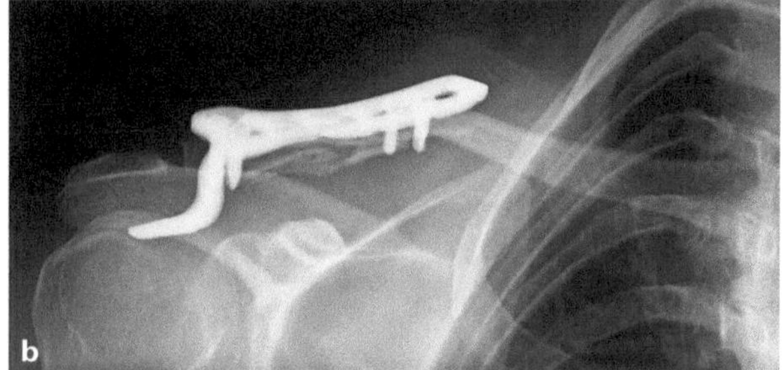

◘ **Abb. 2a,b**

Problemstellung

- Beunruhigung der Patientin wegen der palpierbaren Ventralposition des medialen Plattenendes mit deutlicher subjektiver Instabilität des Ostesosynthesematerials.
- Schmerzen im Bereiche des hinteren Acromionecks bei Schleifspuren des subacromial liegenden Hakens der Hakenplatte am Übergang zur Spina.
- Gestützt auf die Bildgebung und die klinisch erhobenen Befunde Indikation zur Revision gegeben.

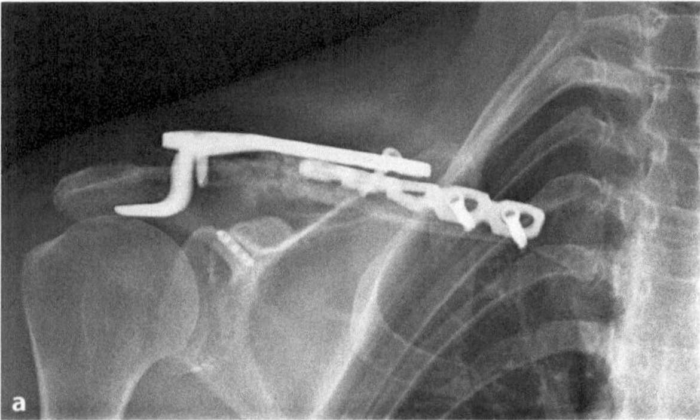

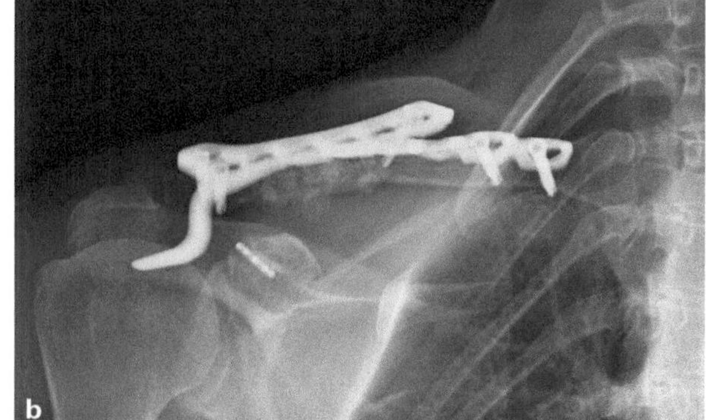

◘ **Abb. 3a,b**

- **Erste operative Korrektur**
  - Am 10.06.2013 Revision der rechten Clavicula mit Osteosynthesematerial-Entfernung, Spongiosaplastik mit Interposition eines tricorticalen Beckenspans sowie Re-Osteosynthese mit VA („variable angle")-LCP-anteriorer 11-Loch-Clavciulaplatte (▪ Abb. 4).

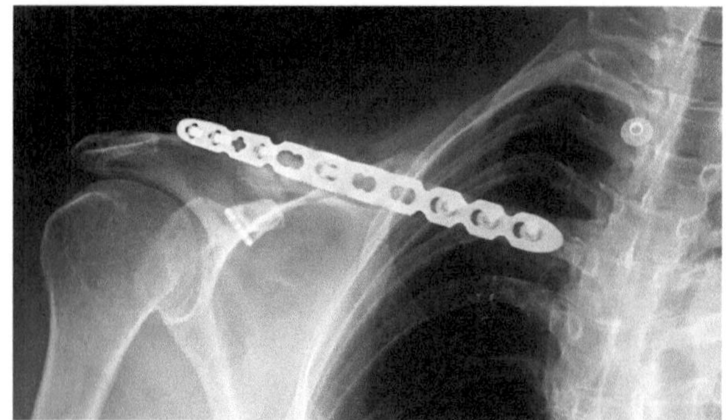

▪ Abb. 4

- **Verlauf**
  - 6 Wochen nach Intervention Freigabe der rechten Schulter für sämtliche Bewegungsamplituden. Radiologisch stabiles Osteosynthesematerial, ausgeglichene Länge der Clavicula, sich abzeichnende reparative Vorgänge (▪ Abb. 5a,b).

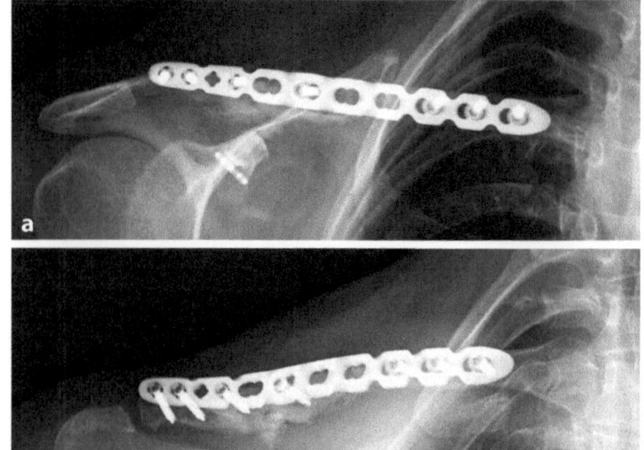

▪ Abb. 5a,b

  - 18 Monate postoperativ seitengleiche, schmerzfreie Schulterfunktion. Radiologisch Frakturheilung abgeschlossen (▪ Abb. 6 a,b).
  - Patientin wünscht die Entfernung des subjektiv störenden Osteosynthesematerials.

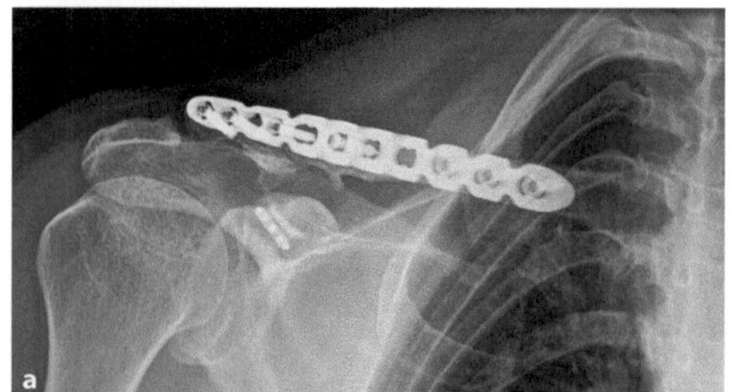

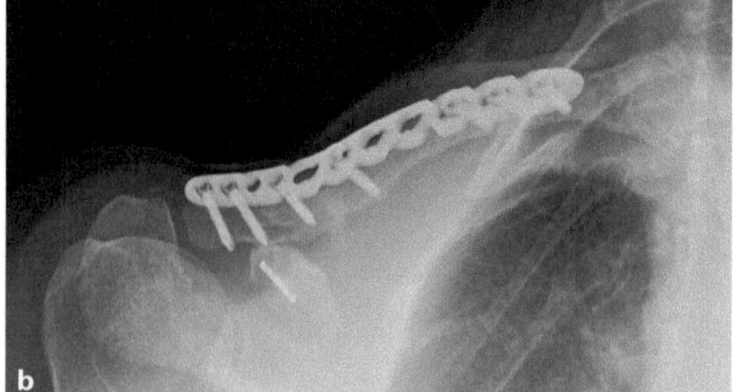

▪ Abb. 6a,b

- **Zweite Intervention**
  - Am 02.04.2015 Metallentfernung an der rechten Clavicula. Intraoperativ konsolidierte Frakturverhältnisse (fotodokumentiert).

- **Verlauf**
  - Nach problemloser postoperativer Phase stellt sich die Patientin 6 Wochen nach Metallentfernung aufgrund von persistierender Schmerzen beim Operateur vor. Ein Bagatelltrauma wird erwähnt.
  - Die radiologische Kontrolle dokumentiert eine Refraktur der rechten Clavicula im Übergang laterales/mittleres Drittel (◘ Abb. 7a,b).
  - Die Indikation zur operativen Rekonstruktion ist gegeben.

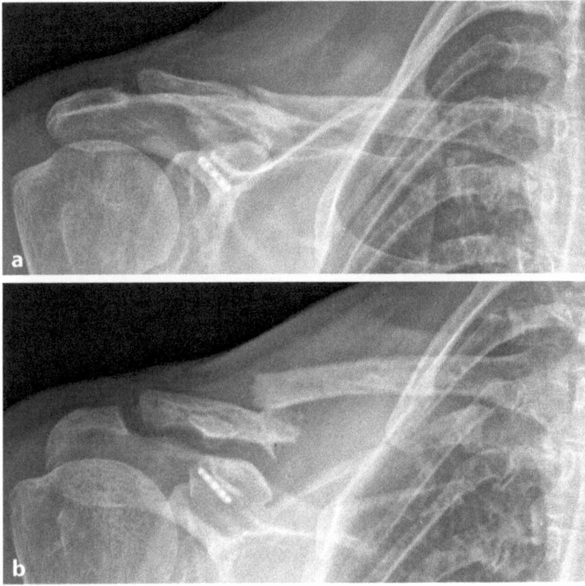

◘ **Abb. 7a,b**

- **Dritte Intervention**
  - Am 13.05.2015 Re-Re-Re-Osteosynthese der rechten Clavicula durch Plattenosteosynthese mit VA („variable angle") LCP-anteriore 10-Loch-Claviculaplatte sowie Spongiosaplastik (◘ Abb. 8a,b).

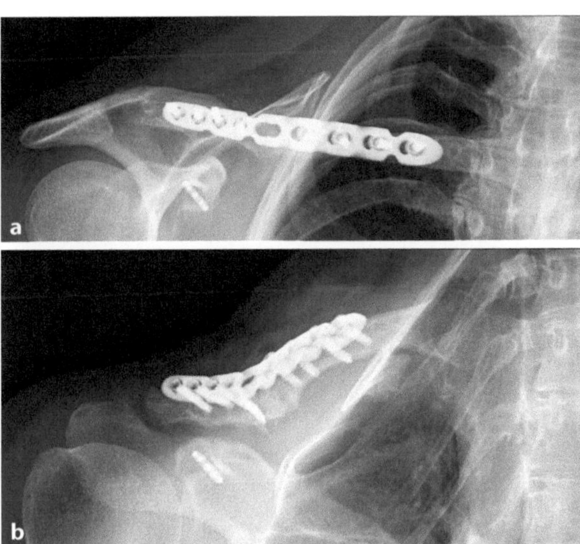

◘ **Abb. 8a,b**

Verlauf

- 6 Wochen nach dem Eingriff subjektiv und objektiv korrekte Situation. Beginn mit Kraftaufbau.
- 6 Monate nach Intervention freie, symmetrische Schulterfunktion bei Beschwerdefreiheit. Radiologisch korrektes Alignement der Clavicula. Frakturheilung abgeschlossen (◘ Abb. 9a,b).

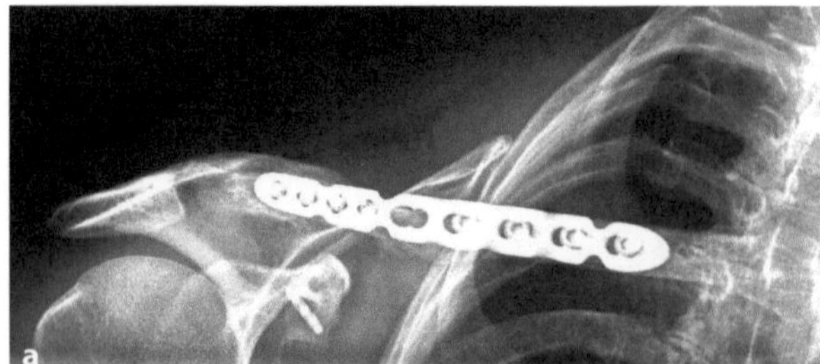

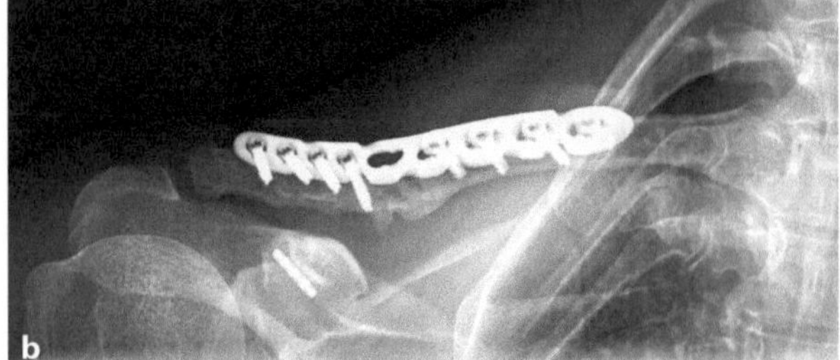

◘ Abb. 9a,b

Diskussion

- Die Clavicula hat eine feine Knochenstruktur, die enormen Zug-, Stauchungs- und Torsionskräften ausgesetzt ist. Ihre Vaskularisierung ist entwicklungsbedingt delikat.
- Ungeeignete Implantate, ungenügende Plattenlänge, großzügige Deperiostierung können zu Konsolidationsproblemen führen – siehe intraoperativer Situs (◘ Abb. 10).
- Ob in diesem Fall die Metallentfernung zu früh erfolgte oder, ob hier nach mehrfachen Voroperationen auf eine Metallentfernung hätte verzichtet werden sollen, ist im Letzten Interpretationsfrage.

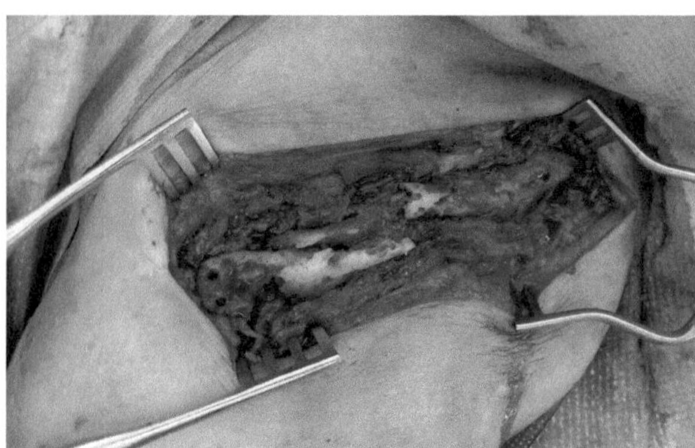

◘ Abb. 10a,b

Ihre Notizen

Fall 87: Symptomatische Clavicula-Pseudarthrose mittleres Drittel nach konservativer Therapie

Rainer-Peter Meyer, Fabrizio Moro, Hans-Kaspar Schwyzer

R.-P. Meyer et al., *100 Clavicula-Pseudarthrosen*, https://doi.org/10.1007/978-3-662-55345-9_88

Anamnese

- Bodycheck beim Fußballspielen am 23.08.2013 des damals 45-jährigen Mannes. Claviculafraktur mittleres Drittel rechts mit kleinem Zwischenfragment (■ Abb. 1a,b). Kontroverse Diskussion, ob konservative oder operative Behandlung an einem Kantonsspital.
- Bei konservativer Therapie persistieren Schmerzen im rechten Clavicula-Schulterbereich.

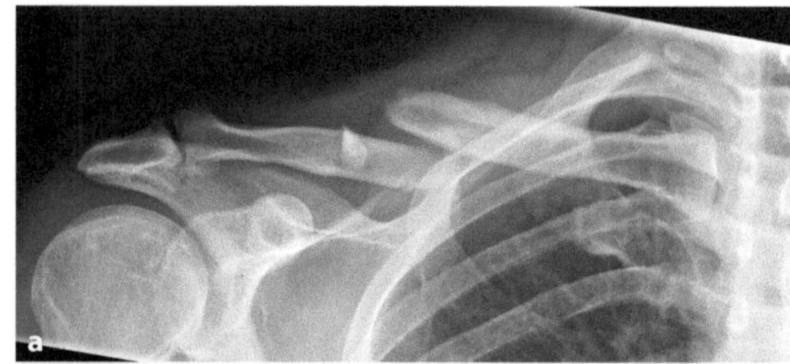

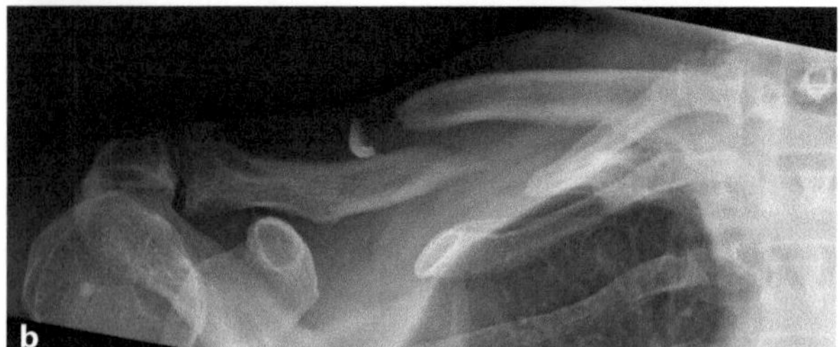

■ Abb. 1a,b

- Vorstellung zwecks Einholung einer Zweitmeinung an unserer Klinik am 01.04.2014, das heißt 7½ Monate nach Fraktur. Klinisch deutliche Verkürzung der oberen Schultergürtelapertur rechts, druckdolenter Kallus über der rechten Clavicula. Radiologisch Pseudarthrose im mittleren Claviculadrittel rechts mit Verkürzung der Fragmente um gut 1.5 cm (■ Abb. 2a,b). Indikation zur chirurgischen Sanierung gegeben.

Problemstellung

- Schmerzhafte Clavicula-Pseudarthrose rechts mit eingeschränkter Arbeitsfähigkeit als Lager-Chef.
- Zunehmend auch nächtliche Ruheschmerzen im rechten Schultergürtel.

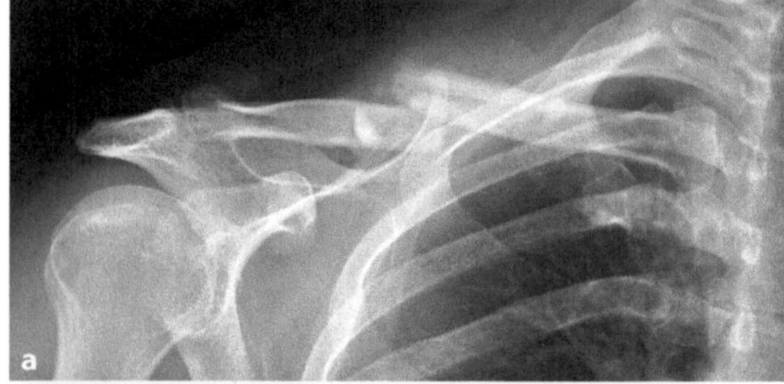

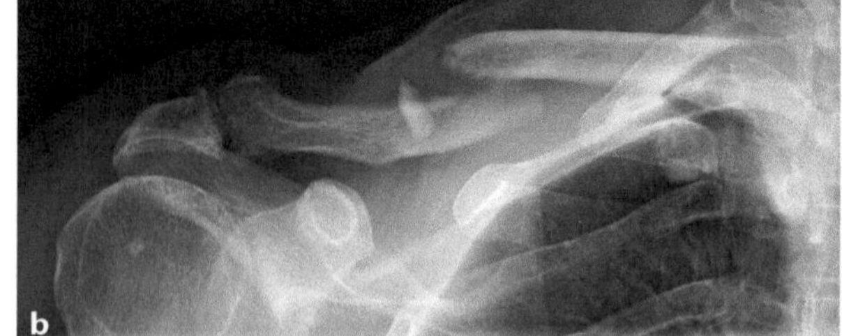

■ Abb. 2a,b

Chirurgische Intervention

- Am 26.05.2014 chirurgische Revision der rechtsseitigen Clavicula-Pseudarthrose: Pseudarthrose-Resektion und -Anfrischung, Spongiosaplastik vom rechten Beckenkamm, Platten- und Zugschrauben-Osteosynthese mit anatomisch vorgeformter 8-Loch-VA-Claviculaplatte sowie 1.2-mm-Corticalisschrauben (◘ Abb. 3a,b).
- Postoperativ Ortho-Gilet für 2–4 Wochen als Komforttherapie, aktiv-assistierte Bewegungstherapie in den ersten 6 Wochen nicht über die Horizontale.

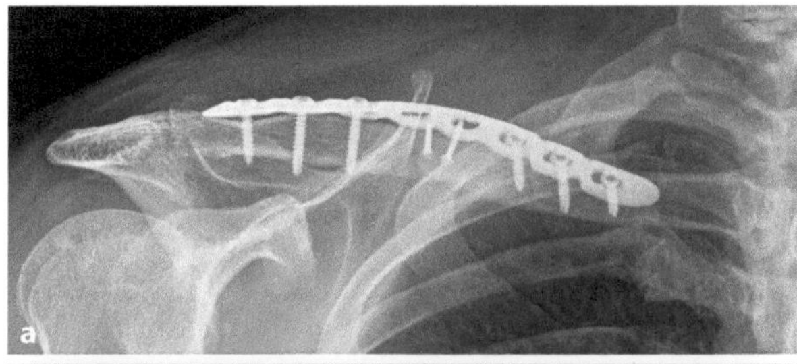

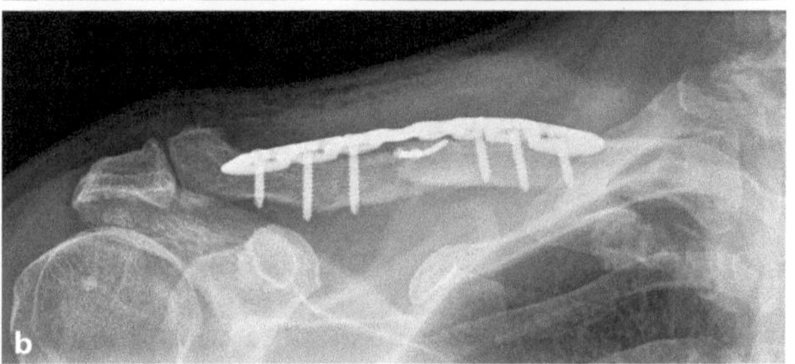

◘ Abb. 3a,b

Verlauf

- 6 Wochen postoperativ freie, praktisch symmetrische Schulterbeweglichkeit rechts. Radiologisch regelrechte Lage des Osteosynthesematerials, Claviculalänge ausgeglichen. Pseudarthrose-Spalt kaum mehr einsehbar (◘ Abb. 4a,b).

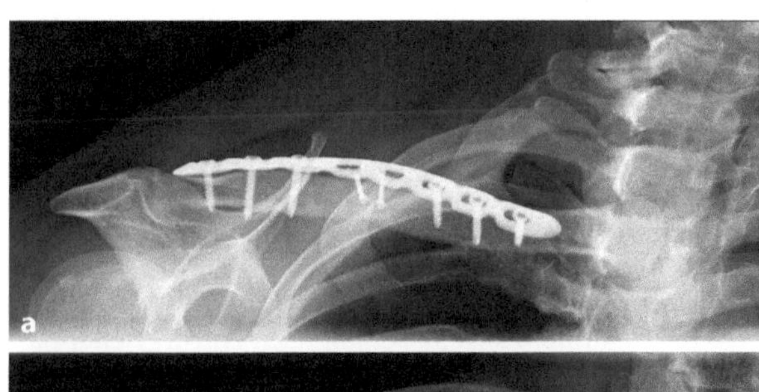

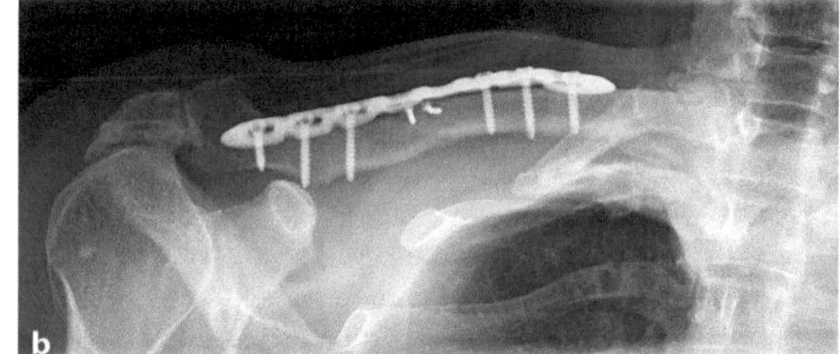

◘ Abb. 4a,b

- 6 Monate nach dem Eingriff klinisch und radiologisch Restitutio mit freier, symmetrischer Schulterbeweglichkeit. Radiologisch Pseudarthrose saniert (◘ Abb. 5a,b). Patient im angestammten Beruf voll arbeitsfähig.

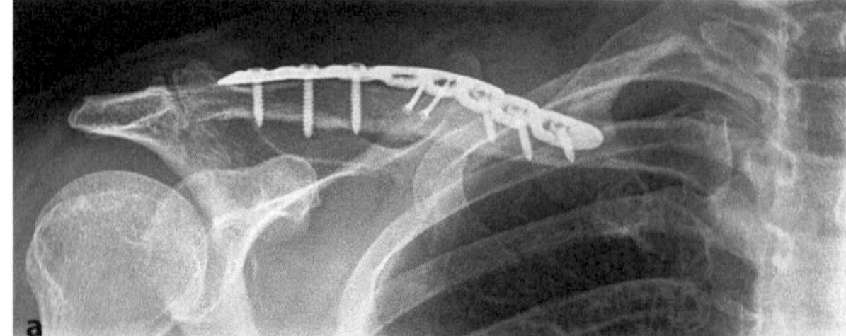

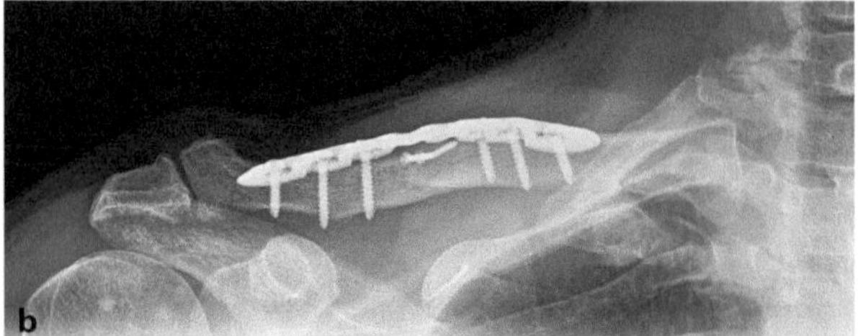

◘ **Abb. 5a,b**

- 1½ Jahre postoperativ klinisch und radiologisch idealer Heilungsverlauf mit voll belastbarer rechter Schulter. Radiologisch in situ liegendes Osteosynthesematerial, abgeschlossene Pseudarthrose-Heilung, korrektes Alignement (◘ Abb. 6a,b).
- Bei subjektiv störender Platte Metallentfernung am 15.01.2016.

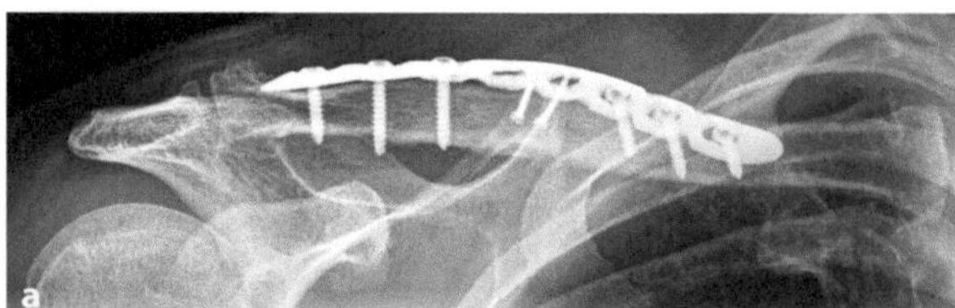

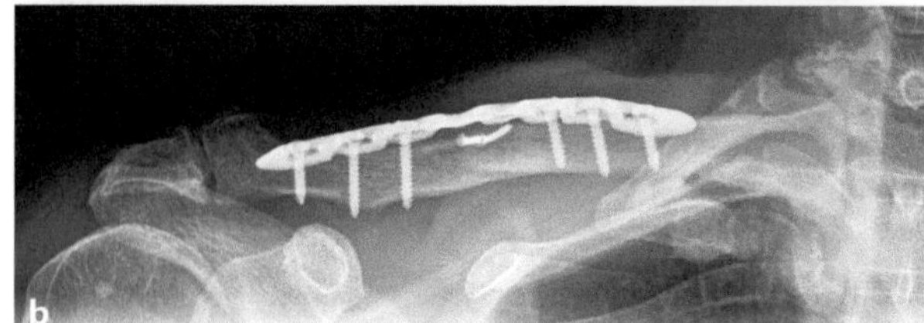

◘ **Abb. 6a,b**

Diskussion

- Bei unkompliziertem Verlauf nach chirurgischer Sanierung der Clavicula-Pseudarthrose konnte zeitgerecht die Osteosynthesematerial-Entfernung erfolgen, dies jedoch in der Regel nicht vor 18 Monate nach dem Eingriff.
- Die initiale Schrägfraktur prädisponiert zur reinen Anfrischung der Psdeudarthrose-Endigungen ohne Bedarf für eine Beckenspaninterposition. Eine reine Spongiosaanlagerung genügt hier.

Ihre Notizen

Fall 88: Symptomatische Clavicula-Pseudarthrose nach Hakenplatten-Osteosynthese

Rainer-Peter Meyer, Fabrizio Moro, Hans-Kaspar Schwyzer

R.-P. Meyer et al., *100 Clavicula-Pseudarthrosen*, https://doi.org/10.1007/978-3-662-55345-9_89

Anamnese

- Am 28.05.2014 Sturz mit dem Fahrrad des damals 60-jährigen Mannes: Multiple Verletzungen unter anderem eine lateralste Claviculafraktur links (▣ Abb. 1a,b).

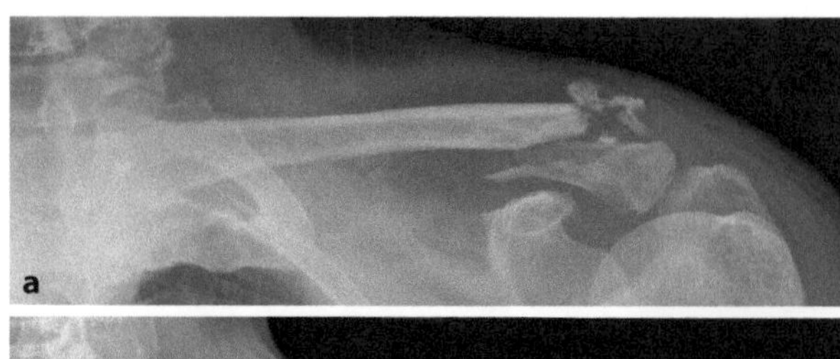

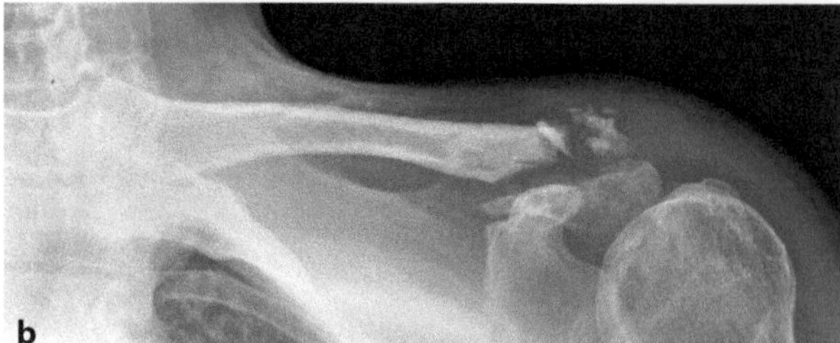

▣ **Abb. 1a,b**

- Vorerst konservative Therapie, wegen persistierender Schmerzen dann Hakenplatten-Osteosynthese linke Clavicula am 04.06.2014 auswärts (▣ Abb. 2a,b). Entfernung der Hakenplatte am 22.10.2014, knapp 5 Monate nach Osteosynthese.

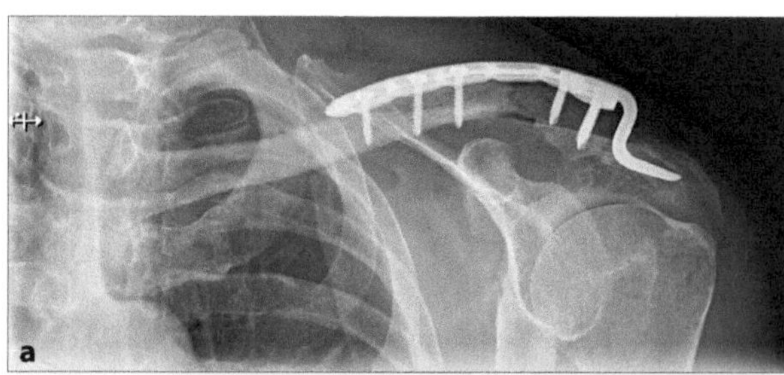

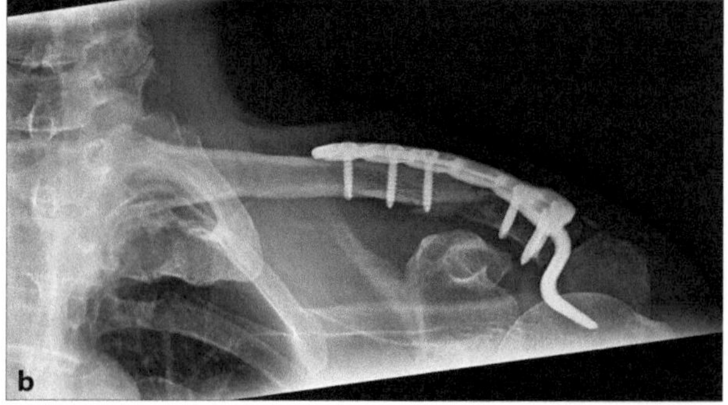

▣ **Abb. 2a,b**

- Bei anhaltenden Beschwerden im lateralen Clavicula-Acromioclaviculargelenk-Bereich links bei traumatisierter AC-Gelenksarthrose offene Resektion des Acromioclaviculargelenkes auswärts, laterale Clavicula-Pseudarthrose links nicht erwähnt (◘ Abb. 3).

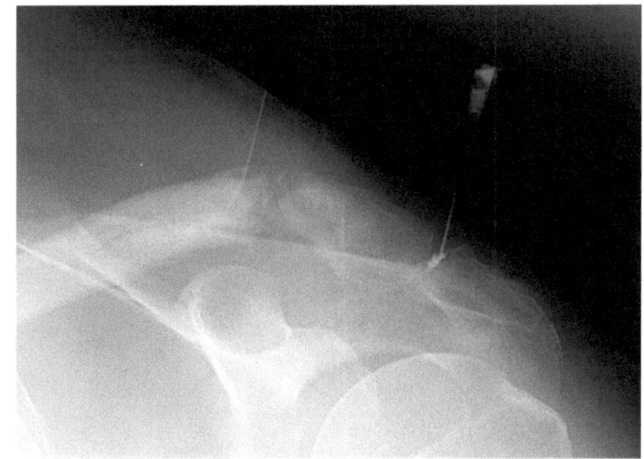

◘ Abb. 3

- Bei weiterhin deutlichen Bewegungsschmerzen im linken Schultergürtel ausführliche Abklärung mit konventionellen Röntgenbildern (◘ Abb. 4a,b) und Computertomographie (◘ Abb. 5a,b). Laterale Clavicula-Pseudarthrose diagnostiziert, Weiterbetreuung auf Wunsch des Patienten durch uns.

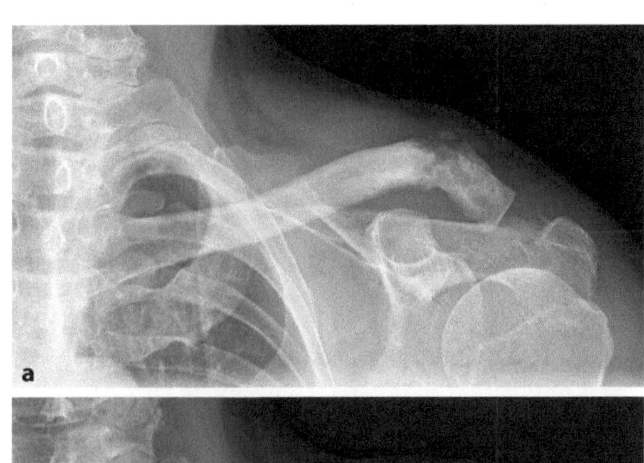

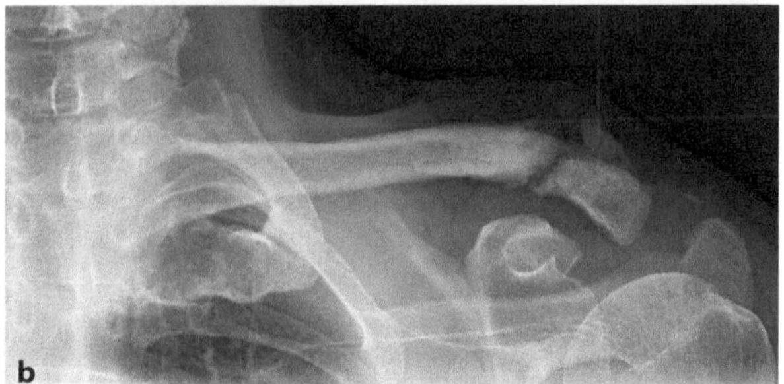

◘ Abb. 4a,b

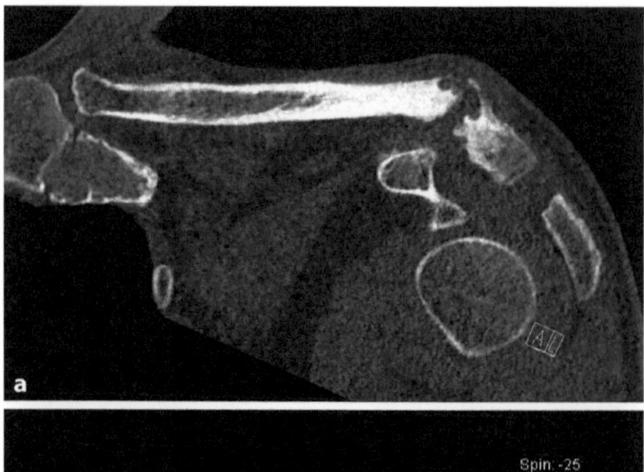

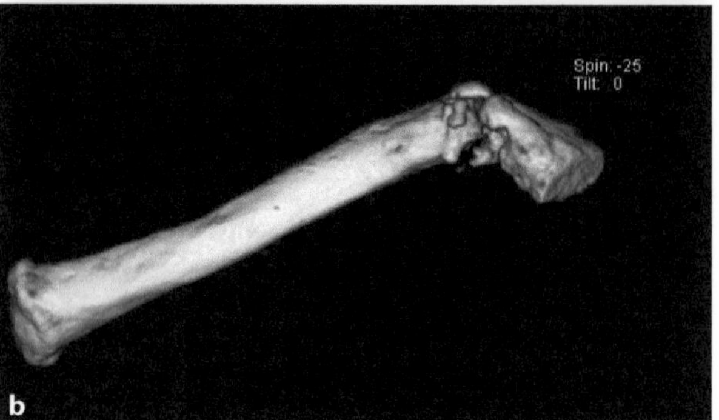

■ Abb. 5a,b

- Konsultation an unserer Klinik am 28.10.2015, 1½ Jahre nach dem Unfallereignis. Deutliche belastungsabhängige Schulterschmerzen links, Überkopfarbeit erschwert, Abduktion/Flexion endständig eingeschränkt. Radiologisch laterale Clavicula-Pseudarthrose mit Unruhekallus (■ Abb. 6a,b). Indikation zur chirurgischen Sanierung gestellt.

■ Problemstellung

- Über 1½ Jahre sich hinziehende, chirurgisch unbefriedigende Therapie bei verkannter lateraler Clavicula-Pseudarthrose links.
- Zunehmende Kompromittierung bei der Arbeit als Maschinenmechaniker.

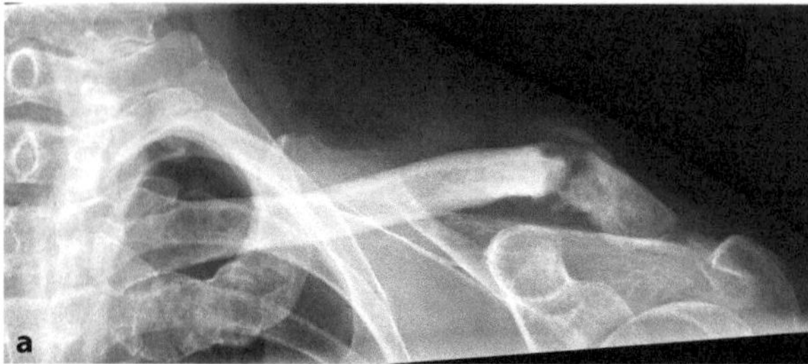

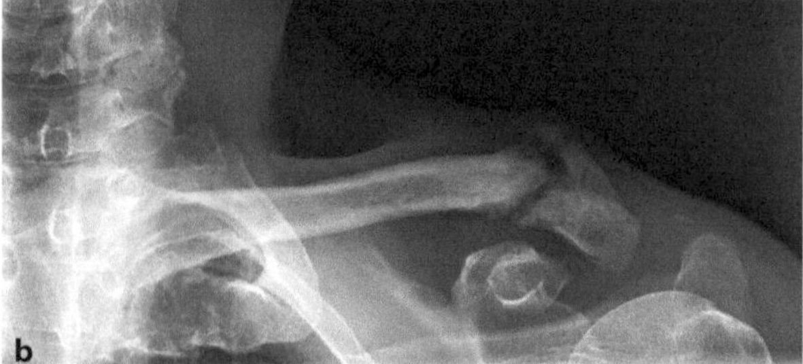

■ Abb. 6a,b

Chirurgische Intervention

- Am 18.01.2016 offene Pseudarthrose-Resektion-Anfrischung linke Clavicula, Interposition eines tricorticalen Beckenspans, Spongiosaanlagerung und Re-Osteosynthese mit 3.5 mm distaler LCP-Humerusplatte und 2.7 mm –Viertelrohrplatte (◘ Abb. 7a,b).
- Postoperativ Ortho-Gilet für 6 Wochen mit begleitender Physiotherapie, Abduktion/Flexion nicht über die Horizontale.

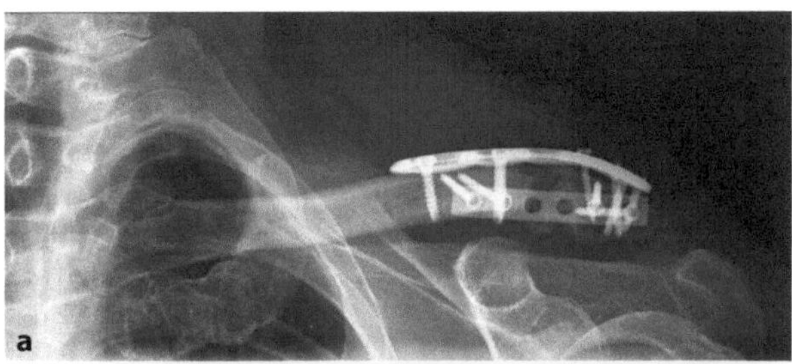

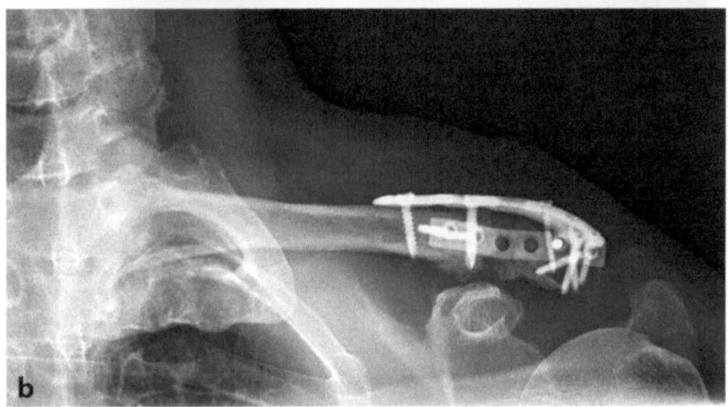

◘ Abb. 7a,b

Verlauf

- 6 Wochen postoperativ noch diskrete Restbeschwerden im linken Schultergürtel, Schultergelenksbeweglichkeit endständig noch eingeschränkt, radiologisch beginnende ossäre Konsolidierung soweit bei Doppelplatte beurteilbar, Osteosynthesematerial stabil (◘ Abb. 8a,b). Weiterführen der Physiotherapie ohne Kraftaufbau.

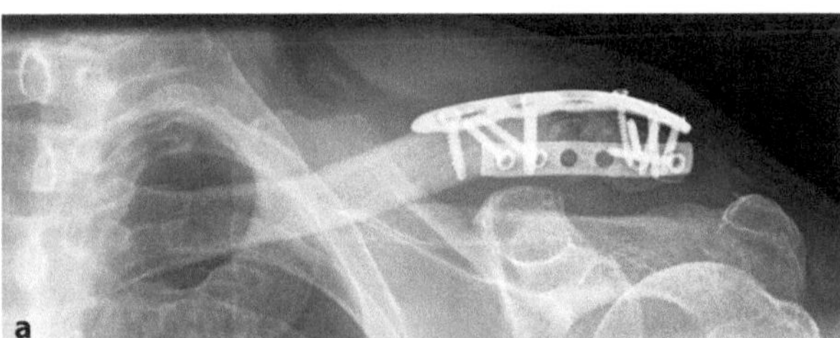

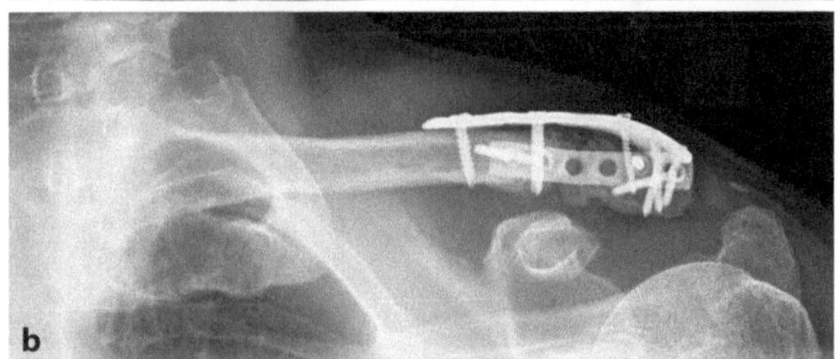

◘ Abb. 8a,b

- 3 Monate nach dem Eingriff Patient beschwerdefrei, Schulterbeweglichkeit symmetrisch. Radiologisch Pseudarthrose weitgehend durchgebaut bei in situ liegendem Osteosynthesematerial (◘ Abb. 9a,b). Wiederaufnahme der Arbeit im angestammten Beruf. Weitere Kontrollen in 6 respektive 12 Monaten geplant.

▪ Diskussion

- Die Problematik der Hakenplatte wird auch an diesem Beispiel einmal mehr evident. Bedingt durch die subacromiale Reizung des Hakens müssen diese Platten häufig früh entfernt werden und begünstigen somit die Entwicklung einer Pseudarthrose.
- Auch hier lassen sich durch ausgewählte Plattensysteme diese kurzen Fragmente gut fassen. Durch die orthogonale Plattenlage erreicht man zusätzlich eine Rotationsstabilität.

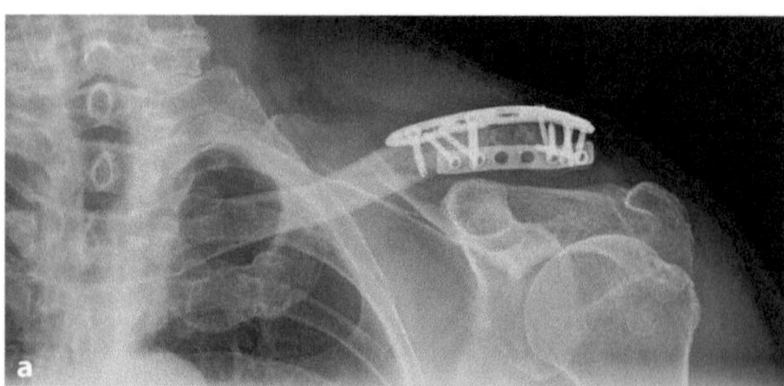

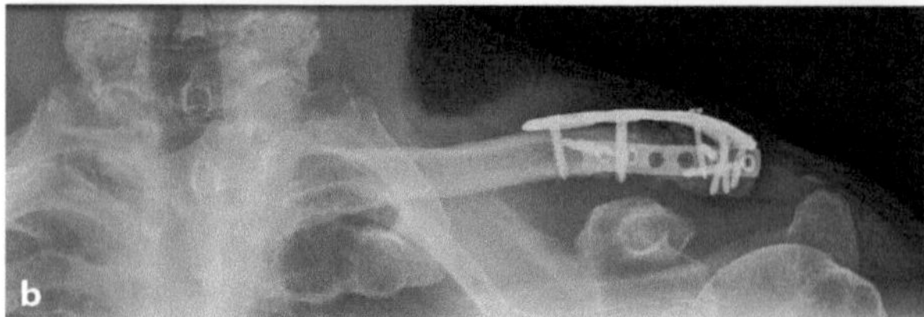

◘ **Abb. 9a,b**

Ihre Notizen

Fall 89: Symptomatische laterale Clavicula-Pseudarthrose

Rainer-Peter Meyer, Fabrizio Moro, Hans-Kaspar Schwyzer

R.-P. Meyer et al., *100 Clavicula-Pseudarthrosen*, https://doi.org/10.1007/978-3-662-55345-9_90

Anamnese

- Sturz der damals 81-jährigen Frau am 09.06.2014 in New York mit lateraler Clavicula-Schrägfraktur rechts. Konservative Therapie bei geringer Dislokation.
- Persistierende Beschwerden bei Rechtshändigkeit, computertomographische Untersuchung am 24.12.2014 mit der Diagnose einer Pseudarthrose der rechten Clavicula (◘ Abb. 1a,b).

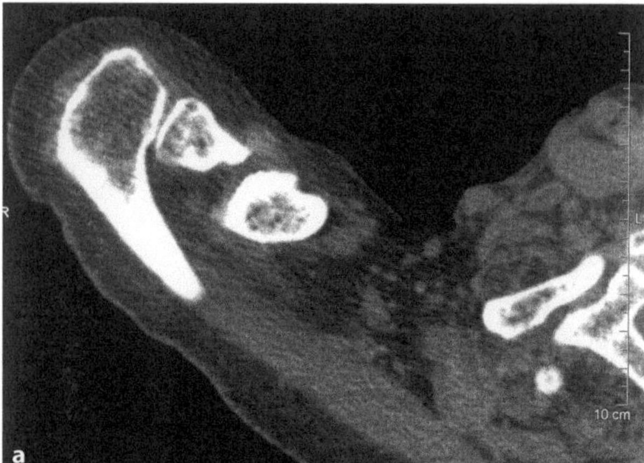

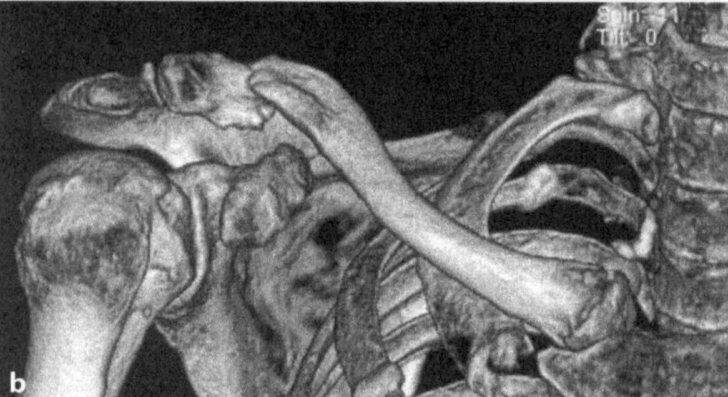

◘ **Abb. 1a,b**

- Einschätzung an unserer Klinik am 20.01.2015. Persistierende Beschwerden mit schmerzhaftem, hörbarem Schnappphänomen auf Höhe der Pseudarthrose. Konventionell radiologisch laterale Pseudarthrose dokumentiert (◘ Abb. 2a,b). Indikation zur chirurgischen Revision gestellt.

Problemstellung

- Persistierende Schmerzen im lateralen Claviculabereich rechts bei Rechtshändigkeit.
- Zunehmende nächtliche Ruheschmerzen.

Chirurgische Intervention

- Am 16.02.2015, knapp 9 Monate nach dem Unfall, Pseudarthrose-Resektion-Anfrischung, Interposition eines trikortikalen Beckenspans, Spongiosaplastik, Platten- und Schraubenosteosynthese mit isolierten 2-mm-Corticalis-Zugschrauben und distaler Humerusplatte mit lateraler Abstützung.
- Postoperativ Ortho-Gilet als Komfort-Therapie für 2–4 Wochen. Begleitende Physiotherapie nicht über die Horizontale für 6 Wochen.

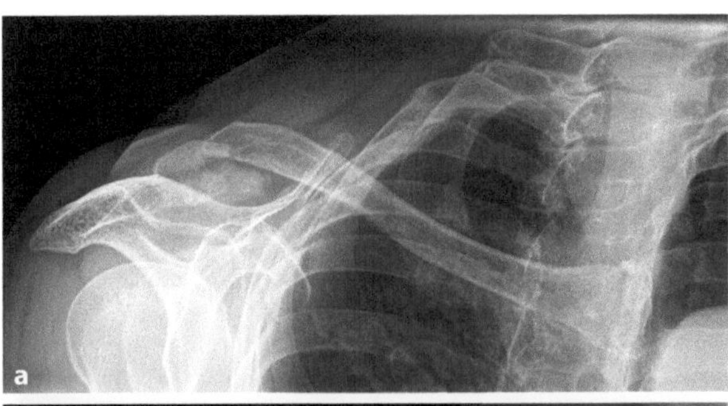

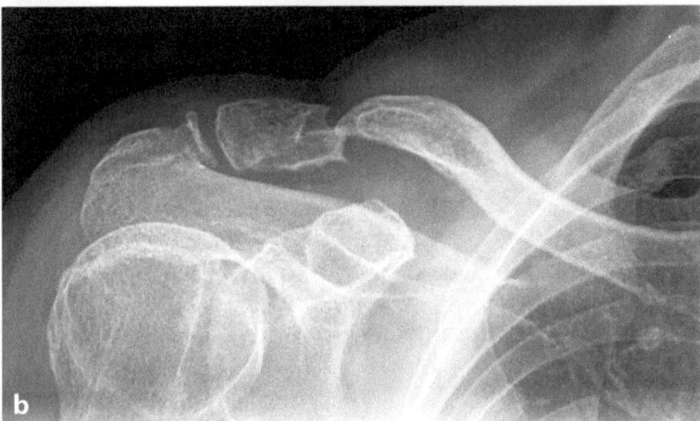

◘ Abb. 2a,b

Verlauf

- 8 Wochen postoperativ Schulterfunktion praktisch symmetrisch und frei. Radiologisch regelrechte Lage des Osteosynthesematerials, beginnende reparative Vorgänge mit Einbau des interponierten Beckenspans (◘ Abb. 3a,b).

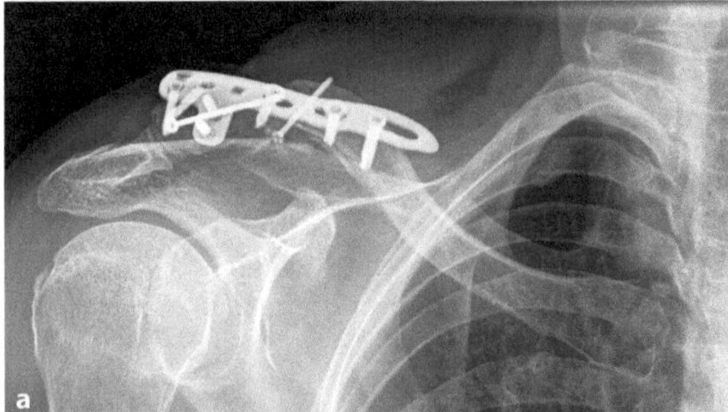

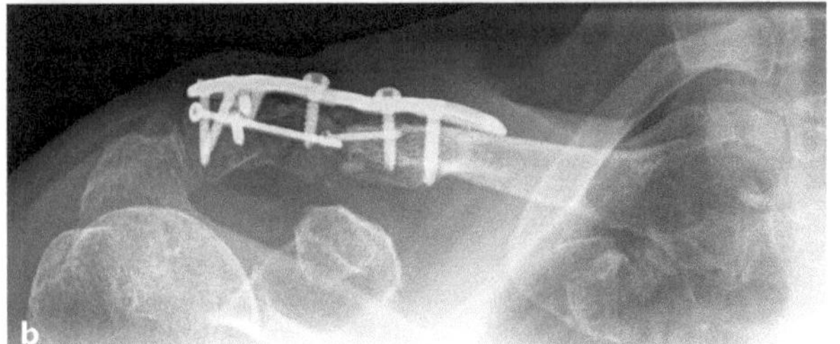

◘ Abb. 3a,b

- 6 Monate nach Intervention Patientin beschwerdefrei, Schulterfunktion symmetrisch. Radiologisch Osteosynthesematerial in situ, Beckenspan komplett inkorporiert (◘ Abb. 4a,b).

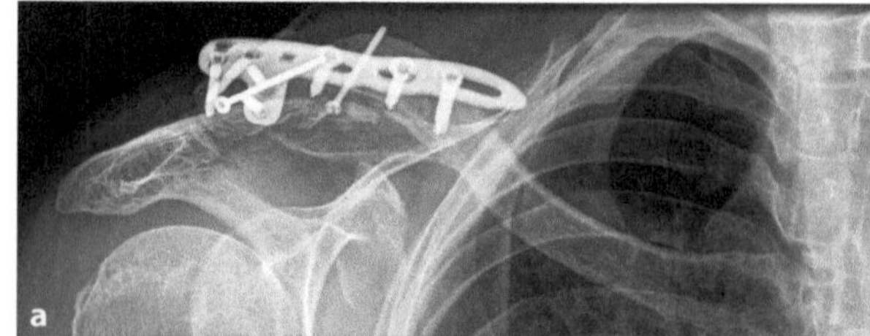

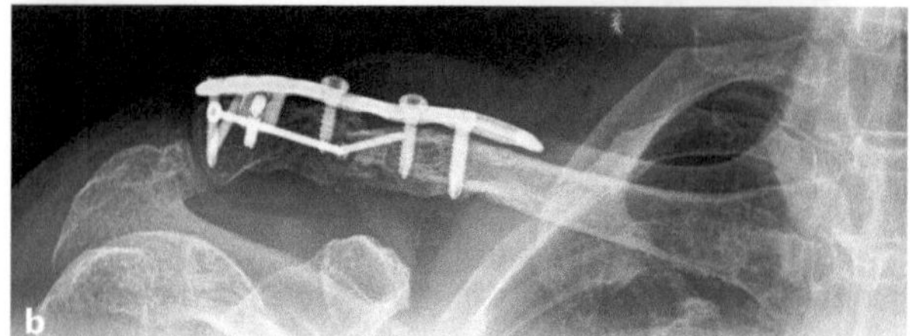

◘ Abb. 4a,b

- 1 Jahr postoperativ klinisch und radiologisch Restitutio mit abgeheilter Pseudarthrose und reizlosem Osteosynthesematerial. Keine mechanische Behinderung durch die Platte (◘ Abb. 5a,b). Von einer Metallentfernung wird abgesehen.

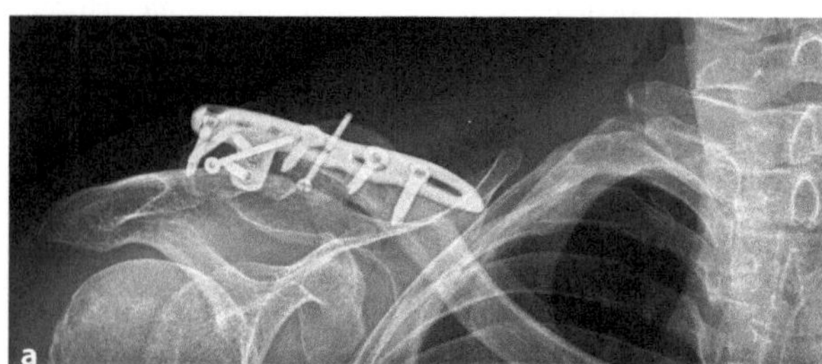

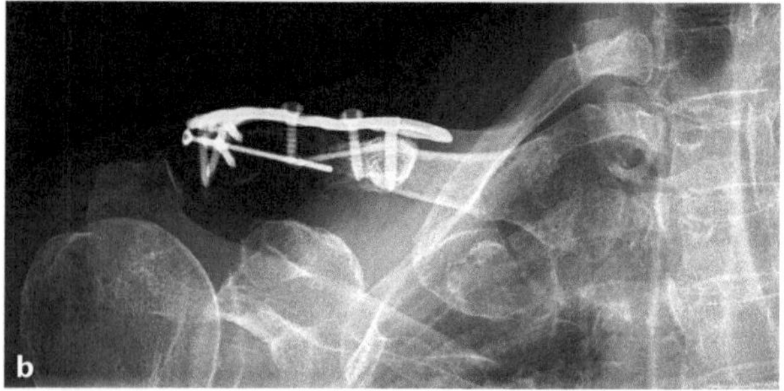

◘ Abb. 5a,b

Diskussion

- Grundsätzlich ist hier die gewählte konservative Therapie eine vernünftige Option auch unter Berücksichtigung des Alters der Patientin. Die Erfahrung zeigt jedoch, dass symptomatische Pseudarthrosen bei dieser Frakturlokalisation nicht selten sind. Bei der hochbetagten Patientin entwickelte sich eine schmerzhafte Pseudarthrose, die eine chirurgische Intervention erforderte. Wir haben uns für eine formelle Pseudarthrose-Sanierung entschieden aufgrund der Größe des Fragmentes. Trotz des Alters verzichteten wir daher auf die einfache Pseudarthrose-Resektion.
- Mit den heutigen, modernen Osteosynthesentechniken können solche Pseudarthrosen auch bei älteren Patienten osteosynthetisch versorgt werden. Die Patientin, die wir 1 Jahr postoperativ nachkontrolliert haben, ist nun beschwerdefrei und mit dem erzielten Resultat zufrieden.
- Möglicher- und verständlicherweise hat man sich bei der Erstentscheidung durch das hohe Alter der Patientin zu einer konservativen Therapie verleiten lassen.

Ihre Notizen

Fall 90: Pseudarthrose bei Plattenausriss nach Primär-Osteosynthese einer mehrfragmentären Clavicula-Fraktur

Rainer-Peter Meyer, Fabrizio Moro, Hans-Kaspar Schwyzer

R.-P. Meyer et al., *100 Clavicula-Pseudarthrosen*, https://doi.org/10.1007/978-3-662-55345-9_91

Anamnese

- Fahrradsturz am 30.07.2014 mit mehrfragmentärer Claviculafraktur mittleres Drittel links.
- Primäre Platten-Osteosynthese am 31.07.2014 an einem auswärtigen Spital (◘ Abb. 1a,b).

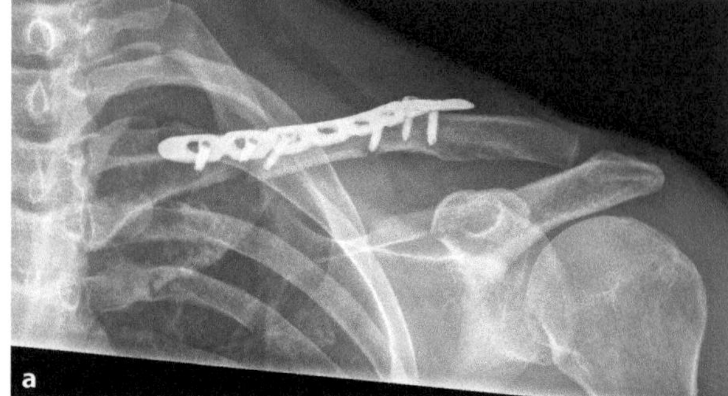

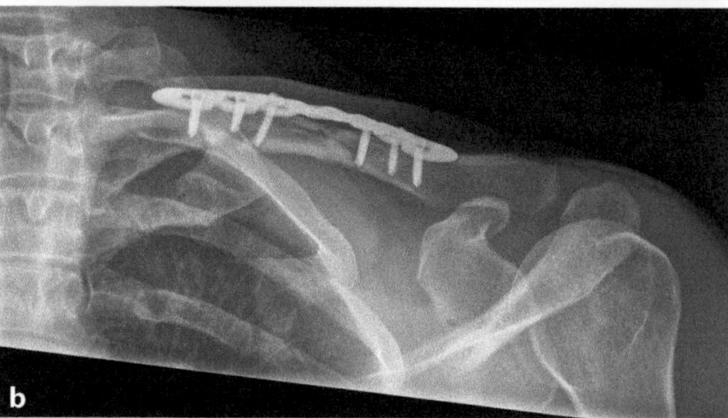

◘ **Abb. 1a,b**

- Plattenausriss mit sekundärem Repositionsverlust und überschiessender Kallusbildung im Bereich der linken Clavicula zwei Monate nach dem Eingriff (◘ Abb. 2a,b).

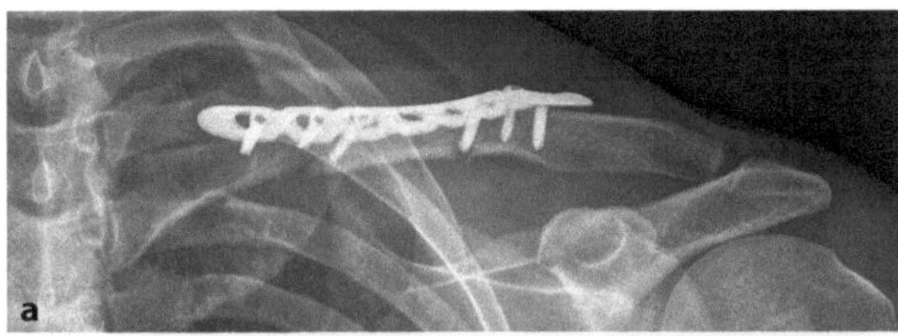

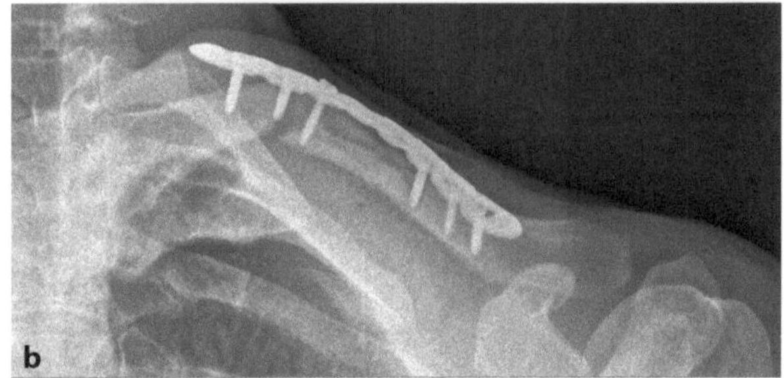

◘ Abb. 2a,b

▪ Problemstellung

- Schmerzhafte, klinisch deutliche Fehlstellung der linken Clavicula mit palpatorisch überschiessender, druckdolenter Kallusbildung.
- Bis zur Horizontale freie Schultergelenksbeweglichkeit links, über die Horizontale hinaus jedoch schmerzauslösend.

▪ Operative Korrektur

- Re-Intervention am 11.12.2014 an unserer Klinik.
- Revision der linken Clavicula mit Osteosynthesematerial-Entfernung, Abtragung des hypertrophen Kallus, Pseudarthrose-Anfrischung/Pseudarthrose-Resektion, Spongiosaplastik mit Beckenspan und Platten-Osteosynthese mit VA („variable angle“)-Clavicula-Platte sowie Drittelrohrplatte (◘ Abb. 3a,b).

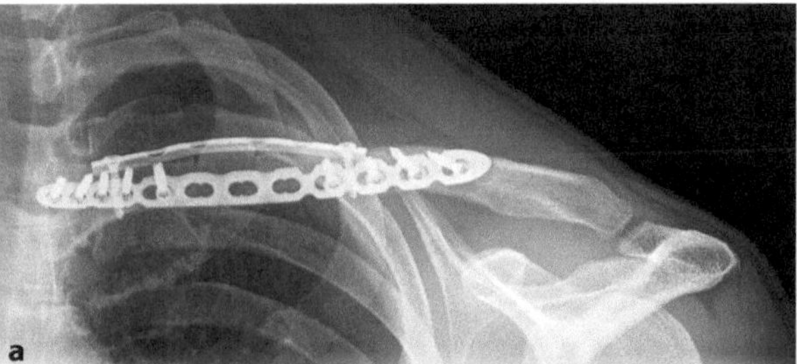

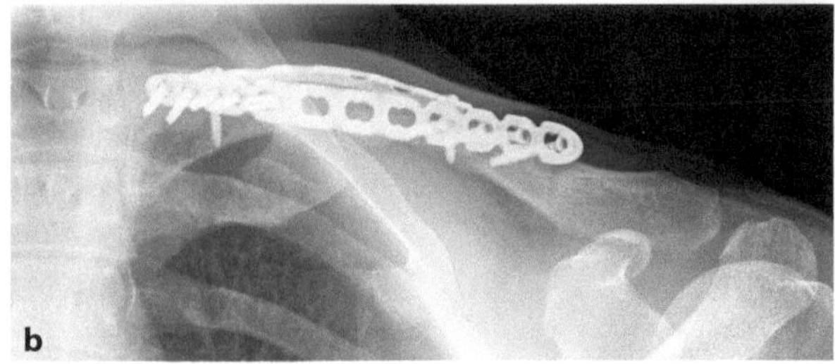

◘ Abb. 3a,b

▪ Verlauf

- 3½ Monate nach Reintervention freie Schulterfunktion links ohne Einschränkung.
- Der Patient arbeitet seit dem 23.02.2015 voll im angestammten Beruf administrativ (◘ Abb. 4a,b).

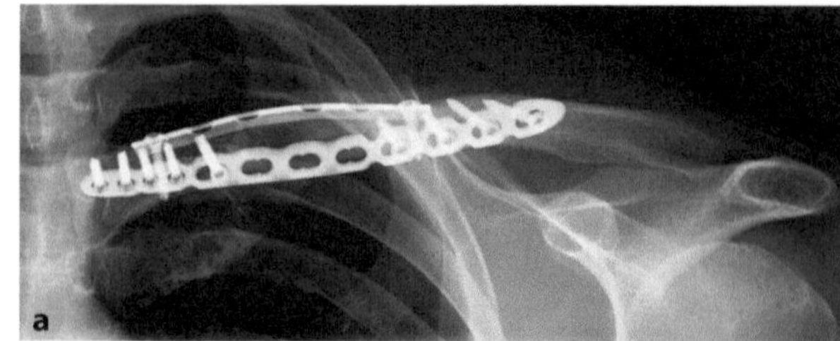

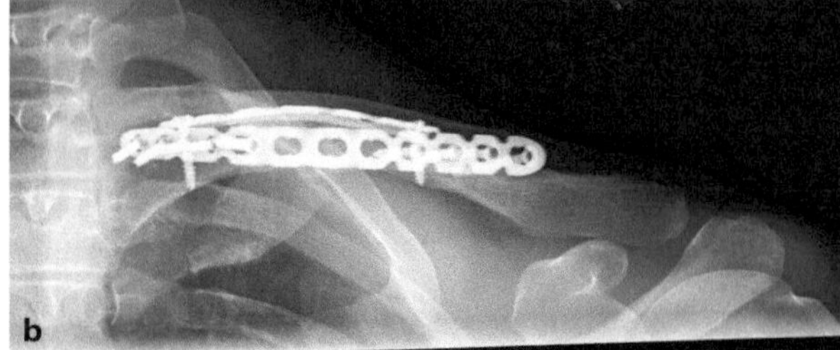

◘ Abb. 4a,b

- 1 Jahr nach dem Revisionseingriff klinisch und radiologisch zeitgerechter Heilungsverlauf mit funktionell gutem Resultat. Radiologisch sanierte Pseudarthrose mit komplett inkorporiertem Span (◘ Abb. 5a,b).
- In weiteren 6 Monaten Entscheidung, ob Metallentfernung möglich.

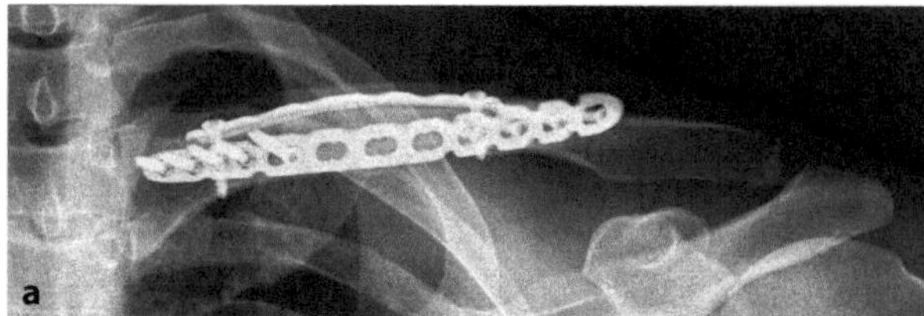

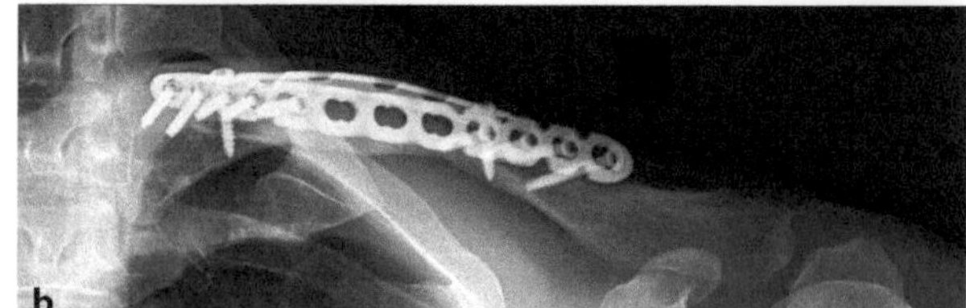

◘ Abb. 5a,b

Diskussion

- Bei der Erstintervention Versorgung der Claviculafraktur mit einer anatomisch vorgeformten LCP-superior-anterior-Claviculaplatte.
- Plattenlänge zu kurz, dadurch ungenügende Überbrückung der Fraktur. Trotz anatomisch vorgeformter Claviculaplatte liegt diese nicht kongruent auf der Clavicula – s. ◘ Abb. 1a,b.
- Folglich Plattenausbruch mit entsprechendem Repositionsverlust. Medial „en bloc Pullout" der Schrauben – s. ◘ Abb. 2b.
- Konsekutives Bowing der Clavicula (◘ Abb. 6).
- Bei der Re-Osteosynthese verhindert die primär superior angebrachte Platte (LCP superiore-anteriore Clavicula-Platte) eine erneute superiore Plattenimplantation wegen der vorbestehenden Plattenlöcher sowie kurzem medialem Fragment.
- Daher Wahl einer vorgeformten Claviculaplatte, welche anterior montiert werden kann: VA („variable angle") LCP anteriore Claviculaplatte.
- Zur suffizienten Fixation des kurzen medialen Fragmentes umgekehrtes Montieren der Platte, das heißt diese wird um 180° gedreht. Dadurch können die 2.7 mm VA-Schrauben im medialen Fragment entsprechend dicht platziert werden.
- Defektüberbrückung mit tricorticalem Beckenspan, orthogonale Montage einer 6-Loch-Drittelrohrplatte zur Sicherung des Spans sowie der Rotationsstabilität (◘ Abb. 7).

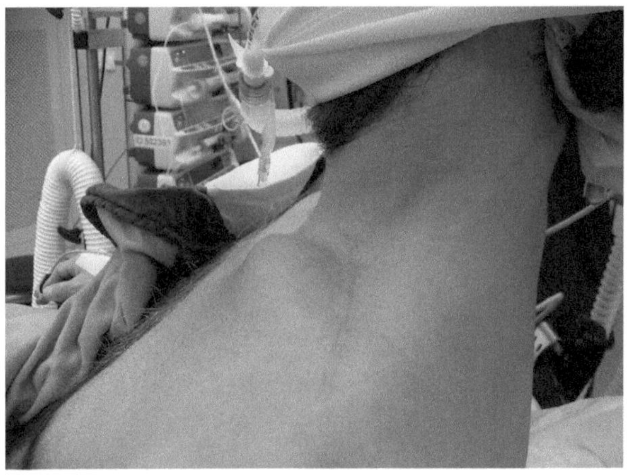

◘ Abb. 6

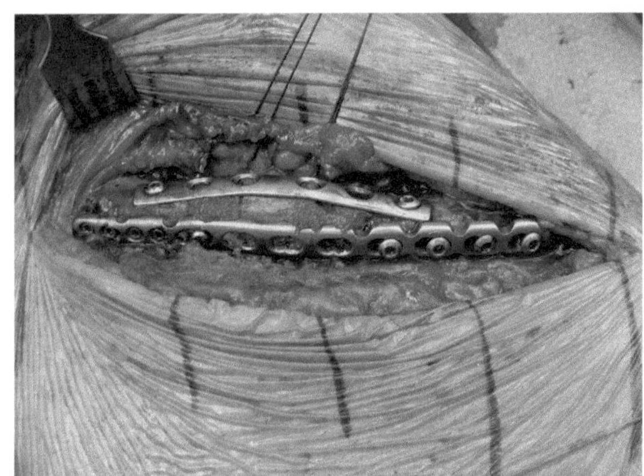

◘ Abb. 7

Fall 91: Symptomatische Clavicula-Pseudarthrose laterales Drittel 2 Jahre nach konservativer Therapie

Rainer-Peter Meyer, Fabrizio Moro, Hans-Kaspar Schwyzer

R.-P. Meyer et al., *100 Clavicula-Pseudarthrosen*, https://doi.org/10.1007/978-3-662-55345-9_92

- **Anamnese**

- Motorradunfall der 54-jährigen Frau am 30.07.2014 in Rhodos. Claviculafraktur laterales Drittel rechts (Unfallbilder nicht mehr fassbar). Konservative Therapie, Persistieren von Restbeschwerden über 1½ Jahre.
- Bei Verdacht auf neurogenes Thoracic outlet-Syndrom rechts neurologische Abklärung am 10.02.2016: Konservativer Therapievorschlag und Empfehlung einer MRI-Untersuchung der oberen Thoraxapertur.
- Im MRI vom 30.03.2016 Ausschluss des Thoracic outlet-Syndromes, als „Zufallsbefund" jedoch Clavicula-Pseudarthrose laterales Drittel rechts (◘ Abb. 1).

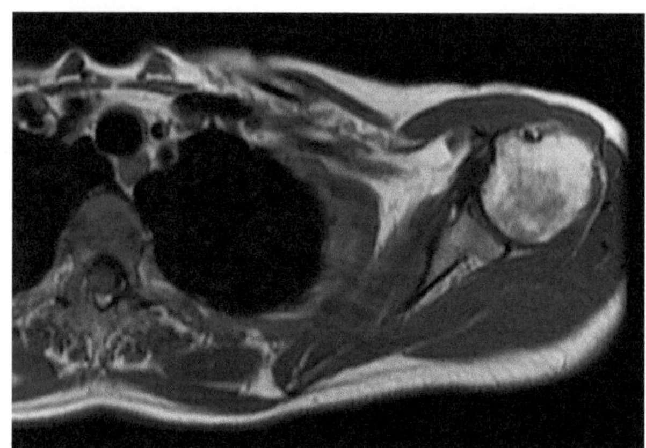

◘ **Abb. 1**

- Am 04.05.2016, knapp 2 Jahre nach Fraktur, Zuweisung der Patientin an unsere Klinik. Bereits inspektorisch sichtbare Stufenbildung im Bereiche der rechten Clavicula, freie Verschiebbarkeit beider Pseudarthrosefragmente mit nur geringer Schmerzhaftigkeit. Seitengleiche Schulterbeweglichkeit, Rotatorenmanschette klinisch intakt. Radiologisch um mehr als Schaftbreite dislozierte Clavicula-Pseudarthrose laterales Drittel rechts (◘ Abb. 2a,b).
- Indikation zur chirurgischen Sanierung gegeben.

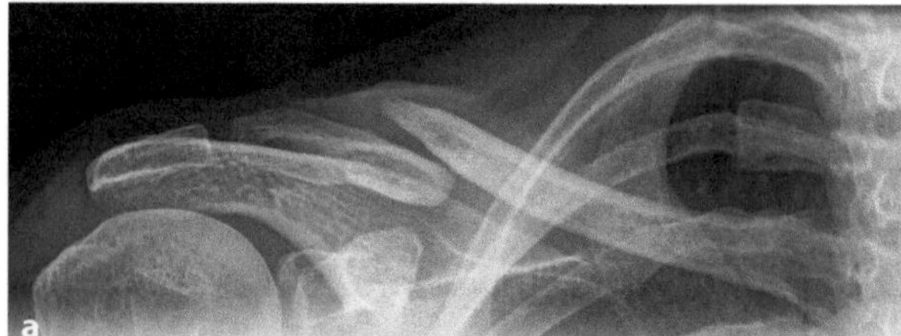

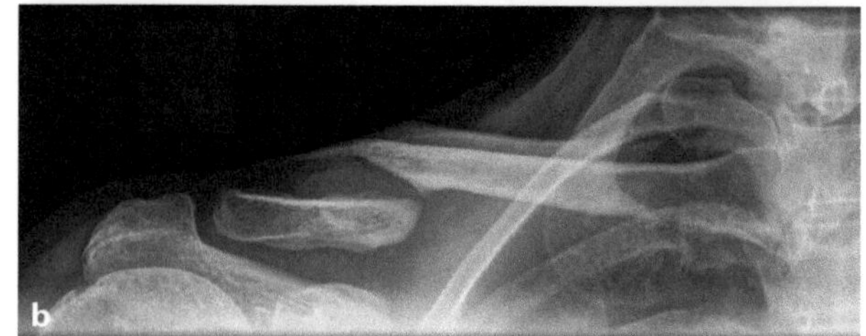

◘ **Abb. 2a,b**

- **Problemstellung**
  - Nahezu 2-jähriger „Leidensweg" der Patientin bei primär klarer Ausgangslage.
  - Diagnostische „Endlosschlaufe" inklusive Neurologie, EMG, MRI der oberen Thoraxapertur.

- **Chirurgische Intervention**
  - Am 26.05.2016, knapp 2 Jahre nach Fraktur, offene Reposition, Pseudarthrose-Anfrischung, Platten- und Schrauben-Osteosynthese mit vorgeformter Platte und einzelnen 2.0 mm Corticalis-Schrauben, keine Spongiosaanlagerung, kein Spaninterponat notwendig (◘ Abb. 3a,b).
  - Postoperativ Ortho-Gilet für 2 Wochen als Komforttherapie, aktive Bewegungsübungen nicht über die Horizontale in den ersten 6 Wochen.

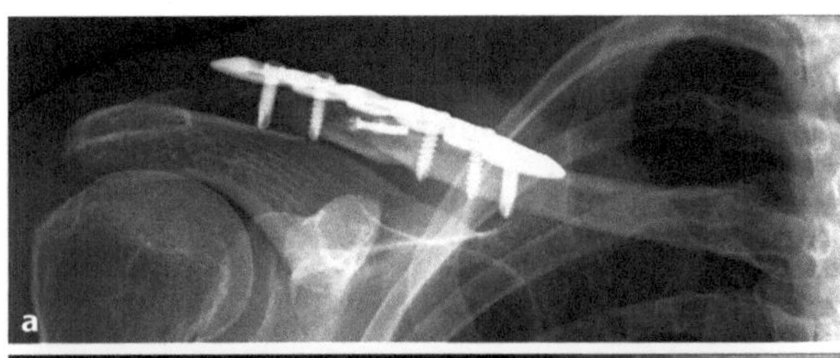

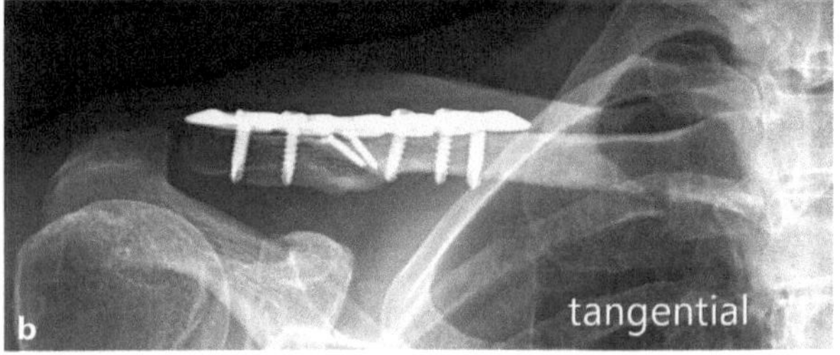

◘ Abb. 3a,b

- **Verlauf**
  - 6 Wochen postoperativ noch geringe Restbeschwerden im rechten Schultergürtel bei freier, symmetrischer Schulterfunktion. Radiologisch stabile Implantatlage, fortgeschrittener Pseudarthrose-Durchbau (◘ Abb. 4a,b).

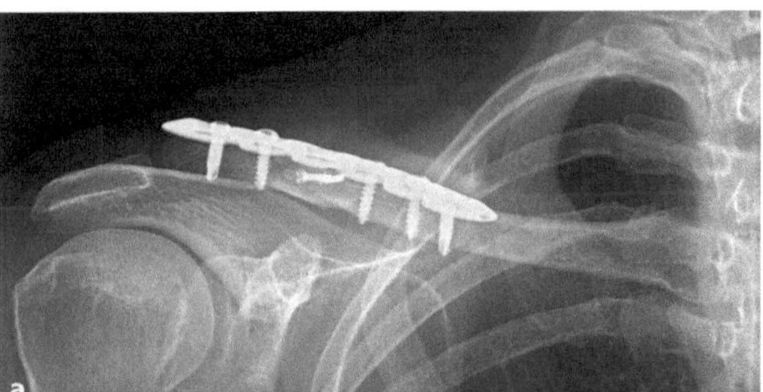

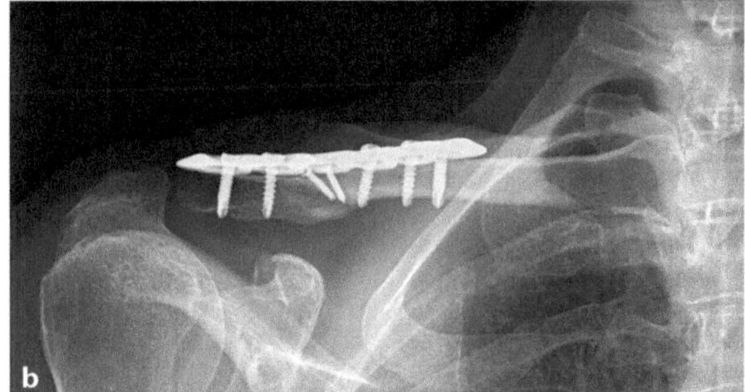

◘ Abb. 4a,b

- 3 Monate nach dem Eingriff Patientin schmerzfrei bei voller Schulterfunktion rechts. Radiologisch vollständiger Pseudarthrose-Durchbau (◘ Abb. 5a,b).

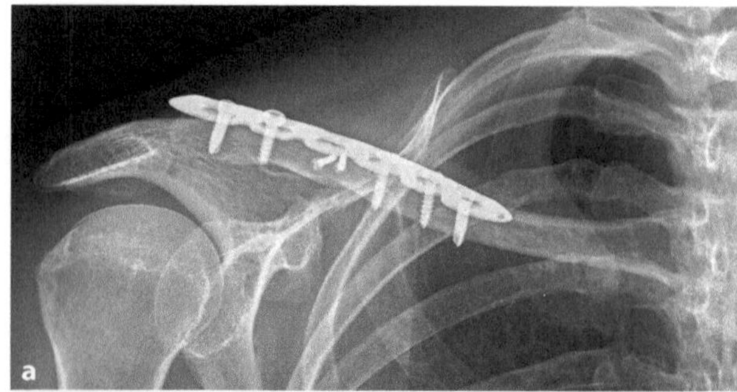

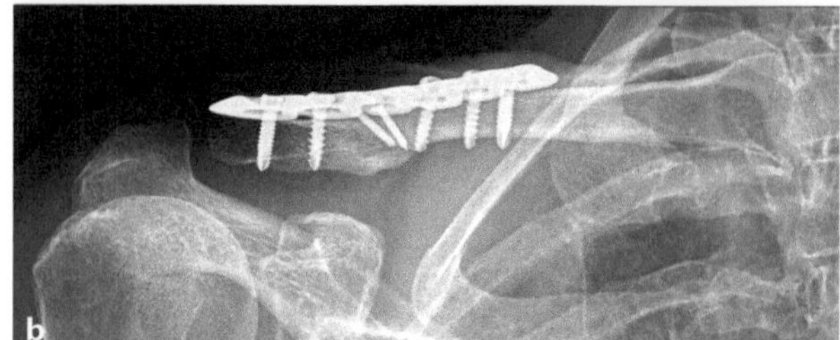

◘ Abb. 5a,b

- 6 Monate postoperativ voll arbeitsfähige und beschwerdefreie Patientin. Radiologisch regelrechte Lage des Osteosynthesematerials, Pseudarthrose-Durchbau abgeschlossen (◘ Abb. 6a,b). Metallentfernung frühestens 1½ Jahre nach Intervention geplant.

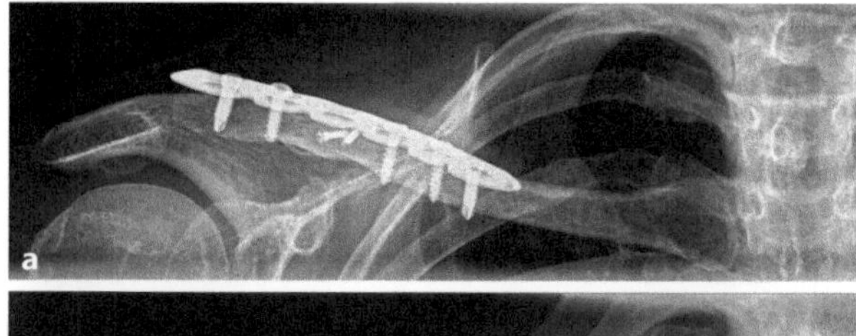

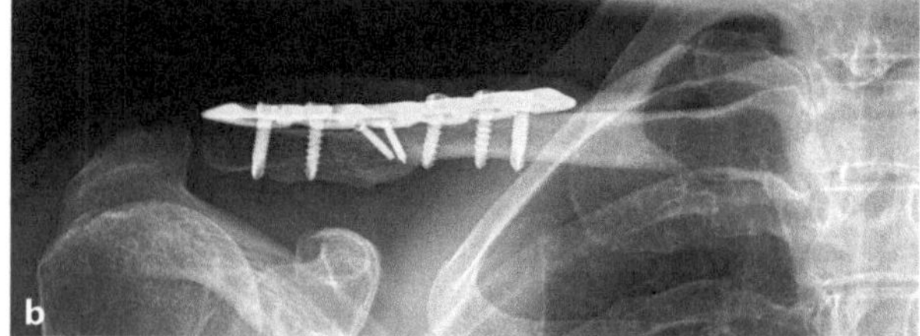

◘ Abb. 6a,b

▪ Diskussion

- Statt die apparative Medizin mit der Suche nach raren Diagnosen zu bemühen, wäre es hier wohl klüger gewesen, von der Primäraffektion der Claviculafraktur mit der Frage der Konsolidation auszugehen.
- Wir sollten wenn möglich immer dem Motto treu bleiben: „Schreiten wir zum Äußersten, untersuchen wir den Patienten!“

Ihre Notizen

Fall 92: Symptomatische Clavicula-Pseudarthrose mittleres Drittel nach Plattenosteosynthese

Rainer-Peter Meyer, Fabrizio Moro, Hans-Kaspar Schwyzer

R.-P. Meyer et al., *100 Clavicula-Pseudarthrosen*, https://doi.org/10.1007/978-3-662-55345-9_93

- **Anamnese**

- Sturz am 18.02.2012 der damals 68½-jährigen Frau auf glitschiger Unterlage. Claviculafraktur mittleres Drittel links mit kleinem Zwischenfragment und merklicher Verkürzung (◘ Abb. 1a,b).

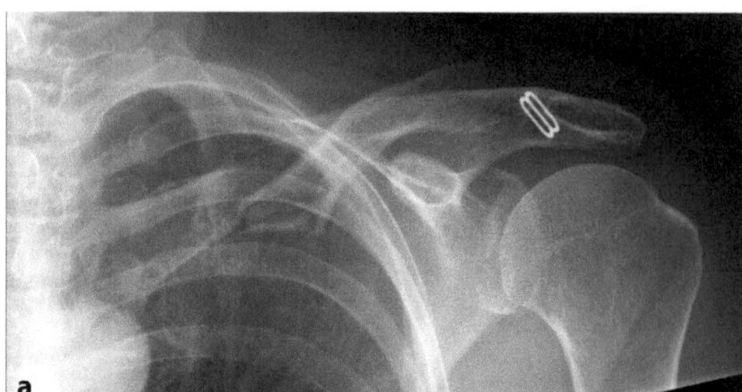

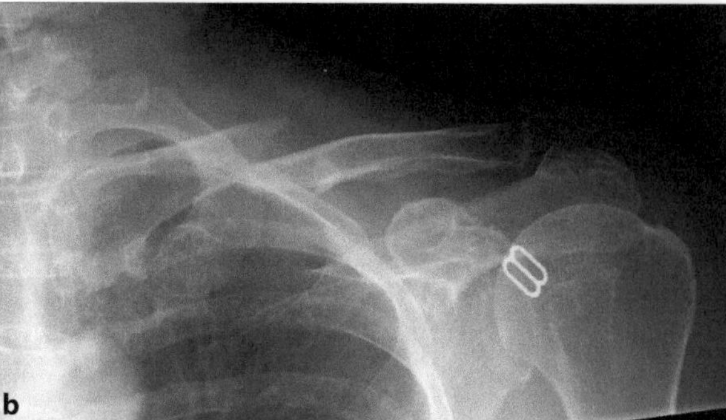

◘ **Abb. 1a,b**

- Primäre Plattenosteosynthese auswärts (■ Abb. 2a,b). Postoperativ protrahierter Verlauf mit persistierenden Schmerzen im Frakturbereich. Regelmäßige klinische und radiologische Kontrollen.

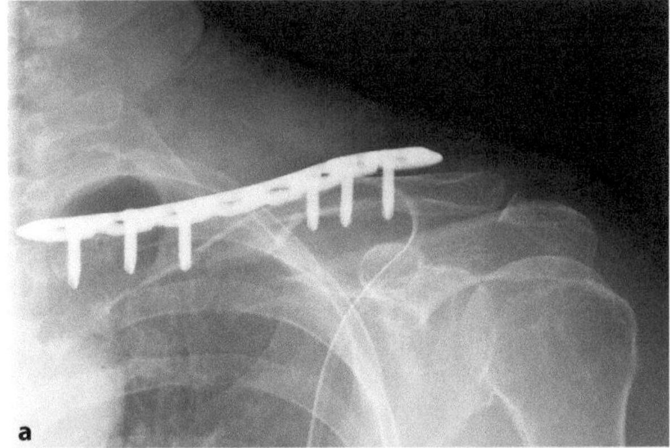

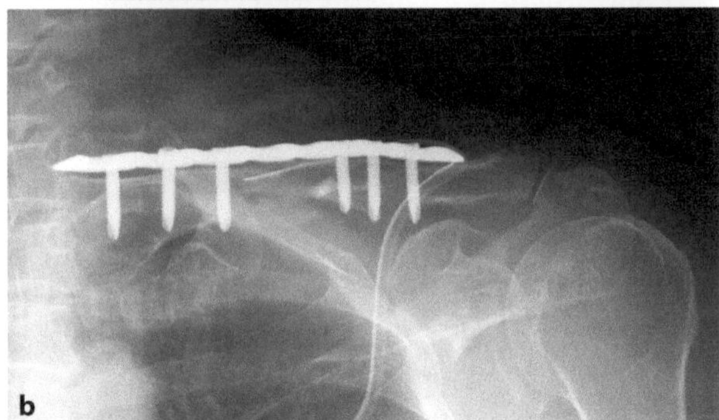

■ Abb. 2a,b

- Am 04.09.2012, 7 Monate nach Fraktur, Non-union mit partiellem Plattenausriss medial (■ Abb. 3a,b), in der Computertomographie bestätigt (■ Abb. 4). Re-Osteosynthese im auswärtigen Krankenhaus vorgeschlagen.
- Auf Wunsch der Patientin Vorstellung am 25.09.2012 an unserer Klinik: Progrediente Schmerzen im Claviculabereich links mit subjektiv und objektiv spürbarer Plattenlockerung bei Non-union. Chirurgische Revision vorgeschlagen.

■ Problemstellung

- Seit Fraktur/Osteosynthese persistierende Schmerzen im linken Schultergürtel-/Nackenbereich.
- Keine volle Arbeitsfähigkeit möglich.

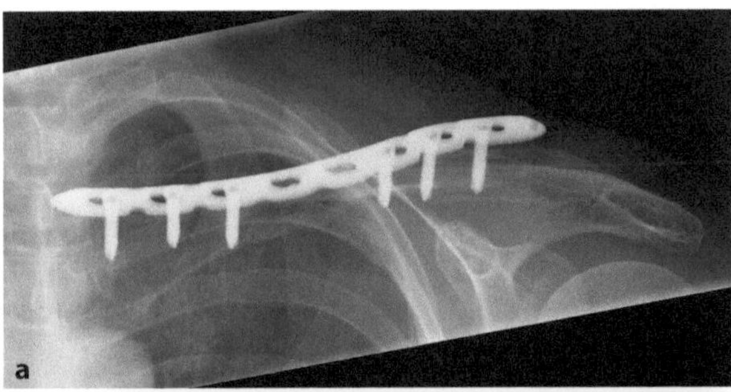

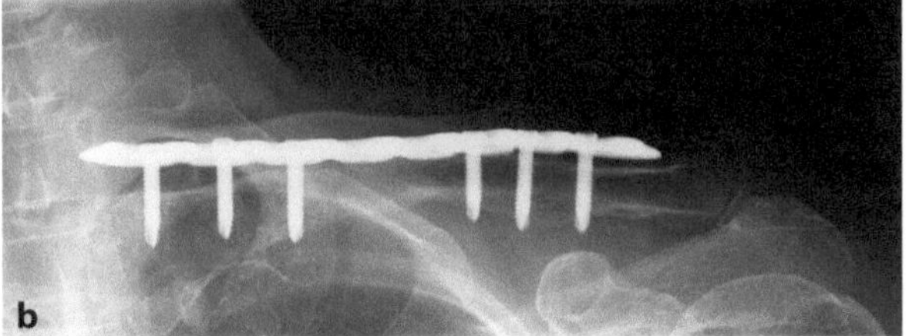

■ Abb. 3a,b

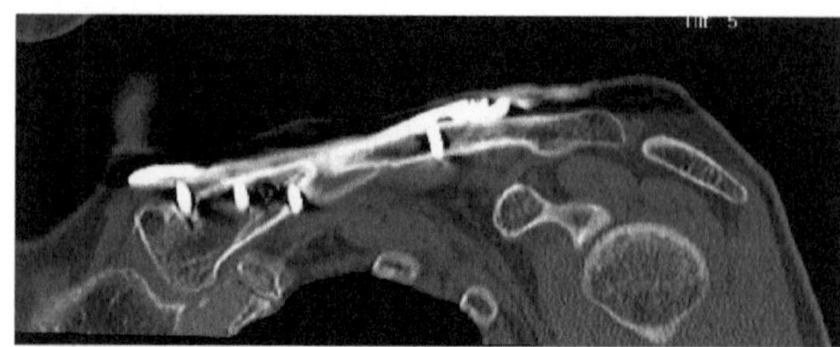

Abb. 4

Chirurgische Intervention

- Am 31.10.2012, 8½ Monate nach Fraktur/Osteosynthese, Plattenentfernung, Pseudarthrose-Resektion/-Anfrischung, Interposition eines tricorticalen Beckenspans, Spongiosaanlagerung und Osteosynthese mit anteriorer 10-Loch-Claviculaplatte 2.7/3.5 mm (Abb. 5a,b).
- Postoperativ Ortho-Gilet mit begleitender Physiotherapie nicht über die Horizontale.

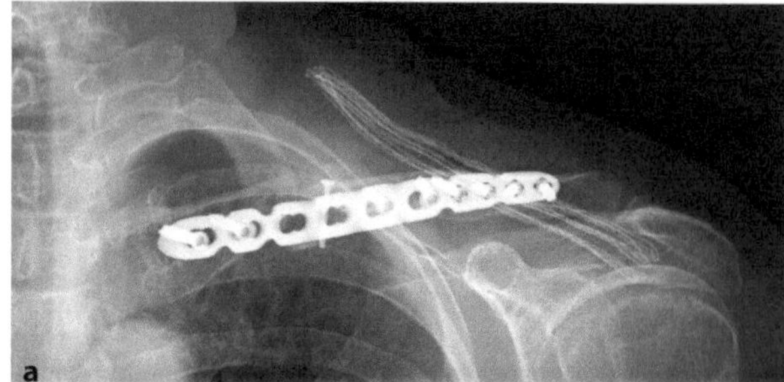

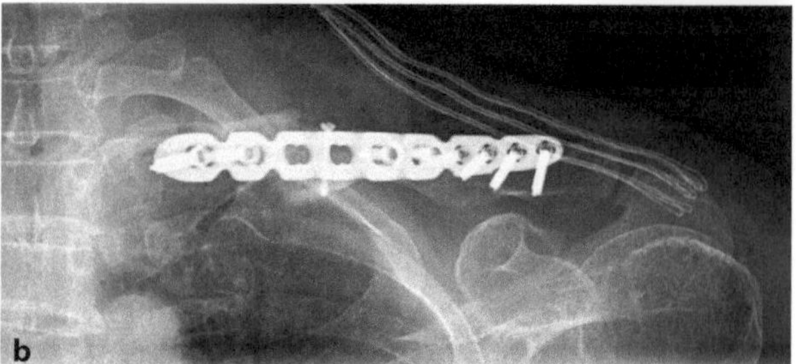

Abb. 5a,b

Verlauf

- 4 Wochen postoperativ Weichteil-induzierte Restbeschwerden. Radiologisch korrekter Plattensitz (Abb. 6a,b), weiterhin keine Überkopfbewegungen gestattet.

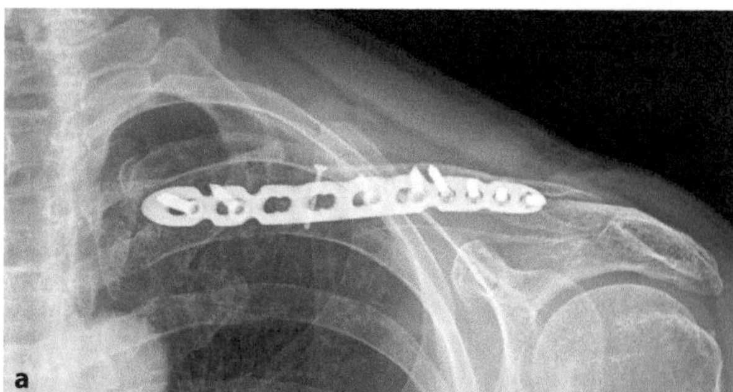

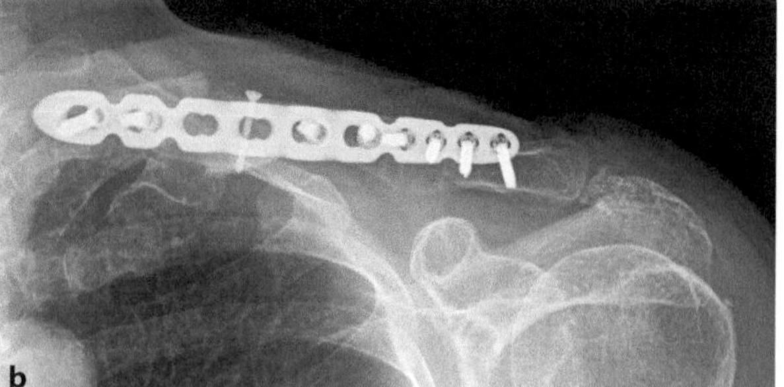

Abb. 6a,b

- 6 Monate nach dem Eingriff Patientin beschwerdefrei, Schulterbeweglichkeit symmetrisch und frei. Radiologisch Beckenspan weitgehend integriert, stabile Platte (◘ Abb. 7a,b).

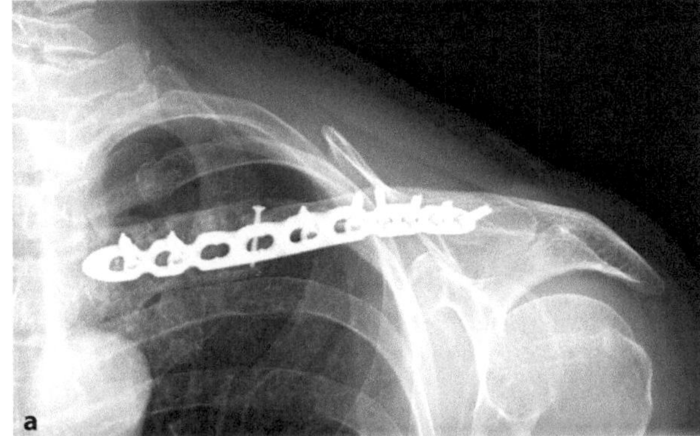

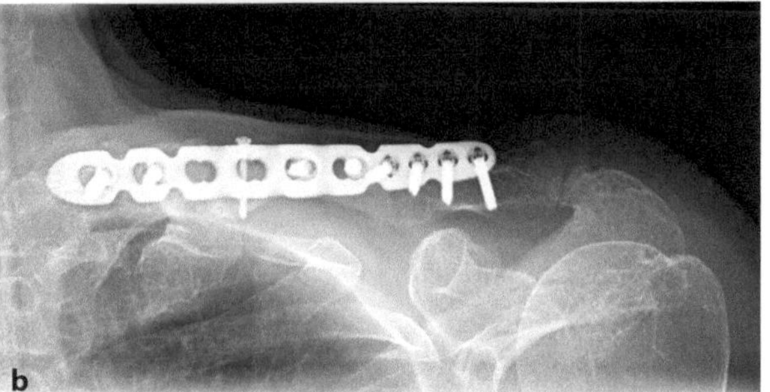

◘ Abb. 7a,b

- 1 Jahr nach Re-Osteosynthese Patientin schmerzfrei, Platte subjektiv störend. Radiologisch Pseudarthrose-Konsolidation bei ventral angebrachter Platte nicht konklusiv beurteilbar (◘ Abb. 8a,b). In der Computertomographie weitgehende Konsolidation der Pseudarthrose (◘ Abb. 9a,b).

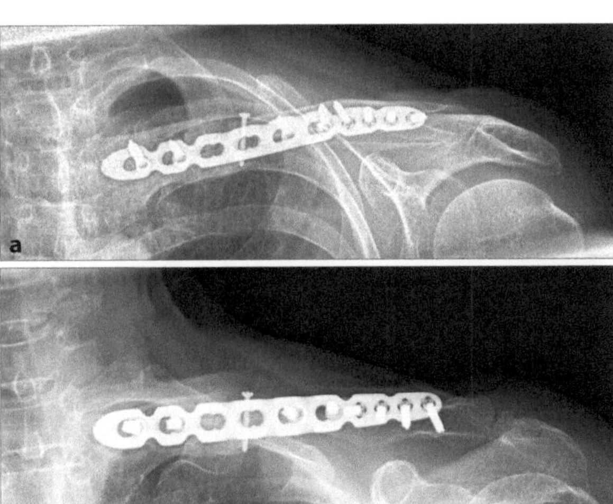

◘ Abb. 8a,b

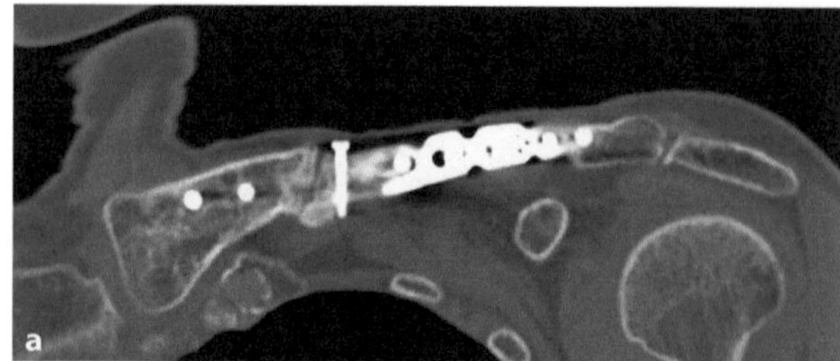

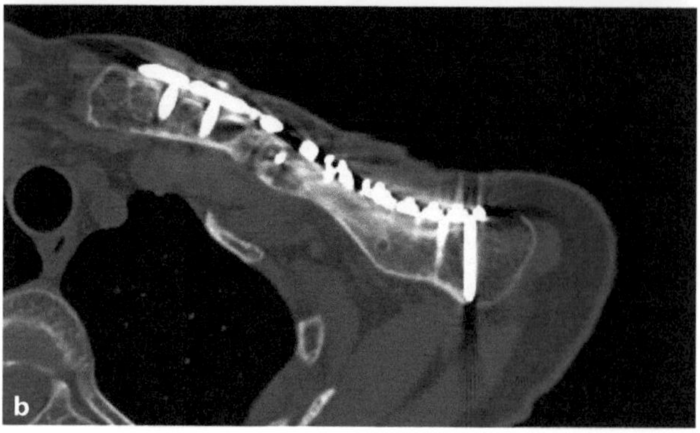

■ Abb. 9a,b

- Metallentfernung am 06.05.2014, gut 1½ Jahre nach Re-Osteosynthese bei Restitutio (■ Abb. 10a,b).

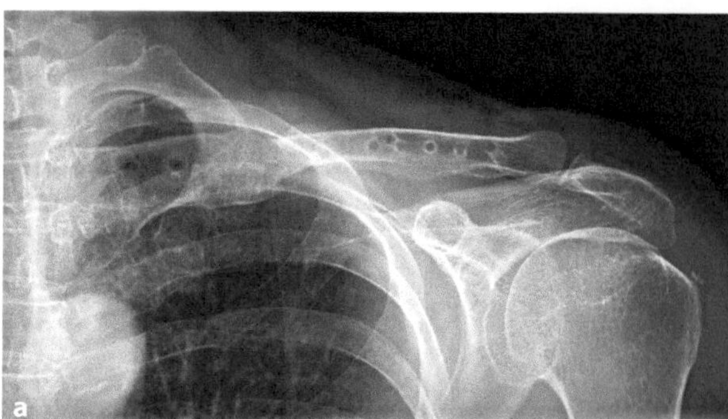

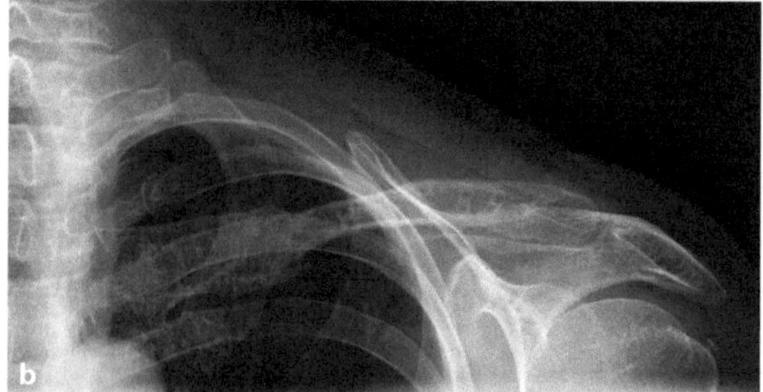

■ Abb. 10a,b

■ Diskussion

- Die primäre Versorgung erfolgte mit einer 3.5 mm-LCP-Platte winkelstabil – vom Prinzip her eine Überbrückungs-Osteosynthese im Sinne eines Fixateur interne. Grundsätzlich ist das ein probates Konzept und setzt keine anatomische Reposition der Fraktur voraus. Die Platte muss auch nicht den anatomischen Gegebenheiten vollumfänglich angepasst werden.
- Das Konzept der Überbrückung ist an der Clavicula dennoch kritisch zu betrachten. Bei langen Röhrenknochen – wir denken hier an Tibiafrakturen mit kritischen Weichteilverhältnissen – ist die Überbrückungs-Osteosynthese ein etabliertes Verfahren, um die Vaskularisierung der Knochenfragmente nicht zu kompromittieren. Bei den Claviculafrakturen, wobei es sich bei der Clavicula um einen desmalen Knochen handelt, lässt sich dieses Prinzip nicht 1:1 übertragen. Wir hätten uns hier eher eine anatomische Reposition der Fraktur gewünscht.
- Zur Revision stehen heute anteriore Claviculaplatten zur Verfügung. Dies macht grundsätzlich Sinn für die Verankerung der Platte, da antero-superior die bereits vorhandenen Bohrlöcher eine stabile Situation erschweren können.

Ihre Notizen

Grundsätzliche Bemerkungen zu den kongenitalen Pseudarthrosen der Clavicula

Fritz Hefti, Andreas Krieg

R.-P. Meyer et al., *100 Clavicula-Pseudarthrosen*, https://doi.org/10.1007/978-3-662-55345-9_94

Kongenitale Pseudarthrosen der Clavicula sind selten. In der Literatur sind vorwiegend Einzelfälle beschrieben. Die rechte Seite ist etwas häufiger betroffen als die linke, bei Mädchen tritt sie öfter auf als bei Jungen, und nur ca. 10 % der Fälle sind bilateral (Brooks 1984).

Die Ätiologie ist ungeklärt. Möglicherweise besteht ein Zusammenhang mit der Entwicklung der A. subclavia, welche während der Embryogenese Druck auf die Clavicula ausüben kann (Lloyd-Roberts et al. 1975).

Die Clavicula ist jener Knochen, welcher in der 7. intrauterinen Woche als einer der ersten von 2 Seiten her ossifiziert. Möglicherweise besteht auch eine fehlerhafte Fusion der beiden Ossifikationszentren (O'Rahilly und Gardner 1972). Histologische Studien zeigten hypertrophe Knochenenden mit fibrokartilaginärem Gewebe zwischen den beiden Knochen (Wall 1970). Das Gewebe unterscheidet sich von jenem bei der kongenitalen Tibia-Pseudarthrose, auch scheint die Neurofibromatose für die Entstehung der kongenitalen Clavicula-Pseudarthrose keine Rolle zu spielen.

Differenzialdiagnostisch müssen vor allem die geburtstraumatischen Claviculafrakturen abgegrenzt werden. Diese heilen in der Regel schnell mit überschiessender Kallusbildung. Auch die posttraumatische Pseudarthrose kommt bei Kindern vor. Hier hilft meist die Anamnese zur Unterscheidung, auch sind posttraumatische Pseudarthrosen meist hypertroph und selten atroph wie die meisten kongenitalen. Weitere Differenzialdiagnosen sind die kleidokraniale Dysostose, bei der die ganze Clavicula entweder ganz fehlt oder hypotroph ist. Es sind einzelne wenige familiäre Vorkommen beschrieben, ein genetisches Muster konnte jedoch nicht determiniert werden (Price und Price 1996).

Die Diagnose wird häufig erst während der Kindheit gestellt, wenn die Clavicula prominent vorsteht oder die Schultern sich asymmetrisch entwickeln. Gelegentlich bestehen auch Schmerzen bei Belastungen, z. B. bei Wurfbewegungen. Manchmal kann man auch die Bewegung zwischen den beiden Fragmenten palpieren, ähnlich einem Klaviertastenphänomen bei der AC-Gelenksluxation. Sehr selten kommen neurologische oder vaskuläre Komplikationen vor. Wir haben keine solchen beobachtet.

Langfristig kann es zu einer Verkürzung der Pectoralis-Muskulatur und zu einer Kraftverminderung in den Schulterbewegungen kommen. Aus diesem Grund halten wir eine operative Korrektur der Deformität auch bei eher geringen Beschwerden für sinnvoll.

Eine vergleichende Studie, zeigte, dass die Plattenfixation eine schnellere Konsolidation mit weniger Komplikationen herbeiführt als die Stabilisation mit Drähten (Chandran et al. 2011). Eine retrospektive Studie bei 7 Patienten mit 8 betroffenen Claviculae aus unserer Klinik, bei denen eine Resektion der Pseudarthrose, Anlagerung von Beckenkammspongiosa und eine Plattenosteosynthese durchgeführt wurden, zeigte eine Ausheilung bei allen Patienten (Studer et al. 2016). Bei einem Patienten beobachteten wir eine verzögerte Konsolidation. Auch die funktionellen Resultate waren sehr gut.

Im Gegensatz zur kongenitalen Tibia-Pseudarthrose scheinen bei der Clavicula die biologischen Voraussetzungen für eine problemlose Heilung wesentlich besser zu sein. Problematische Verläufe, wie sie an der Tibia die Regel sind, sind an der Clavicula kaum zu befürchten.

Literatur

Brooks S (1984) Bilateral congenital pseudarthrosis of the clavicles–case report and review of the literature. Br J Clin Pract 38(11–12):432–433

Chandran P, George H, James LA (2011) Congenital clavicular pseudarthrosis: comparison of two treatment methods. J Child Orthop 5:1–4

Lloyd-Roberts GC, Apley AG, Owen R (1975) Reflections upon the aetiology of congenital pseudarthrosis of the clavicle. With a note on cranio-cleido dysostosis. J Bone Joint Surg Br 57:24–29

O'Rahilly R, Gardner E (1972) The initial appearance of ossification in staged human embryos. Am J Anat 134:291–301

Price BD, Price CT (1996) Familial congenital pseudoarthrosis of the clavicle: case report and literature review. Iowa Orthop J 16:153–156

Wall JJ (1970) Congenital pseudarthrosis of the clavicle. J Bone Joint Surg Am 52:1003–1009

Fall 93 und 94: Symptomatische kongenitale Clavicula-Pseudarthrose beidseits bei 8-jähriger Patientin mit starker Dehiszenz, auf beiden Seiten Behandlung mit Plattenosteosynthese und Beckenkammspongiosa

Fritz Hefti, Andreas Krieg

R.-P. Meyer et al., *100 Clavicula-Pseudarthrosen*, https://doi.org/10.1007/978-3-662-55345-9_95

Anamnese

- Bei einem 8-jährigen Mädchen besteht eine kongenitale Pseudarthrose der Clavicula rechts. Es findet sich kein Trauma in der Anamnese.
- Funktionell besteht eine geringe Einschränkung der Abduktionsfähigkeit, eine Asymmetrie der Schulterkonturen und eine palpable Stufenbildung im Bereich der Clavicula rechts (▣ Abb. 1).

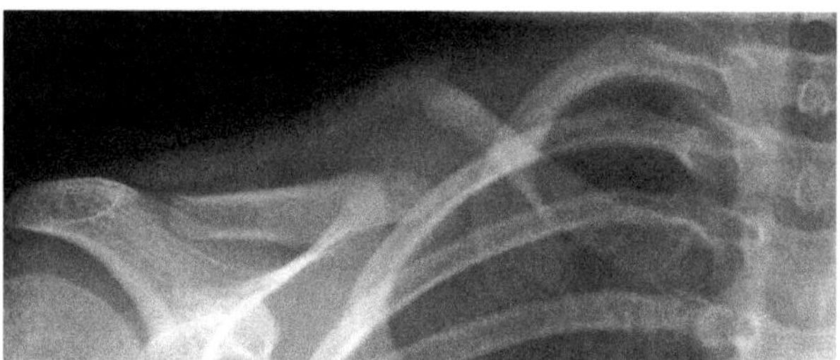

▣ **Abb. 1**

Problemstellung

- Im Wachstumsalter kann sich eine Asymmetrie der Schulterkontur und Verkürzung der Pectoralis-Muskulatur verstärken, weshalb die Indikation zur Osteosynthese gestellt wurde.

Chirurgische Intervention

- Im Mai 2003 wurde die Pseudarthrose reseziert. Beide Knochenenden waren gut durchblutet. Die Osteotomie-Enden wurden adaptiert. Es wurde eine Osteosynthese mit einer 7-Loch-Kleinfragmenten-Rekonstruktionsplatte durchgeführt (◘ Abb. 2). Es wurde etwas Beckenkammspongiosa angelagert. Postoperativ wurde ein gegipster Desault-Verband für 3 Wochen angelegt.
- *Identisches Vorgehen an der linken Clavicula.*

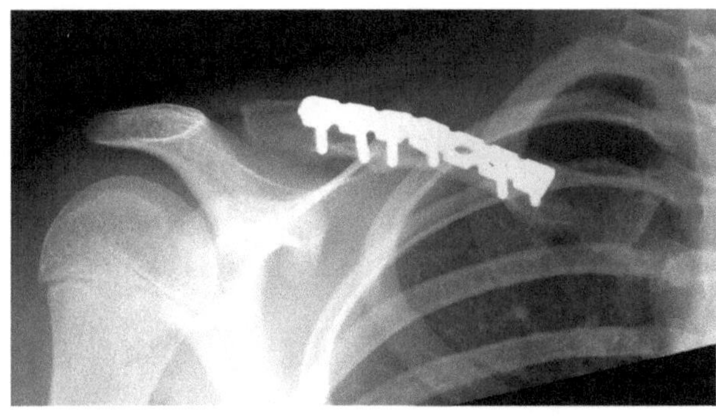

◘ **Abb. 2**

Verlauf

- Der postoperative Verlauf war komplikationslos. Im September 2006 wurde das Implantat bei guter Konsolidation wieder entfernt.
- Bei der letzten Kontrolle im November 2008 war die Patientin beschwerdefrei, hatte eine normale Schulterfunktion. Die Schultern waren symmetrisch ausgebildet. Das Röntgenbild zeigte stabile Verhältnisse (◘ Abb. 3a,b).

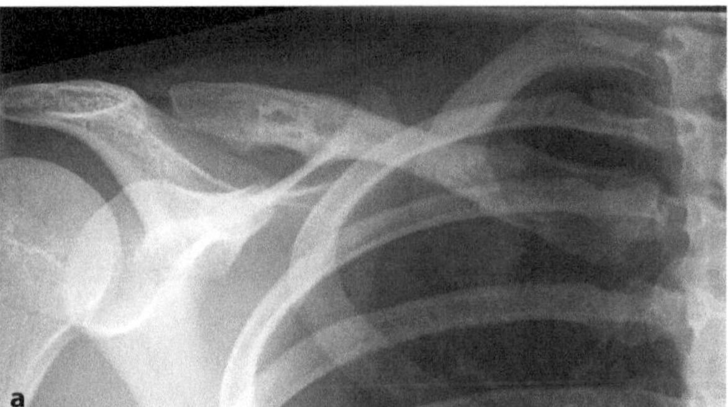

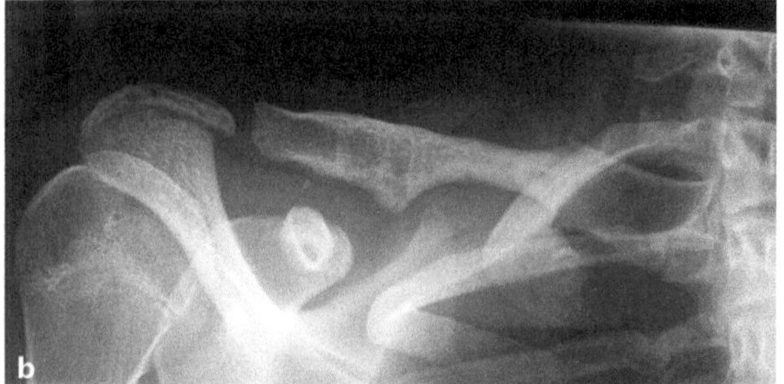

◘ **Abb. 3a,b**

Fall 95: Symptomatische kongenitale Clavicula-Pseudarthrose rechts bei 7-jährigem Jungen mit starker Stufenbildung, Behandlung mit Plattenosteosynthese ohne Beckenkammspongiosa

Fritz Hefti, Andreas Krieg

R.-P. Meyer et al., *100 Clavicula-Pseudarthrosen*, https://doi.org/10.1007/978-3-662-55345-9_96

Anamnese

- Bei einem 7½-jährigen Jungen war seit mehreren Jahren eine Clavicula-Pseudarthrose rechts bekannt. Im Laufe des Wachstums entwickelte sich eine lokale Druckdolenz.
- Es traten vor allem Beschwerden bei Wurfübungen auf. Es bestand kein Trauma in der Anamnese.
- Es liegen ein Röntgenbild im Alter von 3 Jahren und ein aktuelles CT mit 3D-Rekonstruktion im Alter von 7 Jahren vor (◘ Abb. 1a,b).

Problemstellung

- Bei diesem kleinen Jungen waren es vorwiegend die Schmerzen, die bei Wurfübungen auftraten, welche zur Indikationsstellung für die Osteosynthese führten.

Chirurgische Intervention

- Im Juni 2006 wurde die operative Versorgung durchgeführt.
- Die beiden Knochenenden wurden mit der Säge angefrischt. Da beide Enden kräftig bluteten, wurde eine End-zu-End-Adaptation durchgeführt, und es erfolgte eine Fixation mit einer 5-Loch-Drittelrohrplatte.

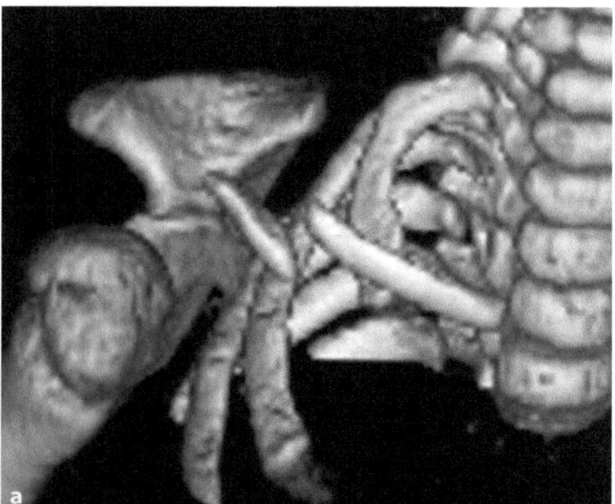

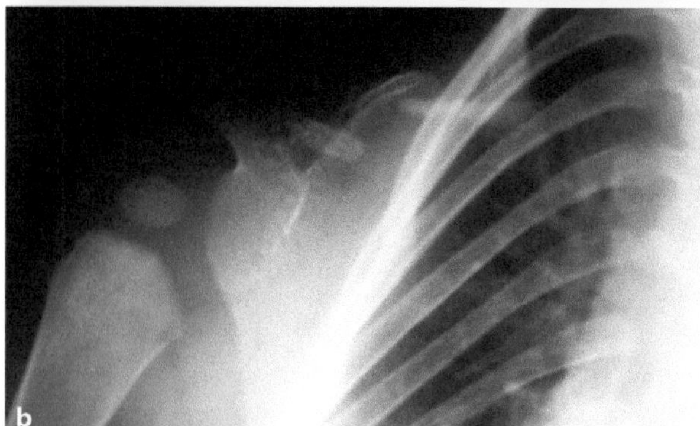

◘ **Abb. 1a,b**

- Es wurden auf beiden Seiten zwei 2,7 Kortikalisschrauben eingebracht (◘ Abb. 2a,b).
- Auf die ursprünglich vorgesehene Anlagerung von Beckenkammspongiosa wurde angesichts der sehr guten Durchblutungssituation verzichtet.

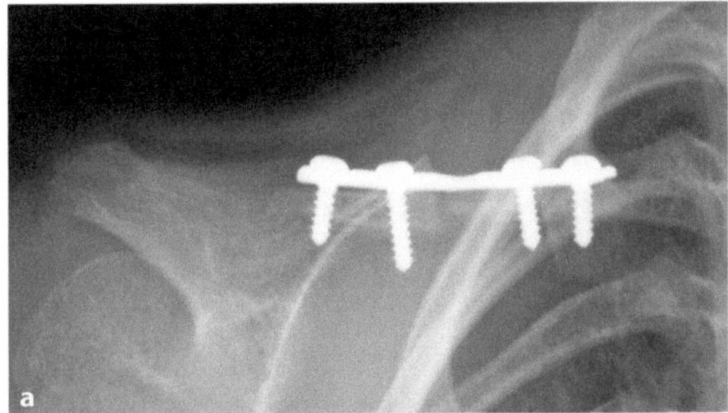

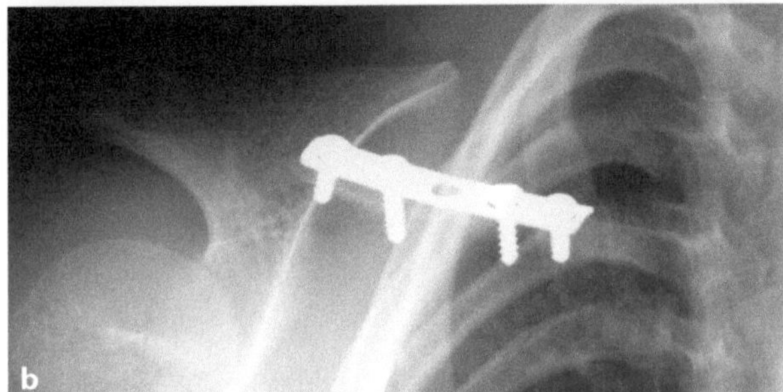

◘ **Abb. 2a,b**

Verlauf

- Der weitere Verlauf war komplikationslos.
- Im Dezember 2012 konnte die leicht störende Platte bei guter Konsolidation wieder entfernt werden (◘ Abb. 3).

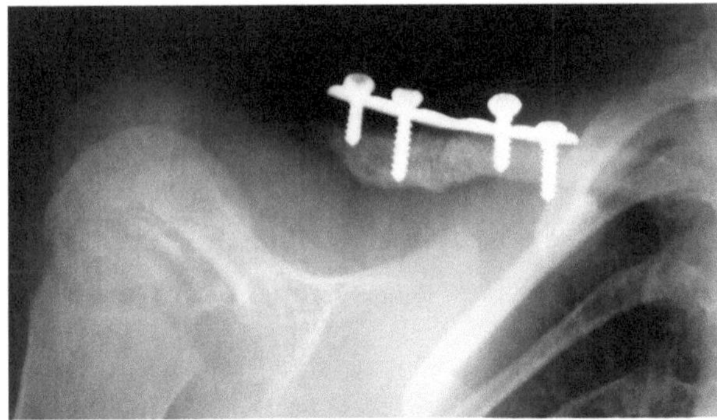

◘ **Abb. 3**

Fall 96: Symptomatische kongenitale Clavicula-Pseudarthrose rechts bei 7½-jähriger Patientin mit starker Dehiszenz, Behandlung mit Plattenosteosynthese und Beckenkammspan

Fritz Hefti, Andreas Krieg

R.-P. Meyer et al., *100 Clavicula-Pseudarthrosen*, https://doi.org/10.1007/978-3-662-55345-9_97

Anamnese

- Bei einem 7½-jährigen Mädchen besteht eine kongenitale Pseudarthrose der Clavicula rechts. Der Abstand der beiden Fragmentenden betrug 4 cm (◘ Abb. 1a,b). Wegen der zu erwartenden funktionellen Problematik wurde die Indikation zu Osteosynthese gestellt.

Problemstellung

- Bei diesem kleinen Mädchen war es die Asymmetrie der Schulterkontur und die einseitige Verkürzung der Pectoralis-Muskulatur, welche zur Indikation der operativen Versorgung führten.

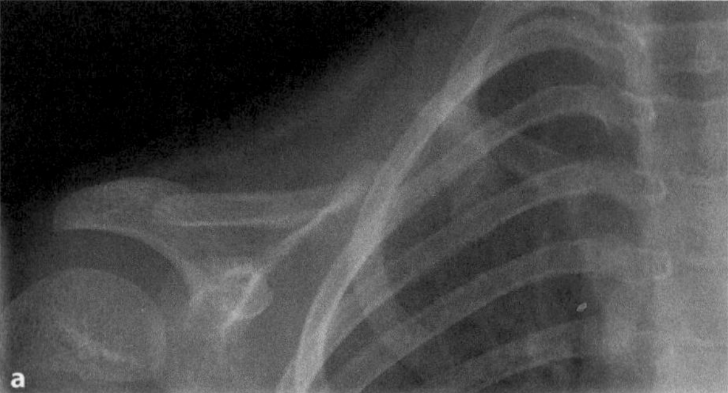

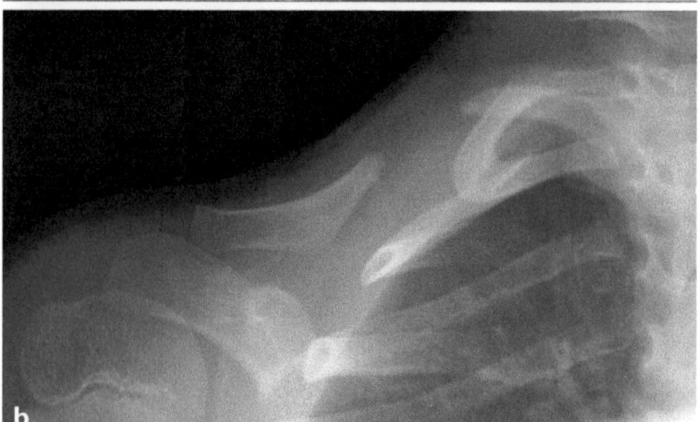

◘ **Abb. 1a,b**

Chirurgische Intervention

- Im März 2007 wurde die Pseudarthrose reseziert. Da beide Knochenenden gut durchblutet waren, konnte auf die wegen der großen Dehiszenz ursprünglich geplanten Anlage eines vaskularisierten Spanes verzichtet werden, es wurde ein nicht vaskularisierter Beckenspan angelagert und eine Osteosynthese mit einer 2,7er Drittelrohrplatte durchgeführt.
- Auf beiden Seiten wurden 2 Schrauben eingebracht (◘ Abb. 2a–c).
- Postoperativ wurde ein gegipster Desault-Verband für 3 Wochen angelegt.

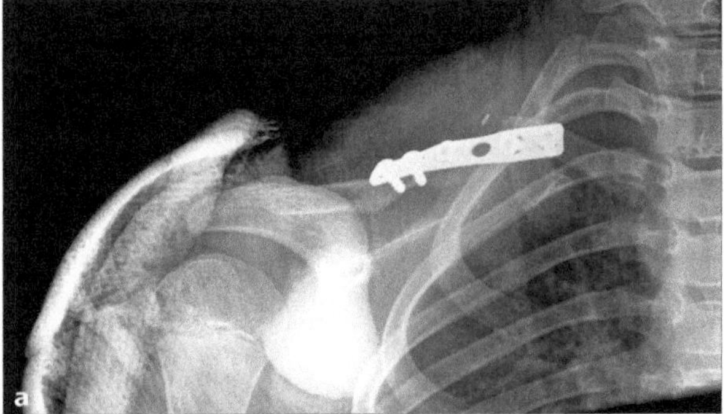

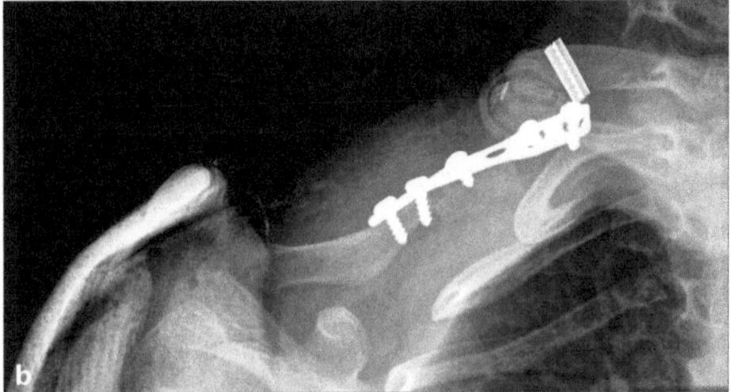

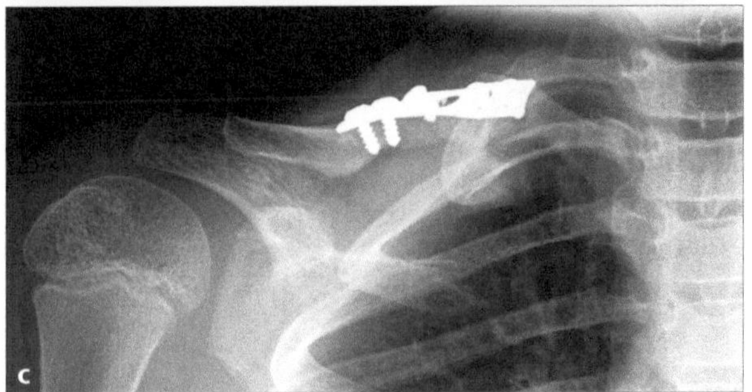

◘ **Abb. 2a–c**

Verlauf

- Der postoperative Verlauf war komplikationslos. Im Dezember 2007 war die Konsolidation radiologisch vollständig (◘ Abb. 3a,b).

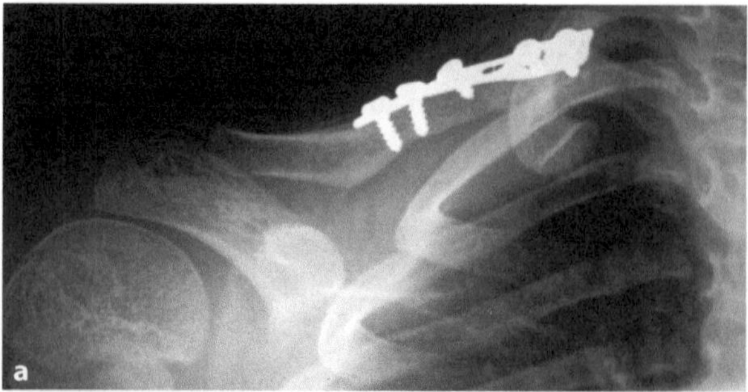

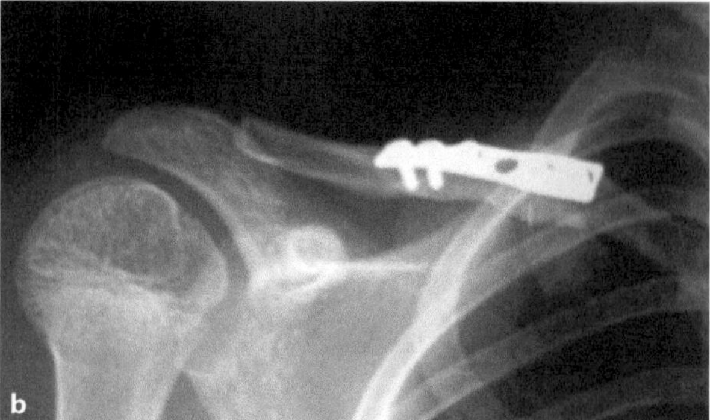

◘ Abb. 3a,b

- Im Februar 2008 konnte das Implantat bei guter Konsolidation wieder entfernt werden. Die Röntgenkontrolle 2 Jahre nach Metallentfernung (Februar 2010) zeigt völlig stabile Verhältnisse (◘ Abb. 4a,b). Die Patientin ist beschwerdefrei und hat eine normale Schulterfunktion.

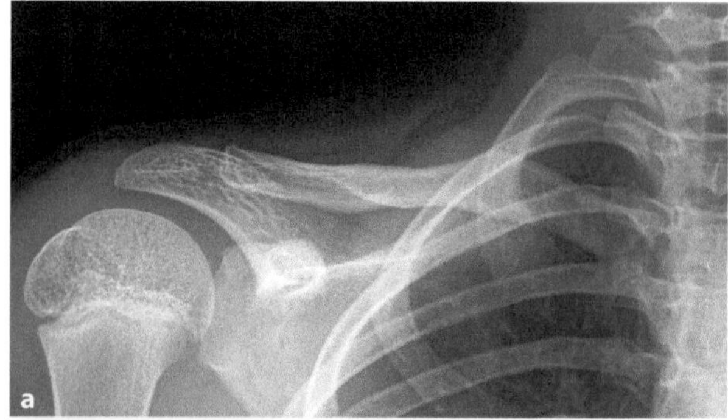

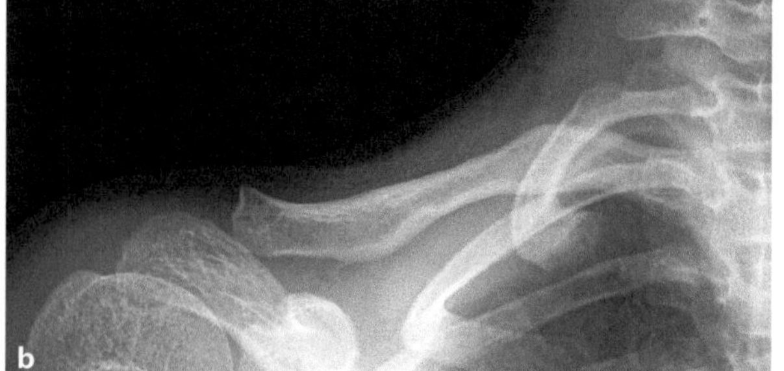

◘ Abb. 4a,b

Ihre Notizen

Fall 97: Symptomatische kongenitale Clavicula-Pseudarthrose rechts bei 7-jähriger Patientin mit starker Dehiszenz, Behandlung mit Plattenosteosynthese und Beckenkammspan, verzögerte Heilung

Fritz Hefti, Andreas Krieg

R.-P. Meyer et al., *100 Clavicula-Pseudarthrosen*, https://doi.org/10.1007/978-3-662-55345-9_98

Anamnese

- Bei einem 7-jährigen Mädchen fiel eine Asymmetrie der Schultern auf. Die rechte Schulter erschien schmaler als die linke, zeitweise klagte die Patientin auch über diffuse Beschwerden im Bereiche der rechten Schulter.
- Man palpierte eine Stufenbildung im Bereich der rechten Clavicula mit Klaviertastenphänomen. Das Röntgenbild zeigte eine atrophe Pseudarthrose der Clavicula mit deutlichem Abstand zwischen den beiden Fragmenten (◘ Abb. 1a,b).
- Es bestand kein Trauma in der Anamnese.

Problemstellung

- Bei diesem jungen Kind war es vor allem die Instabilität, welche zur Indikationsstellung für die Osteosynthese führte. Die Pseudarthrose bereitete nur wenig Schmerzen.

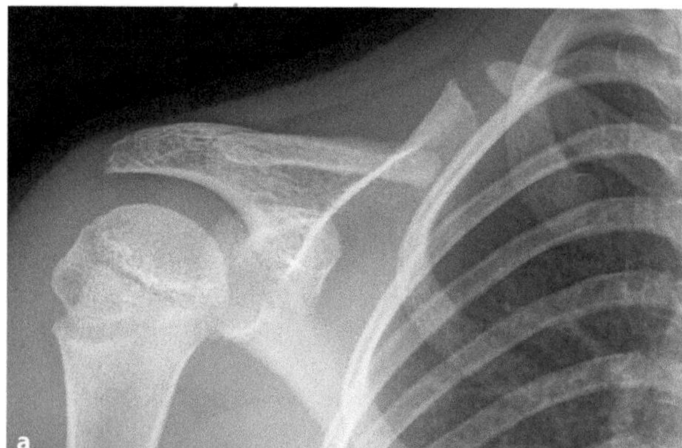

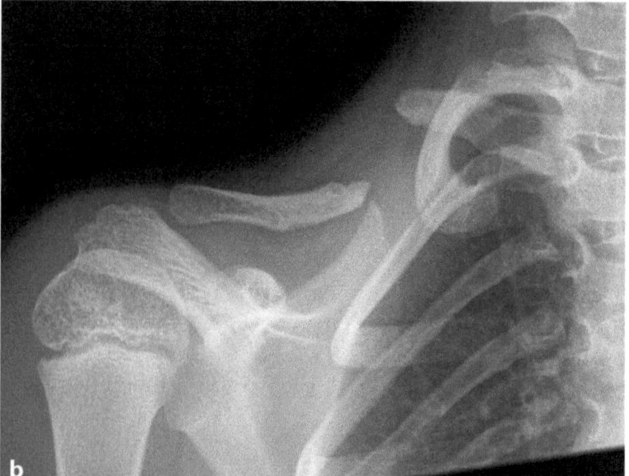

◘ **Abb. 1a,b**

Chirurgische Intervention

- Ende Mai 2009 wurde ein Beckenkammspan entnommen, im Bereiche der Pseudarthrose wurde Spongiosa angelagert und es wurde eine Plattenosteosynthese mit einer 7-Loch-Drittelrohrplatte durchgeführt (■ Abb. 2a,b).
- Dabei wurde die stark dehiszente Clavicula begradigt. Postoperativ wurde ein gegipster Gilchrist-Verband für vier Wochen angelegt.

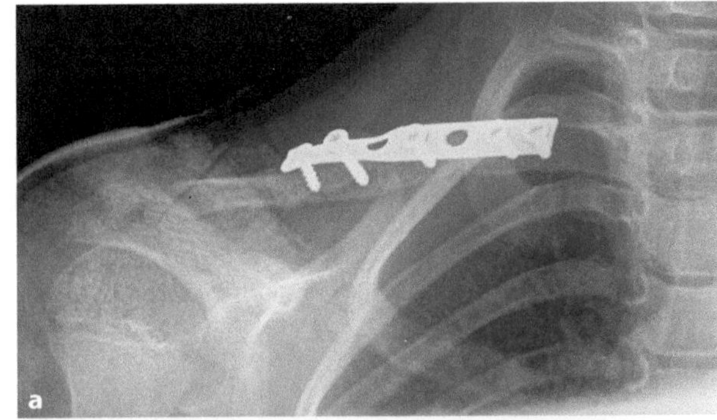

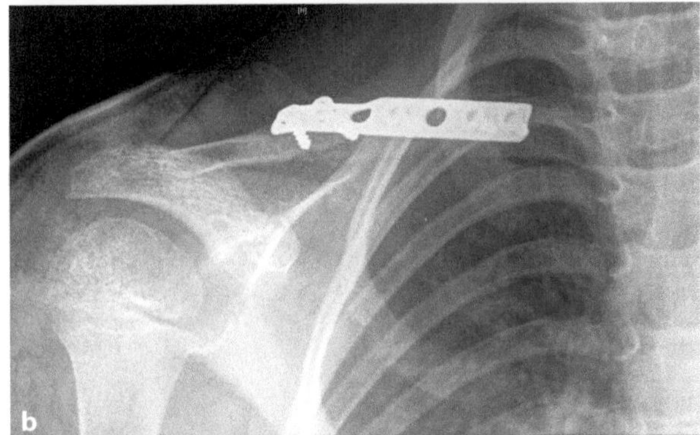

■ Abb. 2a,b

Verlauf

- Im April 2010 war die Metallentfernung geplant. Intraoperativ zeigte sich, dass im Bereiche der ehemaligen Pseudarthrose nur eine schmale knöcherne Spange bestand und die Clavicula nicht in ihrer ganzen Breite konsolidiert war (■ Abb. 3a,b). Wir entschlossen uns deshalb, den früheren Pseudarthrose Bereich anzufrischen und erneut Beckenkammspongiosa anzulagern. Die Platte wird belassen.

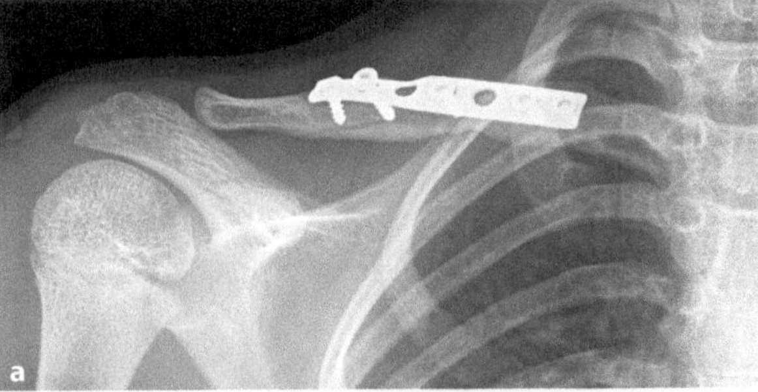

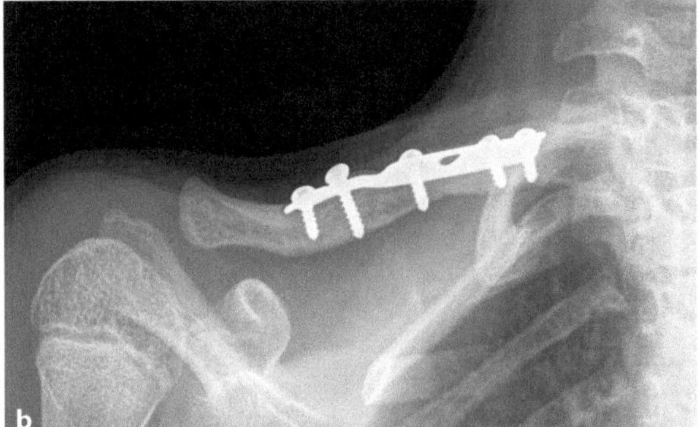

■ Abb. 3a,b

- Ein Jahr später ist die Konsolidation vollständig (◘ Abb. 4a,b). Auch das Computertomogramm zeigt nun vollständigen Durchbau (◘ Abb. 4c).

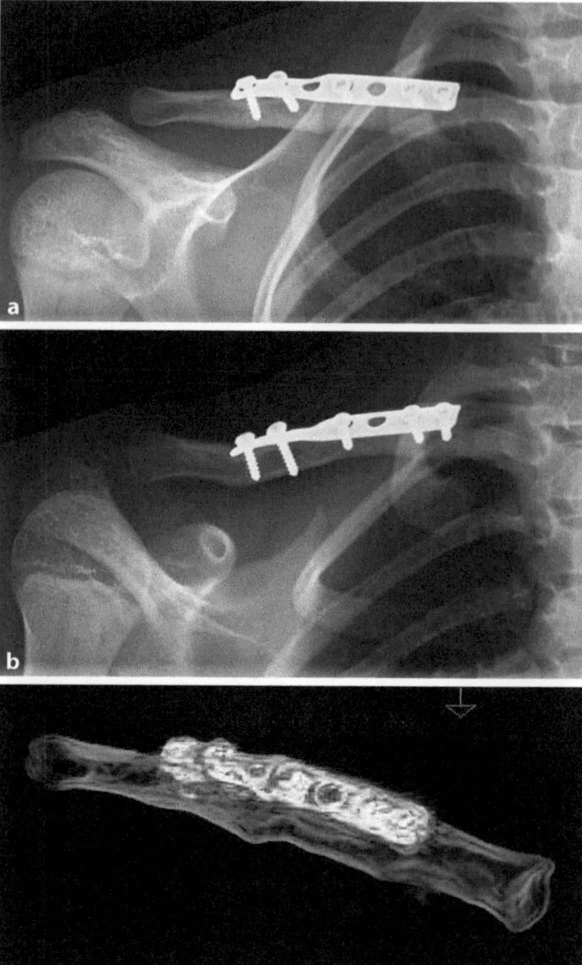

◘ **Abb. 4a–c**

- Im Februar 2012 wurde die Platte, welche gelegentlich störte, entfernt. Die postoperativen Bilder zeigen den soliden Durchbau der ehemaligen Pseudarthrose (■ Abb. 5a,b).

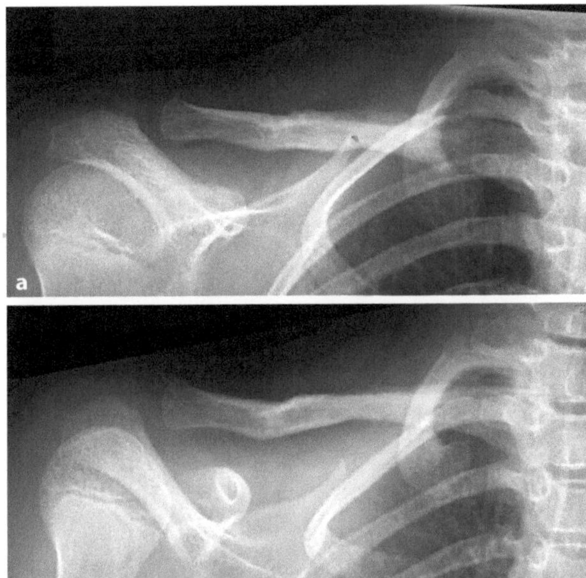

■ **Abb. 5a,b**

Fall 98 und 99: Symptomatische kongenitale Clavicula-Pseudarthrosen beidseits bei 7½-jähriger Patientin mit starker Dehiszenz auf beiden Seiten, Behandlung mit Plattenosteosynthese und Beckenkammspongiosa

Fritz Hefti, Andreas Krieg

R.-P. Meyer et al., *100 Clavicula-Pseudarthrosen*, https://doi.org/10.1007/978-3-662-55345-9_99

Anamnese

- Bei einem 7½-jährigen Mädchen bestand eine beidseitige Pseudarthrose der Clavicula mit Verkürzung der Pectoralis-Muskulatur. Wegen der zu erwartenden funktionellen Problematik wurde die Indikation zu Osteosynthese gestellt (◘ Abb. 1).

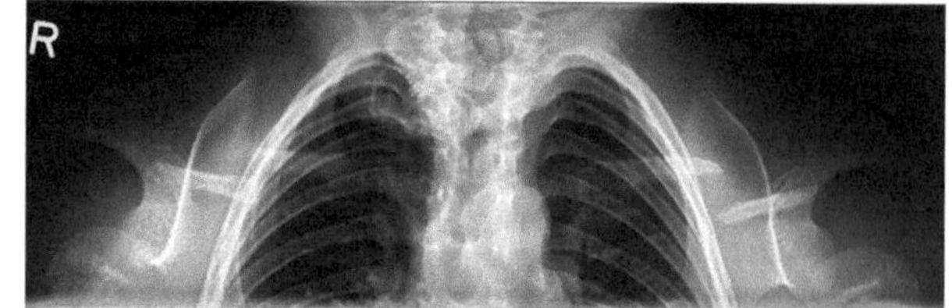

◘ Abb. 1

Problemstellung

- Bei diesem Mädchen mit bilateraler Clavicula-Pseudarthrose war es vor allem die Verkürzung der Pectoralis-Muskulatur, welche zur Indikationsstellung für die Osteosynthese führte.

Chirurgische Intervention

- Im April 2011 wurde zuerst auf der linken Seite die operative Versorgung durchgeführt. Die beiden Knochenenden wurden mit der Säge angefrischt.
- Es wurde eine End-zu-End Adaptation durchgeführt. Es wurde kräftig Beckenkammspongiosa angelagert und es erfolgte eine Fixation mit einer 6-Loch-Drittelrohrplatte.
- Auf beiden Seiten wurden zwei 2,7-mm-Kortikalisschrauben eingebracht (◘ Abb. 2a,b).

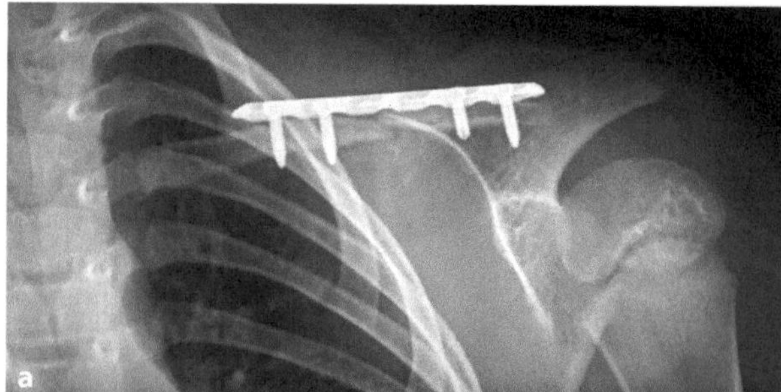

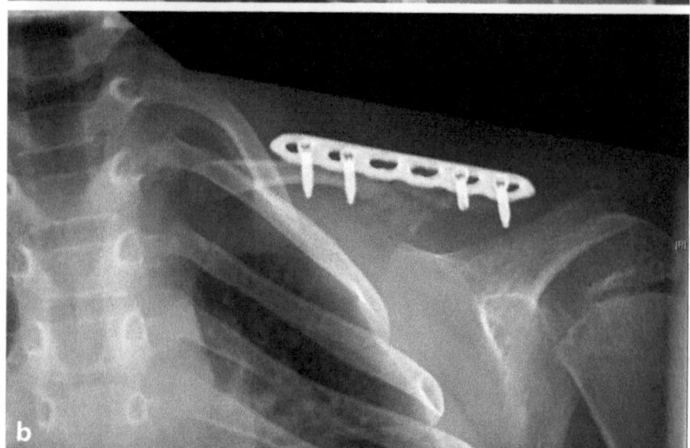

◘ Abb. 2a,b

Operation der Gegenseite

- Im Februar 2012 wurde auf der rechten Seite die Pseudarthrose in gleicher Weise operiert (◘ Abb. 3).

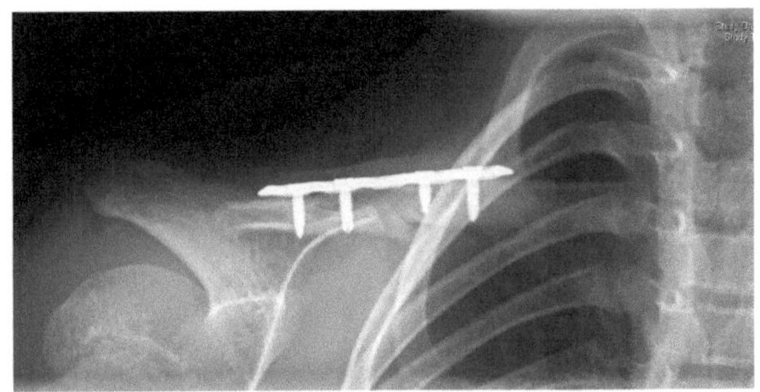

◘ Abb. 3

Verlauf

- Der weitere Verlauf war komplikationslos. Anfangs 2015 konnte bei guter Konsolidation die Indikation zur Metallentfernung gestellt werden (◘ Abb. 4).

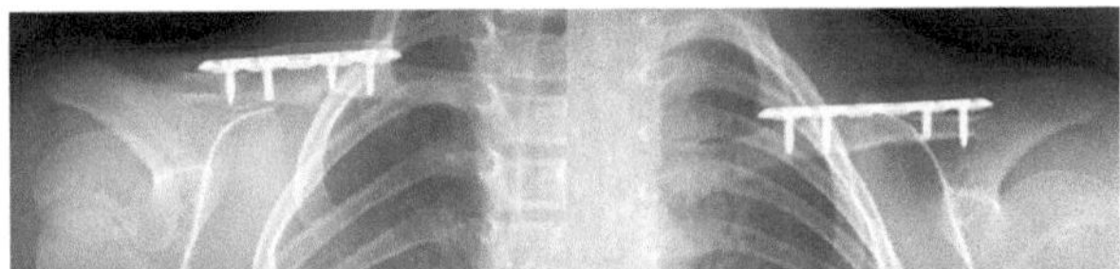

◘ Abb. 4

- Mitte Februar 2015 erfolgte die Metallentfernung. Postoperative Röntgenbilder existieren nur von der rechten Seite (◘ Abb. 5a,b).

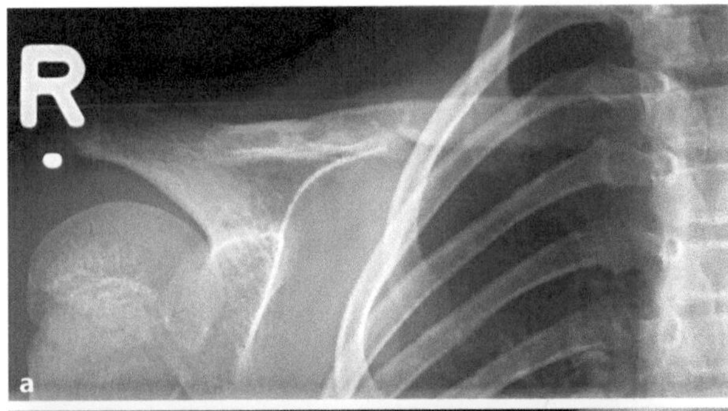

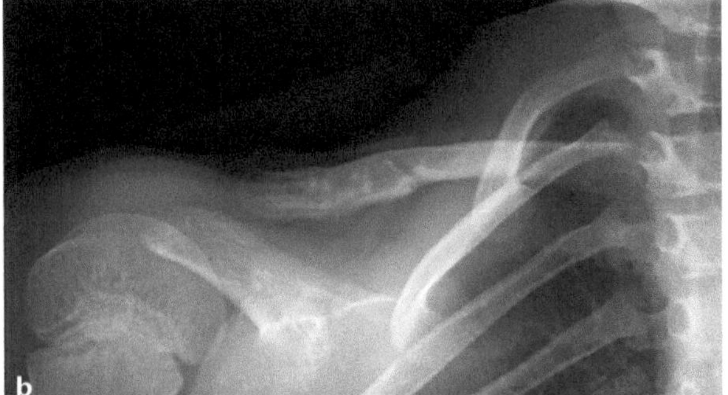

◘ Abb. 5a,b

Fall 100: Symptomatische kongenitale Clavicula-Pseudarthrose rechts bei 6½-jähriger Patientin mit starker Verbiegung, Behandlung mit Plattenosteosynthese und Beckenkammspongiosa

Fritz Hefti, Andreas Krieg

R.-P. Meyer et al., *100 Clavicula-Pseudarthrosen*, https://doi.org/10.1007/978-3-662-55345-9_100

Anamnese

- Das 6½-jährige Mädchen kam zu uns in die Sprechstunde, weil es durch eine starke harte Vorwölbung zwischen Schulter und Hals rechts gestört war. Die Vorwölbung war derb und indolent.
- Das Röntgenbild zeigte eine hypertrophe Pseudarthrose der Clavicula sowie eine starke Verbiegung der Clavicula mit hypertropher Knochenbildung im Bereich der Pseudarthrose (■ Abb. 1a,b).
- Ein Trauma war nicht bekannt.

Problemstellung

- Bei diesem noch jungen Kind stand vor allem die störende Vorwölbung im Vordergrund und war der Hauptgrund zur Indikationsstellung für die Osteosynthese. Die Vorwölbung selbst war nicht schmerzhaft.

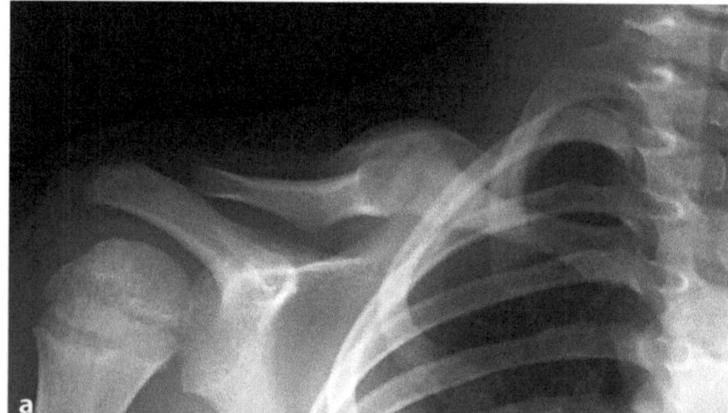

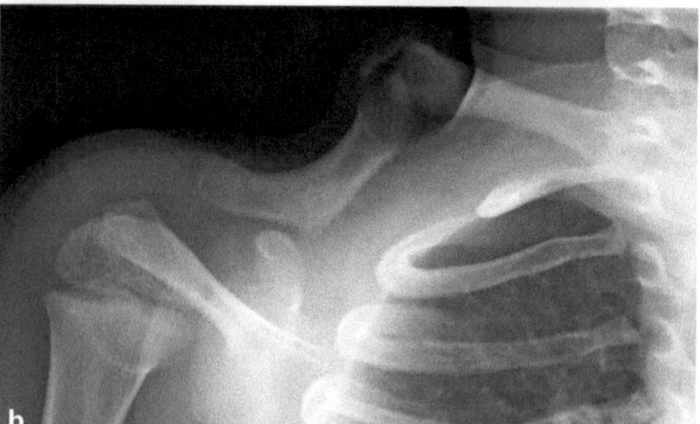

■ **Abb. 1a,b**

Chirurgische Intervention

- Am 5.3.2015 wurde der hypertrophe Knochen reseziert. Es wurde ein Beckenkammspan entnommen.
- Im Bereiche der Pseudarthrose wurde der Span eingesetzt, Spongiosa angelagert und es wurde eine Plattenosteosynthese mit einer 7-Loch-Drittelrohrplatte durchgeführt (◘ Abb. 2a,b). Dabei wurde die Clavicula wieder begradigt.
- Postoperativ wurde ein Gilchrist-Verband für vier Wochen angelegt.

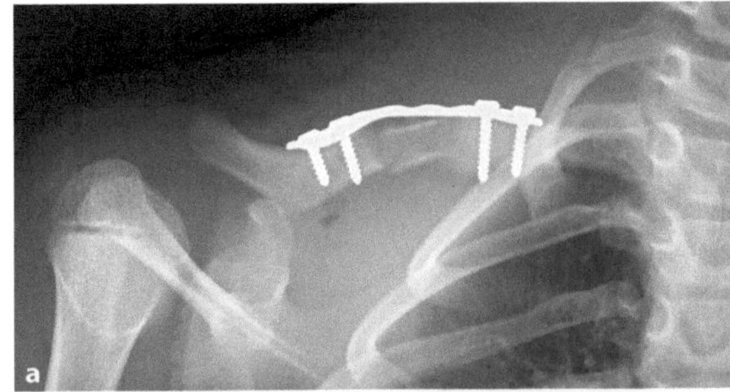

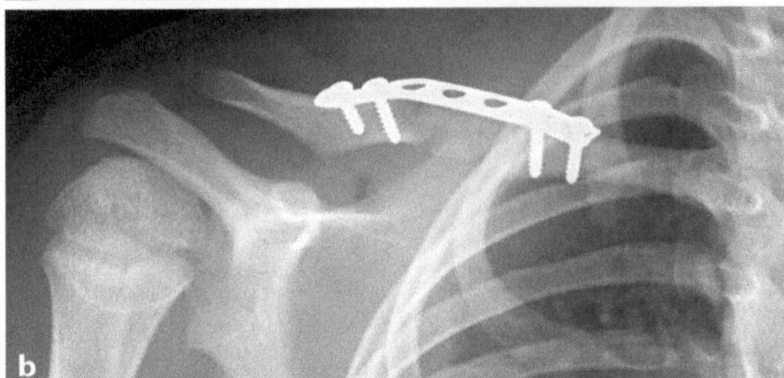

◘ **Abb. 2a,b**

Verlauf

- Knapp ein Jahr nach der Operation konnte das Metall wieder entfernt werden. Die Clavicula war gut konsolidiert und genügend begradigt, sodass nun keine störende Wölbung mehr bestand (◘ Abb. 3a,b).

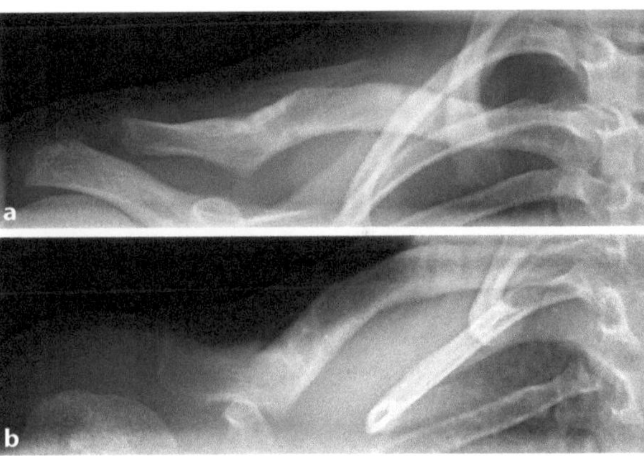

◘ **Abb. 3a,b**